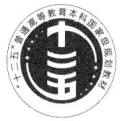

"十二五"普通高等教育本科国家级规划教材
中国高等教育学会医学教育专业委员会规划教材
高等医学院校教材

供基础、临床、预防、口腔医学类等专业用

医学心理学
Medical Psychology

（第3版）

主　编　杨凤池　崔光成

副主编　张曼华　王炳元　井西学　林大熙

编　者　（按姓名汉语拼音排序）

曹建琴（哈尔滨医科大学大庆校区）	王炳元（内蒙古医科大学）
崔光成（齐齐哈尔医学院）	魏　玲（福建医科大学）
付　斌（河北工程大学医学院）	杨凤池（首都医科大学）
高新义（潍坊医学院）	于　琪（沈阳医学院）
郭　丽（中山大学公共卫生学院）	张　辉（首都医科大学）
井西学（潍坊医学院）	张　茜（石河子大学医学院）
林大熙（福建医科大学）	张　媛（内蒙古医科大学）
刘传新（济宁医学院）	张朝辉（新乡医学院）
牛春娟（河北联合大学心理学院）	张曼华（首都医科大学）
曲海英（滨州医学院）	

学术秘书　张　辉

北京大学医学出版社

YIXUE XINLIXUE

图书在版编目（CIP）数据

医学心理学/杨凤池，崔光成主编.—3版.—北京：北京大学医学出版社，2013.12（2022.6重印）
　ISBN 978-7-5659-0749-4

　Ⅰ.①医… Ⅱ.①杨…②崔… Ⅲ.①医学心理学—医学院校—教材 Ⅳ.①R395.1

中国版本图书馆CIP数据核字（2013）第317052号

医学心理学（第3版）

主　　编：杨凤池　崔光成
出版发行：北京大学医学出版社
地　　址：（100191）北京市海淀区学院路38号　北京大学医学部院内
电　　话：发行部 010-82802230；图书邮购 010-82802495
网　　址：http://www.pumpress.com.cn
E-mail：booksale@bjmu.edu.cn
印　　刷：北京瑞达方舟印务有限公司
经　　销：新华书店
责任编辑：刘　燕　　责任校对：金彤文　　责任印制：罗德刚
开　　本：850mm×1168mm 1/16　印张：16.5　字数：468千字
版　　次：2013年12月第3版　2022年6月第7次印刷
书　　号：ISBN 978-7-5659-0749-4
定　　价：30.00元

版权所有，违者必究

（凡属质量问题请与本社发行部联系退换）

高等医学院校临床专业本科教材评审委员会

主 任 委 员　王德炳　柯　杨

副主任委员　程伯基

秘 书 长　陆银道　王凤廷

委　　　员　（按姓名汉语拼音排序）

　　　　　　白咸勇　曹德品　陈育民　崔慧先　董　志
　　　　　　郭志坤　韩　松　黄爱民　井西学　黎孟枫
　　　　　　刘传勇　刘志跃　宋焱峰　宋印利　宋远航
　　　　　　孙　莉　唐世英　王　宪　王维民　温小军
　　　　　　文民刚　线福华　袁聚祥　曾晓荣　张　宁
　　　　　　张建中　张金钟　张培功　张向阳　张晓杰
　　　　　　周增桓

序

北京大学医学出版社组织编写的全国高等医学院校临床医学专业本科教材（第2套）于2008年出版，共32种，获得了广大医学院校师生的欢迎，并被评为教育部"十二五"普通高等教育本科国家级规划教材。这是在教育部教育改革、提倡教材多元化的精神指导下，我国高等医学教材建设的一个重要成果。为配合《国家中长期教育改革和发展纲要（2010—2020年）》，培养符合时代要求的医学专业人才，并配合教育部"十二五"普通高等教育本科国家级规划教材建设，北京大学医学出版社于2013年正式启动全国高等医学院校临床医学专业（本科）第3套教材的修订及编写工作。本套教材近六十种，其中新启动教材二十余种。

本套教材的编写以"符合人才培养需求，体现教育改革成果，确保教材质量，形式新颖创新"为指导思想，配合教育部、国家卫生和计划生育委员会在医药卫生体制改革意见中指出的，要逐步建立"5 + 3"（五年医学院校本科教育加三年住院医师规范化培训）为主体的临床医学人才培养体系。我们广泛收集了对上版教材的反馈意见。同时，在教材编写过程中，我们将与更多的院校合作，尤其是新启动的二十余种教材，吸收了更多富有一线教学经验的老师参加编写，为本套教材注入了新鲜的活力。

新版教材在继承和发扬原教材结构优点的基础上，修改不足之处，从而更加层次分明、逻辑性强、结构严谨、文字简洁流畅。除了内容新颖、严谨以外，在版式、印刷和装帧方面，我们做了一些新的尝试，力求做到既有启发性又引起学生的兴趣，使本套教材的内容和形式再次跃上一个新的台阶。为此，我们还建立了数字化平台，在这个平台上，为适应我国数字化教学、为教材立体化建设作出尝试。

在编写第3套教材时，一些曾担任第2套教材的主编由于年事已高，此次不再担任主编，但他们对改版工作提出了很多宝贵的意见。前两套教材的作者为本套教材的日臻完善打下了坚实的基础。对他们所作出的贡献，我们表示衷心的感谢。

尽管本套教材的编者都是多年工作在教学第一线的教师，但基于现有的水平，书中难免存在不当之处，欢迎广大师生和读者批评指正。

王德炳　柯杨

2013年11月

第3版前言

《医学心理学》第3版是在陈力教授主编的《医学心理学》第2版的基础上编写修订的。本版教材的编写指导思想是：保留《医学心理学》第2版的基本框架，坚持本科临床医学专业及医学相关专业公共必修课的课程定位，遵循执业医师考试大纲，充分体现中国医学教育标准对医学心理学课程的要求，贯彻落实普通高等教育国家级规划教材建设会议精神，在确保"五性"（思想性、科学性、先进性、启发性、实用性）要求的基础上，强调"三基"（基本理论、基本知识、基本技能）训练，努力体现实用、系统、简洁的特点，便于学生自学，有利于教师教学。

本次修订对该教材的总体结构做了小幅度的精简，对各章节内容重新进行了必要的充实和调整。在教材的内容选择和体例安排上，还采纳了教学一线教师和相关学生的意见和建议。

本书编者都是长期在医学心理学教学、临床和科研岗位上工作，具有丰富教学经验的专家教授。在编写过程中，他们认真研讨、全面参考、严格互审、精益求精。副主编和学术秘书对初稿进行二审，最后由主编终审统稿，保证了教材内容的科学性和整体性，充分体现了编者一丝不苟、认真负责的精神。在本书的编写过程中，得到了北京大学医学出版社和各参编单位的大力支持，首都医科大学的研究生也做了部分文字校对工作，在此深表谢意。同时还要感谢本书所列的参考文献的所有作者们，我们从他们的著述中受益良多。

我国医学心理学发展的历史不长，学科建设和发展面临许多挑战，编者的自身能力和学术水平也存在着局限。尽管我们在编写中力求完美，付出很大的努力，但是本版与我们的编写初衷还有一定的距离。欢迎医学心理学界同道提出批评和建议，以便在今后不断完善。

杨凤池　崔光成

2013年10月8日

目 录

第一章　绪论 …………………………… 1
　第一节　医学心理学概述 ………………… 1
　第二节　医学模式转化与医学心理学 … 4
　第三节　医学心理学的对象、任务和
　　　　　相关研究领域 ………………… 7
　第四节　医学心理学的研究方法 …… 10

第二章　心理学基础 …………………… 13
　第一节　心理学概述 ……………………… 13
　第二节　心理过程 ………………………… 16
　第三节　人格 ……………………………… 35

第三章　医学心理学基本理论 ………… 48
　第一节　精神分析理论 …………………… 48
　第二节　行为学习理论 …………………… 56
　第三节　人本主义心理学理论 …………… 63
　第四节　认知心理学理论 ………………… 66
　第五节　心理生物学理论 ………………… 74

第四章　心理健康与心理卫生 ………… 80
　第一节　概述 ……………………………… 80
　第二节　个体不同年龄阶段的心理
　　　　　卫生 ……………………………… 83
　第三节　群体心理卫生 …………………… 90

第五章　心理应激 ……………………… 97
　第一节　应激概述 ………………………… 97
　第二节　心理应激的中介因素 ………… 104
　第三节　应激反应 ……………………… 108
　第四节　应激管理与应对 ……………… 112

第六章　心身疾病 …………………… 117
　第一节　心身疾病的概念 ……………… 117
　第二节　心身疾病发病机制的理论 … 119
　第三节　心身疾病的诊断与防治原则 … 122
　第四节　临床常见的心身疾病 ………… 123

第七章　心理评估 …………………… 136
　第一节　心理评估概述 ………………… 136
　第二节　心理测验 ……………………… 137
　第三节　临床常用的心理测验 ………… 142
　第四节　症状评定量表 ………………… 149

第八章　心理干预 …………………… 152
　第一节　心理治疗 ……………………… 152
　第二节　心理咨询 ……………………… 167
　第三节　心理危机干预 ………………… 174

第九章　异常心理 …………………… 182
　第一节　异常心理概述 ………………… 182
　第二节　心理过程障碍 ………………… 186
　第三节　人格障碍 ……………………… 193
　第四节　性心理障碍 …………………… 196
　第五节　神经症 ………………………… 198

第十章　患者心理与心理护理 ……… 201
　第一节　患者与患者角色 ……………… 201
　第二节　患者心理的一般特点 ………… 205
　第三节　几种特殊状态下患者的心理
　　　　　问题 …………………………… 208
　第四节　患者的心理护理 ……………… 213

第十一章　医患关系 ………………… 217
　第一节　医患关系概述 ………………… 217
　第二节　影响医患关系的因素 ………… 222
　第三节　和谐医患关系的建立 ………… 225

第十二章　康复心理学 ……………… 234
　第一节　康复心理学概述 ……………… 234
　第二节　康复过程中的心理学问题 … 238
　第三节　残疾的心理康复与社会支持 … 243

主要参考文献 ………………………… 248

中英文专业词汇对照索引 …………… 249

第一章 绪 论

第一节 医学心理学概述

一、医学心理学的概念

医学心理学（medical psychology）一词最早是由德国心理学家洛采（H. Lotze）提出的。1852年他出版了名为《医学心理学》的著作，力图从心理和生理的联系上研究健康和疾病问题。医学心理学是近代医学和心理学发展的结晶。由于有不同专业的学者和技术人员参与研究，因此对于医学心理学在概念的理解上存在差异，至今尚未形成一致公认的定义。

我国医学心理学工作者比较普遍的观点认为，医学心理学是心理学和医学相结合的学科，这门学科是将心理学的理论和技术应用于医学领域，研究心理因素在人类健康和疾病及其相互转化过程中的作用及规律。

健康和疾病在一定的原因和条件下可以互相转化，这种转化的原因和条件可以概括为生物、心理和社会三类因素，其中心理因素的作用规律便是医学心理学研究的主要内容。另外，在健康和疾病的相互转化也会产生或影响人们的心理活动，这些内容同样属于医学心理学的研究范畴。

医学和心理学的关系十分密切，它们都是以"人"作为研究与服务的对象。对人类的心理行为的理解是多学科性的，主要有生物学和社会学两个方面。人类与一般动物的区别，不仅在于人类的生物学特性，更重要的是人类所具有的心理学特性和社会学特性。人的心理学和社会学特性伴随着人类的一切活动，即使发生疾病时也不会例外。医学是研究人类健康与疾病及其相互转化规律以及如何诊治、预防疾病，维持健康的一门科学，它分为基础医学、临床医学、预防医学和康复医学四大部分。医学的重点是围绕着疾病开展研究与服务工作，医学心理学则主张医学与心理学相结合，强调人的心身统一的整体性，因此，医学心理学常运用心理学的理论、方法和技术对疾病的诊断、治疗、康复和预防等方面的心理问题进行研究和干预，以维护和促进人类的整体健康。

二、医学心理学的学科性质

医学心理学与心理学的其他分支学科（如教育心理学、社会心理学等）一样，不仅有自然科学基础，也有社会科学基础。所以它属于自然科学和社会科学相结合的边缘性学科，同时也是一门理论与实践相结合的学科。医学心理学诞生的时间不长，属于正在形成中的医学与心理学交叉的学科。

（一）交叉学科

医学心理学是心理学和医学相结合的学科，与医学的许多理论和实践有着广泛的联系，在内容上也存在交叉性。

医学心理学与基础医学具有密切的联系，人类的心理与行为具有神经生物学基础。包括神经生理学、神经生物化学、神经免疫学和病理生理学等许多基础医学的分支学科与医学心理学中的心理的实质、心身关系的机制等有着密切的联系。

医学心理学与临床医学各科在理论知识及研究应用领域上也存在很多交叉，如异常心理与精神障碍的评估与矫治、临床各科心身疾病的病因学研究与心理治疗、临床疾病引发的心理与行为问题的调整和临床诊疗工作中的患者心理与医患关系处理等。

医学心理学中的心理健康和心理卫生与预防医学联系密切，如不同人群的心理健康促进和心理保健、健康心理及心理障碍的流行病学、心理疾病和心身疾病的预防措施等。心理学与预防医学的结合将有利于预防各种心理障碍和心身疾病，促进人格的健康发展，使人们能更好地适应不断变化的自然环境和社会环境。

医学心理学与康复医学也存在广泛的联系，如疾病康复期的心理问题研究、残疾人心理与危机干预等。

由于医学心理学与医学的四大学科在理论和医学实践上存在联系和交叉，因此，在学习医学心理学和开展医学心理学方面的研究与应用的过程中，只有与上述学科密切结合，协同研究，才会得以深入发展。广大的医学工作者只有广泛而深入地掌握医学心理学的理论观点和应用技术，才能在医疗实践中体现新的整体医学模式的作用。

（二）基础学科

医学心理学揭示了人类行为的生物学及社会学基础，提出了心身相关的辩证观点及科学方法，从而加深了人们对健康和疾病规律的认识，因此，对于整个医学体系而言，医学心理学属于医学的基础理论。

目前，国内几乎所有的医学院校都以公共基础课的方式为各专业的医学生开设了医学心理学课程。国家执业医师资格考试也将医学心理学列入公共基础类内容。学习和掌握医学心理学知识必将使医学生和广大医护人员全面地认识健康和疾病，正确地认识患者，在实际工作中自觉地遵循心理行为科学规律，更好地为患者服务，为促进人类的健康取得更多的研究成果。

（三）应用学科

医学心理学也是一门心理学及医学领域的应用学科。我们国家在学科门类上将其列入应用心理学。作为应用学科，医学心理学将心理行为科学的理论和技术与医学实践相结合，应用于医学领域的各个部门。

当前，医学心理学在医学上的应用已十分广泛，它是临床医学各个专业普遍应用的防治工作的辅助手段。许多临床研究工作将把心理因素的作用放在重要地位，探索心身相关的健康和疾病的转化规律及防治措施。由于健康观的转变，人们在注重躯体健康的同时也越来越关注心理健康，心理卫生与心理健康促进已成为预防医学一项经常性的实际工作。

国内外已广泛开展医学心理咨询和心理治疗工作，这是医学心理学的重要应用领域。目前我国许多医疗卫生机构开设了心理科、心理门诊、心理保健医院等，重点是解决人民日益增多的心理健康问题和神经症等心理疾病的诊治。在医疗卫生执业系列中增加了心理治疗师系列。2013 年 5 月《中华人民共和国精神卫生法》的颁布，标志着医学心理学在卫生服务体系的应用将会出现一个新的发展阶段。

三、医学心理学关于健康与疾病的基本观点

（一）生物、心理、社会三因素的统一

医学心理学认为，在人体健康和疾病相互转化中，除了注意生物学因素的作用以外，要特别强调心理因素和生物因素间的相互影响，同时注意个体与社会环境之间的关系，因此，医学应关注的不仅是身体某一器官或系统的疾病，还应探讨心理社会因素在疾病的发生、发展、转归及诊断、治疗中的作用，使医学能够全面地阐明人类疾病的本质。

（二）治病和治人的统一

医学心理学认为，医务人员不应仅限于了解患者患了什么病，还应了解患者的心理状态、

情绪变化、性格特点、患者和医务人员的关系、患者和具体医疗环境之间的关系，以及这些因素在患者疾病发展过程中所起的作用。有经验的医生和护理人员总是在关注患者生理变化的同时，注意患者患病后的心理反应和心理需要，并在医疗护理实践中创造各种有利条件，使患者在诊治过程中处于最佳的生理和心理状态。

（三）认知评价影响健康

医学心理学认为，各种应激源作用于人体能否导致疾病，不完全取决于其产生刺激的质与量，更重要的是个体对应激源的认知评价和应对。社会因素必须通过脑与心理的中介作用后，才能引起相应的心身反应。同样是经历失学、失业、失恋、丧偶等生活事件，不同的人反应不同。一些人感到难以接受，他们在精神上会受到重创，身体健康受损，痛不欲生甚至轻生；另一些人却不是这样，他们虽然也会经历痛苦，但能将其转化为投身于建设性活动的动力，从而走向成功。心理因素既可以致病又可以治病，其发展方向取决于以何种价值观为指导对生活事件进行评价。

（四）适应和调节影响健康

医学心理学认为，个体在成长发育过程中，逐渐形成了一种特定的反应模式，构成了相对稳定的人格特点。这些模式和特点使个体在与周围的人和物的交往中保持着动态平衡，其中心理的主动的适应和调节是个体行为与外界保持相对和谐一致的主要因素，是个体保持健康和抵御疾病的重要力量。

上述四个基本观点贯彻于医学心理学各个领域，指导医学心理学各方面的理论研究和实践工作，也是学习医学心理学课程的指导思想。同时，医学模式转变也对医科学生和医务人员的素质提出了更高的要求，良好的心理素质是医务人员综合素质的核心。学习医学心理学对促进医学模式的转变和加强医务人员的自身修养都具有重要的意义。

四、医学心理学的发展历史

1852年，德国心理学家洛采出版了一部名为《医学心理学》的著作，全书共有三篇，分章论述了意识的状态、精神生活发展的条件和精神生活的扰乱。科学的心理学始于冯特（W. Wundt）。冯特于1879年在德国的莱比锡大学建立了世界上第一个心理实验室。从他开始，越来越多的学者采用客观的实验方法说明人的心理现象，使心理学脱离思辨的哲学范畴成为独立的科学。冯特被公认为现代心理学的开创者。

美国的魏特曼（L. Witmer）是将心理学用于医学临床实践解决临床问题的开创性人物。魏特曼是冯特的学生，学成后返回美国。他于1896年在宾夕法尼亚大学建立了第一个临床心理门诊。1907年，他在美国心理学会讲授将心理学应用于临床的方法，并首次使用了"临床心理学"这一术语。临床心理学在美国发展迅速，成为医学心理学的前身。魏特曼的实践活动极大地推动了临床心理学也就是医学心理学的发展，他被誉为"临床心理学之父"。

第二次世界大战期间，临床心理学获得了新的发展机会。心理学家活跃在战场和后方，他们不仅协助部队筛选合格的服役人员，而且在部队里进行个别或集体的心理治疗和康复处理。战争的实践显示了心理学家的重要作用，促进了相关的理论研究和实际应用，临床心理学家的队伍日益壮大。

20世纪50年代是医学心理学发展的高峰时期。在美国，医学心理学家的地位得到提高，就业机会增多。政府的支持大大扩展了医学心理学家的训练。许多心理学工作者都有兴趣成为一名临床心理学家。在临床心理学发展过程中，医学心理学的概念得到了不断的充实和完善。

我国的心理学和心理卫生事业发端于20世纪30年代，其发展走过了曲折的历程。1936年，中国心理卫生协会在南京建立，此后逐渐在一些医院、学校、儿童福利机构与医学研究部门设有心理卫生组织及专职的心理学工作者、社会工作员，从事心理卫生心理诊断和心理治疗、心理咨询等工作。但因抗日战争的爆发，心理学的发展很快就停滞了。

20世纪50年代初期，心理学界普遍学习巴甫洛夫学说，用其指导对神经衰弱的治疗，并辅以积极心理治疗的快速综合疗法，收到了较好的疗效。随后学者们又将这一疗法用于高血压、溃疡及精神分裂等慢性病的治疗上，都收到了一定的疗效。20世纪50年代中期，医学心理学的教学、临床研究同其他心理学研究一样因故中断，但仍有许多医学心理学工作者以不同的方式坚持研究工作，其中高级神经活动规律、病理生理等实验研究还取得了一定成果。20世纪60年代在许多实验研究及临床实践中，都普遍借鉴了国外的心理测量和心理治疗技术。

近三十余年来，我国医学心理学事业得到了蓬勃发展。1978年11月在保定召开的中国心理学会第二届年会和1979年6月在北京举行的医学心理学学术座谈会标志着医学心理学发展进入了一个新的阶段。1980年始卫生部在北京举办了三届全国医学心理学师资进修班，为医学心理学教学、科研和临床工作培养了大批骨干，此后各个医学院校陆续开始开设医学心理学课程。1985年3月，中国心理卫生协会在北京成立，对人民心身健康的维护起到很大作用。目前，卫生部已将医学心理学列入医学生的必修课并定为执业医师资格考试的考试科目，同时，卫生部还要求所有二级甲等以上的综合性医院开设心理咨询门诊，以适应医学模式转化的需要。目前我国劳动部和卫生部都已出台了相应的心理咨询师和心理治疗师的执业和培训原则。自2001年起，我国部分医学院校开始招收五年制或四年制医学心理学（应用心理学）专业本科生，全国有多所医学院校临床医学专业开设了临床心理学或医学心理学方向教研室，进一步推进了医学心理学学科的专业化发展。

第二节　医学模式转化与医学心理学

医学心理学的出现是医学和心理学两门学科发展到一定阶段的必然结果，是伴随新的、更完善的医学模式——生物-心理-社会医学模式的形成应运而生的。

一、医学模式的转变

医学模式（medical model）是人们对健康和疾病总体的认识和本质的概括，体现了一定时期内医学发展的指导思想，是一种哲学观在医学上的反映。在整个医学发展史中，医学的研究对象，即人类的健康和疾病问题、生命的本质问题没有多大变化。但对这些问题的认识却随着不同历史时期的生产力发展水平、科学技术和哲学思想的衍变，表现为不同的形式。人类社会的医学模式至今大约经历过四种类型。

（一）神灵主义医学模式

神灵主义医学模式为起源于原始社会的医学模式，从公元前一万多年开始到公元前1100年。当时生产力水平极其低下，人类对自然界及自身疾病的起因知之甚少，"万物有灵"的观念禁锢着人们的思想，人类对于许多生命的本质问题尚不能解决，因此，人们常将疾病看成是神灵处罚或魔鬼作祟而致，在疾病的治疗手段上则主要采用祈祷神灵或驱鬼避邪的方法。在科学不发达的时代，这些疾病的治疗方法可通过暗示作用给人们以内心的安宁。虽然这种医学模式早已成为历史，但在当今社会仍有其残余的痕迹。

（二）自然哲学医学模式

自然哲学医学模式为以朴素的唯物论和辩证法来解释疾病和防治疾病的医学思想，它出现在公元前3000年左右。这一时期人们开始摆脱"神灵"的束缚，以一些传统医学理论为代表，强调心身统一，人与环境的统一，如中医典籍《黄帝内经》中提出的"天人相应""形神合一"的观点，以及"内伤七情""外感六淫"的理论等。西方古希腊学者希波克拉底提出的"体液学说"和"治病先治人"的观点均属于这种医学模式。由于当时受生产力水平和科学技术的限制，人们对生命本质的认识及关于健康和疾病的观点都具有很大的局限性。

（三）生物医学模式

中世纪的西方文艺复兴运动极大地推动了科学技术的进步，使医学摆脱了宗教的禁锢。在生物医学发展的数百年中，历代医学家为此作出了巨大贡献。16世纪中叶维萨里（A. Vesalius）创立的现代解剖学、17世纪初哈维（W. Harvey）提出的血液循环理论、魏尔啸（R. Virchow）创立的细胞病理学等奠定了现代医学的基石。生物医学模式舍弃了人与自然、人与社会的关系，以心身二元论和机械唯物论的哲学思想为主导，其基本观点是任何疾病都必定有人体某一特定的器官系统、组织、细胞和分子水平上能够发现和测量的物理和化学变化，并能制定出特异性的治疗手段。在这几百年中，人们对病原的认识大大地向前迈进一步。在防治某些生物源性疾病诸如消灭长期危害人类健康的传染病方面成绩尤为巨大。例如，在20世纪初，世界上大多数国家的主要死亡原因还是传染病（高达580/10万），而目前，大多数国家传染病死亡率已下降至30/10万以下。应当承认生物医学模式极大地促进了医学科学的发展和进步。人们能够在不同的生物学水平上解释疾病的原因，使大多数疾病的病因得以明确，治疗方法也在逐步完善，人类的健康水平不断提高。但正如恩格尔（GL. Engel）指出的，经典的西方医学将人体看成一架机器，疾病被看成是机器的故障，医生的工作则是对机器的维修，因此，人们把它称为生物医学模式。生物医学模式存在如下缺陷：①关心"病"而不是关心"人"；②关心躯体而忽视心理；③关心生物学因素而忽视社会因素。

（四）生物-心理-社会医学模式

随着社会文明程度的提高，生物因素引起的疾病如传染病逐渐被控制，人类的疾病谱和死因谱发生了显著的变化。心脏病、恶性肿瘤、脑血管病等已取代传染病，成为人类的主要致死原因。目前在美国造成死亡的前10种原因中，约有半数死亡直接或间接与生活方式有关。1982年旺姆勃格（DA. Wamburg）指出，这些生活方式包括吸烟、酗酒、滥用药物、过量饮食、肥胖、运动不足、对社会压力的不良反应等，这些被称为危险因素。必须注意的是，这些行为危险因素与心理社会因素直接相关，应该说是心理社会因素造成了行为问题。

另外，随着人类物质文明的发展，人们对自身生命质量水平的要求也不断提高，迫切需要医生在解决其身体疾病造成的直接痛苦的同时，也帮助他们减轻精神上的痛苦。也就是说，人们追求的生活质量的提高，其中也包括了心理上的舒适和健全。这些也都给医学提出了新的研究课题和工作任务。

人们逐步认识到以往的生物医学模式已不足以阐明人类健康和疾病的全部本质。对疾病也不能单凭药物和手术进行治疗。人们对于健康的要求也已经不再停留在身体上无病的水平，人们需要新的医学发展模式。恩格尔1977年在《科学》（Science）杂志上发表了《需要新的医学模式——对生物医学的挑战》一文，对这一新医学模式作了开创性的分析和说明。与生物医学模式不同，生物-心理-社会医学模式（bio-psycho-social medical model）是一种系统论和整体观的医学模式，它要求医学把人看成是一个多层次的、完整的连续体，即在健康和疾病问题上，要同时考虑生物、心理、行为以及社会的各种因素的综合作用。人的心理与生理、精神与躯体、机体的内外环境是一个完整的、不可分割的统一体，心理、社会因素与疾病的发生、发展和转归有着十分密切的关系。研究人类的健康和疾病问题时，既要考虑生物学因素的作用，同时又要十分重视心理和社会因素的影响。

1990年，世界卫生组织（World Health Organization，WHO）提出生活方式导致疾病的概念，从而进一步将生物-心理-社会医学模式推进到整体医学模式。整体医学模式认为健康是整体素质健康,即身体素质、心理素质、社会素质、道德素质、审美素质等多种素质的完美结合。整体医学模式与整体护理相呼应,这有利于临床医疗和护理工作的规范协调统一。

从以上医学模式发展经历可以看出医学模式转变的动因有以下几个方面:①人类死亡谱的结构已发生了显著的变化;②约有半数死亡直接或间接与吸烟、酗酒等行为危险因子有关;③随着生活节奏的不断加快,心理、社会因素的挑战有相对增加的趋势;④研究证明,心理活动的操作和调节对维持健康具有不可忽视的作用;⑤人们对生活质量的要求有所提高,其中也包括要求心理上的舒适和健全。

二、医学模式转变的意义

(一)强调了生物、心理和社会因素在更高水平上的整合

新的医学模式的提出,不是对传统的生物医学模式的简单否定,而是强调了生物、心理和社会因素在人类健康和疾病转化过程中的共同作用,反映了社会发展的进步观点。

(二)促进了对人类健康和疾病的全面认识和医学的全面发展

生物医学模式只重视疾病是生物学因素的作用,强调对疾病这一具体概念的认识和处理,忽视了对健康和疾病相互转化过程的全面认识。新医学模式促进了人们对健康和疾病的整体认识,拓展了医学研究的范围,促进了医学的全面发展。

(三)促进了疾病治疗与预防的统一

心理社会因素既可成为致病因素,也可能成为疾病治疗与康复过程中的重要因素,新的医学模式改变了以往治疗与预防在实际工作中的脱离状况,强调了生物、心理和社会因素在治疗和预防工作中的连续和共同作用。

(四)强调人的整体健康

新的医学模式克服了传统医学模式只强调躯体健康和生命的存在,忽视人的生存质量问题,促进了生命存在和生存质量的统一。

(五)促进了卫生观念的转变

医疗卫生的经济效益是以保护人民的健康为前提的,社会效益则以维护人民的健康为基础。医学模式的转变带来了卫生观念的转变,使人们树立了"大卫生观",促进了医疗卫生事业的社会效益与经济效益的统一。

三、医学模式转变与医学心理学的发展

生物-心理-社会医学模式的形成有多种原因,早期的医学心理学思想在其中起了重要的促进和推动作用。由于医学心理学的发展,人们重视了心理、社会因素的致病作用以及其在疾病预防和康复中的影响。只有使广大医务工作者普遍接受医学心理学思想,才能从理论上彻底动摇生物医学模式二元论的心身观,才能最终实现医学模式的根本转变。

医学模式的转变不只是理论概念上的改变,它涉及医学领域中的许多实际问题,如医学研究的思维方式和内容的改变、医学教育的变革、医疗卫生人员知识的更新,以及社会卫生保健网的结构和职能、政府医疗卫生政策和措施的制定,等等。它促进了医学问题的社会化和社会问题的医学化,促使人们对"健康"与"疾病"、"医生"与"患者"、"正常"与"异常"等一系列医学范畴和医学性质问题观念的改变,它要求医学从更为广阔的角度考虑人类的健康问题,加强心理、社会因素的健康影响的研究。

医学模式的转变反过来也给医学科学及医疗卫生事业带来了巨大变化,加速了医学和心理学的结合,在医学心理学的形成和发展的过程中起到了积极作用。医学心理学正是在医学模式的转变过程中逐步发展起来的。同时,医学心理学的发展也促进了医学模式的转变。

四、医学心理学的发展趋势

随着经济的发展和社会的进步，人们对医学心理学的需要越来越迫切。生活方式的改变、生活节奏的加快、价值观的变化以及种种社会变革使人们面临越来越多的压力和心理问题。另一方面，物质生活的改善使人们更加注重生活质量，追求精神上的安定，社会对心理学的需求因此而更为明显。在这种情况下，医学心理学的发展将呈现以下趋势：

（一）学科范围进一步扩大

综观医学心理学的发展，它由早期服务于精神疾病患者和心理障碍患者，逐步向躯体疾病患者扩展，进而向健康人群扩展。医学心理学把心理健康、心身健康的维护、养生保健和健全人格的培育作为其主要的工作内容，并参与职业选拔、职业生涯指导和教育发展等。今日的医学心理学正在向各领域广泛渗透并为全社会所有人群提供服务。

（二）进一步向多学科融会

医学心理学属于交叉学科，本身也具有系统论的整体思维特征。通过与多学科的合作，共同研究和解决某一领域问题的模式已呈现良好的前景。今后，医学心理学将与医学、心理学、生物学、社会学和行为科学等进一步结合，协同研究大家共同感兴趣的课题，同时，在临床服务过程中也会愈来愈多地与相关领域的工作人员合作，以扩大服务内容，提高服务质量。

（三）进一步运用当代科学成果

医学心理学的发展依赖于心理学和医学的理论并与科技进步密切相关，因此，医学心理学迫切需要吸纳当代的科技成果，以不断地完善自身的理论、技术和方法。医学心理学遵循生物-心理-社会医学模式，注重吸收生物医学的研究成果，采用分子生物学、生物工程和神经心理学等实验手段，将系统的综合研究与深入的实验研究结合起来，全面发展自身的理论。

第三节　医学心理学的对象、任务和相关研究领域

一、医学心理学的对象和任务

医学心理学是一门医学领域中的应用心理学。它研究与服务的对象是人，是研究在人类健康和疾病相互转化过程中所涉及的各种心理行为问题以及解决这些问题的方法和措施。

医学心理学研究的范围很广，几乎所有的医学领域都涉及医学心理学研究的内容。归纳起来，医学心理学的任务可概括为以下几个部分：

（一）研究心理因素在健康和疾病相互转化中的作用

现代医学的发展已充分证实了心理因素、社会因素对人类的健康和疾病及其相互转化发挥着重要作用。医学心理学的研究任务之一就是研究和阐明心理因素在疾病的发生、发展和转归过程中的作用途径和规律。

（二）研究疾病过程带来的心理行为变化及干预措施

人的健康状态发生变化时，人的心理活动也会发生相应的变化。医学心理学就是要研究这种心理变化的特征、范围、性质和持续时间等规律，以利于掌握患者的心理变化特点，采取适当的方式帮助患者解除心理困扰和痛苦。

（三）研究人的心理与生理、精神与躯体相互作用的机制

人所具有的生物性、心理性特征存在着必然的相互联系，它们之间相互影响、相互作用。医学心理学就是要研究它们相互影响和作用的规律，探索其内在机制，为预防和治疗心身疾病提供理论依据。

（四）研究不同的人格素质在健康和疾病及其转化中的作用

人的心理个性千差万别，它决定了人们在处理各种环境刺激时的认知、态度、行为和适应能力，因此，人格特征作为个人的重要心理素质必然影响人的健康和疾病过程。

（五）研究如何将心理学的知识和技术应用于医学的各个方面

"心病还需心药医"。医学心理学的一项重要任务就是运用心理学的手段，包括利用心理咨询、心理治疗技术和心理护理的方法，帮助人们保持健康，摆脱心理困扰和疾病的痛苦。同时也研究心理健康保健措施和心理健康促进策略，有效地预防和控制心理障碍、精神疾病和心身疾病。

（六）研究社会文化因素对人的心理与生理的影响

运用社会心理学的知识研究人所处的文化环境、医患关系、患者与医疗环境的关系等，探讨社会文化因素在健康和疾病过程中的作用和影响。

作为医学生，为什么要学习医学心理学？其主要目的在于：

第一，加强对人的整体性的认识。近代医学教育主要以生物医学模式为导向，片面地强调人的生物学方面，而忽视人的心理学和社会学方面。在医学研究、医学实践中往往是纯生物学方向的，"见病不见人"。因此，在医学院校开设一些心理学和社会学课程，将加深学生对医学研究的对象"人"的全面认识，有利于全社会的医学模式的转化。医学心理学的首要目的就是要使医学生对他们将来的服务对象树立起整体观念。既要掌握人体正常和异常结构及生理规律，也要清楚人类心理的发生、发展中正常和异常的规律，还要知道心理和生理的相互作用、心理因素对健康和疾病起怎样的作用及如何起作用等。

第二，学会医学心理学的研究方法和应用技术。心理评估、心理治疗与心理咨询等都是临床心理学常用的研究方法和临床应用技术，而且自成系统。通过学习和实践，学会相应的研究方法和技术手段，对今后从事医学工作是一种能力上的补充。

第三，改善医患关系。医疗和预防工作涉及人与人之间的交流，人际关系、人际交往是社会心理学的研究任务之一。医学心理学将医学领域的人际关系列为重要的知识内容，目的在于改善医患关系，建立一种以患者为中心的帮助性人际关系，也为医学生今后的医学工作进行重要的职业指导。

第四，掌握适应和应对心理问题的方法。心理问题是人生中不可避免的，诸如各种心理矛盾、心理冲突、挫折和应激等。医生不仅应具有防治疾病的技能，还应掌握帮助患者适应环境、应对各种心理困境的方法，从中医生也能很好地提高自身的心理、社会素质，成为一名合格的医学人才。

二、医学心理学的相关研究领域

医学心理学是医学与心理学相结合的学科，是心理学在医学领域的应用。医学心理学涉及的研究领域相当广阔，可以说在医学领域中与人有关的几乎所有问题都或多或少存在心理学问题，因此，医学心理学涉及与许多心理学及医学学科的交叉与关联。

（一）理论支柱学科

在理论方面，医学心理学以生理心理学（physiological psychology）和社会心理学（social psychology）作为两大支柱学科。生理心理学研究心理和行为的生理基础，以及心理与生理的相互关系；社会心理学研究心理与社会环境的相互关系，它包括人的心理发展的社会化问题、个体间的心理作用和行为的影响，也探讨个体与群体、群体与群体间的心理和行为相互作用。

（二）实际应用的关联学科

从医学心理学服务于医学的意义上说，它必然涉及医学的各个领域，包括基础医学（神经心理学、变态心理学、心理生理学等）、临床医学（临床心理学、神经精神病学、护理心理学等)、预防医学(健康心理学与心理卫生学等)、康复医学(康复心理学、缺陷心理学和药物心理学等)。此外,行为医学也在许多研究内容上与医学心理学有密切联系。

1. 神经心理学(neuropsychology) 神经心理学是研究人的高级神经系统功能和心理行为之间的相互关系和相互作用,即脑与行为关系的研究学科。它的任务在于确定心理活动的大脑物质基础,并采用最新的心理学方法研究脑的功能。神经心理学可分为实验神经心理学和临床神经心理学两部分。前者主要通过实验的方法研究心理行为的脑机制;后者则侧重应用临床心理学的方法对脑损伤的患者进行心理学的诊断与治疗。

2. 变态心理学(abnormal psychology) 变态心理学也称异常心理学或病理心理学,它主要研究心理活动和行为的异常现象,即研究心理异常现象的发生、发展、变化的原因和规律。变态心理学的研究有许多方面依赖精神病学的临床资料,同时其研究成果也应用于临床精神疾病的诊断、心理评估及其治疗,它对心理健康的维护也具有重要的意义。

3. 心身医学(psychosomatic medicine) 早期的心身医学是以精神分析理论为依据,强调潜意识的早期经验和心理冲突,认为这种心理上的变化不仅能导致精神障碍,同时也可引发躯体疾病。当今的心身医学的概念与心理生理医学(psychophysiological medicine)趋近,它主要是研究心身疾病的发生机制及其诊断、治疗和预防,研究生理、心理和社会因素对人类健康和疾病的影响。心身关系、心理因素导致躯体疾病问题同样是医学心理学研究的核心问题之一,两个学科之间存在较大的交叉性和相似性。

4. 临床心理学(clinical psychology) 这门学科主要研究心理的临床问题,包括心理评估、心理诊断和心理治疗。在美国,临床心理学已成为最大的心理学分支,从事临床心理工作的人员被称作"心理医生"。在医学部门从业的心理医生只占一部分,他们大部分在学校、机关、商业、法律、政府、军事等部门工作,主要从事心理评估和心理咨询工作。由于临床心理学涉及心理学知识和技术在疾病防治中的应用问题,与医学心理学有较多的接近之处。

5. 咨询心理学(counseling psychology) 是对正常人在处理婚姻、家庭、教育、职业、人际关系及生活方式等方面遇到的心理问题进行帮助,以协助求助者解决个人的心理困扰的一门学科。咨询心理学也包括就业指导和职业咨询。这门学科在知识和技术领域与医学心理学有很大的重叠和交叉,可将其视为医学心理学重要的应用分支。

6. 健康心理学(health psychology) 健康心理学是心理学在预防医学中的应用学科。它涉及良好的心理状态的保持和心理疾病的预防等问题,主张采用心理学的方法和手段改变或矫正有碍于人们身心健康的行为方式和生活习惯。

7. 康复心理学(rehabilitation psychology) 这门学科是康复医学中的重要组成部分。它主要研究解决伤残、慢性病患者和老年患者的心理行为问题,促进其适应社会、生活和工作,最大限度地降低残废程度。与之密切联系的缺陷心理学(defect psychology)则是研究残疾者的心理问题,通过心理指导和训练,使残疾人在心理和生理功能方面得以部分补偿,解决社会、生活和工作适应问题。

8. 护理心理学(nursing psychology) 护理是医学工作的重要组成部分。护理心理学是从护理情境与个体(护理人员和患者)相互作用的观点出发,研究特定的护理情境中个体的心理活动发生、发展和变化的规律,促进现代整体化护理发展。

9. 药物心理学(pharmacopsychology) 是研究药物对心理和行为的作用以及影响药物疗效的心理因素。药物心理学与神经科学、精神药理学、行为科学及医学心理学等学科有密切联系。

10. 行为医学(behavioral medicine) 这是形成于20世纪70年代,将行为科学的成果与医学知识和技术整合而应用于医学领域的学科。其主要应用行为主义心理学的学习理论、技术和方法来矫正有害健康的习惯行为，如吸烟、酗酒、吸毒、不良的饮食行为、过度的应激行为等，也研究影响健康的各种行为危险因素，提出预防疾病的行为学措施。行为医学是一门新兴学科，其发展迅速，影响广泛，与医学心理学的发生、发展的历史背景以及研究任务都很接近。

以上所述的不同研究领域的学科区分只是相对的。由于医学心理学的概念范畴仍有争议，不同的分支领域的发展又各有先后，并且互有包容，有时很难绝对地划分谁是谁的分支，哪个属于基础研究学科，哪个属于临床应用学科，因此，本教材称之为相关研究领域。

第四节　医学心理学的研究方法

医学心理学是一门发展中的年轻学科，又具有涉及多学科的交叉性，因此，医学心理学的研究方法很难形成自身的方法学体系，常常涉及心理学、社会学、生物学和医学等多学科的研究方法和手段。尽管对人的心理行为的研究相当复杂，但在研究步骤上与其他学科基本相同：第一，明确问题；第二，探索和研究有关的理论和模式；第三，形成假设；第四，选择适当的研究方法；第五，通过观察、测试和实验，进行论证，得出结论；第六，总结与反馈。根据所使用的方法分类，可分为观察法、调查法、实验法、测验法和晤谈法等。在实际工作中，针对研究对象、时间、场所等因素，往往综合使用几种方法。

一、观察法

观察法（observational method）是通过对研究对象的科学观察与分析，研究各种环境因素影响人的心理行为的规律。这种方法在心理评估、心理咨询和心理治疗中被广泛应用。这种方法是通过对被观察者的动作、表情、言语等外显行为的观察，来了解人的心理活动。而且，即使在主要采用其他研究方法时，观察法也是不可缺少的，通过各种方法搜集来的资料也常常需要用观察法加以核实。

1. 主观观察法与客观观察法　主观观察法是个人对自己的心理活动进行观察和分析，传统上称作内省法（introspective method）。这种方法存在较大的局限性，因为只有当事人自己的体验，往往影响对结果的验证、推广和交流。有时对研究对象不可能进行直接的客观观察，也可采用听口头报告（或录音报告），查看书信、日记、自传和回忆录的形式进行间接的主观观察与分析。客观观察法是研究者对个体或群体的行为进行观察和分析研究。科学心理学广泛地采用客观观察法开展研究工作。这种方法要求按严格的客观规律真实地记录，以正确地反映实际情况，并对观察获得的资料进行科学的分析，以解释心理活动变化的本质。

2. 自然观察法与控制观察法　自然观察法是在自然情境中对被观察者的行为进行直接观察、记录。其优点是不改变被观察者的自然生活条件，所获取的资料比较真实。控制观察法则是在预先设置的某种情境下进行的直接或间接的观察，这样能较快、集中地取得观察资料。但由于人为设置的情境可能会对被试产生影响，因此不易反映真实情况。

观察法虽不是严密的科学研究方法，但经观察所见问题，常常是采用其他方法进行深层研究的先导，故观察法有其重要的应用价值。观察法使用方便，可随时获得被试者不愿或不能报告的行为结果，资料的可靠性较强，结果有较大现实意义，无须人为地对被试者施加任何外部影响，就可掌握许多生动活泼的实际资料。观察法的缺点是观察的质量很大程度上依赖于观察者的能力，而且，观察活动本身也可能影响被观察者的行为表现，使观察结果失真，因此，使用观察法时必须考虑如何避免观察者主观因素所导致的误差。

二、调查法

调查法（survey method）指采用事先设计的调查问卷，现场或通过函件交由被试者填写，然后对回收的问卷分门别类地分析研究。调查法适用于短时间内书面收集大范围人群的相关资料，如了解某特殊人群（老人、学生）的身心健康水平、调查住院患者的需要等。调查法的研究质量取决于研究者的思路（研究的目的、内容、要求等）、问卷设计的技巧及被试者的合作程度等，如问卷所设计的提问能否反映研究者的研究重心、指导语能否让被试者一目了然、设问策略得当与否、结果是否便于统计分析等，还包括开放式问卷的题量适中与否、能否引起被试者的回答兴趣等，以及封闭式问卷是否有一致的答卷标准、分级适当与否等。

问卷法简便易行，信息容量大，但其结果的真实性、可靠性可受各种因素影响而程度不同，故必须以科学态度分析、报告问卷法所获得的研究结果，较好地体现问卷法对其他研究方法的辅佐及参考价值。

三、实验法

实验法（experimental method）指在控制的情境下，研究者有系统地操纵自变量，使之系统地改变，观察因变量随自变量改变所受到的影响，以探究自变量与因变量的因果关系，掌握知果溯因、知因推果的科学规律。实验法被公认为科学方法中最严谨的方法，也唯有实验法能完整地体现陈述、解释、预测、控制这四个层次的科学研究目的。但实验研究的质量很大程度上取决于实验设计，例如由于实验组与对照组的不匹配，受到许多中间变量（特别是心理变量）的干扰，可影响实验结果的可靠性。在心理学研究领域，实验法除了有实验室实验（laboratory experiment）外，还常将研究延伸至社会实际生活情境中的现场实验（field experiment）。

现场实验具有更接近真实生活、研究范围更加广泛、结果易于推广等优点，在社会心理学等领域的研究中被广泛采用，也是医学心理学研究的常用方法。此外，人为地设计某种模拟真实社会情境的实验场所，间接地探求人们在特定情境下心理活动发生、变化规律的一种研究方法，称为模拟实验。

四、测验法

测验法（test method）也称心理测验法，指以心理测验作为个体心理反应、行为特征等变量的定量评估手段，据其测验结果揭示研究对象的心理活动规律。此法需要采用标准化、有良好信度和效度的通用量表，如人格量表、智力量表、行为量表、症状量表等。心理测验量表种类繁多，必须严格按照心理测验规范实施，才能得到正确的结论。心理测验作为一种有效的定量手段在医学心理学工作中使用得很普遍。

五、晤谈法

晤谈法（interview method）指通过晤谈、访问、座谈、问卷等方式获得资料并加以分析的研究。通过与被试者晤谈，了解其心理活动，同时观察其晤谈时的行为反应，以其非语言信息补充、验证所获得的语言信息，经记录、分析得到研究结果。晤谈法通常采用一对一的访谈方式，其效果取决于研究者的晤谈技巧。此法既可用于患者，也可用于健康人群，是开展心理评估、心理咨询、心理治疗及其相关研究最常用的方法之一。

座谈则是以少数研究者同时面对多个被试者的访谈形式。相对于晤谈，座谈范围较大，便于一次获得较多同类资料或信息，以满足分析、研究的需要。

六、个案法

个案法（case study method）是只对一个被试者的研究方法，可以使用观察、交谈、测量和实验等手段。一般是由训练有素的研究者实施，依据被试者的历史记录、晤谈资料、测验或实验所得到的观察结果，构成一个系统的个人传记。这种深入的、发展的描述性研究非常适用于医学心理学心理问题的干预、心身疾病或心理障碍的疗效分析，进行心理行为疗法的前后自身比较研究等。个案法也可用于某些研究的早期探索阶段，详细的个案研究资料可为确定进一步开展大规模研究提供依据。个案法对于一些特殊案例进行深入、详尽、全面的研究，对揭示某些具有实质意义的心理发展和行为改变问题有十分重要的意义，例如，对狼孩、猪孩、无痛感儿童的个案研究等。

个案研究强调研究结果对于样本所属整体的普遍意义，个案研究除具有应用目的之外，也具有理论目的。经多次同类性质的个案研究所获得的典型"案例"，既可供研究者日后进行研究设计时形成假设作参考，又可作为预测同类事物未来变化的根据，如临床医学深入研究一个严重急性呼吸综合征（severe acute respiratory syndromes，SARS）典型案例，即可为更大范围内防治 SARS 提供很好的借鉴。

（张曼华　陈力）

第二章 心理学基础

第一节 心理学概述

一、心理现象

(一)心理现象的结构

心理现象是宇宙中最复杂的现象之一。人眼可以看到五彩缤纷的世界，人耳可以聆听旋律优美的乐曲……人们对周围世界听、看、嗅、尝和触摸等，就会产生感觉和知觉。人脑可以存储异常丰富的知识，时过境迁而记忆犹存，这就是记忆。人不仅能认识事物和现象的外部联系，而且能认识事物和现象的内在联系和规律，进行一番思索，这就是思维和想象。这些感觉、知觉、记忆、思维、想象等心理现象都是为了弄清客观事物，在心理学中统称为认知过程。人在认识周围事物的过程中，对它总持有一定的态度并产生喜、怒、哀、乐、爱、恨等体验，这就称为情绪和情感过程。人们还为了满足某种需要而产生一定的动机，自觉地确定目标，力求达到目的，这样的心理活动就是意志过程。认知、情感和意志过程即常说的知、情、意，它们之间既密切联系又有区别，统称为心理过程（mental process）。它是在客观事物的作用下，在一定的时间内大脑反映客观现实的过程，亦是人的心理活动发生、发展的过程。这是心理学研究的一个重要内容。

心理过程表现在不同个体身上时则带有其个人特征。个体由于先天素质、后天生活条件、所受的教育以及所从事的实践活动不尽相同，致使其精神面貌各具特色。关于这些个体差异性的规律就是心理学研究的另一个重要内容，心理学中称之为人格或个性（personality）。它包括人格倾向性（需要、动机、兴趣、理想、信念等）、人格心理特征（能力、气质、性格）以及自我意识系统（自我认识、自我体验、自我调控）。

人的心理过程和人格既有区别又有联系，它们之间是不可分割的。心理过程是从心理现象的组成来看，它包括发生、发展和结束的不同阶段并具有共性规律。人格则从心理现象在个体的表现来分析，它较稳定、经常地表现出个体有别于他人的特征，并具有差异性规律。在一定意义上，人格不是独立存在的，而是通过心理过程表现出来的。

人的心理现象之间是相互联系的系统，见图 2-1。

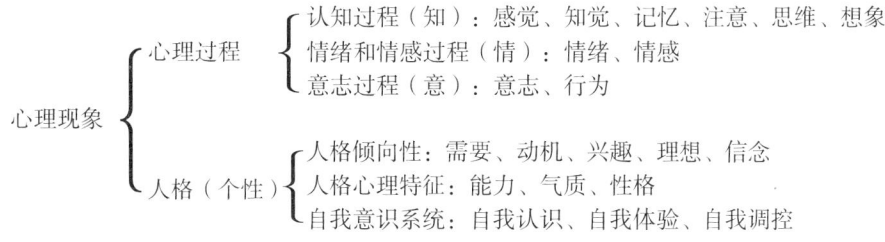

图 2-1　心理现象的结构示意图

（二）心理活动与意识

人和动物都有心理活动，但人的心理与动物心理有着本质的区别，人的心理活动中出现了动物所没有的意识（consciousness）。意识是动物进化到人类后才产生的一种高级心理现象，是人脑所特有的功能，是心理发展的最高层次。

意识是在觉醒状态下人对自身的状态与外界环境变化的综合察觉。它涉及觉知时刻的各种直接经验，如感觉、知觉、记忆、思维、情感和欲望等。由于意识极其复杂，因而有人称它为"人类最后一个难解的谜"。意识是人们能动地认识世界和改造世界的内部资源，从而使人的活动具有明确的目的，能预先计划达到目的的方法和手段，进而指导我们的行为。

人不仅能意识到客体的存在，而且还具有自我意识，从而使人们能对自己的心理活动的内容和自身行为进行自我分析和评价，并进行自我调节和控制。自我意识是个体在一定发展阶段才出现的，并且逐渐得以完善。自我意识是人的意识区别于动物心理的重要标志，动物没有自我意识，婴儿的自我意识也还没有发展起来。自我意识是人的心理的重要特点，它对个体的发展有着重要的意义。我们经常提到的自我概念（self-concept）和自知力（insight）等均属于自我意识范畴内的术语。

个体对自己身心活动觉察所经历的过程称为意识过程（conscious process）。个体与环境相互作用时，对自己所做、所想、所感、所知的内在的、主观的了解均为意识过程，或称意识经验。这一过程是连续变化着的动态过程。著名的心理学家詹姆斯称之为"意识流"。意识过程有不同的境界，按个体内省知觉的内涵和状态来分，意识可分为以下几个层次：

1. 焦点意识（focal consciousness） 指全神贯注于某事物时所表现出的明确的觉知状态。
2. 边缘意识（marginal consciousness） 指在注意范围边缘获得的模糊意识经验。如人在熟练地骑自行车时，对脚踩踏板的意识就属于边缘意识，人一般不会特别注意脚是怎么踩脚蹬的。
3. 下意识（subconsciousness） 指在边缘意识之下的注意层次所得的意识经验。
4. 无意识（unconsciousness） 指个体对内在的身心状态或外界环境无所感、无所知的状态，如对于正在专心致志地读书的人，有人喊他的名字他没有听到，旁边有人说话，他也没有听到别人在说什么。精神分析理论中的潜意识对此有特殊的解释，认为在意识与潜意识之间另有一个意识层次，叫做前意识（preconscious）。

二、心理的发生与发展

人与动物在种系发展上具有连续性，但人的心理与动物心理又有着本质的差别。达尔文的进化论只能用以解释动物的种系发展，而不能解释人类的发展。由于人的心理具有社会制约性和主观能动性，我们必须用历史唯物论的观点来研究人的心理发展。

（一）心理现象的发生

地球上最早只有无生命的物质，在经历了漫长的时期后，才产生了有生命的物质，称为生物。它们具有新陈代谢，尤其是感应刺激的特性，因而感应性是有生命的标志。但这只能表明其有生命，而不能表明其有心理。心理的标志是生物具有信号性反应，即能够建立条件反射。如果动物能够把一个刺激变成另一个刺激的信号，我们就说它不仅具有生命，而且还有了心理。心理是在生物发展到一定水平（即神经系统的发展）后才产生的。单细胞生物如变形虫，没有神经细胞，也就谈不到有心理。目前研究证实，扁虫是最低级的能够建立条件反射的动物，它们的神经系统出现了神经节（相当于脊椎动物的脑），而且在神经细胞之间有了单向传导的突触，也就是说，扁虫具有了心理。随着进化，节状神经系统头部变大，逐渐发展为脑，可以建立更为复杂的条件反射，心理也变得更为复杂和高级。

（二）动物心理的发展

动物心理从低级到高级的发展经历了三个阶段：感觉阶段、知觉阶段和思维萌芽阶段。

心理发展处于感觉阶段的无脊椎动物只能对单一性质的刺激形成条件反射，即只能反映刺激的个别属性，如蚂蚁、蜜蜂只是凭气味来分辨敌友，蜘蛛也只凭震动来捕捉食物。

心理发展处于知觉阶段的低等脊椎动物虽能够对刺激物的多个属性进行反映，但其心理发展水平仍与节状神经系统的动物差不多，如青蛙在捕捉食物时必须是活物在它的视野中移动才能准确地捕捉。一般来说，具有较高发展水平的高等脊椎动物，特别是哺乳动物才能把复合刺激当作信号建立条件反射，如狗能区别不同声音，区分圆与椭圆，但它们毕竟还不具备思维的基本特征。

高等脊椎动物中只有灵长类动物的心理发展到了思维萌芽阶段。它们大脑两半球的皮质有了相当的发展，并且开始出现了沟回，大脑不同部位执行不同的功能，如猩猩可以搬动木箱并站上去摘取挂在高处的香蕉，这是问题解决中的顿悟现象。

（三）人的心理的发生

当动物的心理发展到思维的萌芽阶段，就为人类心理的产生创造了条件。人的心理是在动物心理发展的基础上产生的，人类所特有的"意识"与动物心理有着本质的区别，其中的关键因素是劳动。类人猿从直立人进化到现代人（亚洲最早的直立人为巫山人，距今 200 万年），再发展到能够制造工具和使用工具就变成了人。所以说劳动使类人猿变成了人，劳动使人的心理上升为意识。另一方面，人之所以有意识这样高级水平的心理活动，是因为人有动物所不具有的语言。语言是随着劳动而产生的。劳动从一开始就是集体的，集体劳动必须协作，从而才能形成社会。所以说人的心理是在社会活动中发展起来的。

三、心理的实质

心理学是研究人的心理现象发生、发展及其规律的科学。如何认识人的心理现象？心理的实质是什么？唯物论与唯心论对此的理解和观点是根本对立的。随着自然科学的发展，大量的事实及科学研究证明：心理是脑的功能，心理是人脑对客观现实主观能动的反映。这一论断科学地阐释了心理现象的本质属性。

（一）心理是脑的功能

现代科学证明，神经系统和脑是心理产生的器官，心理现象是脑的产物。

1. 心理的器官是脑　心理现象是怎样产生的？是身体的哪一部分产生的？历史上，相当长一个时期，由于科学水平的限制，人们曾经认为心脏是产生心理活动的器官，心理是心脏的功能。我国古代思想家孟子提出："心之官则思"。意思是说，心脏的功能在于思考。汉字中，凡与心理活动有关的字都带"心"字旁或"忄"旁，如思、想、念、怨、情、恨、悦等。由于心脏在胸腔中，于是古人认为智慧就来自胸中，因此产生了"胸有成竹""计上心来""心中有数""心悦诚服"等词语。古希腊哲学家亚里士多德也认为心脏是思想和感觉的器官。随着事实和经验的积累，人们逐渐认识到心理活动不是与心而是与脑联系着的，人的心理是随着人类进化过程中脑的发展而产生的。我国清代著名医生王清任于 1830 年在《医林改错》中提出了"脑髓说"，他从解剖学上弄清了脊髓和脑的中枢神经的联系。1861 年，法国医生布洛卡（P. Broca）通过对失语症患者的尸体解剖，在大脑左半球发现了语言中枢，才完全确定脑是心理的器官。

2. 心理是在反射活动中实现的　反射是有机体对于客观刺激的规律应答，是有机体与环境取得平衡的基本形式。现代科学研究表明，人的一切心理活动就其产生的方式来说都是脑的反射活动。脑在反射中起着异常复杂的联系转换作用，即整合作用。

(二)心理是人脑对客观现实主观能动的反映

心理作为脑的功能是以活动的形式存在的,脑的神经活动是生理、生化过程,在这些过程中发生对现实外界刺激作用的反映活动则是心理活动。环境刺激事件是心理的源泉和内容,神经过程对其加工和处理就是心理活动,因此,一切心理活动都是由神经活动过程携带的对客观现实的反映。

1. 客观现实是心理活动的内容和源泉　人的一切心理现象都是对客观现实的反映。任何心理现象的产生都是人脑在客观现实的作用下进行活动而产生的。没有客观事物的刺激作用,大脑不能产生任何心理现象。客观现实是十分丰富复杂的,包括自然环境和社会环境。其中最重要的、起决定作用的是社会生活、生产劳动、言语交往、人际关系、文化传统、风俗习惯等。一个人假如与人类社会生活隔绝,虽然具有人脑,但他的心理得不到正常发展,心理、智能发育会十分落后。自18世纪以来,世界各国先后发现30多个被野兽哺育大的孩子,有猴孩、熊孩、狼孩、羊孩等。这些孩子都是人的孩子,他们回到人类社会时,喜欢四肢爬行,不愿与人接近,缺乏人的情感,心理和智力发展均明显落后于常人。这些事实表明,心理是社会的产物,离开了人类社会,即使有人的大脑,也不能自发地产生人的心理。

2. 心理是客观现实的主观映象　人的一切心理现象,从感觉、知觉、思维、想象,到情感、意志都是人脑对客观现实的主观反映形式。然而,人的主观心理并不是死板、机械地反映事物,心理是大脑活动的结果,却不是大脑活动的产品。人对客观现实的反映受每个人知识、经验、人格特征等主观因素的影响,心理是一种主观映象。例如,对同一个人、同一件事,人们会有不同的态度和不同的反映,甚至人们对同一事物的反映,在不同时间、不同心理状态下也不一定相同。这说明人的心理反应都带有主观性。

3. 人的心理是积极能动的反映　人脑对客观世界的反映不是镜子式的机械、被动的反映,而是积极主动的、有选择性的。人对客观世界的反映是根据主体的需要、兴趣、任务而有选择地进行的,人在反映中具有主动性。人的反映不仅能认识世界,还能通过意志的作用改造世界。在反映现实的过程中,还能根据实践的检验不断调整自己的行动,使反映符合客观规律,并随时纠正错误的反映。这些都表明人的心理反应具有能动性。

第二节　心理过程

心理过程是心理现象的重要组成部分,是指在客观事物的作用下,在一定的时间内大脑反映客观现实的心理活动发生、发展的过程。它由个体的认识过程、情绪和情感过程以及意志过程三部分构成,其中认识过程是基本的心理过程,情绪和情感过程与意志过程是在认识过程的基础上产生和发展起来,并反作用于认识过程。三种心理过程互相联系、互相制约。

一、认识过程

认识过程(cognitive process)是指个体认识客观事物的过程,是对信息进行加工处理的过程,是个体运用知识和经验由表及里、由现象到本质地反映客观事物特征和内在联系的心理活动。认识过程是人的最基本的心理过程,它包括感觉、知觉、记忆、思维、想象等过程。

(一)感觉

1. 感觉的概念　感觉(sensation)是人脑对当前直接作用于感觉器官的客观事物的个别属性的反映。人们时时刻刻都接触到外界各种各样的事物,而每种事物都具有多种属性,这些属性直接作用于个体的各种感觉器官,进而在人脑中产生多种感觉。感觉是一种最简单的心理现象,是人们认识客观世界的第一步,人们只有通过各种感觉才能分辨和感知事物的各种个别属性。例如,人们通过视觉器官可以感受到事物的形状、颜色以及明暗度等各方面信息;通过听觉器官可以感受到各种声音的音高、音量和音色；通过嗅觉器官可以感受到各种气味；通过触觉器官可以感受到物体的软硬、温度等。除此之外，人们还能通过内部感受器感受到有机体自身的活动情况，如自身的姿势和运动、躯体内部各器官的变化等。

感觉在人们的心理活动中起到了极其重要的作用。感觉剥夺实验证实，正常个体在被阻断来自外界的各种刺激后，会出现脑电波的改变以及错觉、幻觉、智力障碍等一系列心理活动的异常。人们的一切较高级的心理现象都是通过感觉获得材料，并在感觉的基础上产生的。

虽然人们只有通过感觉才有可能逐步认识客观世界，但感觉仅仅是认识的初级阶段，个体的感觉所反映的往往只是作用于感受器的事物的个别属性，并不能反映事物的本质和联系，因此，仅靠感觉去认识客观事物是片面的。

2．感觉的分类　感觉是按照感受器的不同进行分类的，若根据感受器所在部位，可将感觉划分为两类：

（1）外部感觉：是指由外感受器引起的感觉。外感受器位于身体表面并感受外在环境刺激变化，包括眼、耳、鼻、舌、身，分别感受视、听、嗅、味以及皮肤的触压觉、痛觉、振动觉和温度觉。

（2）内部感觉：是指由内感受器引起的感觉。内感受器位于身体内部（血管、内脏、骨骼肌、肌腱）并感受内环境刺激变化，能感受机体运动、平衡及内脏感觉等。

3．感受性与感觉阈限　感受性（sensitivity）是指感觉器官对刺激物的感觉能力。并不是所有刺激都能引起感觉，人们的感觉只能对一定范围内的刺激作出反应。感受性的大小可以用感觉阈限（sensory threshold）来衡量。感觉阈限是指能引起感觉的最低刺激量。每种感觉都有两种类型的感受性和感觉阈限，即绝对感受性和绝对感觉阈限，差别感受性和差别感觉阈限。

（1）绝对感觉阈限和绝对感受性：绝对感觉阈限（absolute threshold）是指刚刚能够引起感觉的最小刺激量。绝对感受性（absolute sensitivity）是指感觉器官觉察微弱刺激的能力，它可以用绝对感觉阈限来衡量。例如在日常生活中我们很难觉察到落在皮肤上的灰尘，这是因为灰尘很轻，人们感觉不到它的存在。当灰尘达到一定量时人们就能清楚地感觉到灰尘对皮肤产生的压力。绝对感受性的高低与绝对感觉阈限的大小呈反比关系，绝对感觉阈限越大，能够引起感觉所需要的刺激量越大，感受性就越小；绝对阈限越小，能够引起感觉所需要的刺激量越小，感受性越大。

对于低于绝对感觉阈限的刺激，虽然人们感觉不到，但它却能引起一定的生理效应。例如，低于听觉阈限的声音刺激能引起脑电波的变化和瞳孔的扩大等。因此，有意识的感觉阈限和生理上的刺激阈限并不完全是等同的。一般来说，生理上的刺激阈限要低于能够意识到的感觉阈限。因为一个人在能够说出"我感觉到它"之前，机体内部早就发生了一定的生理过程。

（2）差别感受性和差别感觉阈限：对于两个同类的刺激物，在刺激物引起感觉之后，如果刺激在数量上发生变化，它们的强度只有达到一定的差异才能引起差别感觉，这种刚刚能引起差别感觉的刺激物间的最小差异量称为差别阈限（differential threshold）。刺激变化量与原刺激量之间存在着固定的比例关系。从感觉方面讲，产生的最小感觉差异称为最小可觉差（just noticeable difference，JND）。上述的固定比例对于不同的感觉是不同的。19世纪德国生理学家韦伯（E. Weber）发现了这一规律，提出了韦伯定律：$JND=kI$（k为韦伯常数或韦伯比率，I为刺激的数量或强度）。k值越小，说明该种感觉对差异越敏感。如人对重量感觉的k值为0.02，当在一个3kg的物体上，只要增加或减少60g就可以被觉察。人们对这一最小差异量的感觉能力称为差别感受性（difference sensitivity）。差别感受性与差别阈限在数值上也呈反比关系。差别阈限越低，差别感受性就越大。

人们的感觉阈限往往受多种因素的影响，刺激物的不同、刺激作用的久暂、刺激面积的大小、感受器原有的水平以及个体差异等都会影响个体的阈限值。

4. 常见的感觉现象

(1) 适应：适应 (adaptation) 是指刺激物持续作用于同一感受器，引起感受性改变的现象。适应是人们熟悉的一种感觉现象，例如，将手浸放在热水中，开始时会感觉很热，但不久就感觉不这么热了，这种现象就是皮肤对温度的适应现象，而古语所说的"入芝兰之室，久而不闻其香；入鲍鱼之肆，久而不闻其臭"的现象正是嗅觉的适应现象。

适应能引起感受性的改变。一般规律是强刺激持续作用时会使感受性降低，而弱刺激持续作用时会使感受性增高。适应可以使人们提高对弱刺激的感觉能力，并能防止超强刺激对感受器的伤害，使人更好地适应环境。

在人们的各种感觉中，除了痛觉很难适应之外，其他感觉都存在适应现象，但适应的速度和程度有所不同。视觉适应可区分为暗适应和明适应。暗适应 (dark adaptation) 是指照明停止或由亮处转入暗处时视觉感受性提高的过程。例如，人们从室外进入光线较暗的电影院，经过一段时间才能看清黑暗中的物体，这就是视觉的感受性提高的暗适应过程。明适应 (bright adaptation) 与暗适应相反，是指由暗处转入亮处时，人们视觉感受性下降的过程。

(2) 后像：后像 (after-image) 是指刺激物对感受器的作用停止以后，感觉并不立即消失，并能短时间保留的现象。后像根据性质不同可分为正后像 (positive after-image) 和负后像 (negative after-image)，其中后像的品质与刺激物相同叫正后像；后像的品质与刺激物相反叫负后像。例如，人在注视亮着的电灯时，如短时间注视后，闭上眼睛（或关闭电灯）会感到眼前有一个灯的光亮形象出现在暗的背景上，这是正后像；如长时间注视后，会有一个黑色的灯的形象出现在亮的背景上，这是负后像。颜色视觉也有后像，一般为负后像，颜色的负后像是原来注视颜色的补色，比如，注视一个红色正方形约1分钟，然后将视线转向身边的白墙，那么在白墙上将看到一个绿色正方形后像；如果先注视一个黄色正方形，那么后像将是蓝色的。

(3) 感觉的相互作用：同一感受器同时接受两种不同刺激的作用而产生的对比叫同时对比。例如图 2-2，将从同一张灰纸上剪下的两个小的长方形分别放在一张白色背景和一张黑色背景的纸上，这时人们会看到放在白色背景上的长方形显得暗一些，而放在黑色背景上的正方形显得亮一些。

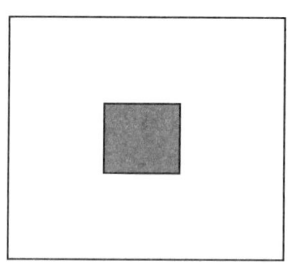 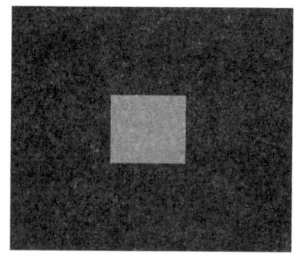

图 2-2 视觉的明暗对比

同一感受器先后接受不同刺激的作用而产生的对比叫先后对比。例如，吃完糖之后，再吃苹果，就会觉得苹果不甜；先吃糖，后喝苦药，就会觉得药更苦。一般情况下，人对某种刺激物的感受性不仅决定于该感受器直接接受的刺激，而且还决定于同时受到刺激的其他感受器的功能状态。在一定条件下，各种感受器的功能状态都有可能发生相互影响和相互作用，例如，摇动的视觉形象会使人的平衡觉受到破坏，使人产生眩晕、呕吐现象；辛辣的气味可以使人流鼻涕、眼泪等。不同感觉通道相互作用的结果是：弱刺激能提高其他感受器的感受性，而强刺激则会降低这种感受性。

（4）联觉（synaesthesia）：联觉是一种特殊的感觉相互作用，指一种感觉器官受到刺激时同时引起另一种感觉的心理现象。生活中联觉的现象相当多见，尤其是颜色刺激，例如红、橙、黄三种颜色，由于与太阳和火焰的颜色相近，因此往往使人们产生温暖的感觉，被称为暖色调；而绿色和蓝色又容易使人们联想到草原、天空、海洋的颜色，使人感到神清气爽、心旷神怡；更深一些的颜色如深蓝、青色、紫色等，这些色彩使人感到凉爽甚至寒冷，被称为冷色调。医院在布置病房时使用浅蓝色的窗帘、浅绿色的墙围、白色的床单，使患者在病房中感受到平静、安逸，有利于疾病的治疗和恢复。

（二）知觉

1. 知觉的概念　知觉（perception）是指人脑对直接作用于感觉器官的客观事物的整体属性的反映。当客观事物作用于人的感觉器官时，人不仅能够反映事物的个别属性，而且可以通过各种感受器的协同活动，在大脑将事物的各种属性联系起来，整合为一个整体，形成对事物的完整映象。

感觉和知觉都是对客观现实的感性认识。知觉是在感觉的基础上产生的，但不是感觉的简单相加。在知觉中，人的知识经验起着重要的作用。在日常生活中，人们主要是以知觉的形式反映客观事物的，感觉只是作为知觉的一部分存在于知觉中。

2. 知觉的特性

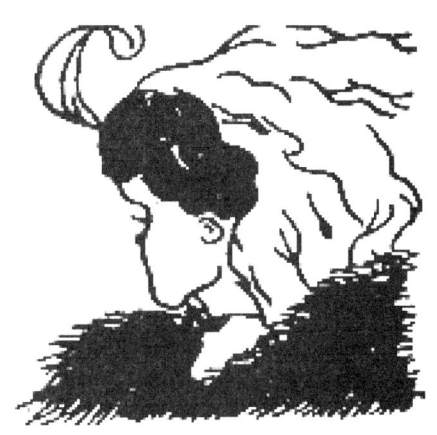

图 2-3　双关图

（1）知觉的选择性：自然界中的客观事物是纷繁复杂、千变万化的，人们置身于自然界及社会环境之中，时刻都会有各种各样的刺激不断地作用于人的感觉器官，但个体并不能清晰地感知到所有作用于自己的客观事物，也不能对所有事物都作出反应，人们只能选择其中的一部分作为知觉的对象，而把其他事物作为知觉的背景（图 2-3）。知觉的这种特性称为知觉的选择性。

人的知觉对象往往受注意指向的影响而发生转移，前面的知觉会直接影响后面的知觉，成为后续知觉的准备状态，这种现象叫知觉定势（perceptual set）。

（2）知觉的整体性：知觉的整体性是指人们在知觉过程中，不是孤立地反映刺激物的个别特性和属性，而是反映事物的整体和关系的特性。它具有一定的规则，即空间、时间上接近的客体易被知觉为一个整体；具有相似物理属性的客体易被知觉为一个整体；具有连续性或共同运动方向等特点的客体易被知觉为一个整体（图 2-4）。知觉的整体性是知觉的积极性和主

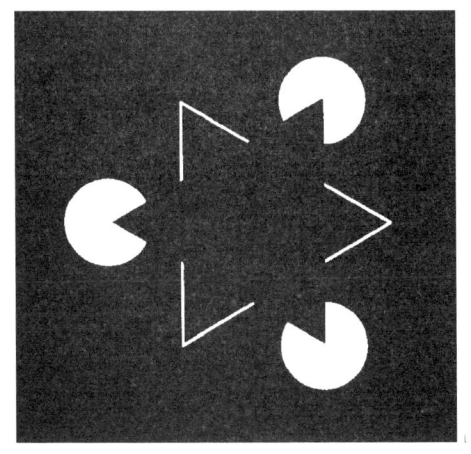
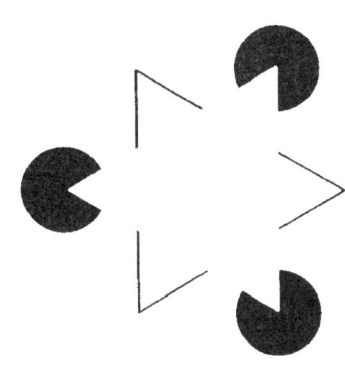

图 2-4　知觉的整体性

动性的重要方面，它不仅依赖于刺激物的结构（空间分布和时间分布），而且依赖于个体的知识经验。

（3）知觉的理解性：知觉的理解性是指人们在知觉过程中，以过去的知识经验为依据去理解和解释事物，并用词语加以标志，使其具有一定意义的特性。理解可以使知觉更深刻、更精确，并且可以提高知觉的速度。理解有助于知觉的整体性，人们对于自己理解和熟悉的东西，容易当成一个整体来知觉。相反，在不理解的情况下，知觉的整体常受到破坏。在观看某些不完整图形时（图2-5），正是理解帮助人们把缺少的部分补充起来。此外，语言的指导作用、知觉的任务以及知觉者的态度、情绪、个性等都会影响对知觉对象的理解。

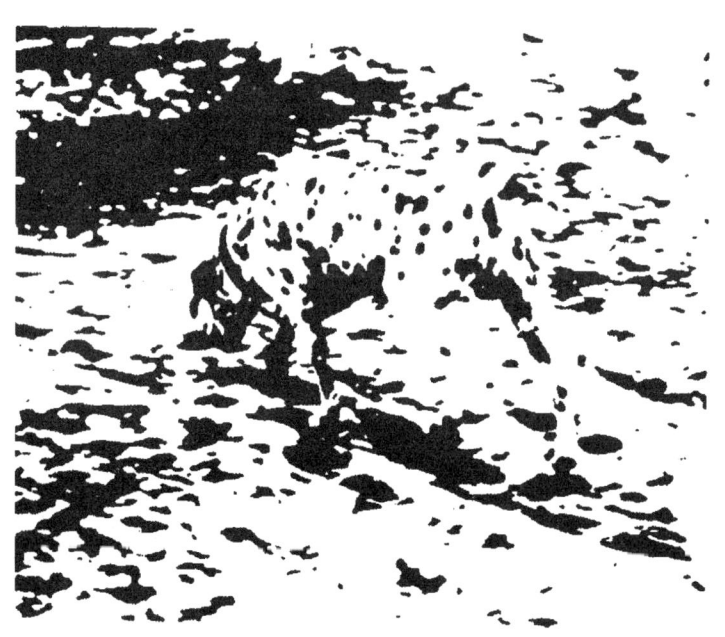

图 2-5　不完整图形

（4）知觉的恒常性：知觉的恒常性是指当客观条件在一定范围内改变时，人们的知觉映象仍保持相对不变的特性。知觉的恒常性包括大小恒常性、形状恒常性（图2-6）和颜色恒常性。知觉的恒常性对于人类来说具有重要意义，它有利于人们准确地适应环境，使知觉的环境条件发生变化时，仍能对知觉的对象保持稳定的印象。如果人们的知觉随着客观条件的变化而时刻变化，那么要想获取确定的知识都是不可能的。

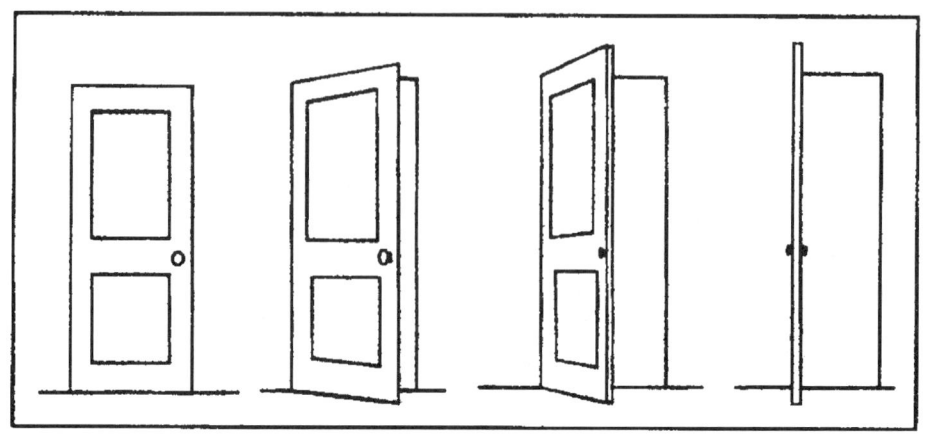

图 2-6　形状恒常性

3．两种常见的知觉现象

（1）似动（apparent movement）：是指在一定的时空条件下，人们把静止的物体看成运动的，或把不连续位移看成是连续运动的现象。似动现象的产生既不是由于物体的真实移动，也不是由于个人与物体之间的相对移动，而是观察者在主观意识上产生的一种假的移动。似动现象的原理在于视觉的后像作用。日常生活中，电视、电影的视觉效果就是由似动现象引起的。

（2）错觉（illusion）：是指人们由于受到内外界环境的影响，在观察物体时，产生与实际不相符的错误知觉。错觉现象十分普遍，在几乎各种知觉中都可以发生，其中视错觉在各类错觉中表现得最为明显，常见的有图形错觉、大小错觉、形重错觉和方位错觉。图2-7所示为错觉中的横竖错觉（horizontal-vertical illusion），图 a 中两条等长的垂直线，其中竖线看上去要比横线长一些；在图 b 中两条直线是等长的，由于附加在两端的箭头向外或向内的不同，在视觉效果上箭头向外的线段看上去比箭头向内的线段短一些，这称为米勒–莱尔错觉（Müller-Lyer illusion），而图 c 也表现了其他几种形式的错觉。

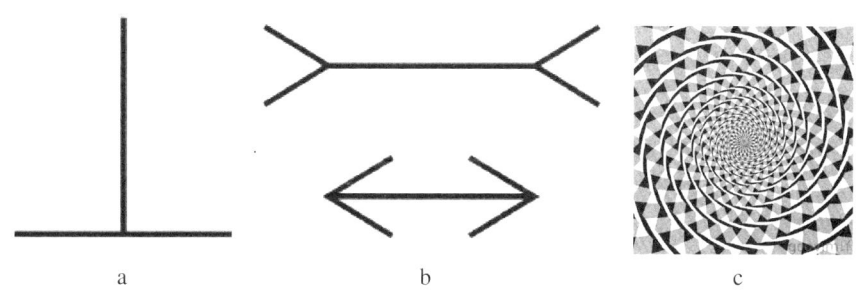

图 2-7　视错觉图

人们掌握错觉产生的规律具有很大的意义。一方面可以防止因错觉造成的差错；另一方面可利用错觉使其在实践中产生好的效应。例如，在军事上士兵的迷彩服可以造成敌人的错觉，以达到伪装和隐蔽的目的。在生活中，胖人不宜穿横条和过瘦的衣服，这些都与错觉现象有关。另外，在临床中我们还应正确区分错觉与幻觉。幻觉是在没有外界刺激物作用于感觉器官时所产生的一种虚幻的知觉，幻觉在一定时间内能够消失，属于一种病理状态。而错觉一般是不会消失的，属于正常的生理状态。

（三）记忆

1．记忆的概念　记忆（memory）是指人脑对经历的事物识记、储存、再认和再现的心理过程。从信息加工观点来看，记忆就是对输入信息的编码、储存和提取过程。编码相当于识记阶段，储存相当于保持阶段，再认和回忆相当于提取过程。

记忆作为一种重要的心理过程，贯穿在人们的各种心理活动中，它对保证个体的正常生活起着重要的作用。记忆不仅可使个体积累经验，学习新知识以适应不断变化的环境，而且记忆在个体的发展以及个性特征的形成中也起着决定性的作用，记忆可使个体的心理活动的过去和现在连成一个整体，如果没有记忆，一切心理发展、一切智慧活动都是不可能的。

2．记忆的种类　可以从不同的角度对记忆进行分类。

（1）按记忆的内容进行分类：可以分为形象记忆、逻辑记忆、情绪记忆和运动记忆。

形象记忆（imaginal memory）是指在头脑中再现已感知过的事物的具体形象为内容的记忆。它保存事物的感性特征，具有明显的直观性。

逻辑记忆（logic memory）是指用词的形式在人脑中以思想、概念或命题为内容的记忆。

它具有概括性、理解性和逻辑性等特点。

情绪记忆（emotional memory）是以个体体验过的情绪为内容的记忆。它往往不需要重复体验，一次形成经久不忘，并且可以具有一定的动机作用，如经验教训。

运动记忆（motor memory）是指以人们操作过的动作为基础的记忆，也称操作记忆（operative memory）。它是人们获得语言、掌握和改进各种生活和劳动技能的基础，运动记忆一经形成，很难遗忘，如骑车和游泳等。

（2）按记忆保留的时间长短和编码方式分类：可有瞬时记忆、短时记忆、长时记忆之分。

瞬时记忆（immediate memory）也称为感觉记忆（sensory memory），是指客观刺激停止作用以后，感觉信息在一个极短的时间内保存下来，是记忆系统的开始阶段。瞬时记忆是以信息的物理特性为编码的主要形式，存储时间为 0.25～2.0 秒，信息容量比较大，往往受感受器的生理解剖特点所制约。信息在感觉记忆中的登记是无意识的。感觉记忆具有重要的意义，它将大量的环境刺激保持一定的时间，使认知系统能从输入的信息中选择需要的部分做进一步加工。

短时记忆（short-term memory）是指信息从感觉记忆到长时记忆的过渡阶段，即当前一刻能够意识到的记忆。短时记忆包括工作记忆和直接记忆，它是以言语听觉的形式进行的，以声音编码为主，同时也有视觉或语义编码。信息保持时间为 5～20 秒，最长不超过 1 分钟，记忆容量为 7±2 组块。

长时记忆（long-term memory）是指信息经过充分和有一定深度的加工后，在头脑中长时间存储的记忆。它的保持时间长，在 1 分钟以上乃至终生。长时记忆的容量没有限度，记忆中对信息的编码以语义性方式为主。

认知加工理论认为，记忆的过程是信息加工的过程（图 2-8）。当外界信息作用于感官时，首先进行感觉登记，即产生对信息的瞬时记忆。当对瞬时记忆的内容加以注意时便可使信息进入短时记忆系统。短时记忆系统的内容再经过复述和编码等进一步加工，即可转入长时记忆系统。长时记忆可以对信息做出最高水平的编码、加工和储存。解决当前问题需要时，可随时从长时记忆中提取有用的信息。三种记忆阶段或三种记忆系统之间是相互联系、相互影响、协同活动的。

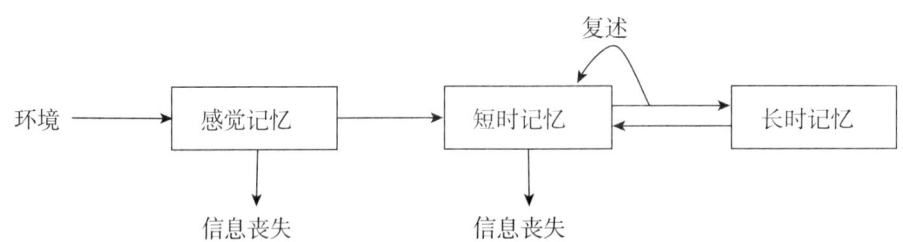

图 2-8　记忆的信息加工过程

3．记忆的基本过程

（1）识记：识记（memorization）是反复感知事物，在大脑中留下印象的过程，是记忆过程的开始和前提。人们识记事物具有选择性，根据人在识记时有无明确目的性，识记可分为无意识记（unintentional memorization）和有意识记（intentional memorization）。

无意识记也称不随意识记，是指人们事先没有识记的目的和意图，无须付出意志努力的识记。这种识记常与人们的职业、兴趣、动机及需要有密切关系，凡对个体有意义的、使其感兴趣的、能激发个体情感的事件，常常能被记住。由于无意识记带有很大的偶然性和选择性，所识记的内容也具有一定的随机性，因此，单凭无意识记很难获得系统的知识。

有意识记也叫随意识记,是指有预定识记目的,运用一定的策略和方法,经过特殊的努力而进行的识记。人们掌握系统的、复杂的知识和技能主要靠有意识记,例如在新知识、技能的学习过程中,人们应用有意识记的成分占主导地位。但是,人们相当大的一部分知识和经验是通过无意识记获得的。

(2) 保持与遗忘:保持(retention)是指过去经历过的事物在脑中得到巩固的内部潜在的动态过程。随着时间的推移以及后来经验的影响,保持的内容会在数量和质量上发生明显的变化。其质量方面的变化大致有两种倾向:一种是原来识记内容中的细节趋于消失,主要、显著的特征得以保持,记忆的内容变得简略、概括与合理;另一种是增添了原来没有的细节,内容更加详细、具体,或者突出夸大某些特点,使其更具特色。其数量方面的变化也显示出两种倾向:第一种是记忆回溯现象,即在短时间内延迟回忆的数量超过直接回忆的数量,也有人称之为记忆恢复现象;第二种倾向是识记的保持量随时间的推移而日趋减少,有部分内容不能回忆或发生错误,这种现象叫遗忘。

遗忘(forgetting)是指对识记过的知识经验不能再认或回忆,或者错误再认或回忆。遗忘分为永久性遗忘和暂时性遗忘。永久性遗忘是指不重新学习,永远不能再认或回忆;暂时性遗忘是指一时不能再认或回忆,但在适当条件下记忆还可能恢复。德国心理学家艾宾浩斯(H. Ebbinghaus)最早研究了遗忘的发展过程。他利用无意义音节为材料,以重学法为方法,得到了著名的艾宾浩斯遗忘曲线(图2-9)。在时间进程上,遗忘是一个先快后慢的过程。从这种变化趋势可得出如下结论:①遗忘的数量随时间的推移而增加;②变化的速度是先快后慢,在识记后的第一个小时内遗忘最快,遗忘的数量最多,随后逐渐减慢,遗忘数量也随之减少;③以后虽然时间间隔很长,但所剩的记忆内容基本上不再有明显减少而趋于稳定。这一结论是以无意义音节实验得出的,而对于有意义的材料,遗忘要受到其他因素的影响。

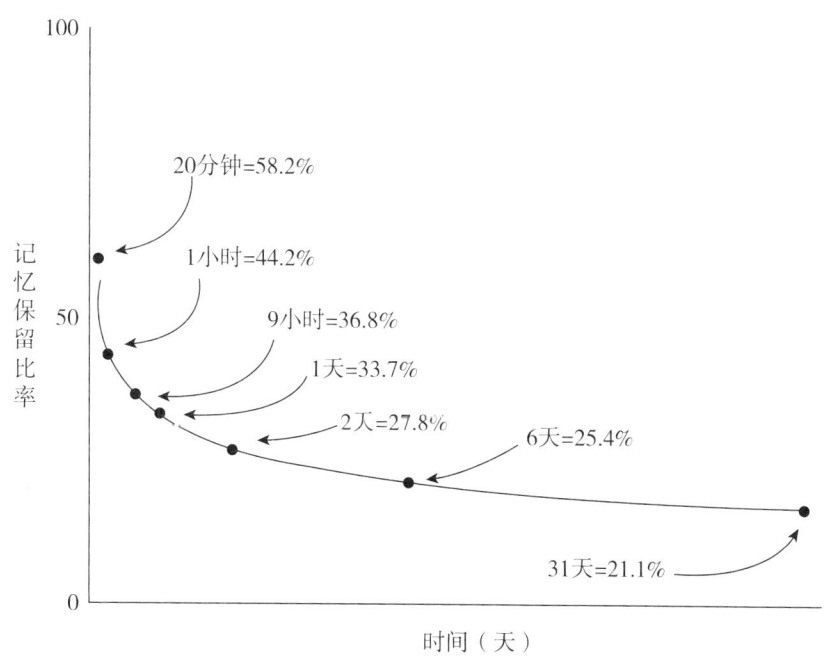

图2-9 艾宾浩斯遗忘曲线

(3) 再认和回忆:再认(recognition)和回忆(recall)都是对长时记忆所储存的信息提取的过程。再认是指过去经历过的事物重新出现时能够识别出来的心理过程。回忆是指过去经历过事物的形象或概念在人们头脑中重新出现的过程。例如,试卷中选择题就属于再认,而问答题则属回忆。通常是能够回忆的内容都可以再认,而可以再认的内容不一定能够回忆。再认和回忆的正确程度一般取决于两方面因素,一方面是对原识记材料的巩固程度,越巩固就越容易回忆或再认,另一方面是积极的思维活动,在回忆或再认时的思维活动越积极,回忆或再认的效果越好。

(四)思维、表象和想象

1. 思维

(1)思维的概念:思维(thinking)是人脑借助于语言,以已有的知识为中介,对客观现实概括、间接的反映。思维是认识的高级形式,它揭示了事物的本质特征和内部联系,并以概念的形式进行判断、推理,解决人们面临的各种问题。但思维又离不开感知觉,人们只有在大量感性认识的基础上,才能揭示出事物的本质特征和规律。

(2)思维的特征:人的思维具有概括性、间接性的特征。思维的概括性是指人们在大量感性材料的基础上,把一类事物共同的特征和规律抽取出来,进行概括的反映。例如我们把"鸟类"的本质属性概括为有羽毛、前肢为翼、无齿有喙的动物。概括性在人们的思维活动中具有重要的作用,它使人们可以脱离具体的事物进行抽象思维,并使思维活动在一定条件下进行迁移。思维的间接性是指人们借助于一定的媒介和知识经验对客观事物进行间接反映。例如古代谚语所云"朝霞不出门,晚霞行千里"就是对事物的间接反映。由此可知,正是思维的间接性才能使人们能够超越感知觉提供的信息,去认识没有或者不能直接作用于人的各种事物和特性,从而揭示事物的本质和规律,预见事物的发展。

(3)思维的基本过程:思维的过程是人们运用概念、判断、推理的形式对外界信息不断进行分析、综合、比较、抽象和概括的过程,是人类所具有的一种高级心理现象。

分析与综合是思维的最基本过程,分析是指在头脑中把事物的组成部分和个别属性区分开来,例如我们在阅读文章时会把文章分解为不同的段落、句子和词语来加以理解;而综合则是在头脑中把事物的各个组成部分、个别特征和属性联系起来,即把分析的结果加以整合,形成对事物的整体认识。分析与综合是同一思维过程中不可分割的两个部分。

比较是指把各种事物和现象加以对比,确定其异同,发现其关系的思维过程。比较是以分析为前提的,只有在思想上把不同对象的各个部分或特征区别开来,才能进行比较,而比较的结果又是一个综合过程。

抽象与概括也是重要的思维过程,抽象是指抽出各种事物与现象的共同特征与属性,舍弃其个别特征和属性的过程。在抽象的基础上,人们就可以得到对事物的概括的认识,从而形成事物的概念。在心理学上,概念(concept)是指反映客观事物共同特点与本质属性的思维形式,是经过抽象和概括等思维活动得到的。

总之,任何思维活动都是分析、综合、比较、抽象和概括这些过程协同活动的结果。

(4)思维的分类

①根据思维方式分类:

Ⅰ动作思维:是以实际动作来解决问题的思维,即边动作边思考,思维以动作为支柱,依赖实际操作解决具体直观的问题。在个体心理发展中,此种思维方式是1~3岁幼儿的主要思维方式。

Ⅱ形象思维:是利用具体形象解决问题的思维,思维活动依赖具体形象和已有的表象。在个体心理发展中,它是3~6岁儿童的主要思维方式,也是许多艺术家、文学家及设计师较多运用的思维方式。

Ⅲ抽象思维:是以抽象的概念和理论知识来解决问题的思维,这是人类思维的核心形式。例如,中学生运用公式、定理解答数、理、化的问题的思维方式,医生为患者诊断治疗疾病的思维方式,护士将医学、心理学和护理学理论相结合制订护理计划的思维方式等。

②根据思维探索答案的方向(思维的指向性)分类:

Ⅰ聚敛性思维：也称求同思维或聚合思维，就是把解决问题所能提供的各种信息聚合起来，得出唯一正确的答案。例如，考试中的单项选择题，就是将数个答案所提供的信息集中起来，以找出唯一的正确答案。

Ⅱ扩散性思维：又称求异思维或发散思维，就是在解决一个问题时，沿着各种不同的方向去进行积极的思考，找出符合条件的多种答案、解决方法或结论，而不囿于单一答案或钻牛角尖式的探求。例如，医学上对某种病因不明的疾病提出的多种理论假设，学生运用多种方法解答同一数学题。扩散性思维代表人类的创造性能力，它包含着流畅性、变通性、独创性和精密性四种因素。

③根据思维的独立程度分类：

Ⅰ常规思维：又称习惯性思维或惰性思维，是指以已有的知识经验主动地解决问题的连贯性思维，是经验证明行之有效的程序化思维。这种思维是不经思考就按程序完成的，既规范又节约时间。例如母亲见婴儿啼哭，就会想到他可能是饿了，马上给他喂奶。

Ⅱ创造性思维：是指在思维过程中，在头脑中重新组织已有的知识经验，沿着新的思路寻求产生一些新颖的、前所未有的、有创造想象参与的具有社会价值的思维。它是有创建的思维，是在一般思维的基础上发展起来的，是后天培养与训练的结果，是智力水平高度发展的表现，它带给人们新的、具有社会价值的产物。比如，心理动力学派的创始人弗洛伊德为心理动力学创造了一套完整的理论。

(5) 问题解决的思维过程：问题解决的思维过程是指在一定的情景下，人们按照一定的目标，应用各种认知活动和技能，经过一系列的思维操作，解决问题的过程。问题解决是思维活动的方式之一。

现代认知心理学认为，问题解决是一个在现有手段和目的之间进行分析、寻找策略从而达到目的的认知操作过程。问题解决的具体心理过程分为四个阶段：①发现问题，是指认识到问题的存在，并产生解决问题的需要和动机；②分析问题，是指分析问题的要求和条件，找出它们之间的联系与关系，把握问题的实质，确定问题的解决方向；③提出假设，是指提出解决问题的方案、策略或途径；④验证假设，是指通过实际活动或认知操作验证所提出的假设是否可以真正解决问题，达到目的。问题解决的各个阶段并非完全遵循这一顺序，当在验证假设阶段发现某一假设不能解决问题时，思维过程直接再次进入分析问题或提出假设阶段，重新进行问题解决过程。

问题解决除受个性、情绪和知识等因素影响外，还常受以下心理因素的影响：

①动机水平：是指解决问题的迫切程度。心理学的实验证明，动机水平的过高或过低都不利于问题的有效解决，因此，要使问题得以解决，必须维持一种紧张而又有条不紊的心理状态。

②定势作用：心理定势（mental set）也叫心向，是指人在进行心理操作活动前的一种准备状态，是坚持使用原有已证明有效的方法解决新问题的心理倾向。定势表现为问题解决过程中的思维倾向性，在遇到同类问题时，原有的定势将有助于问题的解决；在不同类型问题出现时，原有的定势倾向性则会阻碍问题的解决。

③知识表征方式：是指信息在人脑中的储存和呈现方式，它是个体知识学习的关键，不同的知识表征的方式往往影响问题的解决。例如，九点图是连线实验（图 2-10），要求将图的 9 个点用不多于四条的直线一笔连起来。人们常常不能成功地解决这一问题，其原因在于，9 个点在知觉上成一个方形，人们总是试图在这个方形的轮廓中连线。这种表征方式阻碍了问题的解决。

④功能固着（functional fixedness）：是指人们习惯于把某种功能牢固地赋予某一物体的现象，如盒子是装东西的，笔是

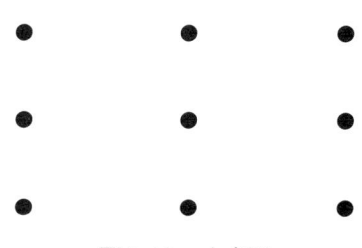

图 2-10　九点图

写字的等。在解决问题的过程中，人们能否改变事物固有的功能以适应新的问题情境的需要，常常是解决问题的关键。在功能固着的影响下，人们不易摆脱事物用途的固有观念，因而直接影响到人们灵活地解决问题。

2．表象　表象（representation）是指人们感知过的客观对象没有呈现，而在人们头脑中所保持的客观对象的形象和客体形象在头脑中复现的过程。表象具有如下的特征：

（1）直观性：表象是在知觉的基础上产生的，构成表象的材料均来自过去知觉过的内容。因此表象是直观的感性反映。但表象又与知觉不同，它只是知觉的概略再现。与知觉比较，表象有下列特点：①表象不如知觉完整，不能反映客体的详尽特征，它甚至是残缺的、片断的；②表象不如知觉稳定，是变换的、流动的；③表象不如知觉鲜明，是比较模糊的、暗淡的，它反映的仅是客体的大体轮廓和一些主要特征。

（2）概括性：一般来说，表象是多次知觉概括的结果，它有感知的原型，却不限于某个原型。因此表象具有概括性，是对某一类对象或现象的一般特性的概括性反映，而不是对本质属性的概括。表象是感知与思维之间的一种过渡反映形式，是两者之间的中介反映阶段。作为反映形式，表象既接近知觉，又高于知觉，因为它可以离开具体对象而产生。表象既具有概括性，又低于词的概括水平，它为词的思维提供感性资料。从个体心理发展来看，表象的发生处于知觉和思维之间。

（3）可操作性：库泊（Coper）和夏佩德（R. Shepard）等人的"心理旋转（mental rotation）"实验证明表象具有可操作性。在实验中每次给被试呈现一个旋转角度不同的字母"R"，呈现的字母有时是正写的，有时是反写的。被试的任务是判断字母是正写还是反写。结果表明，当呈现字母垂直时（0°或360°）反应时最短；随着旋转角度的增加反应时也随着增加，当旋转180°时，反应时最长。说明被试在完成任务时，首先要在头脑中把倾斜的字母旋转到直立位置，然后再作出判断，证明了表象操作的存在。

3．想象　想象（imagination）是指人们对头脑中已有的表象进行加工改造，形成新形象的过程。想象是人们的高级的、复杂的认识活动，根据产生想象时有无明确的目的性，可以把想象划分为不随意想象（involuntary imagination）和随意想象（voluntary imagination）。

不随意想象是指没有确定的目的、不由自主地产生的想象，例如"浮想联翩"所形容的意境以及人们在特殊情况下产生的梦境、幻想等均属于无意想象的范畴。

随意想象是指按照一定的目的自觉地进行的想象，随意想象又可以分为再造想象和创造想象。再造想象（reproductive imagination）是指根据词语的描述在头脑中形成与之相符或相仿的新形象的过程。创造想象（creative imagination）是指不依据现成的描述而独立地创造新形象的过程，它是通过思维揭示或建立许多形象之间的合乎逻辑的联系，而产生新的表象组合。其产品在一般人的意料之外，但必须在情理之中，因此，创造想象具有独创性和新颖性的特点，例如科学家的创造发明、文学家的艺术创作等都是创造想象的结果。

幻想（fantasy）是指创造想象的一种特殊形式，是与生活愿望相结合并指向未来的想象，是构成创造想象的准备阶段，如传说中的嫦娥奔月、千里眼、顺风耳等离奇的幻想。但完全脱离客观现实、不合逻辑的想象只是一种空想，是不可能实现的。

想象在人类的生活中有着重要的作用，主要表现为：

（1）补充作用：人们在生活中常会遇到一些无法直接感知的东西，如在空间上遥远和时间上久远的东西。人类感知活动的这种局限性可以由想象得到补充，例如我们没有去过月球，但是通过宇航员的介绍，可以在头脑中产生月球表面的形象。

（2）有预见性：人类活动的一个重要特点是它具有预见性和计划性，在这方面，想象有着巨大的作用。人类的任何劳动，从制造简单工具到艺术创作和科学发明都离不开想象。劳动过程开始时在劳动者头脑中形成的劳动结果的表象也是通过想象创造出来的。

(3) 代替作用：当人们的需要在实际中不能得到满足，或者人的某些活动不能实际得到实现时，人们可以借助于想象得到满足和实现，以此来保持心理上的平衡。

（五）语言（language）

语言是人类最重要的交际工具，是人们通过高度结构化的声音组合，或书写、手势等构成的一种符号系统。利用语言表达思想进行交际的过程，称作言语（speech）。这个过程包括倾听、阅读等感受理解过程，也包括说话、书写过程，因此言语活动是一种心理活动。

使用语言是人类思维最主要的特点。语言是思维的工具，人类只有在掌握了大量具有概括性的词后才能得以进行抽象思维，保持和表达思维的结果。通过言语活动人类能够较为准确地相互传递思想、经验。思维支配着人的言语活动，同时还受言语的调节，这是一个不为人们所注意的方面。在第六章介绍的心理治疗与心理咨询中，将充分看到言语对健康和疾病的调节作用。

二、情绪和情感过程

人在认识和改造客观世界的实践活动中，以及在人与人的交往过程中，必然接触到自然界和社会中的各种对象和现象，也一定会遇到得失、顺逆、荣辱、美丑等各种情境，从而产生喜、怒、哀、乐、爱、恨等情绪和情感体验。正是各种情绪、情感的不同变化，才使得人们的心理活动丰富多彩，各具特色。

（一）情绪和情感的概念

情绪和情感过程是对客观事物与人们的需要之间关系的反映。客观事物与人们的需要之间的关系又决定了人们对客观事物的态度。人们对这种关系进行反映的形式则是体验和感受，所以，情绪（emotion）和情感（affection）是指人们对客观事物是否符合自身需要的态度的体验。情绪与情感是人们对客观事物的一种反映形式，客观事物是产生情绪、情感的来源，离开了客观事物，情绪、情感就成了无源之水、无本之木。当客观事物满足了人们的需要和愿望时，就会引起高兴、快乐、满意、爱慕等积极肯定的情绪和情感，反之则会引起生气、苦闷、不满、憎恨等消极否定的情绪和情感；当客观事物只能满足人们一部分需要时，则会引起喜忧参半、百感交集、啼笑皆非等肯定与否定、积极与消极相互交织的情绪与情感。

（二）情绪和情感的关系

情绪和情感在历史上曾统称为感情，它既包括感情发生的过程，也包括由此产生的各种体验，因而用单一的感情概念难以表达这种心理现象的全部特征。在当代心理学中则分别采用"情绪"和"情感"来更确切地表达感情的不同方面。所以情绪和情感既相互联系又有区别。情绪主要是指感情过程，也就是脑的神经机制活动的过程。情绪代表了感情的种系发展的原始方面，所以情绪的概念可用于动物和人。情绪和情感又是人类社会历史发展的产物，而且情感是人才具有的高级心理现象，情感的概念是感情性的"觉知"方面，集中表达感情的体验和感受，经常用来描述那些具有稳定的、深刻的社会意义的感情。其区别还表现为：①情绪是与个体的生理需要能否得到满足相联系的体验，例如，饮食需要是否得到满足所引起的愉快或不愉快的体验；而情感是指人在社会历史发展过程中产生的，与个体社会需要相联系的体验，是比较复杂的体验；②情绪带有情境性，变化快，某种情境的消失就会使得某种情绪消失，一般是不稳定的；而情感是对事物的稳定态度，受到情境的影响小，具有稳定性、深刻性；③情绪往往由事物的表面现象引起，因此带有冲动性和明显的外部表现；情感的产生则与对事物的深刻认识相联系，因而较少有冲动性。情绪和情感虽然有区别，但事实上很难将两者截然分开。情绪、情感总是彼此依存、相互交融的，稳定的情感是在情绪的基础上发展起来的，同时又通过情绪反应得以表达；情绪的变化往往反映情感的深度，在情绪发生的过程中，常常蕴涵着情感。

（三）情绪的功能

1. **情绪是适应生存的心理工具**　情绪是进化的产物。在低等动物种系中，几乎无情绪而言，有的只是一些有适应价值的行为反应模式。动物的神经系统发展到皮质阶段时，生理唤醒在头脑中产生相应的感觉（感受）状态并留下痕迹，这就是最原始的情绪。当特定的行为模式、生理唤醒及相应的感受状态三种成分出现后，就具备了情绪的适应性。其作用在于发动机体能量，使机体处于适宜的活动状态。所以，情绪自产生之日起便成为适应生存的工具。

人类继承和发展了动物情绪这一高级适应手段。情绪的适应功能根本在于改善和完善人的生存和生活条件，例如，婴儿在出生时，由于脑的发育尚未成熟，还不具有独立生存的基本能力，他们依靠情绪传递信息，得到成人的抚育。人们常通过快乐表示情况良好，通过痛苦表示急需改善不良处境。由于人们生活在高度人文化的社会里，情绪适应功能的形式有了很大的变化，人们用微笑向对方表示友好，通过移情和同情来维护人际联结，情绪起着促进社会亲和力的作用，但对立情绪有着极大的破坏作用。总之，各种情绪的发生时刻都在提醒着个体和社会去了解自身或他人的处境和状态，以求得良好适应。

2. **情绪是激发心理活动和行为的动机**　情绪构成一个基本的动机系统，它能够驱策有机体发生反应、从事活动，在最广泛的领域里为人类的各种活动提供动机。情绪的这一动机功能既体现在生理活动中，也体现在人们的认识活动中。

生理内驱力是激活有机体行为的动力。但是情绪的作用则在于能够放大内驱力的信号，从而更强有力地激发行动。例如，个体在缺水或缺氧的情况下，产生补充水分或氧气的生理需要。但是这种生理驱力本身并没有足够的力量去驱策行动，这时产生的恐慌感和急迫感则起着放大和增强内驱力信号的作用，与之合并而成为驱动个体行为的强大动机。

此外，内驱力带有生物节律活动的刻板性。情绪反应却比内驱力更为灵活，它不但能根据主、客观的需要及时地发生反应，而且可以脱离内驱力而独立地起动机作用。情绪的动机功能还体现在对认识活动的驱动上，认识的对象并不具有对活动的驱策性，促使人们去认识事物的是兴趣和好奇心。兴趣作为认识活动的动机，导致注意的选择和集中，支配感知的方向和思维加工，从而支持着对新异事物的探索。

3. **情绪是心理活动的组织者**　情绪是独立的心理过程，有自己的发生机制和操作规律。作为脑内的一个监测系统，情绪对其他心理活动具有组织作用。情绪的组织作用包括对活动的促进或瓦解两方面，正性情绪起协调、组织作用，负性情绪起破坏、瓦解或阻断作用。研究证明，情绪能影响认知操作的效果，影响效应取决于情绪的性质和强度。愉快强度与操作效果呈倒"U"形，即中等唤醒水平的愉快和兴趣为认识活动提供了最佳的情绪背景，过低或过高的愉快唤醒均不利于认知操作（图 2-11）。

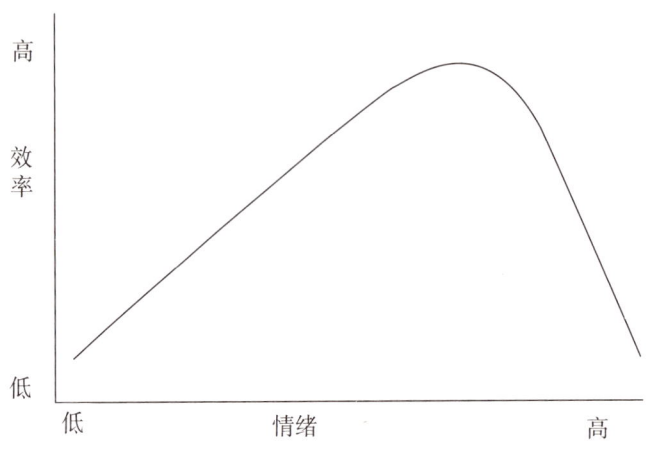

图 2-11　情绪与工作效率的关系

这些研究结果符合耶克斯 – 多德森定律（Yerkes-Dodson law）。而对于负性情绪来说，痛苦、恐惧的强度与操作效果呈直线相关，情绪强度越大，操作效果越差。由于愤怒情绪具有较强的自信度和指向于外的倾向，中等强度的愤怒一旦爆发，有可能组织个体倾向于面对的任务，导致较好的操作效果。这些研究结果补充了耶克斯 – 多德森定律。

4．情绪是人际交往的重要手段　情绪和语言一样，具有服务于人际沟通（interpersonal communication）的功能。情绪通过独特的身体语言，即由面部表情、声调和身体姿态来实现信息传递和人际间的相互了解。其中面部表情是最重要的情绪信息媒介。情绪信息的传递是语言交际的重要补充。在许多情景中，表情能使言语交流所造成的不确定性和模棱两可的情况明确起来，成为人的态度、感受的最好注解；在人的思想或愿望不宜言传时，也能够通过表情来传递信息。表情信号的传递不仅服务于人际交往，而且常常成为人们认识事物的媒介，例如当面临陌生的不确定情景时，人们常从他人面孔上搜寻表情信息，然后才采取行动，这种现象称作情绪的社会性参照作用（social reference of emotion）。

情绪的参照作用有助于人们的社会适应。情绪的沟通交流作用还体现在构成人与人之间的情感联结上，例如婴儿对母亲的依恋就是以感情为核心的特殊情感联结模式。此外，情感联结还有许多其他形式，如友谊、亲情和恋爱等都是以感情为纽带的联结模式。情绪的组织功能也体现在对记忆的影响方面。人们在良好情绪状态下，容易回忆带有愉快情绪色彩的材料；如果识记材料在某种情绪状态下被记忆，那么在同样的情绪状态下，这些材料更容易被回忆出来。这说明情绪具有一种干预记忆效果的作用，使记忆的内容根据情绪的性质进行归类。情绪的组织功能还表现在对个体行为的影响。个体的行为常被当时的情绪所支配。当个体处在积极、乐观的情绪状态时，倾向于注意事物美好的一面，而在消极情绪状态下则使个体产生悲观意识，失去希望和渴求，更易产生攻击性行为。

（四）情绪和情感的分类

1．情绪的分类　关于情绪的分类，我国古代《礼记》中提出人具有"七情"，即喜、怒、哀、惧、爱、恶和欲七种基本情绪。从生物进化的角度来看，人的情绪可分为基本情绪和复合情绪。基本情绪是人与动物共有的、先天的、不用学习就能掌握的，每一种基本情绪都具有独立的神经生理机制、内部体验和外部表现，并有不同的适应功能。复合情绪则是由基本情绪的不同组合派生出来的。

20世纪70年代初，美国心理学家伊扎德（CE. Izard）用因素分析的方法提出人类的基本情绪有11种，即兴趣、惊奇、痛苦、厌恶、愉快、愤怒、恐惧、悲伤、害羞、轻蔑和自罪感。由此产生的复合情绪有三类：第一类是基本情绪的混合，如兴趣 – 愉快、恐惧 – 害羞等；第二类是基本情绪与内驱力的结合，如疼痛 – 恐惧 – 怒等；第三类是基本情绪与认知的结合，如多疑 – 恐惧 – 内疚等。

2．情绪状态的分类　情绪状态是指在某种事件或情境的影响下，在一定时间内所产生的某种情绪，其中较典型的情绪状态有心境、激情和应激三种。

（1）心境（mood）：是指微弱、持久、带有渲染性的情绪状态。心境不是对于某一事物的特定体验，而是以同样的态度体验对待一切事物。心境对个体的生活、工作、学习以及健康具有很大的影响，积极、乐观的心境可以提高人们的活动效率，增强信心，对未来充满希望，有益于健康；消极悲观的心境会降低人们的认知活动效率，使人们丧失信心和希望，经常处于焦虑状态而有损于健康。

（2）激情（intense emotion）：是一种迅猛爆发、猛烈短暂的情绪状态。这种情绪状态通常是由对个体有重大意义的事件引起的，例如重大成功之后的狂喜、惨遭失败后的绝望、亲人突然死亡引起的极度悲哀、突如其来的危险所带来的异常恐惧等，都是激情状态。在激情状态下个体往往出现"意识狭窄"现象，即认识活动的范围缩小，理智分析能力受到抑制，自我控制能力减弱，进而使个体的行为失去控制。

（3）应激（stress）：是指个体对某种意外的环境刺激所作出的适应性反应。例如人们遇到某种意外危险或面临某种突然事变时，身心处于高度紧张状态，即为应激状态，例如飞驰的汽车、刹车突然发生故障等。在这些情况下人们所产生的一种特殊紧张的情绪体验就是应激状态。关于应激问题还将在第三章详述。

3．情感的分类　情感是指与人类的社会性需要相联系的主观体验。人类高级的社会性情感主要有道德感、理智感和美感。

（1）道德感（moral feeling）：是在评价人们的思想、意图和行为是否符合道德标准时产生的情感。由于不同的历史时代、不同的社会制度、不同的民族具有不同的道德标准，所以人们的道德感具有社会历史性。

（2）理智感（rational feeling）：是指人们在认识和评价事物过程中所产生的情感。它是人们学习科学知识、认识和掌握事物发展规律的动力。人的理想、世界观对理智感有重要的作用，例如求知欲、好奇心等都属于理智感的范畴。

（3）美感（aesthetic feeling）：是指人们根据一定的审美标准评价事物时所产生的情感。人们的审美标准既反映事物的客观属性，又受个体的思想观点和价值观念的影响。美感具有一定的社会历史性，不同的历史阶段、文化背景的人们对美的评价不同，例如在唐朝时，人们认为女性以胖为美，而现代社会则认为瘦些更美。

（五）情绪的维度与两极性

情绪的维度是指情绪所固有的某些特征，主要指情绪的动力性、激动性、强度和紧张度等方面，这些特征的变化幅度又具有两极性，即每个特征都存在两种对立的状态。

1．情绪的动力性有增力和减力两极　一般来说，需要得到满足时产生的肯定情绪是积极的、增力的，可提高人们的活动能力，对活动起促进作用；需要得不到满足时产生的否定情绪是消极的、减力的，会降低人们的活动能力，对活动起瓦解作用。

2．情绪的激动性有激动与平静两极　激动是由一些重要的刺激引起的一种强烈、外显的情绪状态，如激怒、狂喜、极度恐惧等；平静的情绪是指一种平稳安静的情绪状态，它是人们正常生活、学习和工作时的基本情绪状态，也是基本的工作条件。

3．情绪的强度有强、弱两极　在情绪的强弱之间有各种不同的强度，如从愉快到狂喜，从微愠到狂怒，在微愠到狂怒之间还有愤怒、大怒、暴躁等不同程度的怒。情绪强度的大小决定于情绪事件对个体意义的大小，较重大的情绪反应强烈，较小的则情绪反应弱。

4．情绪的紧张度有紧张和轻松两极　人们情绪的紧张程度决定于面对情境的紧迫性、个体心理的准备状态以及应变能力。如果情境比较复杂，个体心理准备不足而且应变能力比较差，人们往往容易紧张，甚至不知所措。如果情境不太紧急，个体心理准备比较充分，应变能力比较强，人就不会紧张，而会觉得比较轻松自如。

（六）情绪的外部表现——表情

情绪和情感本是一种内部的主观体验，当这种体验发生时，又总是伴随着某些外部表现，并可观察到。人们的外显行为主要指面部可动部位的变化、身体的姿态和手势，以及言语器官的活动等。这些与情绪、情感有关联的行为特征称为表情（emotional expression），它包括面部表情、身段表情和言语表情。

1．面部表情　面部表情（facial expression）是指通过眼部肌群、颜面肌群和口部肌群的变化来表现各种情绪状态。达尔文（CR. Darwin，1872）在他的《人类和动物的表情》一书中认为，表情是动物和人类进化过程中适应性动作的遗迹，例如，悲伤时的嘴角下歪可能源于啼哭时的面型，其功能是在苦难中求援。这种求援行为的痕迹世世代代遗传下来，就自然地成为不愉快的普遍表情。正因为人类的表情具有原始的生物学根源，所以，许多最基本的情绪，如喜、怒、悲、惧的原始表现是通见于全人类的。美国心理学家艾克曼（Ekman）等人研究了不同民族、不同文化背景下的人们对愉快、悲伤、恐惧、愤怒、惊奇、厌恶六种面部表情的辨别，发现各国人的判断具有相当高的一致性，这说明表情具有先天性。

在情绪研究中，对于面部表情的研究是最多的。一些心理学家提出人面部的不同部位在表情方面的作用是不同的。艾克曼经实验证明，眼睛对表达忧伤最重要，口部对表达快乐与厌恶最重要，前额能提供惊奇的信号，眼睛、嘴和前额对表达愤怒情绪都是重要的。我国的心理学家林传鼎（1944）也证明，口部肌肉对表达喜悦、怨恨等少数情绪比眼部肌肉重要；而眼部肌肉对表达更多的情绪，如忧愁、愤恨、惊骇等，则比口部肌肉重要。研究还发现，当人们表达真正的微笑时，嘴角翘起、面颊隆起、眼睑收缩，眼角部形成"鱼尾纹"；当人们假笑时，由于人们此时并不感到愉快，这时仅表现为嘴唇和面颊的肌肉活动，而眼睛周围的眼轮匝肌群并不参与。

2．身段表情　身段表情（body expression）是指情绪发生时身体各部分呈现的姿态，通常也称为"肢体语言"，例如兴奋时手舞足蹈、悔恨时捶胸顿足、愤怒时摩拳擦掌等身体姿势都可以表达个人的某种情绪。

手势（gesture）是一种重要的身段表情，它通常和言语一起使用来表达人的某种思想感情。在一些情况下，手势也可以单独使用，如人们在无法用言语进行沟通时，往往是通过手势等肢体语言进行交流，表达个人的情感，传达个人信息，它为人们提供了非言语信息和感觉反馈。近年来，人们发现通过身体的反馈活动可以增强情绪和情感的体验。

躯体包括臀部、腹部、胸部和肩部。和手势一样，躯体姿势也能很好地反映出个体的情绪、思想和感情。当遇到令自己不舒适的人、没有吸引力或令人厌恶的事物时，躯干会倾向远离（躯干倾斜）。而当个体感觉到事情不妙，如关系发生了变化或遇到不喜欢的话题等，则会出现腹侧否决行为，个体就会转换姿势或者转身离开。个体会将身体的腹侧展示给喜欢的人或事物。腹侧前置一般是个体最热情的姿势，也是最舒适的状态下才会出现。如果现实情况不允许个体远离不喜欢的人或物时，会下意识地用手臂或其他事物为自己筑起一道壁垒。当个体受到奉承、尊敬或受到表扬（例如掌声）时会做出弯腰动作表示对别人的尊重和敬意。躯干伸展是一种舒适的信号，也是一种霸道的表现，如青少年受到父母的责罚时就四肢伸展地坐在椅子上以示对抗。挺起胸膛、露出部分躯干和大口喘气往往与受很大的压力准备还击有关。耸肩蕴涵的含义很丰富，如当咨询师问来访者："布置的家庭作业你认真做了吗？"来访者回答说"做了"，然后耸耸他的半个肩，说明这个人没说实话。如果来访者双肩敏锐、向上做出一致的耸动，那说明他是诚实的。当来访者正处于消极状态下，缺乏信心，而且感到非常不自在，会慢慢地将双肩提升到耳朵的高度，仿佛要把头藏起来一样。

腿脚和其他形体动作一样，能很好地反映出个体的情绪、思想和感情，并且是最诚实的。但腿脚的动作有时只是不耐烦的表现。个体高兴时会将双腿和双脚一起摆动或颤动。当想要离开当前位置或做好了结束此次见面的准备时，个体先会用双手按住膝盖、躯干前倾或身体放低转向椅子的一侧。当感到高兴或幸福时，个体会脚跟着地，脚的其他部位却向上翘了起来，脚趾指向天空。当感到压力、烦乱或威胁时，个体会叉开双腿。双腿交叉是一种交流积极情感的重要方式，当感觉高度舒适感时，个体会双腿交叉。当正在承受压力和情绪的波动时，不停摆动和弹动双脚的个体会突然停了下来。当感到不安全、焦虑或威胁时，个体会突然将脚趾转向内侧或将两只脚互锁。

3．言语表情　言语表情（language expression）是指人们情绪发生时在语调、节奏和速度等方面的变化，是人类特有的表达情绪的手段。言语中音调的高低、强弱和节奏的快慢等所表达的情绪是言语交际的重要辅助手段，例如喜悦时语调高昂、语速较快，悲哀时语调低沉、语速缓慢，此外，感叹、激愤、讥讽、鄙视等也都有一定的语调变化。

总之，面部表情、身段表情和言语表情构成了人类的非言语交往形式，是人们表达情绪、情感的重要外部方式，是伴随言语沟通的"言外之意"，故亦称为副语言。有人提出：信息的总效果=7%的文字+38%的音调+55%的面部表情。但由于这些外部表达方式具有习得性，人们往往为达到某种目的而故意隐瞒或装扮出某种情绪表现，因此情绪的外部表达常常带有掩饰性和社会称许性，所以我们在观察个体的情绪变化时，只注意他的外在表现是不够的，还需要注意观测个体的一些生理变化指标。

（七）情绪的理论

关于情绪理论的研究，由于不同学派的观点不同，采取的研究方法不同，导致得出的结论也各不相同，主要的情绪理论有以下几种。

1. **詹姆士－兰格的情绪外周学说** 美国心理学家詹姆士（W. James）和丹麦生理学家兰格（C. Lange）各自于1884年和1885年提出了观点基本相似的理论。詹姆士认为情绪是由内脏器官和骨骼肌肉活动在脑内引起的感觉，情绪是对身体变化的知觉。他认为悲伤是由哭泣引起的，而愤怒是由打斗而致的。兰格还特别强调情绪与血管变化的关系。在这一理论中，他们认为情绪产生的方式是：刺激情境→机体反应→情绪（图2-12）。

詹姆士－兰格理论提出了机体生理变化与情绪发生的直接联系，强调了自主性神经系统在情绪产生中的作用，因此也称为情绪的外周学说。

2. **坎农－巴德的情绪丘脑学说** 坎农（WB. Cannon）对詹姆士－兰格理论提出了三点质

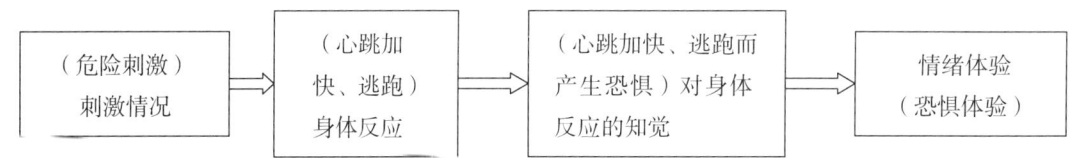

图 2-12　詹姆士－兰格的情绪外周理论示意图

疑：①机体生理变化的速度相对缓慢，不能够解释情绪迅速发生、瞬息变化的事实；②各种情绪状态下的生理变化并没有很大的差异，因此通过机体变化难以分辨感觉到的不同情绪；③机体的某些生理变化可以通过药物引起，但是药物只能激活某种生理状态，而不能造成某种情绪。坎农认为情绪产生的中心不在外周系统，而在于中枢神经系统的丘脑。坎农和巴德（P. Bard）于20世纪20—30年代提出了情绪的丘脑学说（图2-13），他们认为由外界刺激引起感官的神经冲动传至丘脑，再由丘脑同时向上、向下发出神经冲动，向上传到大脑产生

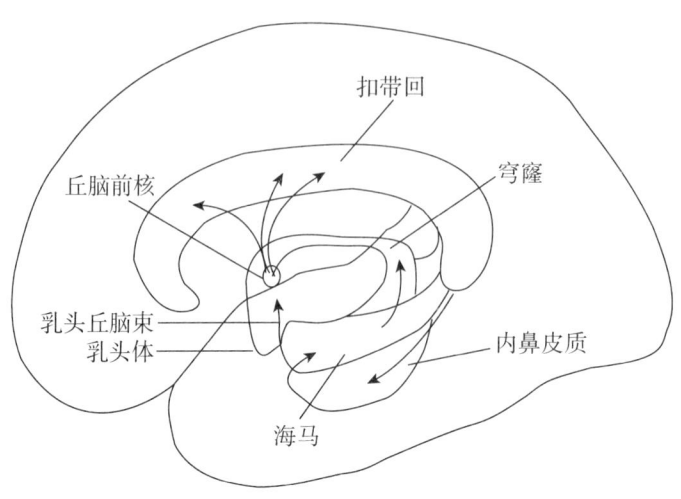

图 2-13　坎农－巴德情绪丘脑学说示意图

情绪的主观体验，向下传至交感神经引起机体的生理变化。

3. 阿诺德的评定 - 兴奋学说　美国心理学家阿诺德（MB. Arnold）于 20 世纪 50 年代提出了情绪的"评定 - 兴奋学说"，强调情绪的来源是大脑皮质对刺激情境的评估，大脑皮质的兴奋是情绪产生最重要的条件。刺激情境并不能直接决定情绪的性质，对于同一刺激情境，人对它的认知和评估不同，就会产生不同的情绪，例如人们在森林里看到熊会感到恐惧，而在动物园里看到关在笼子里的熊却不会恐惧。阿诺德认为情绪产生的具体模式是：外界刺激作用于感受器产生的神经冲动，经过感觉神经上传至丘脑，在丘脑更换神经元传至大脑皮质，在大脑皮质对情境评估，形成一种特殊的态度，这种态度通过神经将皮质的冲动传至丘脑的交感和副交感神经，并进而将冲动下行传至血管和内脏组织，引起血管和内脏反应。血管和内脏的反应进一步反馈到大脑皮质，大脑皮质再次进行评估，使纯粹的认识经验转化为被感受到的情绪体验。

阿诺德的评定 - 兴奋学说同时看到了大脑中枢神经系统以及外周生理变化在情绪产生中的重要作用，强调情绪的产生是大脑皮质和皮下组织协同活动的结果。

4. 沙赫特 - 辛格的情绪三因素学说　20 世纪 60 年代美国心理学家沙赫特（S. Schachter）提出情绪的产生是受认知过程、环境刺激、生理反应三种因素所制约，其中认知因素对情绪的产生起关键作用。沙赫特和心理学家辛格（J. Singer）1962 年用实验来验证他们的理论，证明情绪状态是由认知过程、环境刺激、生理反应在大脑皮质中整合的结果，即环境中的刺激因素通过感受器向大脑皮质输入外界信息；同时生理因素通过内部器官、骨骼肌的活动也向大脑输入生理变化的信息；认知过程是对过去经验的回忆和对当前情境的评估，来自这三方面的信息经过大脑皮质的整合作用之后，才产生了某种情绪体验。沙赫特 - 辛格理论认为认知评价在情绪产生中起着关键作用，故亦称之为认知学说。

5. 情绪智力理论　20 世纪 90 年代，美国耶鲁大学心理学家萨洛维（P. Salovey）和新罕布什尔大学的梅约（J. Mayer）创造了一个新的概念——情绪商数（emotional quotient，EQ），简称"情商"。戈尔曼（D. Goleman）在其《情绪智力》著作中推广了这一概念而使其流行起来。情商的概念的提出使人们意识到影响学业成绩和工作绩效的心理变量中，除了智力因素外，还有一些非智力因素在起作用，诸如情绪的表达方式、个性品质、自我意识的特点、成就动机和合作性等。其实，EQ 并不是指具体的情绪商数，而是评价"情绪智力（emotional intelligence，EI）"，可以说 EQ 是 EI 的代名词。情商是指个体控制和调节自身情绪体验的能力。情商包括四个方面的内容：

（1）情绪的知觉、评价与表达能力：即从自身的生理状态、情感体验和思想中觉知自己情绪的能力；通过语言、行为从他人的作品、各种设计中辨认情绪的能力；还包括准确表达情绪，区分情绪表达中的准确性和真实性的能力。

（2）思维过程中的情绪促进能力：这方面包括情绪思维的引导能力；对与情绪有关的判断和记忆过程产生积极作用的能力；在心境变化的条件下，促使个体从多方面进行思考的能力以及情绪状态对特定的问题解决所具有的促进能力。

（3）理解与分析情绪的能力：包括理解情绪所传递意义的能力；认识和分析情绪产生原因的能力以及理解复杂心情的能力。

（4）对情绪进行成熟调节的能力：这方面包括以开放的心情接受各种情绪的能力；根据所获取的信息与判断成熟地进入或脱离某种情绪的能力；成熟地监控与自己和他人有关情绪的能力。

三、意志过程

意志过程是指人们自觉地确定目标，有意识地支配、调节行为，通过克服困难以实现预定目标的心理过程。

意志（will）是人类所特有的一种极其复杂的心理过程，是和人类所独有的第二信号系统的作用分不开的。意志使个体的内部意识转化为外部的动作，充分体现了意识的能动性。意志具有引发行为的动机作用，但比一般动机更具有选择性和坚持性，因而可以看成是人类特有的高层次动机。

意志过程和认识过程、情绪情感过程共同构成了人们的心理过程，它们从不同方面反映了心理活动的不同特征，三者之间是相互联系、相互影响的，一方面，认识过程是意志活动的前提和基础，认识协助意志确定目的、制订计划、采取克服困难的合理办法，而情绪、情感对意志具有动力作用，表现为情绪、情感既能激发又能阻碍人的意志行动；另一方面，意志过程又可以推动认识活动的不断深入，同时意志对情绪、情感具有调节和控制作用。

（一）意志行动的基本过程和特征

1. 意志行动的基本过程　个体的意志是通过行为表现出来的，受意志支配的行为称为意志行动。意志行动的基本过程包括采取决定阶段和执行决定阶段。采取决定阶段是意志行动的初始阶段，它包括确定行动的目标，选择行动的方法并做出行动的决定；执行阶段是意志行动的完成阶段，一方面它要求个体坚持执行预定的目标和计划好的行为程序，另一方面制止和修改那些不利于达到预定目标的行动。只有通过这两个阶段，个体的主观目的才能转化为客观结果，主观决定才能转化为实际行动，实现意志行动。

2. 意志行动的基本特征　意志的首要特征是具有明确的目的性，这是意志活动的前提。人类不同于一般动物，不是消极被动地适应环境，而是积极能动地改造世界，成为现实的主人。个体为了满足某种需要而预先确定目的，并有计划地组织行动来实现这一目的。个体在从事活动之前，活动的结果已经把行动的目的以观念的形式存在于头脑中，并用这个观念来指导自己的行动。人类的这种自觉的目的性还表现在能发动符合于目的的行动，同时还能制止不符合目的的另一些行动。意志的这种调节作用也是意志的能动性表现。

意志的第二个特征是意志是与克服困难相联系的，这是意志活动的核心。在实际生活中，并不是个体的所有有目的的行动都是意志的表现，有的行动虽然也有明确的目的，如果不与克服困难相联系，就不属于意志行动。意志是在人们克服困难中集中表现出来的，这种困难包括内部困难和外部困难，内部困难指来自于自身内部的困难，如缺乏信心等；外部困难是指来自于外部环境的困难。所以，个体的行动需要克服的困难越大，意志的特征就显得越充分、越鲜明。

意志的第三个特征是以随意活动为基础。个体的活动可分随意活动和不随意活动两种。不随意活动是指那些不以个体的意志为转移的、自发的、控制不了的运动，主要指的是由自主神经支配的内脏运动。随意运动是指可以由个体的主观意识控制的运动，主要是由躯体骨骼肌的神经控制的躯干和四肢的运动。意志行动是有目的的行动，这就决定了意志行动是受个体的主观意识调节和控制的。

（二）意志的品质

意志的品质是指构成人意志的某些比较稳定的心理特征。意志品质是人格的一个组成部分，它具有明显的个体差异。良好的意志品质是在人生中逐渐形成的，需要从小进行培养和自我锻炼。

（1）自觉性：是指个体能主动地支配自己的行动，使其能达到既定目标的心理过程。个体具有明确的行动目的，并能充分认识行动效果的社会意义，使自己的行动符合社会、集体的利益，不屈从于周围人的压力，按照自己的信念、知识和行动方式进行行动的品质。与自觉性相反的为意志的动摇性、受暗示性、盲从、随波逐流、刚愎自用和独断性等。

（2）果断性：是指人善于明辨是非，迅速而合理地采取决断，并实现目的的品质。这种品质以深思熟虑和大胆勇敢为前提，在动机斗争时，能当机立断；在行动时，能敢作敢为；在不需要立即行动或情况发生变化时，又能立即停止已做出的决定。与果断性对立的是优柔寡断、患得患失和草率从事。

(3) 坚韧性：是指人能长期保持充沛的精力，战胜各种困难，不屈不挠地向既定的目的前进的品质。与坚韧性相悖的是做事虎头蛇尾、见异思迁、急躁、轻浮、疑虑和执拗等。

(4) 自制性：是指能够自觉、灵活地控制自己的情绪和动机，约束自己的行动和语言的品质。这种人能够克服懒惰、恐惧、愤怒和失望等内、外诱因的干扰能力，善于使自己做与自己愿望不符合的事情，执行已确定的目的和计划。与自制性相对立的是任性和怯懦。易冲动、易激惹、感情用事则是自制性差的表现。

第三节 人 格

人格是一种心理特性，它使每个人在心理活动过程中表现出各自独特的风格。作为一名医学生，平常在我们的头脑中经常会有许多关于人格的疑问，如为什么会人心不同，各有其面？为什么江山易改，禀性难移？人格都有哪些类型？有哪些因素会影响人格的形成与发展？究竟怎样才是健康的人格？等等。本节将对这些问题一一作答。本节从心理差异的角度探讨人格的基本规律、人格理论、不同人格类型之间的差异以及人格形成与发展过程中遗传、环境、教育等因素的影响作用，并且还分节具体讨论了人格心理的基本成分：需要和动机、能力和智力、气质与性格，以期对人格心理知识有更加深入和全面的了解。

一、人格概述

(一) 人格的定义和特征

在心理学中，人格是探讨个体与个体差异的领域。人格的英文 personality 来源于古希腊语 "persona"。"persona" 最初指演员戴的面具，而后也指演员本人，一个具有特殊性质的人。现代心理学沿用 persona 的含义，转意为"人格"，其中包含了两个意思：一是指一个人在人生舞台上所表现的种种言行，人遵从社会文化习俗的要求而做出的反应，即人格所具有的"外壳"，就像舞台上根据角色的要求而戴的面具，反映出一个人的外在表现；二是指一个人由于某种原因不愿展现的人格成分，即面具后的真实自我，这是人格的内在特征。

所谓人格是指一个人在社会化过程中形成和发展的思想、情感及行为的特有统合模式，这个模式包括了个体独具的、有别于他人的、稳定而统一的各种特质或特点的总体。在心理学中，还经常运用"个性"一词表达人格的概念。我国的《大百科全书·心理学卷》中就有"人格即个性"的提法。

人格是一个具有丰富内涵的概念，反映了人的多种本质特征。

1. 独特性 一个人的人格是在遗传、环境、教育等因素的交互作用下形成的。不同的遗传、生存及教育环境形成了各自独特的心理特点。人与人没有完全一样的人格特点。所谓"人心不同，各有其面"，这就是人格的独特性。但是，人格的独特性并不意味着人与人之间的个性毫无相同之处。在人格形成与发展中，既有生物因素的制约作用，也有社会因素的作用。人格作为一个人的整体特质，既包括每个人与其他人不同的心理特点，也包括人与人之间在心理、面貌上相同的方面，如每个民族、阶级和集团的人都有其共同的心理特点。人格是共同性与差别性的统一，是生物性与社会性的统一。

2. 稳定性 人格具有稳定性。个体在行为中偶然表现出来的心理倾向和心理特征并不能表征他的人格。俗话说，"江山易改，禀性难移"，这里的"禀性"就是指人格。当然，强调人格的稳定性并不意味着它在人的一生中是一成不变的，随着生理的成熟和环境的变化，人格也有可能产生或多或少的变化，这是人格可塑性的一面，正因为人格具有可塑性，才能培养和发展人格。人格是稳定性与可塑性的统一。

3．统合性　人格是由多种成分构成的一个有机整体，具有内在统一的一致性，受自我意识的调控。人格统合性是心理健康的重要指标。当一个人的人格结构在各方面彼此和谐统一时，他的人格就是健康的。否则，可能会出现适应困难，甚至出现人格分裂。

4．功能性　人格决定一个人的生活方式，甚至决定一个人的命运，因而是人生成败的根源之一。当面对挫折与失败时，坚强者能发愤拼搏，懦弱者会一蹶不振，这就是人格功能的表现。

（二）人格的结构

人格是一个复杂、多侧面、多层次的结构系统，它是由各种个性特征整合而成的有机的心理模式。从系统论的观点看，人格结构主要包括需要、动机、情感、能力、气质、性格等方面。近年来，国内有学者主张将认知风格和自我调控也归属构成人格的组成成分。

（三）人格理论

西方心理学家对人格心理学的研究，由于各自观点及研究方法上的不同，先后出现了几十种人格理论。这些理论从不同角度对人格进行了探讨，现仅介绍其中的四种人格理论：特质论、多元类型论、心理动力论和人本主义理论。

1．特质理论　人格特质理论（theory of personality trait）起源于20世纪40年代的美国，主要代表人物是美国医学心理学家奥尔波特（GW. Allport，1897—1967年）和卡特尔（RB. Carttell，1905年—）。特质理论认为，特质是决定个体行为的基本特性，是人格的有效组成元素，也是测评人格常用的基本单位。

1949年卡特尔用因素分析法提出了16种相互独立的根源特质，从而编制了"卡特尔16种人格因素调查表"（sixteen personality factor questionair，16PF）。

2．类型理论　类型理论是20世纪30—40年代在德国产生的一种人格理论，主要用来描述一类人与另一类人的心理差异，即人格类型（personality type）的差异。人格类型理论有三种，即单一类型理论、对立类型理论、多元类型理论。以下仅对对立类型理论作简要介绍，至于多元类型理论，在后面的章节将分别以气质和性格类型学说加以讨论。

对立类型理论认为，人格类型包含了某一人格维度的两个相反的方向。A—B型人格是这一理论的代表。福利曼（Friedman）和罗斯曼（Rosenman）于1974年描述了A—B人格类型。A型人格的主要特点是性情急躁、缺乏耐心、外向、动作敏捷、说话快，生活常处于紧张状态，社会适应性差，属不安定型人格。具有这种人格的人易患冠状动脉粥样硬化性心脏病（简称冠心病）。对冠心病患者的调查发现，A型人格的人数是B型人格人数的两倍。B型人格的主要特点是性情不温不火、举止稳当，对工作和生活满足感强，喜欢慢步调的生活节奏，属于安定型人格。近年来，人们在研究人格和工作压力时，常使用这种人格类型。

3．心理动力学理论　弗洛伊德认为人格是一个整体结构，由本我、自我和超我三部分组成。这三部分相互影响，对个体行为产生不同的内部支配作用。其中本我属于无意识，自我和超我则一部分属于无意识，一部分属于有意识。本我代表本能的力量，超我则是社会规范，两者从根本上讲是相互冲突的。自我的作用就是协调本我、现实和超我之间的关系，在遵循"现实"和"道德"的原则下，满足本我的要求。可见，自我要为三个对象服务，而本我和超我在无意识领域中的冲突不可避免。健全的本我就是能寻求到某种方式，把这种内心冲突降低到最低限度。如果自我功能减弱，人格的三部分失去平衡彼此就会相互冲突，则容易导致心理疾患的发生。

4．人本主义理论　以马斯洛（A. Maslow）和罗杰斯（C. Rogers）为代表的人本主义论者提出了更为积极的人格理论。他们认为人是积极主动、追求自我实现的健全的机体，自我实现是人性的本质。人本主义提出人格的自我理论，包括自我观念、积极关注、自我和谐和自我实现四个要点。自我观念（self-concept）是个体在其生活环境中对每一经验的评估及与环境相互作用中形成的。如果一个人的行为方式作用于环境事物，产生的直接经验与间接（评价性）经验相一致，就会顺利形成自我观念。否则，自我观念的形成就会遇到困难。积极关注（positive regard）就是个体希望别人以积极的态度支持自己，如果获得外界的积极关注越多，他的自我观念将会越来越明确，进而形成健康的人格。自我和谐（self-congruence）是指一个人自我观念中没有自我冲突时的心理现象。反之，自我不和谐包括：直接经验与评价性经验之间的不和谐；理想自我与真实自我之间的不一致。改变自我不和谐的方法在于向当事人提供一个和谐环境，对他进行无条件的积极关注，使他在这种自然环境中促进对自我的积极探索，形成健康和谐的自我观念，发挥其实现自我的潜能。自我实现（self-actualization）是指个体趋向完美、趋向实现、趋向自我的保持与提高的倾向，它是激发个体行为和发展的基本推动力。个体要达到自我实现的需要，关键在于自我结构与经验的协调一致，要具备经验的开放、协调的自我、客观正确的自我估价、无条件关注以及与人和睦相处五个心理素质特征。

（四）影响人格形成与发展的因素

人格的形成与发展离不开先天遗传与后天环境的关系与作用。心理学家们认为，人格是在遗传与环境的交互作用下逐渐形成并发展的。

1. 生物遗传因素　由于人格具有较强的稳定性特征，因此人格研究者更注重遗传因素的作用。综合现有的研究结果，作出遗传对人格作用的简要归纳如下：

①遗传是人格不可缺少的影响因素。

②遗传因素对人格的作用程度随人格特质的不同而异。通常在智力、气质这些与生物因素相关较大的特质上，遗传因素的作用较重要；而在价值观、信念、性格等与社会因素关系密切的特质上，后天环境的作用可能更重要。

③人格的发展是遗传与环境两种因素交互作用的结果。人既具有生物属性，又具有社会属性。人在胚胎状态时，环境因素的影响就开始了，这种影响会在人的一生中持续下去。后天环境的因素是多种多样的，小到家庭因素，大到社会文化因素。这些因素对人格的形成与发展都有重要的影响。

2. 社会文化因素　每个人都处在特定的社会文化环境中，文化对人格的影响极为重要。社会文化塑造了社会成员的人格特征，使其成员的人格结构朝着相似性的方向发展，这种相似性具有维系社会稳定的功能，又使得每个人能稳固地"嵌入"在整个文化形态里。

社会文化对人格具有塑造功能，还表现在不同文化的民族有其固有的民族性格，例如中华民族是一个勤劳勇敢的民族，这里的"勤劳勇敢"的品质便是中华民族共有的人格特征。

3. 家庭环境因素　研究人格的家庭成因，重点在于探讨家庭的差异（包括家庭结构、经济条件、居住环境、家庭氛围等）和不同的教养方式对人格发展和人格差异具有不同的影响。研究发现，权威型教养方式的父母在子女的教育中表现得过于支配，孩子的一切都由父母来控制。在这种环境下成长的孩子容易形成消极、被动、依赖、服从、懦弱、做事缺乏主动性，甚至会形成不诚实的人格特征。放纵型教养方式的父母对孩子过于溺爱，让孩子随心所欲，父母对孩子的教育有时出现失控的状态。在这种家庭环境中成长的孩子多表现为任性、幼稚、自私、野蛮、无礼、独立性差、唯我独尊、蛮横胡闹等。民主型教养方式的父母与孩子在家庭中处于一种平等和谐的氛围当中，父母尊重孩子，给孩子一定的自主权和积极正确的指导。父母的这种教育方式能使孩子形成一些积极的人格品质，如活泼、快乐、直爽、自立、彬彬有礼、善于交往、富于合作、思想活跃等。由此可见，家庭确实是"人类性格的工厂"，它塑造了人们不同的人格特质。

4. 早期童年经验　"早期的亲子关系定出了行为模式，塑造出一切日后的行为。"这是麦肯依（Mackinnon，1950年）有关早期童年经验对人格影响力的一个总结。中国也有句俗话："三岁看大，七岁看老。"人生早期所发生的事情对人格的影响历来为人格心理学家所重视。需要强调的是，人格发展尽管受到童年经验的影响，幸福的童年有利于儿童发展健康的人格，不幸的童年也会使儿童形成不良的人格，但二者不存在一一对应的关系，比如溺爱也可能使孩子形成不良的人格特点，逆境也可能磨炼出孩子坚强的性格。另外，早期经验不能单独对人格起作用，它与其他因素共同决定着人格的形成与发展。

5. 自然物理因素　生态环境、气候条件、空间拥挤程度等这些物理因素都会影响到人格的形成与发展，比如气温会提高某些人格特征的出现频率，如热天会使人烦躁不安等。但自然环境对人格不起决定性的作用。在不同的物理环境中，人可以表现为不同的行为特点。

二、需要与动机

（一）需要

1. 需要的涵义及其种类　需要（need）是指人对某种目标的渴求和欲望，是心理活动和行为的基本动力。需要的种类多种多样，按起源可分为生物性（自然）需要和社会性（社会文化）需要；按指向的对象可分为物质需要和精神需要等。

2. 需要的结构　关于需要的结构，心理学家存在不同的理论观点，其中马斯洛的需要层次理论（hierarchical theory of need）影响较大。他认为，人的需要可以分为生理的需要、安全的需要、归属和爱的需要、尊重的需要、自我实现的需要五个层次。

（1）生理的需要（physiological need）。人为了生存，首先需要饮食、呼吸、排泄和睡眠等，这些是人最基本也最强烈的需要，如果这些需要得不到满足就会影响人的生存和发展。

（2）安全的需要（safety need）。它表现为人们要求稳定、安全、受到保护、有秩序、能够免除恐惧和焦虑等，例如需要生活环境的确定，有安身之处，有工作地点和交际场所；需要人际关系稳定可靠，安然相处，无后顾之忧。

（3）归属和爱的需要（belongingness and love need）。一个人要求与他人建立感情的联系或关系，如结交朋友、追求爱情、参加一个团体或协会并从中获得某种地位等，就是归属与爱的需要。

（4）尊重的需要（esteem need）。它包括自尊和受到他人的尊重。自尊需要的满足会使人相信自己的力量和价值，使自己在生活中变得更有能力，更富有创造性。

（5）自我实现的需要（self-actualization need）。人们追求实现自己的能力或潜能，并使之完善化。

（二）动机

1. 动机的定义和种类　动机（motive）是指由一种目标或对象所引导、激发和维持的个体活动的内在心理过程或内部动力。换句话说，动机是一种内部心理过程而不是心理活动的结果。各种动机理论都认为，动机是构成人类大部分行为的基础。

动机的种类也是多种多样的，一般根据动机的性质可以分为生理性动机和社会性动机。生理性动机也称内驱力，它是以有机体自身的生物需求为基础，例如：饥、渴、缺氧、疼痛、母性、性欲、睡眠和排泄等，都属于生理性动机。社会性动机一般简称动机，它以人的社会文化需求为基础，例如权力动机、交往动机、成就动机等。根据学习在动机形成与发展中所起的作用，人的动机可分为原始动机和习得动机。原始动机与生俱来，以人的本能需求为基础。习得动机是指后天经过学习产生和发展起来的。另外，根据动机的意识水平可以分为有意识动机和无意识动机，根据动机的来源可分为外在动机和内在动机等。

2. 动机的功能　从动机与行为的关系分析，动机具有以下几种功能：

（1）激活功能（始动功能）：动机是个体能动性的一个主要方面，它具有发动行为的作用，能推动个体产生某种活动，使个体由静止状态转入活动状态。动机激活力量的大小取决于动机性质和强度。研究发现，中等强度的动机有利于个体完成任务。

（2）指向功能（导向功能）：动机不仅能激发行为，而且能将行为指向一定的对象或目标，例如，在成就动机的驱使下，人们会主动选择具有挑战性的任务等。动机不同，个体活动的方向和所追求的目标是不一样的。

（3）维持、调整和强化功能：动机具有维持功能，它表现为行为的坚持性。当动机激发个体的某种活动后，这种活动能否坚持或被强化，要受到动机的调节和支配。有时，人们在取得成功的机会很小时，也会坚持某种行为，这时，人的长远信念起着决定作用。

（三）需要和动机的关系

动机是在需要的基础上产生的。当某种需要没有得到满足时，它就会推动人们去寻找满足需要的对象，从而产生活动的动机，例如，热时寻找比较凉爽的地方，饿时寻找食物并奔向有食物的场所，渴时寻找水源等。需要作为人的积极性的重要源泉，它是激发人们进行各种活动的内部动力。

（四）动机的理论

心理学家对动机的研究已经有一百多年的历史，对动机的实质进行了多方面的探讨，提出了不同的看法，从而形成了多种理论。

1. 本能理论　本能理论的代表者是美国的心理学家麦克杜格尔（W. McDougall，1871—1938年）。他系统地提出了动机的本能理论，认为人类所有的行为都是以本能为基础；本能是人类一切思想和行为的基本源泉和动力；本能具有能量、行为和目标指向三个成分；个人和民族的性格也是由本能逐渐发展而成的。

2. 驱力理论　驱力理论认为，所谓驱力（drive）是指个体由生理需要所引起的一种紧张状态，它能激发或驱动个体行为以满足需要，消除紧张，从而恢复机体的平衡状态。其代表人物赫尔指出，人类的行为主要由习惯来支配的，而不是由生物驱力支配的，强调学习和经验在驱力中的作用。

3. 唤醒理论　唤醒理论认为，人们总是被唤醒，并维持着生理激活的一种最佳水平。对唤醒水平的偏好是决定个体行为的一个因素。研究者发现，个体偏好中等强度的刺激水平，因为它能引起最佳唤醒水平。其次，还发现对机体重复进行刺激能使唤醒水平降低；富有经验的个体偏好复杂的刺激等唤醒理论模式。

4. 诱因理论　诱因是指能满足个体需要的刺激物，它具有激发或诱使个体朝向目标的作用。诱因理论认为，诱因是个体行为的一种能源，它促使个体不断去追求目标。

5. 认知理论　现代认知理论认为，个体对来自外界的信息经过编码、贮存、提取和输出等加工过程，在头脑中形成了各种不同的观念。这些观念在刺激和行为中起中介作用，它能引起行为，又能改变行为，认知具有动机功能。比较有代表性的动机认知理论有期待价值理论、动机的归因理论、自我功效理论和成就目标理论等。

（五）动机与行为、工作效率、价值观以及意志之间的关系

1. 动机与行为　动机除了具有激活和维持行为的功能以外，它与行为的关系十分复杂。同一种行为可能有不同的动机，即各种不同的动机通过同一种行为表现出来；不同的行为也可以有同一种或相似的动机。在同一个人身上，行为的动机有多种多样，其中某些动机占主导地位，称主导动机，有些处于从属地位，为从属动机。在动机与行为的效果关系上，情况也较复杂。一般来说，良好的动机应产生良好的效果，但也有事与愿违的情况发生。因此，只有了解一个人的动机，才能较准确地解释其行为，并对行为做出比较准确的控制与预测。

2. 动机与工作效率　动机与工作效率的关系主要表现在动机强度与工作效率的关系上。人们倾向于认为动机强度越高对行为的影响越大，工作效率越高；反之亦然。但事实并非如

此。心理学家研究表明，动机强度与工作效率之间的关系不是一种线性关系，而是倒 U 形的曲线关系。中等强度的动机最有利于任务的完成。过高或过低的动机强度都对工作效率产生不良影响。心理学家耶基斯和多德森的研究表明，各种活动都存在一个最佳的动机水平，并且动机的最佳水平随着任务的性质不同而改变。在比较容易的任务中，工作效率随动机水平的提高而上升；随着任务难度的增加，动机的最佳水平有逐渐下降的趋势，也就是说，在难度较大的任务中，较低的动机水平有利于任务的完成。这就是著名的耶基斯－多德森定律。

3．动机与价值观　价值观是指主体按照客观事物对其自身及社会的意义或重要性进行评价和选择的原则、信念和标准。价值观的主要表现形式有兴趣、信念和理想等。价值观是一个人的思想意识核心，对个人的思想和行为具有一定的导向或调节作用。价值观决定着动机的性质、方向和强度。通常，个体把目标的价值看得越高，由目标激发的动机就越强，在行为中发挥的力量就越大。相反，个体认为目标的价值不大，由此激发的力量就小。如利他的价值观促使个体产生助人的动机，做出助人的决定，并使这种行为得以坚持下去。

4．动机与意志　在心理学中动机与意志之间既有区别又密切联系。意志具有引发行为的动机作用，但比一般动机具有选择性和坚持性。意志可以看成是人类特有的高层次动机。意志通过行为表现出来，受意志支配的行为称为意志行为，它是自觉的、有目的的行为。通常，意志是和克服困难相联系的，只有在克服困难的过程中，才能体现意志的力量。

5．动机冲突与挫折　在日常生活中，人们常常会有数种动机同时并存，其各自的强度随时会发生变化，当彼此之间不相容时，一种动机的实现就会导致另外动机的受挫，称之为动机冲突。典型的动机冲突包括双趋（接近－接近型）冲突、双避（回避－回避型）冲突、趋避（接近－回避型）冲突和多重趋避冲突四种基本类型。挫折是指个体在趋向目标的过程中遇到了不可克服的障碍，使行为进程受阻或被延搁而产生的紧张状态与情绪反应。造成挫折的原因有很多，有来自个体内部的，也有来自机体外部的。动机冲突和挫折在人们生活中是不可避免的。增强挫折承受力是培养良好意志行为的重要方面。一般而言，个体应当从正确对待挫折、改善挫折情境、善于总结经验教训、适当调节抱负水平、建立和谐的人际关系几个方面着手加强锻炼和学习，逐渐培养成独立、果断、坚定、自制力强的人格品质。

三、能力与智力

（一）能力的一般概念

能力（ability）是指直接影响活动效率，使活动顺利完成的个性心理特征。能力有两种涵义：①指已经表现出来的实际能力；②指潜在能力，即尚未表现出来的心理能量。潜在能力是实际能力形成的基础，实际能力是潜在能力通过学习或训练后可能发展起来的能力，是心理潜能的展现，二者是密不可分的统一体。

（二）能力的分类

人的能力一般可以分为以下几种。

1．一般能力和特殊能力　一般能力是指在许多基本活动中都能表现出来的能力，如观察力、记忆力、抽象概括力、想象力、运动能力等。其中抽象概括力是一般能力的核心。智力（intelligence）就是指一般能力。特殊能力是指在某种专业活动中表现出来的能力，它是顺利完成某种专业活动的心理条件，如画家的色彩鉴别力、音乐家的音乐表现力等。一般能力和特殊能力关系密切，一方面，一般能力是特殊能力的重要组成部分，另一方面，特殊能力的发展有助于一般能力的发展。

2．模仿能力和创造能力　模仿能力（imitative ability）是指人们通过观察别人的行为、活动来学习各种知识，然后以相同的方式做出反应的能力。模仿是动物和人类的一种重要的学习能力。创造力（creative ability）是指产生新的思想和新的产品的能力。如一个人具有创造力，他往往能超脱具体的知觉情景、思维定势、传统观念和习惯势力的束缚，在习以为常的事物和现象中发现新的联系和关系，提出新的思想，产生新的产品。与模仿能力不同的是，创造力是人类所特有的。

3．认知能力、操作能力和社交能力　认知能力（cognitive ability）是指人脑加工、储存和提取信息的能力，即智力。人们认识客观世界，获得各种各样的知识，主要依赖于认知能力。操作能力（operation ability）是指人们操作自己的肢体以完成各项活动的能力，如劳动能力、艺术表演能力、体育运动能力等。社交能力（sociability）是在人们社会交往活动中表现出来的能力，如组织管理能力、言语感染力、决策力等。

（三）能力和智力

如前所述，智力是属于一般能力，能力包含了人的整体功能，而智力则更多地偏重于脑的功能。究竟什么是智力？智力是指认识方面的各种能力，即观察力、记忆力、思维能力和现象能力的组合，其核心是抽象思维能力。

就智力的个体发展来说，一般智力从出生到青春期伴随年龄是等速增长，以后逐渐减缓，到25岁左右达到高峰期，中年以后保持在一个相对平稳的水平，到了老年开始逐渐下降。当然，如果进一步区分，智力不同方面的发展变化在不同时期也是不同的。就群体而言，智力在人群中表现为常态分布，即智力非常优秀和较差的都处于两个极端，绝大多数人处于中间水平，也就是智力中等水平。

人的智力是可以测量的，智力商数（intelligence quotient），简称 IQ，便是通过智力测验得出来的结果，是对智力水平的间接推测和评估。有关智力测验的内容在"心理测验"一章中还将作介绍。

能力和智力是个性心理特征的重要方面，在一定程度上决定了一个人的成就。承认能力（智力）的个体差异并对其进行鉴别，才能使人各有所用、人尽其才，对不同的人也能因材施教。从医学角度出发，还能有助于了解脑的功能及其器质性方面的问题。但需要指出的是，智力并不是决定一切的，人作为一个整体，心理的诸方面也在互相影响，同时心理因素还与生物及社会因素相互制约。谈到成就问题，一些非智力因素（如意志、性格、动机等）也起很大的作用，因此，我们不能片面地理解智力的作用。

（四）能力与知识、技能

能力是一种个性心理特征；知识是人脑对客观事物的主观表征，是人类改造自然、改造社会的历史经验的总结；技能是指人们通过练习而获得的动作方式和动作系统。三者之间关系密切，但又各有区别：首先，能力是掌握知识、技能的前提，是决定一个人在知识和技能掌握上可能达到的成就水平，即能力可以制约和影响掌握知识、技能的快慢、深浅、难易和巩固程度；其次，能力的发展是在掌握和运用知识、技能的过程中发展完成的。离开学习和训练，什么事情都不做的人，他的能力是得不到发展的。总之，能力和知识、技能并不等同，但又是互相联系、互相转化、互相促进的。

（五）能力的结构及其学说

能力是具有复杂结构的心理特征的总和。研究和分析能力的结构对于深入了解能力的本质，合理地设计能力测验的手段，以及科学地拟定能力培养的原则，都是必要的。心理学家致力于研究能力的构成要素，先后形成许多能力结构学说。这些学说主要以能力测量中的不同因素分析方法为基础而提出来的，其中重要的学说有以下几种。

1．二因素学说　二因素学说是英国心理学家皮尔曼（C. Spearman）于1927年提出的，他认为能力是由一般因素和特殊因素构成，完成任何一种作业都需要这两种因素共同参与。

2．能力结构理论　美国心理学家吉尔福德（JP. Guilford）于1959年提出了智力三维结构模型。他认为智力是由120个因素组成，这120个因素按照操作、内容和成果三个维度来分类，就像一个立方体由长、宽、高三维构成一样。操作即思维的方法，可分为认知、记忆、发散思维、聚合思维和评价5个项目。内容是思维的对象，可分为图形、符号、语义和行为4个项目。成果即把某种操作应用于某种内容获得的结果，可分为单元、类别、关系、体系、转换和蕴涵6个项目。三个维度的任何一个项目之间都可以组合，可以得出 $5 \times 4 \times 6 = 120$ 种组合，每一种组合代表一个智力因素。

3．智力层次结构理论　智力层次结构理论是英国心理学家阜南（PE. Vernon）1960年提出的。他认为智力结构是按层次排列的，智力的最高层次即第一层，是一般因素（G）；第二层次分为两大因素群，即言语和教育方面的因素和操作及机械方面的因素；第三层次是每个大因素群被又分成几个小因素群，如言语和教育因素群被分为言语、数量、教育等，操作和机械因素群则分为机械、空间、操作、运动等；第四层次为特殊因素，即各种各样的特殊能力。

（六）能力形成的原因与条件

能力的形成与发展受多种因素的影响，归纳为以下几点。

1．遗传的作用　关于遗传在能力发展和个别差异形成中的作用，心理学家曾从三个方面进行研究。一是研究血缘关系疏密不同的人在能力上的类似程度。这种研究通常用同卵双生子和异卵双生子来进行。二是研究养子女与亲生父母和养父母能力发展的关系。三是对同卵双生子进行追踪研究。研究结果表明，遗传对能力的主要影响表现在身体素质上，如感官特征、四肢及运动器官的特征、脑的形态和结构特征等。身体素质是能力发展的自然前提，对能力发展有重要的影响作用。但过分夸大遗传作用，认为能力可以直接通过生物学的方式遗传给后代，也是不正确的。身体素质只是为能力的发展提供了可能性，后天的多种因素的影响是更加不容忽视的重要方面。

2．环境和教育的作用

（1）产前因素的影响：胎儿在出生前生活在母体的环境中，这种环境对胎儿的生长发育以及智力的发展都有重要影响。我国古代早有"胎教"的主张。现代科学也证明，重视产前环境的影响有重要意义。研究发现，母亲怀孕年龄常常影响到胎儿智力的正常发展。以唐氏综合征为例，母亲年龄低于29岁，其发病率只有1/3000，而母亲怀孕年龄在45～49岁，其发病率为1/40。产前环境的另一影响是由母亲怀孕期间营养不良、患病服药等因素造成的。母体营养不良不仅会严重影响胎儿脑细胞的数量的增加，而且还会造成流产、死胎等现象。营养不良发生的时间越早，对婴儿的危害也就越严重。另外，母亲怀孕时吸烟、饮酒、接触有毒有害物质、X线照射、腹部撞伤以及患有风疹等疾病，都对胎儿智力发育产生危害作用。

（2）早期经验的作用：从出生到青春期是个体生长发育的关键时期，也是能力发展的重要时期。研究表明，人的神经系统在出生后头四年获得迅速发展，为能力的发展提供了物质基础。早期婴幼儿生活在有丰富刺激的环境里，在接受母爱和多与人交往的环境里都有利于儿童能力的发展，特别是言语交往的机会增多对儿童语言的发展有重要作用。

（3）学校教育的影响：学生通过系统的接受教育，不仅要掌握知识技能，而且要发展能力和其他心理品质。

3．实践活动的影响　环境和教育的作用不是机械、被动地为人所接受，外部条件对人发生作用必须通过人的实践才能使各种能力形成和发展。由于实践的性质、实践的广度和深度上的差异，能力的形成与发展的方向与达到的水平也有很大不同。不同的实践任务向人提出不同的要求，人们在完成任务的活动中不断克服薄弱环节，从而使能力得到相应的发展和提高。

4．能力的发展和人的主观能动性　能力的提高离不开人的主观努力，即人的自觉能动性。如果一个人刻苦努力、积极向上，具有广泛的兴趣和强烈的求知欲，他的能力就可能得到发展。一些人的成功往往不是因为他们具有超常的天分，而是由于他们有坚强的意志品质，由于他们具有明确的目的性、果断性、自制力、独立性与顽强性。最后需要指出的是，能力的发展还依赖于自我分析与自我评价的能力。一个善于进行自我评价的人，才能及时发现自己在能力方面的优点和弱点，并通过努力提高自己，使能力朝向确定的目标发展。

总之，能力的发展依赖于多种因素的交互作用，即遗传、环境和主观努力在能力发展过程的作用缺一不可。

四、气质与性格

（一）气质

1. 气质的概念　气质（temperament）是表现在心理活动的强度、速度、灵活性与指向性等方面的一种稳定的心理特征，即脾气、秉性。人的气质是先天形成的，受神经系统活动过程特性所制约。孩子刚一出生，最初表现出来的差异就是气质差异，有的孩子爱哭好动，有的则平稳安静。

气质是人的天性，无好坏之分。它只给人们的言行带来某种特征，但不能决定人的社会价值，也不直接具有社会道德评价含义。

2. 气质的主要生理机制

（1）"体液说"和"激素说"：关于气质本质的研究古已有之，但有各种不同的解释。早在公元前5世纪，古希腊哲学家、医生希波克拉底（Hippocrates，公元前460—前377年）就观察到人有不同的气质。他认为人体内有四种体液，即血液、黏液、黄胆汁和黑胆汁。这四种体液在人体内的不同比例就形成了人的不同气质。"气质"这一概念在古希腊语中的意思就是"比例关系"。约500年后，盖伦（Galen，约130—200年）进一步根据体液在人体内占优势的不同情况，把气质分为四种基本类型：多血质（体内混合液体比例以血液占优势）、黏液质（以黏液占优势）、胆汁质（以黄胆汁占优势）、抑郁质（以黑胆汁占优势）。他还认为，气质在一定程度上依赖于人的生活方式和气候条件，如不活动的生活方式会积蓄黏液，而活动的生活方式则积蓄胆汁，从而产生相应的气质表现。

希波克拉底创立的这种气质学说被称为"体液说"，至今，这种学说仍具有一定的代表性。心理学家基本上仍沿用这种分类方法的名称。继希波克拉底之后，又有人提出了化学的、物理的、解剖的（体型、血液）的理论，也不能正确解释气质的本质。20世纪以来，在解释气质的生理基础问题上影响最大的有两个学派。一派是柏而曼（I. Berman）的气质激素理论，认为气质类型与人体内分泌腺的活动有关，称为"激素说"。例如，一个甲状腺激素分泌过多的人会出现感觉灵敏、意志力强的气质特征。他们认为腺体激素分泌的差异是人们气质不同的生理机制。现代生理学的研究证明，内分泌腺的活动特点与人的气质类型是有关系的，但"激素说"由于过分强调了激素的重要性，以至于片面否定了神经系统，特别是高级神经系统的特性对气质具有的更为直接、更为重要的影响。另一学派是巴甫洛夫的"高级神经活动基本类型学说"，这种学说为气质提供了自然科学的基础，比较科学地解释了气质的生理基础应该是神经系统的特性。

（2）气质与高级神经活动类型：巴甫洛夫及其学派的研究认为，高级神经活动的基本过程就是兴奋和抑制过程，它有三个基本特征，即强度、平衡性和灵活性。神经过程的三个基本特征的独特组合就形成了高级神经活动的类型。巴甫洛夫高级神经活动类型分成四种基本类型（表2-1）。

①强度：神经过程的强度被认为是神经类型的最重要标志，它表现为一种活动能力，即是指大脑皮质神经细胞在工作上经受强烈刺激或持久工作的能力。在正常情况下，神经细胞中发生的兴奋与刺激物的强度是相适应的，强刺激引起强兴奋，弱刺激引起弱兴奋。但是，如果刺激很强时，并不是所有的有机体都能够以相应的兴奋对它发生反应。兴奋过强的人，对很强的刺激仍能形成和保持条件反射；反之，兴奋过程弱的人，对很强的刺激不能形成条件反射，甚

至还会抑制和破坏已有的反射;而抑制过强的动物可以不间断地耐受内抑制达5～10分钟,对抑制过程弱的动物来说,持续5～30秒钟的内抑制就已经是过度的了,甚至会引起神经系统的病变。

②平衡性:神经过程的平衡性是指兴奋和抑制的力量的对比程度,如果两者程度之间的力量是"势均力敌"的,它们的基本神经过程就是平衡的,反之,就是不平衡。

③灵活性:神经过程的灵活性是指神经系统对刺激反应速度以及兴奋和抑制相互转换的速度。条件反射的实验证明:基本神经过程是灵活的,动物可以顺利将阳性条件反射改造成阴性条件反射,或者相反。

表2-1 高级神经活动类型及其特征

神经(气质)类型	强度	均衡性	灵活性	行为特点
兴奋型（胆汁质）	强	不均衡	灵活	攻击性强,易兴奋,不易受约束,抑制力差,外倾性明显,情绪兴奋高、易变
活泼型（多血质）	强	均衡	灵活	活泼好动,反应灵活,好交际,情绪兴奋性高,外倾,注意和兴趣易发生转移
安静型（黏液质）	强	均衡	不灵活	安静,坚定,反应迟缓,有节制,不好交际,内倾,可塑性少,情感稳固深刻且不易外露,善于忍耐,言语不多,注意稳定,难以转移
抑制型（抑郁质）	弱	不均衡	不灵活	胆小畏缩,消极防御反应强,多愁善感,不耐挫折,情感体验深刻且不易形之于外,观察细致,想象丰富

巴甫洛夫认为,气质实质上就是人的高级神经活动类型在行为上的表现。活泼型人表现为多血质;兴奋型或不可抑制型表现为胆汁质;安静型表现为黏液质;弱型表现为抑郁质。应当指出,气质虽被划分为四种类型,而且在现实生活中,我们可以遇到以上四种气质类型的典型人物,但并不是所有的人都可以按照这四种类型来划分。具有典型的、单一的气质类型的人是少数的,绝大多数的人是中间型或混合型的气质特征,一般只是某一类型的特征比较突出,因此,我们在考察和了解一个人的气质时,不要硬性地把他划入某种典型类型的特性中,而更主要的是观察和测定构成他的气质类型的各种心理特性以及构成气质生理基础的高级神经活动的基本特征。

3.气质特征 气质是神经类型的心理表现,而气质类型则是在某一类人身上共有的或相似的心理。既然各种心理特征不是偶然地彼此结合,而是有规则地互相联系着,从而构成代表一定组织性的气质类型,那么就有必要了解气质类型是由哪些心理活动特征结合在一起的。就目前心理学发展状况来看,还没有一个可以遵循的被广泛接受的完整方案,现根据已有的研究,列举如下几种气质类型的心理活动特征。

(1)感受性:是指人对外界影响的感受能力,它是神经过程强度特性的表现。某种感觉器官的感受性是由感觉的绝对阈限来判定的。

(2)耐受性:是指人在经受外界事物刺激作用在时间和程度上的耐受程度,它也是神经过程强度特性的反映。它表现在长时间从事某项活动时注意力的集中性;对刺激(如疼痛、噪声、过强或过弱的光线)的耐受性;对长时间的思维活动而能保持优越效果的坚持性等方面。

(3)反应的敏感性:包括心理反应和心理过程进行的速度,如注意转移的灵活速度、识记的速度、思维的敏感程度等;不随意的反应性,如不随意注意的指向性,不随意运动反应的指向性等，它是神经过程灵活性的表现。

(4) 可塑性：是指人根据外界情况变化而改变自己适应性行为的可塑程度。它主要是神经过程灵活性的表现。刻板性是与可塑性相反的品质。

(5) 情绪兴奋性：是气质类型重要的心理特征，它是指人的情绪过程发生的速度与强度。它既反映神经过程的强度，也反映神经过程的灵活性。有的人情绪兴奋性很高，而情绪控制力弱，这表明神经过程有强而不平衡的特点。情绪兴奋性还包括情绪向外表现的强烈程度。

(6) 外倾性和内倾性：外倾性是兴奋性强的表现，内倾性则是抑制过程占优势的表现。外倾的人表现为心理活动、情绪、言语反应等一经产生，便迅速地表现于外，所谓"喜形于色"；内倾的人尽量摆脱出头露面的工作，情绪很少外露，表现为"沉默寡言"。

（二）性格

1. 性格概述　性格（character）是一种与社会相关最密切的人格特征，在性格中包含有许多社会道德含义。性格表现了人们对现实和周围世界的态度，并表现在他的言行举止中。所谓态度，是个体对社会、对自己和对他人的一种心理倾向，它包括对事物的评价、好恶和趋避等方面。态度表现在人的行为中，不同的态度表现为不同的行为方式，它们构成了人的不同的性格。

性格不是天生的，是现实社会关系在人头脑中的反映，是贯穿在一个人的态度和整个行为中的具有稳定倾向的心理特征。它具有态度倾向性、社会制约性、稳定性和可塑性等特点。

性格的形成过程是主客体相互作用的过程，也是主客体相互作用的结果。客观事物不断渗透到个体的生活经历之中，影响着个体的生活活动。这些客体的影响通过认识、情绪和意志活动在个体的反映机构里保存并固定下来，构成一定的态度体系，并以一定的形式表现在个体的行为之中，构成每个个体所特有的行为方式。这种对现实稳定的态度以及与之相适应的习惯化了的行为方式构成人的心理面貌的一个突出方面，这就是性格。

性格具有鲜明的社会制约性。人作为一个社会成员，生活在一定的社会历史条件下和一定的社会关系中。不同的年代、不同的民族、不同的社会生活和自然风貌都在性格上打上烙印，形成不同时代、不同民族的典型性格。

性格是稳定的，又是可塑的。任何性格特征都不是一朝一夕形成的。它是从儿童时期不断地受到社会环境的影响、教育的熏陶和自身的实践长期塑造而成的。正因为如此，性格一经形成就比较稳定，成为个体稳固的心理风格和面貌。性格是在个体生活过程中形成的，个体生活中的客观现实因素经常有各式各样的变化，这种现实影响的多样性和多变性又决定了性格不是一成不变的。应当认为，作为个体稳定的性格特征，稳定性和习惯性的行为方式是它的主导的规定性，而可塑性是它的从属特征。

2. 性格的生理基础　性格同其他心理现象一样，也是脑的功能。巴甫洛夫认为，性格的生理基础是神经类型特征和由外界环境所引起的各种变化的"合金"，人的高级神经活动类型不但是气质的直接生理基础，它对于决定性格也有重要的影响。当人经历着现实生活中的各种影响时，神经系统的强度、平衡性和灵活性对人的反映显然起着一定的作用。巴甫洛夫还指出，神经系统三种基本特性的结合可以达到24种变形或更多的实际的复合体。这就从一个方面使人容易理解，性格的多样性和多侧面的复合表现有着它的自然根源。

神经系统特性给人的全部生活打上印记，从而成为性格的自然基础之一。但是巴甫洛夫进行动物实验的时候，曾明确指出：不能把神经类型与性格混为一谈。神经类型是神经系统的先天素质，而性格是在生活实践中形成的心理特征。

由环境影响所形成的暂时神经联系系统更直接地影响着人的行为。暂时联系的建立是对外来信息的加工，它显示外界事物对人的意义与作用，因此，暂时联系对有机体适应环境来说，有更大的灵活性和可塑性。巴甫洛夫的实验表明，一个弱型动物生活在顺利的环境中可以养成沉静、庄重的姿态；而一个强型动物生活在不顺利的环境中（经常挨打），竟成为具有显著防御反射的"胆小鬼"。

由此可见，神经类型决不能预先决定性格，也不能直接决定性格。然而由于在神经联系的建立中，神经系统本身固有的基本特点能够制约神经过程的进行，影响着对现实信号的处理方式和加工程度。所谓"合金"，是指暂时联系的建立，一方面受神经过程基本特征的制约；另一方面又能在一定程度上掩盖或改变神经过程的特性。这就使外界影响的态度和行为带有个体特点，因此，只能从"合金"的意义上说神经系统类型的特性是性格的自然基础。

3．性格的结构和类型

（1）性格的结构：人具有多种多样的性格特征，每个人的性格就是这些特征构成的完整的心理结构。构成性格特征可以依据态度体系、情绪、意志、理智等来划分。

①性格的态度特征：性格态度特征主要指人对现实的态度体系的个别特点以及在处理各种社会关系方面的性格特征。根据不同的态度体系，可把性格特征分为四类：A．表现一个人对社会、集体和他人态度的性格特征（如善良、诚实、热情、残酷、虚伪、冷淡等）；B．表现一个人对待劳动、生活、学习的性格特征（如勤劳、懒惰、认真、负责、粗心、马虎等）；C．表现一个人对待劳动产品的性格特征（如勤俭、挥霍、爱惜公物等）；D．表现一个人对待自己的性格特征（如自尊、自信、自重、自卑、自高自大、谦虚谨慎等）。

②性格的情绪特征：人的情绪状态影响着他的全部活动。当情绪对人的活动的影响或人对情绪的控制具有某种稳定的、经常表现的特点时，这些特点就构成性格的情绪特征。一般而言，性格的情绪特征表现在：情绪的高涨与低落，稳定与不稳定，持久与短暂，情感的深厚与淡薄，主导心境的愉快乐观、精神饱满、抑郁低沉、消极悲观等。

③性格的意志特征：人在对自己行为的自觉调节方式和水平方面的个人特点是性格的意志特征。性格的意志特征有：自觉性与盲目性，纪律性与散漫性，独立性与易受暗示性，自制力与冲动性，主动性与被动性，镇定与惊慌，果断与优柔寡断，勇敢与怯懦，坚韧性与动摇性等。

④性格的理智特征：性格的理智特征是指人们表现在感知、记忆、想象和思维等方面认知的个体差异性。性格的理智特征表现有：刻板与灵活，分析型与综合型，场独立型与场依存型，再造型与创造型。

（2）性格的类型：机能类型：英国心理学家培因（A. Bain，1818—1903年）和法国的心理学家李波（T. Ribot）提出了按理智、情绪、意志三种心理功能中，哪一种占优势来确定性格类型的分类方法。理智型者通常以理智来衡量一切，并以理智来支配自己的行动；情绪型者情绪体验深刻，言行举止易受情绪左右；意志型者具有较明确的活动目标，行为活动具有目的性、主动性、持久性、坚定性；中间型是混合型或非优势型。

①内外倾向型：瑞士精神病学家和心理学家荣格（CG. Jung）特别重视类型学说，他根据"力比多（libido）"倾向于内部或外部，把人分为内向型或外向型。荣格称内、外向为态度类型；称思维、情感、感觉、直觉等为机能类型。他又将两者结合起来，组成八种性格类型。后来艾森克（EH. Eysenck）发现内、外倾向这两类行为是一个连续体的两个极端。根据对行为特征的测试，所测得的分数接近于常态分布，即指向两端者是少数，而介于内、外向之间的人是多数。

②优越型与自卑型：奥地利心理学家阿德勒（A. Adler）创立了"个人心理学"，用精神分析的观念来划分性格类型。他根据个人竞争性的不同把性格划分为优越型与自卑型两种。前者倔强好胜、不甘落后，总是想胜过别人；后者甘愿退让，不与人争，缺乏进取心。

③社会文化类型：斯普兰格（E. Spranger）从人类社会文化生活的角度，把性格分为六种类型：A．理论型，这类人追求真理，善于思考与决断，如理论家，思想家等；B．经济型，

这类人追逐利润，重视经济观和价值观，如商人；C．审美型，这类人不大关心实际生活，追求艺术美的体验，如艺术家等；D．宗教型，这类人相信上帝，相信绝对永恒的生命，如宗教徒等；E．权力型，这类人总想指挥别人，如权力欲者；F．社会型，这类人愿为社会、为他人谋利益，如社会活动家等。

性格是在社会生活中逐渐形成的，同时也受个体的生物学因素的影响。罗（Rowe）和富尔顿（Fulton）1979年的研究发现，脑损伤或脑病变对人的性格有影响。一个额叶受到损伤的人，性格会发生明显的变化，患者变得动静无常，有时爱说粗俗的下流话，对伙伴缺少尊敬，不能容忍约束或劝告，时而极端顽固，时而反复无常，时而犹豫不决。这一研究说明大脑皮质的额叶与人的性格有关。

（三）气质与性格的关系

性格与气质是两个较易混淆的概念。两者既有区别又有联系。

1. **性格与气质的区别**　首先，从性质上看，性格是指由人对现实的态度和他的行为方式所表现出来的个性心理特征。在人的性格结构中，道德品质、人生观有重要的作用，因此，在不同的社会生活条件下，人们的性格有着明显的区别。而气质是表现在人的心理过程和行为中的动力特点，因而在不同的社会生活条件下，气质可表现出相同的特点。其次，从形成机制看，气质较多地受个体生理条件，主要是高级神经活动类型的影响，在社会评价上无好坏、优劣之分。性格主要是在个体后天的生活环境的影响下形成发展起来，更多地受到社会生活条件的制约，在社会评价上有好坏差别。最后，从表现看，气质形成得早，表现在先，可塑性小，变化慢。性格形成得晚，表现在后，虽然具有稳定性，但在社会生活的作用下，它与气质相比，具有可塑性较大、变化较快的特点。

2. **气质与性格的相互联系**　首先，气质可以按照自己的动力方式渲染性格特征，从而使性格特征具有独特的色彩。其次，气质可以影响性格形成和发展的速度。如黏液质的人容易形成自制的性格，而胆汁质的人则需要付出更大的努力。最后，性格也可以影响气质，在一定的程度上掩盖或改造气质，使之积极的方面得到发展，消极的方面受到抑制，使其更好地服从社会实践的要求。例如，一名胆汁质的外科医生，从事的工作性质要求他具有沉着、耐心和精细的性格特征，在其形成过程中就可以改造容易冲动和不可遏制的气质特征。

总之，正确认识气质与性格之间的关系，对于正确把握自我、提高心理素质有着重要的意义。

（于　琪　刘传新　付　斌）

第三章 医学心理学基本理论

医学心理学发展至今,一直受到多种心理学理论流派的影响。医学心理学是心理学的理论和技术在医学中的应用,因此,医学心理学的基本理论几乎包括所有的心理学理论。这些理论在医学领域的运用过程中不断发展、逐步完善,指导着医学心理学的实践。本章主要介绍几种与医学心理学有关的重要的心理学理论。

第一节 精神分析理论

精神分析(psychoanalysis)是19世纪末20世纪初产生并发展于奥地利的一个重要的心理学派别,它来源于临床医疗的实践和观察,在目的、对象和方法上都有其独到之处。至今,精神分析的学术思想仍然是心理学理论体系中非常重要的部分之一。

精神分析理论的创始人弗洛伊德(S. Freud)1856年5月6日出生在奥地利的一个犹太人家庭,17岁考入维也纳大学医学院,成绩优异。弗洛伊德早年从事神经科学的实验室研究。弗洛伊德对精神分析的兴趣产生于1884年与布洛伊尔(J. Breuer)合作治疗一位名叫安娜(O. Anna)的21岁癔症患者。他先跟布洛伊尔学习了宣泄疗法,后师从法国著名的神经病学家夏尔科(JM Charcot,1825—1893)学习催眠术。在他们的影响下,弗洛伊德的兴趣逐渐由临床神经病学转向了临床精神病理学,1886年回国后作为私人医生在维也纳开业,开始应用催眠治疗精神疾病。1893年弗洛伊德与布罗伊尔合著《癔病研究》,开创了精神分析法。1908年,维也纳

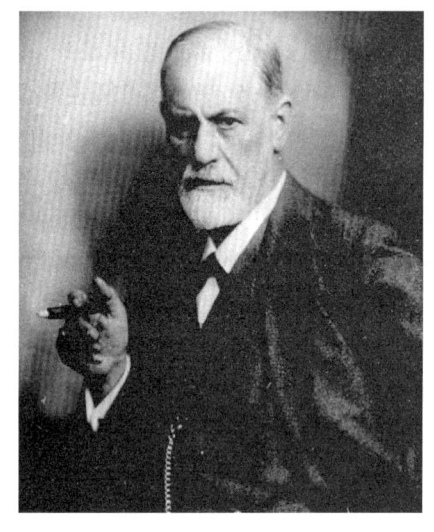

图 3-1 弗洛伊德

精神分析学会成立,1910年发展为国际精神分析协会。弗洛伊德在长期的医疗实践中创建了"精神宣泄""自由联想""释梦"等治疗方法,并不断完善形成了一套精神分析理论。其内容主要有:潜意识理论、人格结构学说、心理防御机制理论、性心理学说、释梦学说等。弗洛伊德终生从事著书和临床治疗工作。他思想深刻、思考敏锐、分析精细、推断循环递进、构思步步趋入,揭示出人们心灵的底层,这就是精神分析的内容极其丰富的根源。

一、潜意识理论

弗洛伊德提出的潜意识理论是精神分析理论的基石。他以一种"心理地质学"(psychical topography)的观点,把人的心理活动分为意识、前意识和潜意识,并把这三个层次形象地比喻为漂浮在大海上的一座冰山(图3-2)。

1. 意识 意识(consciousness)是人们当前注意到的并能够用语言表达的那部分心理活动,如感知觉、情绪、意志、思维以及可以清晰感知的外界的各种刺激等,这部分心理活动与语言(即符号系统)密切相关,是图3-2中位于海平面以上冰山之巅的部分。意识使个体保

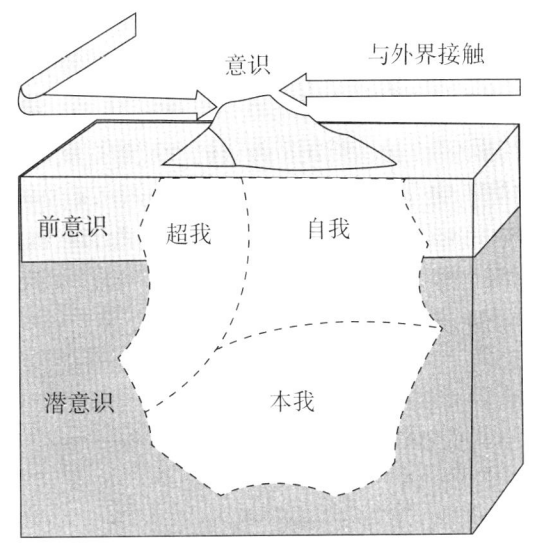

图 3-2 意识层次与人格结构示意图

持对环境和自我状态的知觉,对人的适应有重要的作用。

2. 前意识　前意识(preconsciousness)是指当前意识不到但随时可以意识到的那些心理活动,是图 3-2 中介于海平面上下的冰山部分,随着波浪的起伏时隐时现。前意识介于意识与潜意识之间,是某些曾经属于意识的观念和思想,因与目前的实际关系不大或无关,而被逐出意识的园地。但是一旦注意的焦点扫描到那里,前意识的内容就可以较快、较容易地闯入意识领域而转变为意识状态。前意识的功能是在意识和潜意识之间从事警戒任务,它的存在保持了个体对欲望和需求的控制,使其尽可能按照现实要求和道德准则来调节,成为意识和潜意识之间的缓冲地带。

3. 潜意识　潜意识(unconsciousness)有两层含义,一是指人们有时意识不到自己的一些行为的真正原因和动机;二是指人们在清醒的意识下面还有一个潜在进行着的心理活动。潜意识是个体无法直接感知到的那部分心理活动,主要内容是不被社会规范、伦理道德、理智观念所容许的、原始野蛮的动物性本能冲动、需求和欲望,或明显导致精神痛苦的过去事件,如已经被意识压抑了的幼年期不愉快的经验、心理上的创伤等,是图 3-2 中海平面以下深层的冰山部分。正常人的大部分心理活动是在潜意识里进行的,大部分的日常行为是受潜意识驱动的,它是人类心理活动的原动力所在。表面上看,似乎人的心理生活是不连续的,各种念头、某种情感、一个梦或某个病理症状之间似乎并无联系,但在时间背景上,这些心理活动之间的联系存在于心理历程的潜意识部分,而非有意识地进行。

二、人格结构学说

弗洛伊德认为人格结构由本我、自我和超我三个部分组成(图 3-2),它们交织在一起相互作用,各自代表了人格的某一方面,追求不同的目标。当三者关系协调,人格则表现出健康状况,当三者关系敌对,就会产生心理疾病。

1. 本我　本我(id)即原始的自己,位于人格结构最底层,是人格中最原始的部分,存在于潜意识深处。弗洛伊德称本我中的基本需求为生本能(life instinct),它的成分是人类的基本生理需要,如进食、饮水、性活动等。生本能是促进个体求生活动的内在力量,这种内在力量来自力比多(libido),对人格发展尤为重要。力比多被围困在本我之中,其能量的增加导致紧张状态的增加,必须通过与外界进行能量交换来减轻紧张状态。自我正是从这种互动中发展出来的。人格中的本我服从于"快乐原则"(pleasure principle),不看条件、不问时机、不计后果地寻求本能欲望的即时满足和紧张的立即释放，以求得个体的生存、舒适及繁衍，相当于潜意识内容。本我中的需求产生时，个体要求立即满足，从而支配人的行为。婴儿及儿童的行为中体现出更多的本我，如婴儿感到饥饿时立即要求吮奶，决不考虑母亲有无困难。随着人格的发展及社会化的过程，本我的活动逐渐处于自我的管理和控制之下。

弗洛伊德指出，本我中除了生本能之外，也包含着攻击与破坏两种原始性的冲动，称为死本能（death instinct）。死本能的最终目标，是要使生机勃勃的有机体最后回归于无生命的无机状态。然而死本能并非要将个体导向死亡，而是导向对生与死的超越，进入那种佛学意义的"涅槃"。死本能主要有两种表现形式：一是外向型，即能量向外投放，如破坏性、攻击性、挑衅性、侵略性，或争吵、殴斗、战争等。一是内向型，即能量向内投放，如自责自罪、自残自戕、自我惩罚、自我虐待、自我毁灭等。

2．自我　自我（ego）是现实化的本能，位于人格结构的中间层。它是个体出生后在现实环境中由本我逐渐分化、发展出来的，代表着理性和审慎。自我是与外部世界交往的唯一源泉，同时存在于意识及潜意识中。从动力角度看，本我的愿望和力比多能量充填到自我，自我成为本我的执行者，因此，自我的心理能量大部分消耗在对本我的控制和压抑上，但由于能量不足以控制本我，人格结构中又发展出了超我。自我遵循现实原则（principle of reality），其任务是协调本我和超我之间的矛盾，一方面配合现实和超我的要求，延迟转移或缓慢释放本我的能量，以适应外在环境。另一方面寻求合理方式，对本我的冲动和欲望予以适当的满足，如成人的自我所承担的相应功能包括合理愿望的满足、维持生活习惯、经受社会压力、学习和研究、审美或其他艺术上的兴趣等。自我是否对环境有良好的适应体现着心理健康的水平，也是判断人格成熟状态的重要标志。

3．超我　超我（superego）是道德化了的自我，它是个体在长期社会生活过程中，将社会规范、道德观念等内化而成的，是人格的最高形式和最文明的部分，大部分属于意识层次。超我中有两个重要的组成部分：一个是自我理想，要求自己的行为符合理想的标准，当个体的所作所为符合自己的理想标准时，就会感到骄傲；另一个是良心，是规定自己不犯错误的标准，如果自己的所作所为违反了自己的良心，就会深感愧疚。超我按照至善原则（principle of ideal）行事，按社会伦理道德监督自我的表现，不让它有越轨的行为，使人格达到社会要求的完善程度。

弗洛伊德认为，人格是在企图满足潜意识的本能欲望和努力争取符合社会道德标准两者间长期冲突的相互作用中发展和形成的。本我在于体现自我的生存，追求本能欲望的满足，是必要的原动力。超我在于监督、控制和约束自己的行为，不至于违反社会道德标准，以维持正常的人际关系和社会秩序。而自我对上要符合超我的要求，对下吸取本我的力量，并处理、调整本我的欲望；对外要求适应现实环境，对内要保持心理平衡。无论是正常人还是有心理疾病患者，在内心世界总是进行着冲突和斗争。一个心理健康的人具有完整的人格，本我、自我和超我之间是相对均衡和协调的，三者密切配合、和谐运作，使人能够有效而满意地与外界环境交往，以满足人的基本需要和欲望。反之，当三者调节失衡或相互冲突时，人就会既不满意外部世界，也不能满足自己的基本需要与欲望，于是产生各种精神障碍和病态行为。

三、心理防御机制

心理防御机制是精神分析理论中的一个重要概念，在人格结构中属于自我的功能。当自我感受到来自超我、本我和外部世界的压力时，为了避免精神上的痛苦、紧张、焦虑、尴尬、罪恶感等心理体验，自我发展出一种策略，即用一定方式调解、缓和冲突对自身的威胁，使现实允许、超我接受、本我满足。防御机制带有自我欺骗的性质，即以歪曲知觉、记忆、动作、动机及思维，或完全阻断某一心理过程而让自我免于焦虑。防御机制本身不是病态的，人人都会使用，心理防御机制的适当应用可以使个体在遭受困难与挫折后减轻或消除心理痛苦，赢得时间以适应外界的挑战。但是如果长期极端地或毫无变通地使用单一机制处理不同困境，由于是建立在歪曲现实的基础上，久而久之也会使个体出现心理疾病。

个体防御机制运作的水平不同，导致的结果也不同。心理防御机制本身越原始，其效果越差，离意识的逻辑方法越远，则越近似于异常心理。根据心理成熟度的不同，心理防御机制可以分为四类：①自恋心理防御机制：包括否认、歪曲、投射，它是一个人在婴儿早期常常使用的心理机制。早期婴儿的心理状态是属于自恋的，即只照顾自己、爱恋自己，不会关心他人，加之婴儿的"自我界限"尚未形成，常轻易地否定、抹杀或歪曲事实。一名成年人还经常运用"自恋机制"是很危险的。②不成熟心理防御机制：多发生于幼儿期，成年人中出现也属正常，包括内射、退行、幻想等。③神经症性心理防御机制：在少年期能逐渐分辨什么是自己的冲动、欲望，什么是现实的要求与规范，在处理内心挣扎时所表现出来的心理机制，包括压抑、隔离、转移、反向形成、抵消、补偿、合理化等。④成熟心理防御机制：是指"自我"发展成熟之后才能表现的防御机制，包括升华、幽默、利他等。其防御的方法不但比较有效，而且可以解除或处理现实的困难、满足自我的欲望与本能，也能为一般社会文化所接受。

一般来说，防御是在潜意识里进行的，个体并不会意识到它在发挥作用。然而有时个体也会有意地使用它。心理防御机制有些符合社会道德标准，有些则不；它们对生活的影响也各不相同，有正有负。下面介绍一些常见的心理防御机制。

1．否认　否认（denial）指无意识地拒绝承认那些不愉快的现实以保护自我、减轻痛苦，是最原始、最简单的心理防御机制。用"眼不见为净"或"鸵鸟政策"形容非常恰当。精神疾病患者若完全失去自知力、拒不承认有病，是否认机制极端应用的表现，也是重度心理障碍患者的特征。否认的内容与死亡、疾病或威胁体验有关。例如：癌症患者否认自己患了癌症，妻子不相信丈夫突然意外身亡。

2．歪曲　歪曲（distortion）是一种把外界事实加以曲解、变化以符合内心的需要，属于精神病性的心理防卫机制。因歪曲作用而表现的精神病现象，以妄想或幻觉最为常见。例如：某人明明昨天和女朋友分手，却自以为要和女朋友结婚，甚至还到处给亲朋好友发喜帖。

3．投射　投射（projection）又称外向投射，指主观地将属于自己的但又不能接受的思绪、动机、欲望或情感，赋予到别人身上，推卸责任或把自己的过错归咎于他人，从而避免或减轻内心的不安与痛苦。例如：一个对人经常怀有敌意的人，会说别人都不友好，"以小人之心度君子之腹"也属于这种情况。

4．内射　内射（introjection）又称内向投射，与投射作用相反。指广泛地、毫无选择地吸收外界的事物，并将它们变成自己人格的一部分。由于内射作用，人们爱和恨的对象有时候被象征性地变成了自我的组成部分，如当人们失去他们所喜爱的人时，有时会模仿死者的特点，使死者的举动或喜好出现在自己身上，以慰藉内心因丧失所爱而产生的痛苦。相反，对外界社会和他人的不满，在极端情况下变成恨自己而自杀。例如：一个学生对勤奋用功的女同学产生好感却未能表达，于是暗地里开始比她更用功地学习。

5．退行　退行（regression）指当个体受到严重挫折时，放弃成人的方式，而退回到困难较少、较安全的时期——儿童时期，使用原先比较幼稚的方式去应付困境和满足自己的欲望，完全地放弃努力，让自己恢复对别人的依赖，从而彻底地逃避成人的责任。成年癔症患者的"童样痴呆"以及疑病症患者常见这种退行行为。例如：一个成年人，当遇到困难无法对付时，便觉得自己身上的"病"加重了，需要休息，以此来退回到儿童时期被人照顾的生活中去。

6．幻想　幻想（fantasy）指一个人遇到现实困难时，因为无力处理问题，就利用幻想的方法，任意想象应如何处理困难，使自己存在于幻想世界，以获得心理平衡。例如："灰姑娘"型幻想，即一位在现实社会里备受欺凌的少女，坚信她有一天可以遇到白马王子帮助她脱离困境。

7. 压抑　压抑（repression）指当一个人的某种观念、情感或冲动不能被超我接受时，不自觉地迫使极度痛苦的经验或欲望进入到潜意识中去，以使个体不再因之而产生焦虑、痛苦，这是一种不自觉的主动性遗忘（不是否认事实）。例如"忘记"不喜欢人的姓名或失败的经历。但需要注意的是，压抑在潜意识中的这些欲望还是有可能会无意识地影响人类的行为。

8. 隔离　隔离（isolation）是将部分事实排斥到意识之外，不让自己意识到，以免引起精神上的不愉快。最常被隔离的是与事实相关的情感部分。例如：向他人讲述自己的创伤经历，却说这是自己朋友的故事，让自己觉得这件事不是发生在自己身上。

9. 转移　转移（displacement）又称移置，是将在一种情境下危险的情感或行动转移到另一个较为安全的情境下释放出来。通常是把对强者的情绪、欲望转移到弱者身上。例如：将对上级的愤怒和不满情绪在家中对亲人发泄出来。

10. 反向形成　反向形成（reaction formation）也称矫枉过正，指有意识地采取某种与潜意识完全相反的看法和行动，因为真实意识表现出来不符合社会道德规范或引起内心焦虑，故朝相反的途径进行掩饰，例如："此地无银三百两"，或暗恋同班的女生却故意对她冷嘲热讽。

11. 抵消　抵消（undoing）是指以象征性的动作、语言和行为消除已经发生了的不愉快事情，以补救内心中的不悦。例如：过年时孩子打碎了碗，老人往往会说"岁岁平安"。

12. 补偿　补偿（compensation）指个人因心身某方面有缺陷不能达到某种目标时，发展其他能够获取成功的才能，来弥补因缺陷造成的自卑感。例如：一名身体有残疾的学生格外用功学习，成为全年级学习成绩最好的学生。

13. 合理化　合理化（rationalization）又称文饰作用，是最常见的防御机制，指个体无意识地通过似乎有理的解释或实际上站不住脚的理由为自己难以接受的情感、行为或动机辩护、找借口，以使其可以接受。合理化有三种表现：①酸葡萄心理，即将自己不具备或得不到的东西说成是自己不喜欢的不好的东西。如学生考试不及格就说老师出题太难，或自己太忙，没有很好地准备；②甜柠檬心理，即把自己所拥有的一切都说成好的。如孩子智力迟钝，父母以"傻有傻福"自慰；③推诿，是指将个人的缺点或失败推诿于其他理由，找人担待其过错。以上三种机制均是掩盖其错误或失败，以保持内心的安宁。

14. 升华　升华（sublimation）是指被压抑的不符合社会规范的原始冲动或欲望另辟蹊径，用符合社会认同的建设性的方式表达出来。例如用跳舞、绘画、文学等形式来替代性本能冲动的发泄；小时候经常被人欺负，所以努力考进警校，以维护社会正义。

15. 幽默　幽默（humor）指通过幽默的语言或行为来应付紧张的情境或间接表达潜意识的欲望。通过幽默来表达攻击性或性欲望，可以不必担心自我或超我的抵制，在人类的幽默表现中关于性爱、死亡、淘汰、攻击等话题是最受人欢迎的，它们包含着大量的受压抑的思想。

16. 利他　利他（altruism）指替代性而建设性地为他人服务，并且本能地使自己感到满足，包括慈善行为以及对别人的报答性服务。

四、性心理学说

弗洛伊德认为，人的心理活动依赖于体内的某种能量，当能量积蓄较多时，就需要宣泄出来。他把这种本能的能量称之为"力比多"。力比多是存在于性之后的驱使人追求快感的原始欲力。弗洛伊德把性作为潜意识的核心问题。他认为，潜意识中被压抑的欲望可归结为人的性欲冲动，人的性本能是一切本能中最基本的东西，是人的行为的唯一重要动机。弗洛伊德所说的性本能的含义是极为广泛的，所以被称为"泛性论"。它有两个最基本的含义：第一，人的性功能或性欲在生命的初期就已开始；第二，性功能并不限于生殖器官，而是整个身体的功能。这样，人的一切行为都带有性欲色彩，因此，弗洛伊德的人格发展理论被称为性心理学说，按照这个学说，人的心理发展可分为以下五个时期：

1. 口唇期　口唇期（oral stage）指 0～1 岁发育期。在这一时期，婴儿的嘴和口腔黏膜构成了满足欲望以及进行交流的最重要的身体部位，因此，原始欲力的满足主要靠口腔部位的吸吮、咀嚼、吞咽等活动来获得，婴儿的快乐也多来自口腔的活动。近年来，持精神分析观点的研究者通过对婴儿的观察发现，婴儿有强烈的交流需要，母亲通过喂奶和照顾等躯体接触和情感交流，建立起安全的母子关系，形成婴儿最初的信赖感、安全感。婴儿每一时期都要求有最佳程度的满足，既不能太多，也不能太少。如果得到的满足太多，就会不愿继续前进；如果得到的满足太少，挫折和焦虑也会阻碍未来的发展。在生命的第一年得到过多的口唇满足会引起对这一阶段的固着，成人之后仍会过度依赖他人，对自己的需要会得到满足过于乐观。另一方面，如果婴儿在这个阶段的生活很不满足，固着将导致在成年之后出现自我为中心、要求过多以及敌意的态度。贪食、强迫性地吸烟、酗酒、话多、咬指甲等也被认为是口唇期固着的表现。

2. 肛门期　肛门期（anal stage）指 1～3 岁的幼儿期。这一时期的原始欲力主要靠排泄和控制大小便时所产生的刺激快感获得满足，同时，肛门和膀胱括约肌的使用也是对权利和意愿的一种躯体表达方式。此期是父母对婴幼儿进行卫生习惯训练的关键时期。成年人中有些人表现出冷酷、顽固、吝啬、刚愎自用，以及对整洁和秩序的过分注意等，被弗洛伊德称为"肛门性格"，可能是肛门阶段严格的便溺训练导致的固着结果。

3. 性器期　性器期（phallic stage）指 3～6 岁的儿童期。这一时期原始欲力的满足主要集中于性器官的部位。儿童在这个时期已经懂得男女性别，表现出对生殖器刺激的兴趣，喜欢触摸自己的性器官。相对于青春期的性冲动，称此时躯体的性冲动为"婴儿的性"。随着满足的发展，力比多关注对象开始从自己转移到他人身上，以父母中的异性作为自己的"性爱"对象。于是男孩以自己父亲为竞争对手而爱恋自己的母亲，这种现象称为俄狄浦斯情结或恋母情结（Oedipus complex）。同理，女孩以自己的母亲为竞争对手而爱恋自己的父亲的现象则称为伊利克特拉情结或恋父情结（Electra complex）。这种心理冲突会自行逐渐消失，从原来的敌对转变为以同性父母为楷模，对他们认同，向他们学习和看齐，将父母形象内化发展出成熟的超我，并在心理上进入潜伏期阶段。

4. 潜伏期　潜伏期（latent stage）指 7 岁到青春期。这一时期教育、道德、社会规范的学习带来超我的发展，儿童对性的兴趣大减，注意力由对自己的身体和父母的感情转变到周围的事物，对动物、运动、自然界的好奇心和学校的学习、同伴的交往等活动日益增加，因此，原始的欲力呈现出潜伏状态。这一时期的男女儿童之间在情感上比以前疏远，团体活动多呈男女分离的趋势。

5. 两性期　两性期（genital stage）的开始时间，男性一般在 13 岁左右，女性一般在 12 岁左右。此时，个体的性器官逐渐成熟，生理与心理上所显示的特征使两性差异开始显著。在这个时期以后，性的需要转向相似年龄的异性，并且有了两性生活的愿望，有了婚姻家庭的意识。至此，性心理的发展已趋于成熟。

弗洛伊德认为，性心理发展的阶段对人格发展意义重大。成人人格的基本结构和功能在生命的前三个发展阶段已基本确定，所以成年后的人格绝大部分取决于童年早期的环境和经历。儿童时期的创伤性经历、未解决的冲突在成年期重新活跃起来，成为神经症、心身疾病甚至精神疾病发生的根源。

五、释梦理论

弗洛伊德在 1900 年出版的《梦的解析》一书中详细论述了关于梦的学说，对梦境提出了划时代的独特解释。弗洛伊德认为，超我的监督检查机制在睡眠时变得松懈，潜意识中的本能冲动以伪装的形式趁机闯入意识而得到表现，构成了梦境。可见，梦是对清醒时被压抑到潜意识中的欲望的表达，是通往潜意识的一条捷径。释梦（dream analysis）则是去挖掘、寻求梦中隐匿的意义。借助对梦的分析和解释可以窥见潜意识中的欲望和冲突，并可以用来治疗心理疾病。

弗洛伊德认为人的精神活动是有规律的。无论是意识活动还是潜意识的心理活动，都遵循一定的因果发展变化。尽管梦表面上极其紊乱怪诞，也同样是有规律的活动，任何梦都有其意义和价值，因此，弗洛伊德的释梦严格遵守因果法则。

梦是愿望（主要是性的愿望）的达成或满足。弗洛伊德把梦的实质理解为是一种"愿望的达成"，它可以算是一种清醒状态精神活动的延续。弗洛伊德在分析梦的改装变形时，把梦分为隐梦和显梦。显梦指当事人醒来后还能回忆的梦境，它是梦境的表面，属于意识层面，所以当事人可以陈述出来；隐梦是梦境深处不为当事人所了解的部分，这一部分才是梦境的真实面貌。只有通过精神分析，人们才能了解这些欲望。梦的解析就是以当事人所陈述的显梦为起点，进一步探究隐梦中所隐含的真正意义。

就梦的功能而言，做梦既可以使欲望得到满足，又可以充当睡眠守护者，保证充足的睡眠。平常被压抑在潜意识中的冲动和性欲如果长时间得不到宣泄，难免会造成心理问题。在睡眠时，因意识层面的监控减少，潜意识中的部分欲望得以在梦中活动而获得满足，从而减少潜意识中的紧张与压力，有效舒解当事人的情绪。至于说梦是睡眠的守护者，是因为做梦通常是在浅睡眠阶段，浅睡眠随时可能被外界的刺激所惊醒。假如这时进入梦境，梦未做完，就可以继续睡眠。

尽管弗洛伊德关于梦的理论确实具有划时代的意义，但是也有不足之处，主要有两点：一是弗洛伊德的释梦理论都是以精神疾病患者的梦为原型建立的，用它来解释一般人的做梦现象时，难免有以偏概全的缺点；二是弗洛伊德在解释隐梦和梦的欲望满足功能时，总是将人的潜意识欲望解释为性欲的冲动，将梦的内容模式化，从而忽略了梦的多元性的形成背景。

六、新弗洛伊德主义的发展

精神分析是产生于医疗实践并始终与医疗实践密切联系的心理学思想，它在精神病学和医学心理学领域做出了历史性的贡献。有人认为弗洛伊德是生物 - 心理 - 社会医学模式的先驱，他为后来心身医学的发展做出了一定的贡献。精神分析的研究成果已为社会学、人类学、医学、法学等广为应用。

然而，由于弗洛伊德创立的精神分析学说缺乏实验方法，难以验证，带有很大的主观性，尤其是泛性论和性本能决定论遭到了很多人的批评，这也使许多精神分析学家因不完全赞成这种观点而与他分手，开始致力于社会因素、文化因素对人心理的形成和发展作用的研究，即所谓"新弗洛伊德主义"。这些人曾经是弗洛伊德的学生或者亲密的同事，其中最为著名的是荣格（C. Jung）。荣格认为，除了与性有关的基于生物学的内驱力之外，人类具有朝向"个体化"或是自我实现和完整感的内驱力。其他与弗洛伊德决裂的著名精神分析学家还有费伦茨（S. Ferenczi）、兰克（O. Rank）和阿德勒（A. Alder）。弗洛伊德对如何使心理治疗成为一种更有效的帮助来访者的方式这一技术问题不感兴趣，费伦茨和兰克为此遭受挫折而与他决裂。阿德勒强调社会因素在精神病理学中发挥的重要作用，而不认同弗洛伊德所推崇的性欲等方面起决定性因素的论点，随后开创了个体心理学。

1939年弗洛伊德逝世之后，精神分析学派开始以一种更加开放的方式重新开始争辩，并且把"异端者"的一些观点也整合进来，通过理论观点的发展，形成了几种重要的精神分析方法。

（一）客体关系理论

弗洛伊德的传统精神分析理论用性的驱力解释精神动力，强调幼儿性驱力对人格发展影响的观点无法用科学的方法证实，遭到很多学者的强烈反对，在这种情况下，客体关系理论逐渐发展起来。

客体关系理论与自体心理学是现代精神分析的两个重要理论分支。客体关系理论起源于20世纪40年代的英国，创始人克莱茵（M. Klein）对传统精神分析理论进行变革，创建客体关系的基本理论，后经她的弟子拜昂（W. Bion）发展完善为具有完整体系的理论与治疗方法。后来，温尼科特（D Winnicott）提出纯客体关系理论（pure object relation theory），形成"独立学派"。而马勒（MS Mahler）和康伯格（O. Kernberg）则对客体关系理论在美国的兴起做出了巨大贡献。

客体关系理论是心理动力取向的人格发展理论，主张人类行为的动力源自"寻求客体"（object seeking）。客体关系理论是在精神分析的理论框架中探讨人际关系，更强调环境的影响，认为真正影响一个人精神发展过程的是在出生早期婴儿与父母的关系。此理论探讨的是婴儿与母亲的关系如何影响个体的精神结构以及个体如何由此成长起来，将人格发展的重心从俄狄浦斯情结转移到出生至3岁的俄狄浦斯前期的冲突上。

客体关系是指存在于一个人内在精神中的人际关系形态的模式。在客体关系理论的框架中，客体（object）是一个与自体（subject）相对应的概念。客体指的是一个被爱着或恨着的人物、地方、东西或者幻想，包括内在客体和外在客体。外在客体是指真正的人物、地方和东西；内在客体指的是心理表象，即与客体有关的影像、想法、幻想、感觉或记忆，因此也称为客体表象。自体也是一种心理表象，与客体不同，自体所指的总是一个内在的影像，基本上是属于自己的想法、感觉或幻想。

（二）自体心理学理论

自体心理学的理论起源是传统精神分析和自我心理学，代表人物是该学派的创始人科胡特（H. Kohut）。科胡特是芝加哥精神分析学院的老师，其早期论文显示了他对弗洛伊德传统精神分析理论的兴趣，强调其思想是弗洛伊德理论的延伸。

自体心理学把自体放在理论的中心地位，并解释了驱力模式未能解释的自恋现象。科胡特认为，自恋本质上是正常和健康的，有它自己的发展路线，健康自恋在人类的创造力中是不可或缺的要素。

1. 基本概念

（1）自恋（narcissism）：力比多投注在自我或自体上称为自恋，即人把全部的能量和注意都集中在自己身上。

（2）自体（self）：科胡特对自体进行了广义与狭义的定义。广义的自体指一个人精神世界的核心，只能通过对外显现象的内省和同理观察才能发现。自体心理学中主要使用广义的定义。

（3）自体客体（self object）：自体客体指的是另外他人（或无生命客体，或抽象概念）于精神内在的表象，它并不被经验为一个分离而实际存在的人，而是被经验为自体需求的拓展。自体客体无能力或缺失是婴儿化冲突与后来病理形成的原因。

（4）转变内化作用（transmuting internalization）：透过自体客体这个内在表象，客体在漫长的时间里，将与自体客体关系的经验内化并转化为自体结构的一部分，这个内化与转化过程称为转变内化作用。

2. 自恋的发展路线　科胡特认为，自恋经验始于婴儿的幸福状态，这种状态会因需求得不到满足而被打破。婴儿会试图创造两个新的自恋完美系统，恢复被破坏的幸福感。这两种自恋系统是并存的，并有各自独立的发展路线。

第一个系统是源自对完美自体幻想的夸大自体，其特征是表现癖、扩张和一种全能的感觉，其体验是"我是完美的"。它表现出孩童的自体中心世界观和被赞赏的需求，会影响孩童对外界的感受与行为。在自恋的正常发展中，通过镜映，即父母对子女的正向反应，自体的夸大性会有所修正并整合入人格之中，成为适合自我的雄心与目标。

第二个系统是源自对一个完美他者及与之相结合的幻想的双亲影像的寻求，这是由婴儿的原始幸福感、全能及完美的一部分投射于父母产生的，认为父母是全能的，并能满足自己的任何需求，其体验是"你是完美的，而我是你的一部分"。在自恋的正常发展中，由于儿童会经历来自父母的恰到好处的挫折，理想化的双亲影像被内化而形成理想。

第二节　行为学习理论

行为主义于20世纪初期诞生在美国，它彻底放弃了传统心理学所研究的意识等主观性概念，主要采用自然科学的研究方法来研究人类的行为，改变了心理学的研究状况。依据其发展的历史脉络，本节主要从三个方面来介绍行为主义理论：经典性条件反射、操作性条件反射和社会学习理论。

一、经典性条件反射理论

俄国生理学家巴甫洛夫（I. Petrovich，1849—1936年）利用条件反射的方法对人和动物的高级神经活动做了许多研究，他提出的经典性条件反射理论（classical conditioning theory）被公认为是发现人和动物学习各种行为的最基本的生理机制理论。华生也做了相关实验研究人类的行为。

（一）巴甫洛夫经典实验及其理论观点

1．基本实验　如图3-3所示，巴甫洛夫及其助手把狗用一副套具固定住，并用一个连接在狗颚外侧的管道来收集狗的唾液，将管道再连接到一个装置上，该装置既可以以立方厘米为单位测量唾液的总量，也可以记录腺体分泌唾液的滴数。

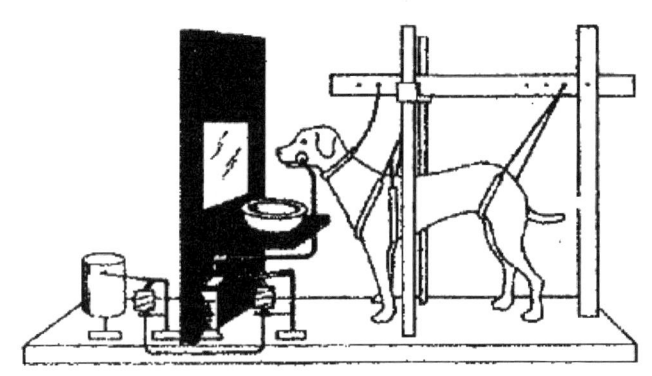

图3-3　经典条件反射实验装置

实验的程序：巴甫洛夫和他的助手把各种可食用和不可食用的东西放入给狗喂食的容器里，以观察唾液分泌的比例和数量；在放入和不放入食物的同时，结合相应的铃声和脚步声，观察不同时间里狗分泌的唾液情况。实验中，他观察到给狗呈现喂食的容器也足以引起唾液分泌；或者是狗听到铃声和喂狗人的脚步声就会分泌唾液等。

2．理论观点

（1）巴甫洛夫用狗、节拍器、唾液分泌装置进行了上述研究，他把在上述实验条件下唾液的分泌称为"反射"，即是一种对特定刺激自动发生的反应，不需要意识控制或学习。我们思考一下，对人来说，唾液分泌也是一种纯粹的反射。假如你在读一本书中的内容，此时要求你尽快地分泌唾液，你一定做不到。但如果你饿了，看到面前有诱人的食物，不管你是否考虑，你都会分泌唾液。

（2）在实验中，狗把一些不是食物的"信号刺激"和食物联系起来，并且做出唾液分泌的反应。由此，巴甫洛夫认为存在两种类型的反射即条件反射（conditioned reflex）和非条件反射（unconditioned reflex），其中非条件反射指有机体生来固有的对保存生命有重要意义的反射，例如食物吃到嘴里引起唾液分泌的生理反应，此时的食物就是无条件刺激（unconditioned stimulus），即由先天遗传因素所决定的，能自然地引发反射的刺激；而条件反射是通过在有机体大脑皮质上建立起暂时的神经联系来实现的，是有机体在非条件反射基础上后天习得的反射，如研究助手的脚步声或铃声本来不会引起狗分泌唾液，但是当脚步声或铃声和食物多次同时重复后，狗听到脚步声（或铃声）就会分泌唾液，脚步声（或铃声）就成为条件刺激，而引起的分泌唾液反应就成为条件反射。条件刺激（conditioned stimulus）是伴随无条件刺激而施加的，最终也能单独引起反射的刺激。这类刺激本身并不能直接引发特定的反射活动，必须要与无条件刺激反复结合，才可能单独引发反射活动。

（3）在实验中，中性刺激和非条件刺激多次重复出现在研究中，巴甫洛夫提出了强化和消退、泛化和分化概念，这些概念在行为心理治疗中是非常重要的。

①强化和消退：条件刺激与无条件刺激在时间上的结合称为强化（reinforcement），强化的次数越多，条件反射就越巩固。然而，当条件刺激不被无条件刺激所强化时，就会出现条件反射的消退（extinction）。例如，对以铃声为条件刺激而形成唾液分泌条件反射的狗，只给铃声，不用食物强化，多次以后，则铃声引起的唾液分泌量将逐渐减少，甚至完全不能引起分泌，出现了条件反射的消退情况。

②泛化和分化：泛化（generalization）指的是在条件反射形成初期，除条件刺激本身外，那些与该刺激相似的刺激也或多或少具有条件刺激的效应，引起条件反射。例如，狗形成了对三声铃声的条件反射（分泌唾液）后，就会对一声或两声做反应，新刺激与原来的条件刺激越类似，泛化的现象越容易发生。与泛化互补的是分化过程（discrimination），是指对事物的差别反应。例如，通过选择性强化或者消退会使得狗只对三声铃声做出反应。

（4）人类的许多复杂行为，仅有条件反射是形成不了的，也就是说，有机体可以在已有的条件反射的基础上建立更新的、更复杂的条件反射，这就是二级条件反射或三级条件反射，在人身上则可以建立多级的条件反射，也就是说在已经形成的条件反射的基础上，将条件刺激（如铃声）作为无条件刺激，使它与另外一个中性刺激伴随多次重复出现，就能建立一种新的条件反射。例如，当铃声与唾液分泌的联结建立起来以后，将灯光与铃声反复结合出现，灯光也会引起狗的唾液分泌。

（5）巴甫洛夫的条件反射学说可以解释和说明人类的许多行为，人们的日常生活极其复杂，但人可以随机应变，这主要在于人由于条件反射的存在而处于一种半自动化的状态，节省了很多资源来应付其他的事情。但是，条件反射也会带来一些负面的作用，例如恐怖症是从何而来，为何人会感到焦虑和不安，为何不喜欢某种食物，什么是情绪的来源，广告如何发生作用，为何在面试或考试时感到焦虑，为何会产生失眠，是什么引起人的性欲等问题。这些问题的形成是在无意识或有意识的条件下形成的，对于在无意识中的条件反射所形成的恶习、身心障碍或心理问题，在咨询和治疗中也要使用条件刺激给予清除和击退。

（二）华生的恐惧实验及其理论观点

行为理论的另一代表人物华生（J.B. Watson，1878—1958年）指出，情绪反应是我们对环境中某种特定刺激的条件反射，也就是说，人的情绪反应是习得的，他相信所有的人类行为都是学习和条件反射的产物，正如他在1913年的著名研究报告中宣称的："给我12名健全的婴儿和我可用以培育他们的特殊世界，我就可以保证，对随机选出的任何一名婴儿，我都可以把他训练成为我所选定的任何类型的特殊人物，如医生、律师、艺术家、商界领袖、乞丐或小偷等。"

1．基本实验　为了证明可以通过人为控制外界环境刺激的变化使人建立起新的情绪行为反应，华生又设计了一个周密的实验（图3-4）。实验的被试阿尔伯特是一名11个月大的心理和生理健康的婴儿。条件刺激是一只小白兔。阿尔伯特对小白兔的最初反应是好奇、感兴趣并试图触摸它。无条件刺激是用锤子敲击铁棒发出的巨大的声响，会引起阿尔伯特的害怕、哭泣和爬开。在随后的实验中，向阿尔伯特同时呈现小白兔和令人恐惧的响声，即在他正要伸手摸小白兔时，突然敲响铁棒，这一过程重复了3次。一周后，重复同样的过程，在小白兔和声音的配对呈现7次以后，不出现声音，单独向阿尔伯特呈现小白兔时，他对小白兔产生了极度恐惧，大哭并飞快地转身爬开，远离小白兔。阿尔伯特这一新的情绪行为反应的建立过程，即对于一种物体从没有恐惧到产生恐惧，只有短短的一周时间。经过约3个月的反复实验，这种恐惧进一步泛化，以至于看到狗、鼠等动物或圣诞老人的面具、皮毛衣物等物品时，小阿尔伯特也会哭叫着转身爬走。

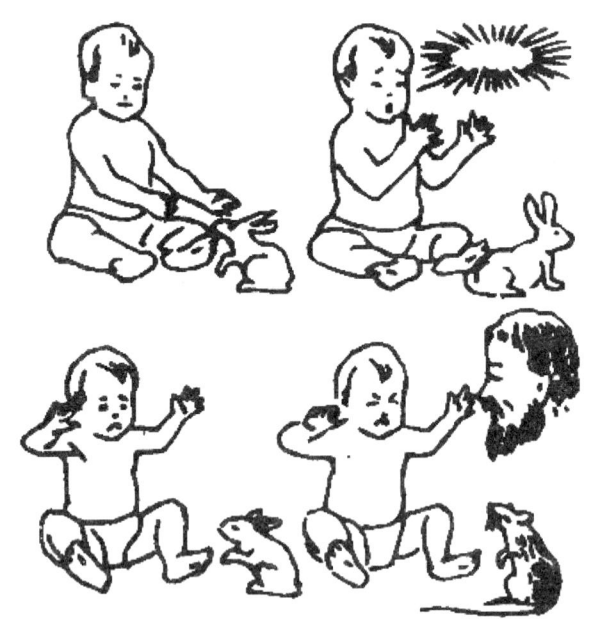

图3-4　恐惧性条件反射的形成

2．理论观点

（1）华生在这个实验研究中得出人类的所有行为都是源于学习和条件反射，同时证实了人们的行为来自无意识这一论断是错误的，并把其研究推论到其他情绪中，如愤怒、愉快、伤心、惊讶或厌恶等。同时，华生的研究被很多关注恐怖症产生原因和治疗方法的最新研究所采用。

（2）在这个实验中华生还提到，一个弗洛伊德主义者会把吸吮拇指当作追求快乐的本能表现。然而，华生却认为，假如阿尔伯特在他感到恐惧时吸吮拇指，并且拇指一放到嘴里就感到不害怕了，这种吸拇指的行为是一种阻碍恐惧产生的条件反射。

（3）华生及其助手后来又想到阿尔伯特会不会对其他类似的白色物体发生恐惧反应，于是又做了相关的实验，研究证实了这一猜想，由此就再次验证了对恐惧的泛化问题。华生等人做的恐惧实验，原计划在后期要给小阿尔伯特矫正以消除他的恐惧行为，但由于阿尔伯特转院而没有做成。该实验严重违反了伦理道德，但是也留给我们一笔巨大的财富——情绪或行为可以通过简单的刺激-反应手段成为条件反射。

显而易见，华生的研究发展了巴甫洛夫的经典性条件反射理论，但他极端排斥主观心理活动的观点也受到了后来包括行为主义心理学家在内的不少学者的批判和挑战。

二、操作性条件反射

操作性条件反射理论体系形成于20世纪30年代以后，在心理治疗中，贡献较为突出、体系较为完整的是斯金纳（BF. Skinner，1904—1990年）的操作性条件反射。斯金纳从桑代克、巴甫洛夫和华生的理论出发，更系统地研究了行为的规律以及环境与行为的关系。他认为，行为的产生是环境刺激的结果，行为的后果又可作为后续行为的原因，因此，人们可以运用环境刺激和行为的后果来控制新行为。这种由结果控制的行为称为操作性行为（operant behavior）。

（一）桑代克的理论

1. 基本实验　1898年桑代克（EL. Thorndike，1874—1949年）以猫做实验，他把一只猫关在笼子里，在笼外放置食物，猫要通过不断尝试直至打开笼子的门出来觅食（图3-5）。起初猫出现"尝试与错误"行为，乱抓、爬、咬，后来偶然打开门闩，获得食物。如此重复数次，错误动作减少，最后可直接把笼门打开。

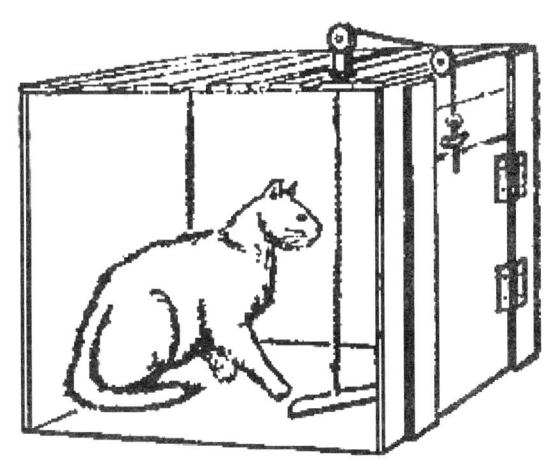

图3-5　桑代克迷笼

2. 理论观点　该实验说明了如下两个理论：

其一，学习是经由尝试与错误的过程。在问题情境中，个体会不断表现出多种尝试性的反应，直到其中有一个正确的反应出现，将问题解决为止。在这些多种尝试性的反应中，能有效解决问题，从而获得满足结果的反应，这就是在该刺激情境中习得的特定反应。在某种刺激情境中学得某个特定的反应之后，其他尝试后无效的反应将不再出现。这种从多种反应中选择其中一个与特定刺激固定联结的过程称为尝试错误学习（trial and error learning）。

其二，在尝试错误学习的过程中，某一反应之所以能与某一刺激发生联结，是因为这个反应（触及门闩）能够获得满意的效果（出笼得食）。这是尝试错误学习能否建立的基本原则，桑代克称之为效果律（law of efficiency），即行为如果得到奖励，则该行为产生的可能性就越大;反之,该行为产生的可能性就会减弱。桑代克又提出了两个附属原则:一个是练习律(law of exercise),指刺激与反应的联结随练习次数的增多而加强;另一个是准备律(law of readiness),指刺激与反应之间的联结随个体本身准备状态而不同。个体在准备反应的状态下,如果对某个反应有满足的经验,则以后遇到同样的情境会使个体继续同样的反应。

(二)斯金纳的理论

1. 基本实验 斯金纳改进了桑代克的实验设计,以小白鼠和鸽子等动物为研究对象,提出了著名的操作性条件反射理论。在基本原理上,主要探讨个体在有限度的自由活动环境中,如何在已有的反应中学习到正确的行为并运用其中的某一反应去达到某种目的。

斯金纳为研究操作性条件反射精心设计制作了一种特殊的仪器,即斯金纳箱(Skinner box)(图 3-6)。斯金纳箱是动物学习实验的自动记录装置。它是一个长、宽、高大约为 0.3 米的箱子,内有杠杆和与食物储存器相连接的食物盘。斯金纳早期都是用小白鼠做实验。在箱内的小白鼠按压杠杆,就有一粒食物滚入食物盘,小白鼠便获得食物。一只饥饿的小白鼠进入箱内,开始时有点儿胆怯,经过反复探索,会做出按压杠杆的动作,就会有食物进入。随着实验过程的进展,小白鼠为了获得食物还会表现出有意地不断按压杠杆,就会形成饿鼠按压杠杆取得食物的条件反射。这一过程是学会一种操作的过程,因而被称为操作性条件反射(operant conditioning)。如果需要的话,实验者能通过控制食物的发放而强化某种特定的行为。

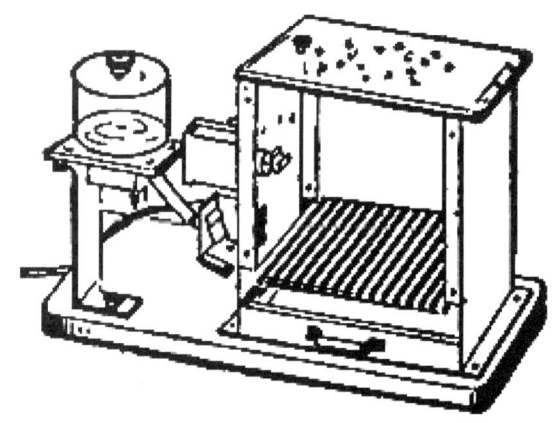

图 3-6 斯金纳箱

后来斯金纳又做了一个非常有趣的"迷信行为实验"。实验对象是 8 只鸽子,让它们每天在实验箱里待几分钟,其间无论鸽子做了什么,每隔 15 秒钟都将得到一份食丸。几天后,其中的 6 只鸽子产生了非常明显的反应。一只鸽子在两次食物强化之间会逆时针转 2 至 3 圈;另一只反复将头撞向箱子上方的一个角落;其他四只也各有特定行为反应。接下来,斯金纳选择了一只摇头的鸽子,然后把两次投放食丸的时间间隔增加到 1 分钟。结果发现鸽子表现得更加卖力,在两次强化间的 1 分钟内,仿佛在跳一种舞蹈。然而消除这种新的行为却非常困难,这只"跳舞"的鸽子在完全消退前的反应次数超过了 1 万次。这一实验证明了一种迷信。鸽子行为的依据是行为和食物之间的因果关系,虽然这种联系实际上并不存在。斯金纳把这次实验结果应用到人类的行为上,例如打保龄球,从鸽子的迷信实验中,我们还可以看到,当某种行为只是偶然地被强化一次,它就变得非常难以消除。这是因为人们的期望值很高,期望迷信行为会产生强化的后果。迷信行为也得到人们的广泛研究,大部分心理学家认为,迷信行为存在一定的积极功能。当一个人身处困境时,迷信行为经常能产生力量,使人不再失控。研究发现,从事危险职业的人比其他人更加迷信。有时,通过迷信行为带来的力量感和控制感能降低焦虑、增强自信心,进而提高成绩。

2．理论观点

（1）斯金纳的理论用一句简单的话来说就是：在任何特定的情境下，你的行为都很可能伴随着某种结果，比如得到赞扬、报酬或解决问题后的满足感，那么今后在类似的情况下，你很可能重复这一行为，这些结果被称为强化。如果你的行为伴随着另一种结果，比如疼痛或尴尬，那么今后在相似的情况下，你将很少会再重复这一行为，这些结果被称为惩罚。强化和惩罚是斯金纳的操作性条件反射的两个基本过程。

（2）斯金纳对强化和惩罚的论述：强化（reinforcement）是指在强化物的作用下行为的加强。强化有正性强化和负性强化，它们都会增加这种行为在将来出现的可能性。正性强化指一个行为的发生，随着这个行为出现了刺激的增加或刺激强度的增加，导致了行为的增强；负性强化指一个行为的发生，随着这个行为出现了刺激的消除或者刺激强度的降低，导致了行为的增强。惩罚（punishment）是指在一个具体的行为发生之后立刻跟随一个结果，于是，将来这个行为不太可能再次发生（行为被弱化了）。惩罚在行为矫正中同样具有一定意义。惩罚同强化一样有正性惩罚和负性惩罚，它们都会减少某种行为将来出现的可能性。正性惩罚指一个行为发生后跟随一个刺激物的呈现，并出现了一个结果，导致将来这个行为不太可能再次发生；负性惩罚是指一个行为发生后跟随一个刺激物的消除，并出现了一个结果，导致将来这个行为不太可能再次发生。

（3）关于操作性条件反射的消退，斯金纳认为："如果在一个已经通过条件化而增强的操作性活动发生之后，没有强化刺激物出现，它的力量就削弱。"可见，与条件作用的形成一样，消退的关键也在于强化。例如，小白鼠的压杆行为如果不予以强化，压杆反应便停止；学生某一良好反应未能受到教师充分的关注和表扬，学生会最终放弃做出良好反应的努力。而且，斯金纳强调反应的消退表现为一个过程，即一个已经习得的行为并不即刻随强化的停止而终止，而是继续反应一段时间，最终趋于消失。在实际治疗中，只要治疗者对期望的某种行为予以奖励，这种行为就会获得强化，反之就会消退。若施加惩罚，就会加快消退的速度。

（4）斯金纳认为行为矫正正是通过积极的强化来改变行为的一种手段。斯金纳根本不承认有心理疾病一说，他认为任何不好的行为都是强化所致，于是也不存在传统心理学所认为的内因论，例如，有人把神经症和失调行为归结为机体生理上的原因，而他认为这是惩罚过分的操作结果或者是控制不当引起的。任何个体和个体、团体和团体之间都有一种控制关系，控制是应当的，但是也往往会出现控制不当的行为。此外，斯金纳特别指出负强化物在行为矫正中扮演的作用，以及惩罚在行为矫正中的使用。总之，行为矫正的本质是通过积极的强化来改变人类的行为。

操作性条件反射事先没有诱发刺激，其行为是自发的、随意的，动物通过主动操作来达到一定目的，强化出现在反应之后，在这一点上与经典性条件反射有所区别。但进一步研究表明，经典性条件反射和操作性条件反射的基本原理是相同的，它们都以强化和神经系统的正常活动为基本条件。在现实生活中，操作性条件反射远远多于经典性条件反射。但是，在复杂的行为中往往两种反射模式并存。

三、社会学习理论

巴甫洛夫的条件反射学说和斯金纳的操作性条件反射学说等都忽视了行为的内部过程和学习过程中的认知因素。班杜拉（A. Bandura）的社会学习理论是在米勒（N. Miller）和多拉德（J. Dollard）的社会学习论的基础上发展而来的。他在1969年明确指出，"所有来源于直接经验的学习现象都可通过观察他人的行为及其所体验到的结果，在替代的基础上发生"，进而提出了观察学习（observational learning）的概念。班杜拉及其助手设计出了著名而又有影响力的"波比娃娃"儿童模仿攻击行为实验。下面的内容介绍班杜拉的该经典实验和相关观点。

（一）基本实验

"波比娃娃"实验的研究者让儿童分别观察两名成人，一名表现出攻击性行为，另一名不表现出攻击行为。无论是在攻击情境还是在非攻击情境中，榜样一开始都先装配拼图玩具。1分钟后，攻击性榜样便开始用暴力击打波比娃娃，例如坐在它的身上、反复击打它的鼻子、击打头部、伴随有攻击性语言等，对于所有的攻击条件下的被试，接受到的榜样行为程序是一样的，持续近 10 分钟。另一组是在无攻击行为情境中，榜样只是认真地玩 10 分钟拼图玩具，完全不理会波比娃娃。在这两种情境下观察儿童的行为习得情况，并得出一些相关的结果。

　　班杜拉使用类似"波比娃娃研究"的实验方法，考察了电视或其他非人类的攻击榜样对被试的影响力，并且研究了在特定的条件下榜样的暴力影响可以被改变。给儿童看成人攻击性行为的电影，让儿童看到不同的奖励或惩罚，接下来，就让儿童进入一间游戏室，里面放有一个同样的充气人以及这个成人榜样使用过的其他物体，观察儿童的行为反应。

　　结果发现，真人榜样影响力最大；其次就是看到榜样受奖励的那一组儿童，比看到榜样受惩罚的另一组儿童表现出更多的攻击性行为。

（二）理论观点

　　1. 班杜拉的研究从很大程度上说明了儿童的新行为是怎样通过简单的模仿成人而习得的，甚至成人可以并不真正出现。社会学习理论家认为，构成一个人的许多行为都是通过模仿形成的。另外，班杜拉关于榜样暴力行为的研究为学校减少暴力做出了一定的贡献。

　　2. 从实验研究中，班杜拉总结出了观察学习以及观察学习过程。观察学习是指通过观察示范者的行为而习得行为的过程，班杜拉将它称为"通过示范所进行的学习"，即间接经验的学习。班杜拉所关心并研究的正是这种行为的习得过程。班杜拉认为，人们一旦有了这样的学习能力，就可以很快学习到很多内容，并可以掌握那些带有一定危险性、不可能或不易通过多次尝试错误的直接经验去获得的行为模式。观察学习也称为榜样学习，学习中的他人即是榜样。

　　班杜拉认为观察学习不要求必须有强化，也不一定产生外显行为。班杜拉把观察学习分为以下四个过程，这一过程也对应于攻击行为模仿实验的过程：

　　（1）注意过程（attention processes）：在此阶段，观察者注意和觉知榜样情景的各个方面。榜样和观察者的几个特征决定了观察学习的程度：观察者比较容易观察那些与他们自身相似的或者被认为是优秀的榜样。有依赖性、自身概念低或焦虑的观察者更容易产生模仿行为。

　　（2）保持过程（retention processes）：班杜拉以信息加工的方式描述了观察学习的心理过程，即借助于选择性注意记住他们从榜样情景了解的行为，所观察的行为在记忆中以符号的形式表征，并使用表象和言语来保持信息，即个体储存他们所看到的感觉表象，并且使用言语编码记住这些信息。

　　（3）行为再造过程（reproduction processes）：前两个阶段是信息由外向内，而行为再造过程也称为复制过程、动作复现过程，是信息由内向外，是将符号化表征转化为适当的行为。此时要求个体：①选择和组织反应要素；②在信息反馈的基础上精炼自己的反应，即进行自我观察和矫正反馈。

　　（4）动机过程（motivational processes）：经过了注意选择、保持和再造三个过程后，完成了观察学习的习得过程，而动机过程就由学习者来掌握了，人们并不一定要表现他们所学习的一切东西。行为的个人标准、习得的行为本身价值对于操作行为也具有很重要的意义。

　　3. 班杜拉还提出了交互决定论，这对理解人类行为的习得具有一定的意义，我们可以通过人、行为、环境之间的关系来了解正常和异常行为的形成。班杜拉批判了前人的观点后指出："行为、人的因素、环境因素实际上是作为相互连接、相互作用的决定因素产生作用的"。

　　在认知行为理论中，行为和环境都是可以改变的，但环境是决定行为的潜在因素，而人们的自我调节因素是行为产生的中介，人和环境是交互决定的，它们共同来决定人类的行为。

　　总之，社会学习理论认为，人类行为主要是通过直接或间接观察他人的行为及其后果，然后再进行模仿而获得的，这是在社会交往和实践的过程中不知不觉地为人们所采用的一种更为高级的学习形式，称为社会学习（social learning）。通过这种方式，人类能学会使用复杂的器械，掌握许多生产和生活技能，但也能学会许多不健康或适应不良的行为方式，如吸烟、酗酒、吸毒、攻击和自杀等，根据这一理论所设计的示范或模仿治疗也可用来消除这些行为问题。

第三节 人本主义心理学理论

人本主义心理学是20世纪50年代产生于美国的一种心理学思想，代表人物有阿尔波特（G. Allport）、马斯洛（A. Maslow）、罗杰斯（C. Rogers）等。人本主义心理学主张研究人的本性、潜能、经验、价值、生命意义、创造力和自我实现，是继精神分析和行为主义以后影响最大的一个学派，被称为心理学的"第三种势力"。人本主义心理学对人性持乐观的看法，认为人类的本性是善良的，而且，人类的本性中蕴藏着无限的潜力，因此，人本主义心理学的研究不仅是了解人性，而且更进一步，主张改善环境以利于人性的充分发展，从而达到自我实现的境界。人本主义心理学的研究成果在实际生活中得到了广泛应用，此理论鼓励和指导人们成为精神健全和富有创造性的人，在治疗心理疾患和培养健全人格方面发挥了积极作用，并促成了开发健康人潜能的热潮。

一、马斯洛的自我实现心理学

马斯洛将心理学分为机械主义心理学和人本主义心理学，强调将人和对社会有重要意义的事物放在研究的首位。他从人类动机入手对人的需要、本性等进行了探讨，并提出了其理论观点。

（一）需要层次理论

马斯洛认为个体成长发展的内在动力是动机，而动机是由多种不同性质的需要所构成的。所以，需要是人内心世界的核心，一切意识和认识都受其统摄，人的需要是所有行为的根本动力。而各种需要之间有先后顺序和高低层次之分，每一层次需要的满足将决定个体人格发展的境界和程度。所以，他提出了"需要层次论"，把人的需要分为五个层次，即：生理的需要、安全的需要、爱和归属的需要、尊重的需要、自我实现的需要。在心理学上，需要层次理论是解释人格的重要理论，也是解释动机的重要理论。这部分内容在第二章已做过介绍，这里不再详述。

（二）自我实现理论

自我实现理论是人本主义心理学的核心。戈尔茨坦（K. Goldstein）首先将自我实现（self-actualization）这一概念引入心理学，最初指个体寻求并且能够获得健康的发展，这将导致对自己的完整表达。马斯洛进一步发展了这一观点，认为自我实现的需要是人对于自我潜能发挥和完成的欲望，是一种使个人潜力得以实现的倾向。这种倾向使一个人越来越成为独特的那个人，成为他所能够成为的一切。对此他曾这样说："作曲家必须作曲，画家必须画画，诗人必须写诗，如果他想最终与自我处于和平状态的话。"

马斯洛理论中的"自我实现"这个概念是指个体在成长中，其身心各方面的潜能获得充分发展的过程和结果，也就是说，个体本身生而具有但是潜藏未露的良好品质得以在现实生活环境中充分展现出来。它包括两层涵义：完满人性的实现和个人潜能的实现。其标准，一是人的实质和潜能现实化，二是没有或极少出现不健康、精神疾患和基本能力欠缺。自我实现有两种类型：其一，健康型自我实现，即更务实、更能干的自我实现者；其二，超越型自我实现，即更经常意识到内在价值、生活在存在水平或目的水平而具有丰富超越体验的人。

马斯洛还对希望能成为自我实现的人提出了7条建议：①把自己的感情出口放宽，要有宽广的心胸；②在任何情境中都尝试从积极乐观的角度看问题，从长远的利益做决定；③对生活环境中的一切要多欣赏、少抱怨，有不如意的地方，设法改善；④设定积极而又可行性的生活目标，然后全力以赴去实现自己的目标，但是也绝对不能期望未来的结果一定不会失败；⑤对是非的争辩，只要自己认清真理正义之所在，就算违反多数人的意愿，也应该挺身而出，站在正义的一方，坚持到底；⑥不要使自己的生活僵化，要为自己在思想上和行动上留一些弹性空间，偶尔放松一下身心，将有助于自己潜力的发挥；⑦与人坦率相处，让别人看见你的长处与缺点，也让别人分享你的快乐与痛苦。

二、罗杰斯的人格自我心理学

罗杰斯（C. Rogers，1902—1987年）出生于芝加哥，成长于家教严格、刻板保守的家庭，获得了临床和教育心理学硕士学位，1972年成为美国历史上第一个被心理学会授予杰出专业贡献奖和杰出科学贡献奖的心理学家。其基本理论如下：

（一）人性论

罗杰斯同弗洛伊德一样，也是从对问题人群的临床实践开始了对人性的探索。但与行为主义和精神分析的人性观相比，罗杰斯眼中的人性更为积极和具有建设性。

罗杰斯人性观点的集中体现是实现倾向这一概念。罗杰斯强调人们有朝着健康方向成长和前进，并将其能力发展到极致的固有倾向。这种实现倾向是指：人类发展他们的所有潜能，变成他们遗传属性将允许其成为的最好的样子的先天倾向。在他看来，从出生开始，个体就要向着自我实现茁壮成长。我们基本都是向上、积极的，具有建设性和创造性的，当环境支持人成长时，人们就具有一种成功的倾向。如果给予适当的条件，每个人身上正常的成长和发展能力就会得到释放，因此，治疗师的主要任务是提供一种安全和信任的氛围，提供适当的条件，从而促使来访者重新整合其自我实现和自我评价过程。

罗杰斯也相信人格中具有消极面，但他认为这不是天生的而是后天获得的，是对被知觉为具有危险和威胁的环境的一种防御反应。对环境的积极反应可以消除防御，而对环境的消极反应就会导致不适宜的行为。

（二）自我论

自我或自我概念理论是罗杰斯心理学中很重要的一部分。自我概念（self-concept）是指一种习得的关于一个人的能力和个性的知觉的集合。自我概念最初由大量自我经验、体验堆砌而成，通过在各种与重要他人的交互作用情境中，开始区分主格的"我（I）"、宾格的"我（me）"及"我自己（self）"，这些经验形成自我概念。通俗来讲，刚出生的婴儿，除了一般意义上的认识，不知道自己是唯一的独立实体。当他们在生长发育中父母和其他重要人物影响他们时，每个孩子才渐渐意识到有一种"他"的东西，孩子开始说"我想要……""我想……""把那个东西给我"等。当自我和自我概念发展时，实现倾向的作用是使生物体的这个新生部分实现，罗杰斯称这个为自我实现倾向，可以视为实现倾向的一个子系统。如果个体能和自己的个体评估过程（自己真实的喜好和感受）保持联系，那么自我实现过程将会继续顺利发展。如果能从重要他人（如父母、喜欢的老师）那里获得无条件的积极关注，那么这种情况就很可能发生。但是，这种理想的无条件积极关注的环境或家庭是非常少的，大多数人都是成长于有条件地被爱而不是无条件地被爱的环境中。当个体面对与自我结构不一致的经验时，就会觉得受到威胁，体验到焦虑，个体有选择地知觉经验或歪曲经验。为了维持重要他人的爱和保护，儿童学会歪曲他们知觉到的自我。例如性行为是不对的、男人哭泣或相互拥抱是不合适的、女人不应该独立等被重要他人赞成的思想、情感、行为，这些可能与个体自己认可的经验不一致，导致与个体所知觉的有很大不同，这种不健康的发展最初导致焦虑，最后使人们陷入不适宜行为。

（三）以人为中心的心理治疗论

罗杰斯的理论经历了三个发展阶段：非指导性治疗、当事人中心治疗到以人为中心治疗，形成了一种以积极角度看待个体，相信个体会向功能充分实现的方向发展的心理治疗理论。

以人为中心治疗尊重来访者的人格尊严，将心理治疗的过程视为心理治疗师帮助来访者自己解决问题的成长教育过程，在治疗过程中将主导权赋予来访者，让他们充分发挥作用，更好地解决他们目前以及将来面临的问题。吸引他人、欺骗自己及扭曲知觉等习惯性做法都将导致我们与真实的自我背道而驰。以人为中心治疗注重创造一个足够安全的环境，以便消除人们对这些表面事物的需要；帮助来访者脱离虚假的自我，走向真实的自我。治疗师的角色根植于存在（being），而不是行动（doing）。在治疗过程中将主导权赋予来访者，让他们来决定治疗的方向，找出治疗的方法。

以人为中心的治疗有三要素，包括准确共情、真诚一致、无条件积极关注。

1．共情（empathy） 又称为同理心、神入、同感、感情移入、共感，是指从来访者角度，而不是治疗师自己的参考框架去理解来访者的能力。以共情的方式对来访者做出反应，尝试与来访者一起思考，而不是代替其思考。按照罗杰斯的观点，共情是能体验他人的精神世界，就好像那是自己精神世界一样的能力。

2．真诚（genuineness） 是指治疗师应坦诚地面对来访者，开诚布公、直截了当地与来访者交流自己的态度和意见，不掩饰和伪装自己。真诚就是要求治疗师放下种种角色面具（如教师、心理咨询人员等）。真诚的核心是表里如一。

3．积极关注 积极关注是一种共情的态度，是指治疗师以积极的态度看待来访者，注意强调他们的长处，即对来访者言语和行为的积极面、光明面或长处给予有选择的关注，认识和利用其自身的积极因素促使来访者发生积极变化。积极关注意味着把来访者看作是一个有价值和尊严的人而予以赞扬和尊重。

三、存在主义

存在主义（existentialism）是一个哲学的非理性主义思潮，它认为人存在的意义是无法经由理性思考而得到答案，强调个人、独立自主和主观经验。存在主义在20世纪中流传非常广泛，其哲学思想还延续到了60年代兴起的人本主义。雅斯贝尔斯（KT. Jaspers）和海德格（M. Heidegger）、萨特和作家加缪（A. Camus）是其代表人物。

存在主义，顾名思义，主要讨论的是"存在"的问题。它特别区分了"being"和"existence"的不同。"being"和"existence"翻译为中文都是"存在"，但就存在主义而言，却是两种完全不同的概念。"being"指的是一般性物的存有，如桌子、椅子的存在；而"existence"则是特定性的存有，是指一种有主体性、有思考的人的存在。那些不去思考的人犹如行尸走肉，或是虽去思考，但只是客观理性地思考，不思考自身生命主体性的人都不算是"existence"。因此存在主义所谈论的是人存在的所有问题，要人们真诚地体会自身的存在有各种可能性，并去创造自己。

存在主义的根本观点是，把孤立的个人的非理性意识活动当作最真实的存在，并作为其全部哲学的出发点。存在主义自称是一种以人为中心、尊重人的个性和自由的哲学。存在主义超出了单纯的哲学范围，波及西方社会精神生活的各个方面，在文学艺术方面的影响尤为突出。

存在主义以人为中心，尊重人的个性和自由，认为人是在无意义的宇宙中生活，人的存在本身也没有意义，但人可以在存在的基础上自我造就，活得精彩。存在主义最著名和最明确的倡议是萨特的格言："存在先于本质"，意思是说，除了人的生存之外没有天经地义的道德或体外的灵魂；道德和灵魂都是人在生存中创造出来的；人没有义务遵守某个道德标准或宗教信仰，人有选择的自由；要评价一个人，要评价他的所作所为，而不是评价他是个什么人物。

存在主义否认神或其他任何预先定义的规则的存在。萨特反对任何人生中"阻逆"的因素，因为它们缩小人的自由选择的余地。假如没有这些阻力的话，那么一个人唯一要解决的问题是他选择哪一条路走。然而人是自由的；即使他在自欺中，仍有潜力与可能。萨特也提出：

"他人是地狱"。这一观点看似与"人有选择的自由"观点相矛盾,其实每个人选择是自由的,但对于选择后的结果,每个人有无法逃避的责任,人在选择的过程中,面对的最大问题就是他人的选择,因为每个人都有选择的自由,但每个人的自由就可能影响他人的自由,所以称"他人是地狱"。

存在主义的人性观有三个特征:①人是由生理、心理、灵性(精神)三层面需求交互作用统合组成的。生理需求满足,使人快乐;心理需求满足,使人快乐;精神需求满足,使人有价值感。②自由。虽然人受到本能、遗传特质和环境的限制,但能仍具有"自由",决定他为何存在。人所有的东西都可被剥夺,但在面临任何境遇中选择的态度和生活方式的自由不能被剥夺。每个日子,无时无刻不在提供你选择的机会,而你的选择则建构了你的存在。③责任。对于存在主义而言,自由和责任是一枚硬币的两面。我们必须为自己的生命、行动负全部的责任。当事人自己去决定"为什么""对何事""向何人"负起责任。我们需要认清一个事实:不是我们对人生有何指望,而是人生对我们有何指望;不该追问人生有何意义,应该接受生命的询问。

当然,人本主义心理学理论尚有许多缺陷,如研究方法缺乏科学性和可操作性、理念多于技术、对来访者问题的判断缺乏科学的准确性和客观性等。马斯洛也意识到了这一点,但他认为:"人本主义心理学并不是一个学派,不是心理学的终极,而是过渡的心理学",是为"更高层次的心理学做准备"。

第四节 认知心理学理论

一、认知心理学的定义、产生背景及影响

(一)认知心理学的定义

认知心理学(cognitive psychology)是20世纪50年代中后期在西方兴起的一种新的心理学思潮和研究取向,发展至今,已经成为国际心理学研究的主流。广义上的认知心理学包含了一切关于认知或认识过程的研究,美国心理学史家黎黑(TH. Leahey)将其分为三种模式:①新构造主义,主张用心理逻辑结构的演变解释行为的发展,以皮亚杰(J. Piaget)"发生认识论"为代表,提出不同年龄发展阶段的儿童具有其独特的心理构造;②新心理主义,坚持研究意识现象,强调要以非联想的原则解释记忆和思维,以勒温(K. Lewin)等开创的社会认知一致性理论为代表;③信息加工主义。狭义上的认知心理学特指用信息加工观点和方法对认知过程进行研究的心理学,也称作信息加工心理学或现代认知心理学,主张把人看成是信息加工系统,认为认知就是信息加工,包括信息的获取、编码、存储、操作、提取和利用的过程,具体包括了感知觉、注意、记忆、表象、思维和语言等。本节将主要阐述信息加工心理学。

(二)认知心理学的产生背景

认知心理学的诞生以1967年美国心理学家奈瑟尔(U. Neisser)出版的《认知心理学》一书为标志,它的兴起和发展首先是心理学科自身发展的需求。行为主义长期以来只关注有机体的外在行为和反应,对意识和主观经验的全盘否定,极大限制了心理学研究的发展。它的失败被认为是认知心理学产生的直接导火索。与格式塔学派一样都强调心理体系的整体性,主张整体大于局部之和,这和认知心理学的观点一致。格式塔学派在知觉、问题解决和学习等领域取得的研究成果也进一步丰富了认知心理学的理论。实验心理学为认知心理学的产生奠定了基础,特别是1950年以信号检测论为代表的现代心理物理法的提出,更对信息加工认知心理学的发展产生了直接影响。

其次,认知心理学的产生也可以说是心理学与其他学科交叉渗透的产物。第二次世界大战

后，英国心理学家布鲁德本特（DE. Broadbent）首先将信息论的观点结合到人类工效研究中，提出人机交互中人具有主观能动性，可用信息加工的观点对人的知觉、注意等内在认知加工进行探讨。纽厄尔（A. Newell）和西蒙（H. Simon）将计算机和人脑进行类比，推动了人工智能的研究，将大量计算机语言引入心理学，提出将计算机和人脑都看成是符号操纵系统，并把计算机的操作原理作为人类信息加工的模式。乔姆斯基（N. Chomsky）1957年创立了转换－生成语法理论，主张人具有先天的语言习得机制。该理论的提出严厉地抨击了行为主义"语言是通过学习获得的习惯"的观点，充分暴露了其局限性，对认知心理学的发展有巨大的推动作用。

（三）认知心理学的影响

认知心理学打破了行为主义的"统治"地位，重视对内在心理加工过程的研究，将意识和行为统一起来作为完整的心理学研究对象，强调人的主动性和意识能动性，为当代心理学研究提出了新的取向和方法。认知心理学的思想已扩展到发展心理学、教育心理学、社会心理学、工程心理学等心理学研究的各个领域。对于医学心理学而言，认知心理学中对于知觉、注意、记忆、思维和言语等认知过程的探讨有助于更好地对各种认知和情绪障碍进行诊断、分析和治疗；认知心理学对各种认知过程之间相互影响和制约关系的研究有助于更好地探讨应激和心身疾病等问题。

二、现代认知心理学的基本理论

从20世纪60年代至今，现代认知心理学的发展可以分为三个阶段：①20世纪60—80年代，以信息加工取向认知心理学为主导；②20世纪80—90年代，以联结主义取向认知心理学为主导；③20世纪90年代开始，开启了认知神经科学新领域的研究。

（一）信息加工心理学

信息加工心理学创立之初就存在两种研究取向，一种是符号主义认知心理学，另一种是联结主义认知心理学。但到了20世纪60年代后期，符号主义认知心理学占据了主导地位，因此，也被直接称为"信息加工心理学"。

1. 信息加工心理学的基本观点　信息加工心理学的主要代表人物有美国的纽厄尔（A. Newell）和西蒙（H. Simon）等。他们提出了"物理符号系统假设"，认为物理系统内有一组符号以及相应的生成和使用符号的程序；人脑和计算机都是加工符号的物理系统；人脑的活动和计算机的信息加工功能都是符号操作过程。基于该假设，信息加工心理学以符号为基本表征单位，用计算机类比人的大脑；将人类大脑内部的认知过程看作是类似于计算机的信息加工过程，对信息进行输入、编码、存储、转换、输出（图3-7）。

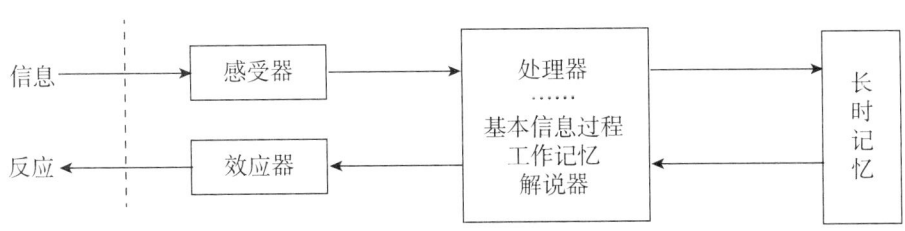

图3-7　信息加工系统结构

如图3-7所示，人脑作为信息加工系统，主要由四个组成部分：①感受器，负责接收外界的信息，即感觉系统；②处理器，也称作控制系统，是整个信息加工系统中最核心的部分，它具有三个成分：第一，一组基本的信息过程，负责符号及符号结构的制作、删除、识别、复制、转变、对比和表征，以及依据符号结构确定反应等一系列加工；第二，工作记忆，对即时基本信息过程中输入和输出的符号进行保持；第三，解说器，负责整合基本信息过程和工作记忆，以决定基本信息过程的序列；③长时记忆，负责存储大量各种可供提取的符号及符号结构；

④反应器，负责信息的输出。

信息加工心理学强调对认知过程内部机制的揭示，提出信息系统中已有的知识对认知活动有决定性作用。在认知活动中，当外界信息进入知觉系统，只有激活了头脑中存储的和该信息有关的图式（已经内化知识单元或心理认知结构），才能进而产生内部知觉期望，指导感觉器官对外部信息进行有目的的搜索和接收。而内在的认知结构和过程又具有整体性。人的认知活动是信息从低级的感知到高级的记忆、思维的流动过程，各种认知结构和过程相互联系、相互作用，任何一项认知活动的开展需要感觉器官、中枢控制系统等多个部分的参与合作才能得以实现。同时，信息加工心理学还引入大量计算机科学的概念或术语对认知加工过程进行解析和说明。例如，来自计算机领域的"产生式系统"，以"如果……那么……"的形式每次加工一串信息，因此，信息加工过程是序列的、局部表征的。

鉴于采用计算机对人脑的类比，信息加工心理学还特别重视建立心理理论的计算机模型。在研究方法上，除了实验法、观察法等心理学领域常用的方法外，还采用计算机模拟法，把某种认知理论模型以计算机程序表现出来，然后对该程序进行训练，再将计算机模拟信息输出结果和人类行为结果相比较，以此来检验或改进某种理论。

2. 信息加工心理学的主要研究内容　信息加工心理学主要开展了知觉、注意、记忆、思维和言语等方面的研究，提出了大量的心理学理论或模型，对人的认知加工过程进行分析、解释。

（1）知觉的研究：信息加工心理学致力于知觉模式识别的研究，有三种经典理论模型：①模板说。认为模板是存储在长时记忆中的各种过去形成的外部模式的袖珍复本。刺激和模板之间遵循一对一、最大化重叠的匹配原则，如果刺激和模板匹配，则能被识别。模板说能对部分的知觉现象进行解释，但是难以解释人们在知觉过程中的灵活性和迅速反应。②原型说。指出原型是一类客体特征的概括表征，外在的刺激信息只要和原型进行比较，达到近似匹配即可被识别。该理论减轻了记忆的负担，更能说明知觉过程的灵活性和适应性。③特征说。主张在模式识别过程中，首先要对刺激进行特征分析，抽取有关特征加以合并，再与长时记忆中的各种刺激的特征进行比较，一旦获得最佳的匹配，外部刺激就被识别了。同样的特征可以出现在许多不同的模式中，极大地减轻了记忆的负担。同时，特征的抽取和合并的过程使模式识别过程具有主动性和学习色彩，较好地解释了当不同的刺激信息具有一些共同的特征时，就会发生识别困难或错误的现象。

（2）注意的研究：信息加工心理学对注意的研究可以分为两大类。一类探讨注意选择性发生的过程，包含了三个注意选择模型：①过滤器模型。提出注意的选择发生在知觉分析之前，过滤器以"全或无"的单通道形式对信息进行选取，不被选择的信息则完全不被知觉。但是随后的研究发现非追随耳（要求被试追踪信息的侧耳朵称为"追踪随耳"，另一侧不要求追踪信息的则为"非追随耳"）中的部分信息也能被识别，使该模型受到质疑。②衰减器模型。提出信息的过滤装置是一种衰减器，不被选择的信息并不是完全地消失，而是受到了一定程度的衰减。信息进入知觉分析阶段时，由于长时记忆系统中对不同的信息有不同激活阈限，和个体密切相关的信息的激活阈限比较低，因此，即使是被衰减了的信息也可能被识别。该模型较好地解决了过滤器模型存在的问题。③反应选择模型，认为所有的信息都进入了知觉分析阶段，注意的选择发生在知觉和工作记忆之间，过滤装置根据认知活动的目的选择部分信息进入工作记忆中，是对反应的选择。另一类是以资源分配模型为代表的对注意分配性的探讨。该理论将注意看作是一种有限的认知资源。刺激越复杂或加工任务越难，占用的认知资源就越多；当认知资源完全被占用时，新的刺激将得不到加工（未被注意）。认知系统内一个机制根据长期行为倾向和当前任务需求灵活地将认知资源分配到重要的刺激上。只要活动不超过可得到的资源数量，就可能同时完成多项任务。该理论很好地解释了注意的分配现象。

(3) 记忆的研究：信息加工心理学有关记忆结构方面的研究，首先是 1965 年沃（NC. Waugh）和诺尔曼（DA. Norman）提出了双存储器模型，这两个成分可对应于后来的短时记忆和长时记忆。之后，随着感觉记忆和短时记忆的存在被证实，阿特金森（Atkinson）和希尔林（Shiffrin，1968 年）提出了记忆的多存储器模型，把记忆分为感觉记忆、短时记忆和长时记忆三个子系统，提出了信息在记忆系统中的加工过程。研究者们还就记忆结构的编码和提取进行了大量的研究。例如，研究发现短时记忆存在听觉、视觉和语义的编码，短时记忆信息的提取是一种完全系列扫描的形式。进入到 20 世纪 70 年代，研究者进一步对记忆成分进行研究，尤其是在长时记忆的信息表征方面，建构了语义记忆的模型，较有代表性的是以概念为基本单位建构的网络模型和特征模型。

(4) 表象的研究：信息加工心理学认为表象就是在没有任何外部刺激的情况下，对视觉信息和空间信息的加工过程。1975 年佩维奥（A. Parivio）提出了双重编码理论，假设同时存在着表象和言语两种信息编码和贮存系统；表象编码更适合加工具体信息，言语编码更适合加工抽象信息。在信息加工过程中，两种系统可能发生重叠，也可能以其中一种占优势。在一定条件下，这两种编码还可以互译。1971 年谢帕德（Shepard）根据心理旋转的研究提出了功能等价理论，认为表象的实质是一种类比表征，与外部客体有着二级同构关系；表象的内部表征的功能联系和外部客体的结构联系是相似的；客体在表象中的联系类似客体在知觉中的联系。

(5) 概念的研究：信息加工心理学关于概念的研究主要围绕概念的形成和概念的结构展开。1956 年布鲁纳（JS. Bruner）提出了有关概念形成的假设检验说，认为概念形成的过程是不断提出假设、验证假设的过程。人在学习概念时会根据已知信息主动地形成一些可能的假设，并在学习过程中根据外界反馈对已有的假设进行考验。如果假设正确则保留；如果假设不正确，则对其进行修改或者重新形成其他假设。关于概念的结构，研究者提出了经典模型、样例模型和原型模型三种理论模型。

(6) 问题解决的研究：最能体现信息加工认知心理学特色的研究领域是问题解决。它把人类问题解决的过程和计算机问题解决的过程进行类比，认为问题解决是问题解决者从问题初始状态出发，搜寻恰当的路径到达目标状态的过程。具体包括了问题表征，即识别和理解问题；制定解决问题的策略；执行策略；评价问题解决的进展等步骤。问题解决的策略包括了：①算法策略。是在问题空间中随机搜索所有可能的解决问题的方法，直至选择一种有效的方法。它能够保证问题的解决，但费时费力；②启发法。根据一定的经验，在问题空间内进行较少的搜索，以实现问题解决。此法比较省时省力，但不能确保问题解决的成功，具体有手段-目的分析法和逆向搜索法等。

(7) 言语的研究：信息加工心理学在言语习得方面，深受乔姆斯基（N. Chomsky）的转换生成语法理论的影响。信息加工心理学认为任何一个语句都包含表层结构和深层结构，表层结构决定句子的形式，深层结构决定句子的意思；同一个深层结构可以用不同的表层结构来体现；一个表层结构也可包含两个或更多的深层结构，通过短语结构规则相互转换。言语活动受认知系统直接支配和调节，不仅取决于说话者的说话目的与动机，而且取决于说话者对情境分析和对听话者的正确了解。此外，言语产生还和记忆、决策等认知加工有密切关系。

（二）联结主义认知心理学

20 世纪 80 年代，信息加工心理学已取得了丰硕的研究成果，极大地推动了心理学科的发展。但是其极端化的计算机隐喻和符号表征的假设，将计算机和人脑的完全类比，无法体现人类认知活动的复杂性、多样性，逐渐受到了多方质疑和挑战。这使得联结主义取向的认知心理学再次兴起。

1. 联结主义认知心理学的发展　在心理学中联结主义的思想在 19 世纪末已开始，斯宾塞（Spencer）试图根据神经系统和大脑的感觉运动推导出心理的联想规律，认为任何心理现象实质上都是神经细胞整体活动的结果。詹姆士也主张根据大脑的活动来理解主观的心理现象。桑代克的亚符号神经联想理论强调了神经元之间的突触作用。这些思想对于联结主义认知心理学的发展有很大的启发。

1943年，麦克洛奇（McCulloch）和匹兹（Pitts）提出了M-P模型，将神经元看作是逻辑元件，把思维过程看作可操作的过程，兴起了联结主义网络模型的研究。1949年，赫布（DO. Hebb）提出了Hebb定律，指出神经系统的学习发生在突触处，突触间的联结强度随联结的神经元活动而变化。该定律的提出为联结主义模型的算法奠定了基础。1958年罗森布莱特模仿人脑的多层结构，制造出视知觉的脑模型——感知器模型，兴起了联结主义模型研究的热潮。1986年，麦克莱兰（McClelland）和鲁梅尔哈特（Rumelhart）出版了著作《并行分布加工：认知的微观结构之探索》，第一次系统阐述了联结主义的观点，提出了基于反向传播学习算法的多层网络模型，奠定了联结主义网络模型研究的基础。

2．联结主义认知心理学的基本观点　联结主义认知心理学的本质也是对信息加工的研究，但它以大脑为隐喻、以神经网络模型为基础假设，注重的是网络加工的数学基础，主张使用新的计算方式和计算程序模拟大脑中相互联结的神经元及其活动，建构一种更为真实的认知系统。

基于大脑的神经网络结构和功能，联结主义认知心理学建构的人工神经网络模型（artificial neural networks，ANN）具有两个基本成分：①人工神经单元。指带有活性值的简单加工器；类似于生物神经元，一般是多输入、单输出的非线性单元，具有加权、求和及传递三个基本特征；当有多种信息（$X_1, X_2 \cdots X_n$）输入时，该神经元赋予不同信号以不同的权重（W_{ij}），并将各方向的作用强度整合，整合的结果决定该神经元对其他与之联结的神经元进行激活还是抑制，以及作用强度（图3-8）。②联结。指单元之间相互作用的中介。大量人工神经单元及其联结构成人工网络，信息广泛存储在神经单元之间的联结中，内、外因素导致的神经元之间联结强度或权重的改变，意味着心理状态或结构的变化以及知识结构的变化。

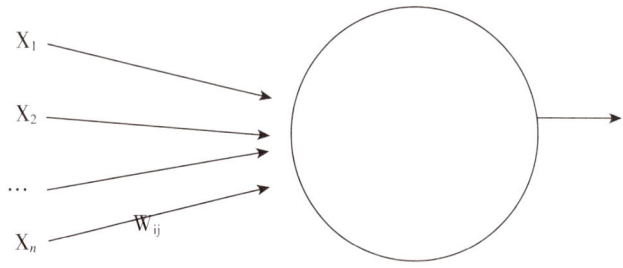

图3-8　人工神经单元

典型的人工神经网络包括三层结构（图3-9）：①输入层：位于网络的最下层，模拟神经系统中的感觉神经元，负责将抑制性或兴奋性事件的相关信息上传；输入层每个神经单元都伸出自己的轴突纤维与隐含层的每个神经元发生突触联结，以确保每个输入神经元的信息能和隐含层的每个单元联系。②隐含层。位于中间层，模拟联合神经元，负责将输入神经元传导到此的权重整合，然后向输出层神经元发送信息。③输出层。位于最上层，模拟运动神经元，负责将来自隐含层神经元的信息进行整合，整合结果制约着整个网络模型的最后输出。不同层之间的神经元形成交叉多维联结，同层神经元之间无联结或只有抑制性联结。三层网络模型通常具有自动修正的功能，即根据经验，输出模式能逐渐与输入模式相匹配。但是要建立解决特殊问题的联结权重模式，则需要通过训练和学习来获得。常用的是鲁梅尔哈特（Rumelhart）和麦克莱兰德（McClelland）所提出的反向传播算法，即首先对权重设置一个小的初始值，然后通过样本而获得实际输出与期望输出的误差梯度，再调整权重使得误差值达到全域最小，甚至是零。在联结主义心理学的研究中，根据不同的理论建构，实际提出的人工网络模型比这经典三

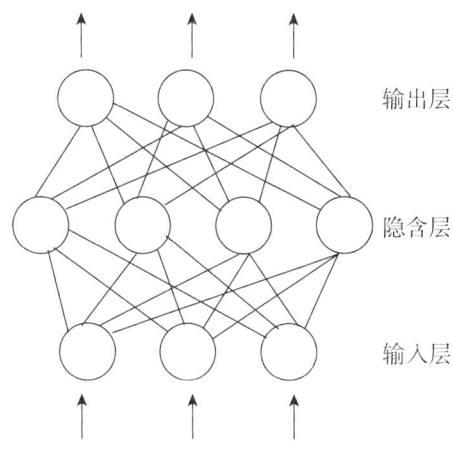

图 3-9 典型的人工神经网络三层模型

层结构更为复杂和精细。

与信息加工认知心理学相比,联结主义取向的人工神经网络模型具备以下不同的特点:

(1) 人工神经网络模型的结构和加工都是平行的。联结主义模型中的各结点是平行的网状结构;信息分布式储存在各个神经单元之间的联结权重中,采用的是平行分布的信息加工模式;从单个神经单元或是整个网络,都同时具有信息储存和信息处理的双重功能;同一个层次内的所有单元可以同时运行,这使得整个网络能够快速运行,提高效率。

(2) 人工神经网络模型具有连续性。联结主义处理系统是一种连续性的系统,不同于符号操作系统的离散性,系统加工总是有无数的等待期。联结主义没有间断的等待期,学习与训练是一种完全占据时间轴的连续性处理,这也极大地提高了其加工反应的速度。

(3) 人工神经网络模型具有亚符号性。符号操作属于高层次的操作,生物神经元网络属于最低层。联结主义神经网络中并未直接涉及任何符号形式或是加工装置,而是对直觉经验和概念进行表征,处理非符号的信息。它的计算层次既高于实际的生物神经元网络,又低于符号操作的层次,因此,被认为是一种"亚符号"操作。

(4) 人工神经网络模型具有可塑性、自学习、自组织和自适应性。联结主义网络模型认为各神经单元间的联结是可塑的,其联结强度可以在学习过程中得到调整和变化,因此,人工神经网络具有很强的学习能力,和人脑一样有自组织性和自适应性。

(5) 人工神经网络模型具有容错性。由于模型中信息的分布式储存,模型激活时会有大量神经单元的并行加工,因此,当单个或少数节点发生损失或联结错误时,整个系统的功能将继续有效,不会从根本上影响整个系统的正常功能,表现出极强的容错性。当然,这种容错性是有限度的,过多神经单元确实还是会导致神经网络的输出错误。

总之,联结主义模型模拟了人脑的结构特点和功能特点,要比符号表征范式更为接近人的认知活动,在解释人的心理和行为方面显得更加有效。迄今已有多达数十种在结构和功能上与大脑真实神经元联结相类似的人工神经网络问世。但是联结主义取向的认知心理学最终也不能完全逃避表征及符号计算的问题。目前最复杂的神经网络模型也不能与实际的神经系统相比拟。尤其在处理需要大量神经元共同参与的复杂活动时,立刻就会面临巨大的困难,这些困难本质上与信息加工心理学所遇到的相同,这也促使了认知心理学向认知神经科学的发展。

(三) 认知神经科学

认知神经科学是于 20 世纪 90 年代发展起来的关于心脑关系研究的新兴领域,是心理学、神经科学、计算机科学、物理学 (physics)、语言学 (linguistics)、哲学 (philosophy) 和数学 (mathematics) 等学科多层次、多水平交叉融合的产物。认知神经科学研究的主要目的在于阐明认知活动的脑机制,即人类大脑如何调用其各层次上的组件,包括分子细胞、脑组织区和全脑去实现各种认知活动。

1. 认知神经科学的兴起　认知神经科学的兴起和发展有三方面的因素：首先，认知心理学自身发展的需求。从20世纪60年代开始，经由符号主义取向和联结主义取向的发展，认知心理学的研究取得了巨大的成果。但是这两种取向对人的认知过程的研究终究是一种计算机或者是神经网络的类比描述，所构建的大量有关认知加工的理论模型或人工神经网络模型，彼此缺乏一致性，甚至有些理论是完全对立的，因此，迫切需要更具有说服力的证据对理论或模型进行验证和重构。其次，神经科学技术的飞速发展为认知神经科学的发展提供了必要的技术支持。尤其是事件相关电位、正电子断层扫描技术等一系列无损伤脑功能成像技术的诞生，为人脑认知功能的研究提供了许多新的途径和手段。再次，临床诊断的需求为认知神经科学的发展提供了现实的动力源。在临床上，老年痴呆、脑肿瘤和精神分裂症等疾病直接威胁到大脑的认知功能，探讨脑和认知功能的关系，有助于对这些疾病开展早期诊断和治疗。

2. 认知神经科学的理论基础　认知神经科学将行为、认知和脑机制三者有机结合，认知神经学之父加扎尼加（M. Gazzaniga，1995）主张在大量借鉴认知心理学的理论和行为实验方法基础上，结合神经生物学方法，对复杂的知觉、注意、思维、言语以及学习记忆等高级神经机能的生物学机制进行研究。

认知神经科学研究的理论基础主要涉及以下三方面：

第一，多层次的大脑结构和功能。人脑是一个复杂的系统，由约数百亿个神经细胞组成，具有多层次结构：有生物活性的分子；分子组成的亚细胞结构；亚细胞组成的神经元；神经元构成的神经网络；多个局部神经网络构成的功能脑区；多个功能脑区构成的功能系统；多个功能系统构成的大脑，因此，认知神经心理学主张以大脑的多层次结构和功能为基础，试图从分子、突触、神经元等微观水平上和系统全脑行为等宏观水平上全面阐述信息加工过程及其神经机制。

第二，功能系统说。1973年神经心理学创始人鲁利亚（AR. Luriya）通过对第二次世界大战中脑损伤患者的大脑功能恢复训练中发现，大脑某些皮质部位受损后，会导致某些生理功能受破坏，但是，借助功能改造的方法仍然可以恢复一部分的功能。由此，他提出了功能系统说。这是一种基于大脑整体的功能定位说，具有三个基本功能联合区理论：①动力系统。由脑干网状系统和边缘系统等组成，用于保持大脑皮质的一般觉醒状态，提高它的兴奋性和感受性，并实现对行为的自我调节。②信息接收、加工和存储的功能系统。位于大脑皮质的后部，包括皮质的枕叶、颞叶和顶叶以及相应的皮质下组织，负责接受来自机体内外部的各种刺激，实现对信息的空间和时间的整合，并把它们保存下来。③行为调节系统，是编制行为程序、调节和控制行为的系统。包括额叶的广大脑区，负责产生活动的意图，形成行为程序，实现对复杂行为形式的调节和控制。

第三，大脑模块化假设。1983年福多尔（Fodor）提出，假设大脑中存在多个模块（也称为认知处理器），这些模块的结合是实现认知功能的基础。模块具有以下特性：①每个模块的功能相对独立，损伤其中一个模块不会对其他模块的运行产生影响；②每个模块的功能具有特异性，每个模块只能处理一种信息输入；③模块在生理解剖上也是独立的，脑损伤往往只对部分模块造成影响。认知神经科学的研究一方面是对认知活动的大脑模块进行发现、确认；另一方面，借助模块分类对认知系统进行探索。

对于大脑的功能系统说和模块说理论始终存在各种争议和产生新的证据，还需要认知神经科学进一步研究来进行验证和探索。

3. 认知神经科学的方法　认知神经科学一个重要的发展就是利用脑功能成像技术，对正常人进行某种认知加工时的脑的活动模式进行无创伤性的研究。通常包含三个步骤，首先是根据认知心理学中相关认知加工的理论建立实验设计；其次，根据实验设计进行脑功能成像；最后，对收集到的图像数据进行分析处理，以探讨人类心理活动的脑机制。

认知神经科学研究中常用的脑功能成像技术主要有以下几种：

(1) 事件相关电位（event-related potentials，ERP）：借助电极从头皮表面记录到大脑细胞群自发产生的连续电活动，称为脑电图（electroencephalogram，EEG）。通过认知心理学的实验范式，呈现特定刺激，与该刺激有固定时间关系的平均 EEG 则称之为 ERPs。EPRs 具有很好的时间分辨率，可精确到毫秒，为认知加工过程提供直接的证据。例如，P300 成分常被用于具有认知障碍的诊断和追踪观察。

(2) 脑磁图（magnetoencephalography，MEG）：是一种 ERPs 的变体，运用超导量子干扰装置测量脑电活动磁场变化的技术。它对大脑神经活动直接测量，且具有极高的时间分辨率，最适合对皮质脑沟活动的测量，但对脑回及深层部位活动不敏感。

(3) 正电子发射断层显像（positron emission tomography，PET）：将带有微弱放射性的示踪物质注射到人体内，当大脑某个区域兴奋时，示踪物质会迅速聚集此处，接着采用扫描装置对示踪物质产生的正电子数量进行测量，最后由计算机将数据转为大脑不同区域兴奋水平的图像。PET 能较好地确定神经活动的位置，但是在时间记录方面比较弱。

(4) 功能磁共振成像技术（functional magnetic resonance imaging，fMRI）：这是一种基于磁共振（magnetic resonance imaging，MRI），通过测定脑组织氧的消耗变化情况间接反映大脑活动的新技术。fMRI 比 PET 具有更高的空间分辨率，它所提供的大脑功能结构图像能准确定位认知加工过程中的大脑激活区域，主要应用于学习、记忆等复杂心理加工过程，以及临床诊断、药物滥用检测等方面。

(5) 近红外技术：根据近红外光不被氧合组织吸收的光反射原理，将光线照射在颅骨上，用设备检验反射光的光谱，以此获得脑部特定区域中的血氧情况。此技术只能探测到脑内 2～3cm 的活动，但造价相对低廉，且对被试头部活动限制少，经常被用于幼儿和帕金森病患者的研究中。

(6) 经颅磁刺激（transcranial magnetic stimulation，TMS）：是一种能对大脑区域进行暂时抑制的新技术。将一个线圈置于头颅的特定位置，并将脉冲传送到该区域，使得线圈下的脑区功能受到抑制，可以有效地确定不同脑区的作用。

各种认知神经技术各有优势，因此，在技术使用上出现多技术联合的趋势。例如，鉴于 fMRI 和 ERP 在空间和时间分辨率上的互补，已有不少研究同时记录被试脑活动时的 fMRI 和 ERP 信号，以对认知过程的大脑机制进行更好的解释。

总之，认知神经科学取向的研究已是当前认知心理学研究的主流，一方面，它能阐明各种认知活动的脑机制；另一方面，也可以对各种认知活动的理论假设和模型提供客观、科学的检验。但是，心理活动不仅需要生理基础，更是社会、文化的产物，因此，认知心理学在发展认知神经取向的同时，也要注意对主体社会、文化性的关注。

三、认知治疗理论

现代认知心理学的理论已逐步广泛地被应用于教育、医疗、生产、管理等各个实践领域之中。在认知心理学的影响下，产生了认知治疗法（cognitive therapy）。认知治疗的理论强调认知过程在决定行为中的重要作用，认为认知是行为和情绪的中介，行为和情绪大半来自个体对情境的评价，发生心理障碍的原因是产生了不良的认知模式，即歪曲的、不合理的、消极的信念或思想，它们往往会导致情绪障碍和非适应性行为。治疗的目的是通过认知和行为干预技术，从改变不良认知，逐步达到缓解症状、改变认知结构的目的。目前，已建立并发展了多种临床心理治疗方法，比较有代表性的如艾利斯（Ellis，1955）的理性-情绪疗法、贝克（Beck，1976）的认知治疗法、梅肯鲍姆（D. Mei Chenbaum）的认知行为疗法、戈德弗雷特（Goldfried，1974）的系统性理性矫正等（具体见第八章）。

第五节 心理生物学理论

心理生物学（psychobiology）研究最早可以追溯到希波克拉底，主要由生理学家和心理学家将生理学和心理学的理论、方法相结合，对心理行为现象与生物学机制之间的关系和规律进行探讨。

一、生理心理学取向和心理生理学取向

心理生物学研究发展至今，主要可分为两大研究取向（途径）：生理心理学（physiological psychology）和心理生理学（psychophysiology）。

（一）生理心理学取向

生理心理学也称作生物心理学，主要依据生理学和神经学的过程描述和解释心理现象，研究对象是心理现象的生理机制，也可以说是研究在头脑中产生的心理活动的物质过程。通常以脑的形态和功能参数为自变量，以心理和行为活动为因变量，从分子、细胞、脑区和整个大脑对神经网络的各个层次，对不同生理状态下的行为或心理活动的变化进行研究，以阐明心理行为的神经生物学过程。例如，刺激额叶会激起童年的回忆，损伤海马会引起遗忘等。具体的研究内容包括了知觉的产生、注意、运动控制、睡眠觉醒、摄食饮水行为、繁殖行为、情绪、学习和言语行为等；近来还开展了有关人类病理状态的生理学，例如药物成瘾和心理障碍的基因基础等。此外，躯体疾病也可引发患者在认知、情绪和人格等心理行为的变化，因此，由躯体疾病引发的心理变化也是生理心理学研究的内容。生理心理学的研究常以脑损伤患者作为研究对象，通过对其心理现象的临床观察获取有关人脑功能的认识。但是由于脑损伤患者的损伤部位难以完全一致，导致在临床研究中需要长时间的累积案例，同时获得的结论在推广度上也受到一定限制，因此，该取向的研究也常以动物为研究对象，通过对动物进行系统、严格的饲养、训练和实验控制，开展一系列的研究。该取向的研究不仅可以有助于深入了解和探查人类本身的心理和行为现象的心理机制和生物根源，还为各种心理和精神障碍的诊断和治疗提供理论和实证依据。

（二）心理生理学取向

心理生理学主要研究心理因素如何引起生理变化等一系列问题。研究多以人为主要研究对象，以心理行为活动为自变量，以生理指标为因变量，通过设计不同形式的心理行为活动，采用多导生理仪等仪器记录和测定心率、血压、呼吸、皮肤电、血容量和脑电活动等生理指标的变化和规律。在医学心理学的学科领域内，心理生理学研究的基本课题是身心关系问题。具体的研究内容包括了各种情绪的生理反应及其差异、应激以及身心疾病等，旨在探讨心理－神经－内分泌－免疫机制在疾病与健康中的作用机制。该取向的研究有助于解释心理现象和神经过程的关系，在阐明心身疾病的致病机制和心理治疗对躯体功能的积极作用等临床实践方面有重要意义。

二、心理生物学基础理论

基于心理生物学的两种研究取向，这两种研究取向下的基础理论也各有所侧重。

（一）生理心理学理论

生理心理学取向的理论围绕"脑和心理功能"这一主题展开。早期的理论争论焦点集中在"一元论"和"二元论"问题上。"一元论"的观点认为"心理是脑的功能"，主张心理与脑是一体化。"二元论"的观点认为心与身是两个不同的实体，其代表人物是笛卡尔（R. Descartes）。笛卡尔认为心和身是独立的存在，但是会相互影响，且两者交感于脑内的松果体，

物理的刺激通过松果体被传至灵魂，再被传到身体。到了 19 世纪，研究者又进一步提出了心身平行论，主张心理和身体是两个并存但没有任何联系的现象。这两者之间的争论直到行为主义崛起后才逐渐平息。当前研究者们更多持"一元论"的观点。在这种观点的指导下，就脑的心理功能定位和心理功能组织先后建构了多种理论学说。

1. 功能定位说　功能定位说起源于加尔（FJ. Gall）和施普尔茨海姆（JC. Spurzheim）在 19 世纪初提出的颅相学。颅相学主张脑是唯一的心理器官，人的基本性格和智力是先天决定的；不同的脑皮质区域的发展程度不同，具有不同的心理功能；颅骨的外形和大脑皮质的轮廓一致，因此，人的心理功能与颅骨的外形特征有对应关系，根据头部的隆起部位可以断定该部位皮质发展的情况，进而确定一个人的人格和智力。例如，顶骨后下角的脑区能反映人的好斗性。但是其对许多的心理功能缺乏精确的定义，而且颅骨某些外部特征与皮质的发育程度不能严格对应，无法用它推测脑的发育程度，更不能说明人的心理。尽管如此，颅相学还是极大程度地激发了研究者对脑与心理功能的研究。

1825 年，波伊劳德（JB. Bouilaucl）通过对失语症患者的研究，提出语言定位于大脑额叶，言语行为的控制在左半球。1861 年布罗卡（PP. Broca）发现，左半球额叶第二和第三额回的后部、赛尔维氏裂前端脑组织软化或受损伤，会导致患者丧失说话的能力。他的发现使得功能定位说正式形成，即认为心理功能定位于大脑的某一特定区域。之后大量的研究相继开展，目前，普遍承认的大脑皮质功能定位有：①多数右利手者的言语运动功能在左半球布罗卡区；②多数人的言语理解功能在左半球外侧裂后方的缘上回和角回（韦尼克区）；③随意运动受中央前回直接控制；④中央后回控制躯体感觉；⑤视觉功能位于枕极或枕叶内侧的矩状裂周围；⑥听觉功能位于颞横回；⑦嗅觉加工区位于边缘叶；⑧内脏感觉功能位于岛叶。这些功能比较简单，定位也比较明确，除此之外占皮质最大部分的联合区和边缘系统接受多通道传入的信息，其功能被认为是复杂、综合的，定位就不明确了。所以只能承认它们对不同的心理活动有不同的作用，但无法认定这些心理活动是否独立在特定皮质区域中进行。

2. 大脑半球双势说　大脑半球双势说也被认为是"另类"的功能定位说，主要阐明的是大脑两个半球的功能分工问题。20 世纪 70 年代，斯佩里（RW. Sperry）通过大量割裂脑（即切断联合两半大脑球的胼胝体和其他联合纤维）的研究，提出了大脑半球双势说，即主张大脑的左、右半球在功能上是不对称的，具有专门化的特点，各有各的优势。通常认为左半球在言语加工、数学运算以及分析事物的细微结构和抽象特征等方面有显著优势；右半球在音乐、美术、形象思维以及认识事物的整体性质和空间结构方面有优势。虽然两半球具有明显的功能差异，但这种分工不是绝对的。临床研究发现部分脑损伤患者单侧脑受伤后，对侧脑半球可能出现较强的代偿作用。近年来，"半脑人"（一侧大脑半球失去功能或完全切除者）的研究对"双势说"提出了新的挑战。临床研究发现"半脑人"经过训练以后，半脑也可以恢复另半脑的"优势功能"。例如美国一位 47 岁的男子，为了治疗肿瘤将大脑左半球切除，但 5 个月后恢复了病前许多记忆，甚至还能唱出童年时的歌曲。这说明大脑半球有巨大的潜力和极强的可塑性与适应性，对于大脑半球的功能分工需要进一步的审视和探索。

3. 整体说　整体说的创始人是弗罗伦斯（P. Flourens），他通过对鸽子等动物脑的局部毁损实验发现，不论切除哪个脑部位，只要留下足够的脑组织，动物仍可以恢复同样的功能。弗罗伦斯进而提出脑功能的整体说，认为不存在皮质功能的定位，强调脑功能的整体性。但是由于他实验采用的是低等动物，没有新皮质，因此，他的研究结论直接推广到人类受到一定质疑。整体说的另一位代表人物是拉什利（KS. Lashley），他通过脑损伤小白鼠走迷宫的实验研究发现，如果小白鼠在迷宫学习之后脑组织受到损伤，则已经习得的行为会出现障碍，这种障碍与切除脑组织的数量成正比，但和损伤的部位无关，因此提出了总体活动说，认为大脑皮质的各个部分都同等程度地参与多种心理活动，大脑是以总体发生作用。同时他还提出了大脑功能均势原则，即认为大脑的某一个功能区域内的任何组织都能发挥这一功能区的作用。

除了以上三种学说外，还有鲁利亚（AR. Luria）提出的机能系统学说和福多尔的大脑模块化假设（详见本章第四节）。这两个学说也是当前认知心理学中认知神经科学取向研究的基础理论，因此，在某种程度上也可以认为认知神经科学的发展也是心理生物学发展的体现。

（二）心理生理学理论

心理生理学的研究一直以来深受生理学家们的支持，先后出现了以下代表人物及其理论观点：

1. **坎农的情绪丘脑假说** 20世纪20年代，心理生理学早期研究的代表人物为美国生理学家坎农（W. Cannon）。他通过大量的生理学实验研究，对在各种刺激作用下动物的内部反应进行观察，包括呼吸、心率、肌肉的血液供应变化以及血糖含量的变化等，提出了情绪丘脑假说。该假说认为情绪的控制中枢位于丘脑。强烈的情绪变化会导致动物产生应激反应，通过自主神经系统影响丘脑激素的分泌，进而影响心血管系统的变化。如果长期处于不良的情绪状态，则容易产生生理功能紊乱，导致躯体疾病的发生。

2. **巴甫洛夫的高级神经活动学说** 几乎与坎农同期，俄国生理学家巴甫洛夫通过大量动物和人的反射活动的实验研究，创立了高级神经活动学说。高级神经活动是指动物和人的中枢神经系统活动有别于调节有机体各部分关系的低级神经活动，主要负责调控情绪和内脏功能，保障有机体与外界的复杂关系，使有机体适应周围环境。高级神经活动学说的核心思想是条件反射说（详见本章第二节），认为是机体通过中枢神经系统对作用于感受器的外界刺激发生的规律性反应，条件反射是外在世界和有机体之间形成联系的机制。当高级神经活动异常时，基于条件反射会向内脏发出病理性冲动，使躯体功能失调，产生各种疾病。例如，巴甫洛夫的研究发现长期处于实验性神经症状态下的狗，皮肤上有时出现乳头状瘤，死后解剖可发现各种内脏肿瘤，但对照组没有出现。

此外，巴甫洛夫在研究时发现，条件反射的形成具有个别差异，并认为这是由于大脑皮质的兴奋和抑制过程的强度、平衡性和灵活性不同造成的，因此，他进一步提出了神经类型学说，作为人类气质和性格的生理基础。

3. **塞里的应激适应说** 20世纪30年代，加拿大生理学家塞里（H. Selye）提出了应激适应说。该理论认为应激就是当机体受到外界有害刺激时产生的一系列非特异性反应，表现为"一般适应综合征"，具体包括了警戒、抵抗和衰竭三个阶段。如果应激源持续存在，与机体的应变能力之间的平衡失调，机体就会进入衰竭期，出现头痛、血压升高等一系列症状，并可能由此产生心身疾病。该理论也为心身医学的发展奠定了理论基础。

4. **沃尔夫的心身相互作用理论** 美国精神科医师沃尔夫（HG. Wolff）是现代心理生理学理论的代表人物。与之前几位生理学家不同，他主要开展人类心理生物学的研究。他通过多年的科学实验探讨了心理因素在疾病中的作用，提出了心身相互作用理论，强调心理因素和生理因素之间的相互作用是人类疾病与健康的影响。通过对精神紧张或情绪负荷之下的各种内脏活动变化进行系统研究，他提出情绪在躯体症状中具有重要作用。例如，患者在愉悦状态时，胃黏膜血管充盈，分泌增加；在忧郁状态时，胃黏膜变得苍白、分泌减少、运动受抑制。而且情绪对生理活动的影响还受遗传易感性和个性特征的影响。他还提出有意识的心理活动、对外界刺激的认知和评价对生理功能具有调节作用，是导致疾病或维护健康的要素。他对于心理、社会因素与健康和疾病关系的关注，极大地推动了心身医学的发展。

此外，沃尔夫在研究中采用大量精巧的设计，实现了对心理变量的定量化和对生理病理变化的客观测量，为之后心理生理学取向的研究，尤其是心身疾病的研究提供了规范的研究方法和模式。

三、心理生物学研究方法

鉴于心理生物学研究的多学科交叉化、综合化的特点，它所采用的研究方法也涉及了生理学、生物化学、神经解剖学、影像学、心理学和计算机科学等多个学科领域。生理心理学和心理生理学两种取向的研究在方法上虽然各有所侧重，但主要方法还是通用的，主要有实验毁损法、神经化学法、生理活动的记录与诱发法、遗传学方法、心理测量法、行为诱发和记录法等。随着科学技术的发展，无创伤脑成像等新技术和方法也被广泛采用。

（一）实验毁损法

实验毁损法指破坏部分脑的结构来观察动物行为的实验研究，是研究脑功能的重要方法之一。基本原理是特定脑区功能对应某种机体行为，在相应脑区损伤后动物不能执行这种行为，采用这种方法的目的是推断脑的结构和脑功能的关系，明确这些功能是如何组合起来完成特定的行为。例如，将小白鼠的某个脑区破坏后，发现其不能执行依赖于视觉的任务，可以推论被破坏的脑区与视觉功能有关。主要采用的毁损办法有局部麻醉、射频毁损和兴奋毒性毁损等，但为了避免毁损过程中对脑组织造成的额外伤害影响了研究结果，会在同时选取另一控制组动物进行假毁损手术。动物行为观察结束后需要采用组织学方法、神经束路追踪法等确认脑毁损的部分，并找出脑区与其他脑区之间的传出传入神经联系。由于不能对人脑进行直接毁损研究，早期的研究主要通过对疾病或事故导致的脑损伤以及尸体解剖来进行。目前，计算机断层扫描术（computerized tomography，CT）和MRI常被用来确定患者的脑损伤部位。

（二）生物化学法

生物化学法可用于测定动物脑内生化物质的位置和数量变化以及某种特定神经元的位置，主要通过生化分析探讨心理行为活动对脑内生化物质的影响。例如，已有研究发现大鼠的学习过程会伴随脑细胞内RNA含量的增加。对于分泌某种神经递质的神经元定位通常采用免疫细胞化学技术对肽和蛋白进行直接定位或是对合成递质的酶定位，也可以通过荧光剂对抗体分子定位。对于接受某种神经递质的神经元的定位则可以采用放射自显影技术，通过检验经放射性配体处理的组织中的放射性分布来测定，或者是用免疫细胞化学技术检测蛋白质受体的存在。

（三）神经活动的记录与诱发法

主要通过记录或诱发特定区域的神经活动来研究大脑功能。其原理是神经通路执行正常功能时，电活动、代谢活动和化学分泌会增强，通过观察各种任务中的神经活动，可推测不同脑区的功能。具体包括以下方式：①采用微电极和粗电极分别记录动物的单个神经元和大量神经元活动；采用EEG和MEG记录人脑的神经元活动。已有研究发现海马突触后电位长时程增强和学习、记忆活动有关。②通过注射2-脱氧葡萄糖和放射自显影技术记录动物的脑代谢和突触活动，对人脑则多采用PET和fMRI进行测定。③通过微透析，即通过植入脑内的半透膜制成的细管，分析细胞间液的化学成分的过程，测量大脑中特定神经递质的分泌情况，通常只用于动物。④通过电刺激或化学刺激（例如，向脑内注射少量兴奋性氨基酸）激活动物的某个特定脑区来诱发神经活动，此法可以保证只激活那个特定的神经元胞体，而不影响路径该区域的轴突；对于人脑可以采用TMS干扰局部的神经环路，抑制其功能。

（四）遗传学方法

鉴于基因对机体生长发育的决定性作用，采用遗传学的方法进行行为的生理机制的研究，以探讨遗传对认知和行为的影响。具体方法包括两大类，一类是数量遗传学方法，包括：①双生子研究，比较同卵双生子和异卵双生子在某种特征上的一致性。例如，已有研究发现同卵双生子患精神分裂症的患病率是异卵双生子的4倍，表明这种特征受遗传的影响。②收养研究，比较幼年被收养人群和亲生父母、养父母的差异，如果更像亲生父母就提供了遗传因素的证据，如果更像养父母，则认为是提供了家庭环境因素的证据。另一类是分子遗传学方法，主张在 DNA 水平上用基因测定方法研究特定基因对心理行为的影响，具体包括正向遗传学方法、反向遗传学方法、DNA 重组技术等。目前多应用于对阿尔茨海默病、精神障碍、儿童多动症等疾病以及人格与遗传关系的研究中。

（五）心理应激测试术

心理应激测试术（mental stress test，MST）是一种专门用于应激研究的方法，主要形式是通过多种任务诱发个体应激反应，并进行生理参数记录。目前在实验室研究中应用非常广泛的是特里尔社会应激测试（Trier social stress test，TSST），这是一种标准化的测试，通过模拟面试的真实场景让被试体验失控感，诱发出应激反应，在实验过程中提取被试的血液样本、唾液样本，同时记录心跳。结果发现，TSST 可导致被试心跳加快，促肾上腺皮质激素、皮质醇、生长激素、催乳激素的分泌增加。研究者利用该技术开展了不同类型个体（如性别、年龄）在应激情境下的神经内分泌反应的差异，以及 TSST 诱发应激反应后对认知或者情绪过程的影响。研究者在 TSST 基础上还进一步发展出了蒙特利尔脑成像应激任务（Montreal imaging stress test，MIST）。MIST 采用心算任务的计算机程序，让被试产生"失败"和"失控感"等强烈的应激体验，同时采集脑成像数据和唾液等生理学指标。MIST 主要用于研究应激的脑机制。

四、心理生物学的研究现状

心理生物学的研究主要围绕心理行为的生理机制以及心身相互作用的生物学机制展开。随着科学技术的发展，该领域的研究已经扩展为从分子、细胞、系统到有机体整体的多层次探索，而且很大程度上摆脱了以动物为实验对象的限制，增加了直接以人类为研究对象的操作性和可行性，对人类高级心理活动和心身现象有更多的关注和更新的认识。目前，心理生物学研究主要可以从以下两方面进行概述。

（一）心理的生理机制研究

随着认知神经科学技术的发展，对各种心理与行为活动的生理机制尤其是脑机制的探讨已成为当前研究的热点：①注意。研究发现注意活动需要脑干网状结构、初级感觉皮质、边缘系统的同时参与，尤其是大脑皮质的额叶对注意有调节作用。注意的系统成分还有各自的神经生化机制，其中警觉与脑内的去甲肾上腺素系统有关；定向功能和胆碱系统有关；执行控制功能和前扣带回与前额叶侧面的多巴胺系统有关。②记忆。主要探讨不同类型记忆及编码、存储和提取等记忆过程的脑机制，为不同类型记忆的分类及工作机制提供证据。例如，ERP 的研究发现，外显记忆的提取从刺激后 400ms 开始，主要在前额区和额区；内隐记忆的提取则在刺激后的 300～500ms，主要在中央区和顶区，该结果为两种记忆系统在提取阶段的分离提供了有力证据。海马参与了记忆的初始编码和回忆过程，额叶参与了记忆编码的全过程，但具有不对称性，左前额叶主要参与语义记忆的提取和情景记忆的编码，而右前额叶主要参与情景记忆的提取。③言语。主要探讨不同类型语言加工和不同言语活动的大脑机制。例如，手语和口语加工都激活了左半球的语言区，言语的产生主要由前部脑区负责，言语的理解则由后部脑区负责；但随着加工复杂性的提高，相对于口语，右脑更多地参与了手语理解，左侧缘上回和顶下小叶则更多地参与了手语的产生。近年来脑成像研究还发现左侧额下回在语素加工中发挥重要作用，为探讨语素在词汇识别中的作用提供了重要途径。④推理。研究发现不同类型的推理激活的脑区不同，演绎推理主要激活的是额叶、颞叶和顶叶，归纳推理则主要激活额叶、顶叶和枕叶，其中左侧背外侧前额叶的作用最大。⑤人格。主要为了考察不同人格类型与人格特征是否具有大脑功能的差异以及为人格的先天和后天之争提供证据。例如，采用双生子的研究发现，人格的核心成分自尊有中等的遗传度；个体的自尊差异来自遗传和非共享环境；遗传对自尊的稳定性有较大作用；自尊与认知、情感的联系主要源自共同的遗传基础。而脑成像研究表明，自我的三个子系统各对应不同的脑区：知觉的自我主要与右半球有关；记忆的自我主要与双侧海马有关；思考的自我激活了内侧前额叶皮质。⑥情绪。主要关注不同情绪类型是否存在特定的脑区以及这些脑区的作用机制。已有研究发现不同情绪加工可能存在不同的神经基础，例如，积极情绪更多地激活了左半球，而消极情绪更多地激活右半球；双侧杏仁核选择性地参与恐惧情绪加工，而基底节选择性参与厌恶加工。

（二）心理对生理功能的影响

心理因素对生理功能的影响是心理生物学研究一直关注的问题，近年来的研究主要探讨个性特征、情绪等因素对疾病和健康的影响。

有关个性特征和心身疾病的研究发现，不同的性格类型对心身疾病的发生、发展和转归有重要的影响。例如，个性的冲动性和攻击性特征和高血压的发病率具有高相关性。内、外向型人格者在脑皮质唤起反应上有明显差异；内向者在接受高强度刺激后心率的加速比外向者要大。

研究者采用多种生理记录仪器探讨情绪对生理的影响，获得了许多有价值的研究发现，例如：①和对照组相比，广泛性焦虑症患者静息下收缩压、皮电导与肌电值高，皮电导下降率小且习惯化延迟，存在交感神经系统功能亢进。②惊恐障碍患者在模拟应激状态下，皮电传导增高范围低于对照组，自主神经活动的适应性降低，具有心悸、心跳加快、血压升高、血管容积变化等典型特征。对惊恐再次发作的焦虑增强了患者对躯体症状的敏感程度，提供更多诱发惊恐障碍发作的生理易感因素；反过来，惊恐发作又会加重焦虑恐惧和唤醒水平。③银屑病患者中有40%的人承认发病前产生过焦虑和愤恨的情绪，70%的患者情绪波动后皮损复发。此外，研究者还借助情绪和生理反应的关系开展了测谎研究，例如，事件相关电位技术测谎通常以P300成分为测试指标。研究发现，P300的波幅与受测者的注意程度和刺激的信息量成正比。由于犯罪相关刺激对于真正的罪犯包含更多信息，具有更大意义，因此，会引起高波幅的P300电位。fMRI测谎研究发现，说谎条件下的反应时间显著长于诚实条件，与行为反应抑制相关的腹外侧前额叶的活动也显著加强，表明说谎过程中需要抑制诚实做答这一优势反应，因而延长了反应时间。

总体上，由于方法学和科学技术的进步，心理生理学对心理的生理机制以及心理和生理相互关系的探讨更为深入，所产生的理论和研究结论在临床实践中愈来愈受到重视，为医学心理学的发展拓展了新的领域。

（张　辉　魏　玲）

第四章　心理健康与心理卫生

我国心理学家潘菽教授曾提出："我们因注意身体的健康，故研究生理卫生；我们若要使心理得到健全的发展，则必须注重心理卫生。"那么什么是心理健康？在个体的不同年龄阶段和不同的群体中应如何做好心理卫生工作？本章会针对这些问题进行一一讨论。

第一节　概　述

一、健康与心理健康

（一）健康的概念

古往今来，人人都希望健康，并把健康作为生活是否幸福的标准之一。那什么是健康？传统的观念对健康的概念界定局限于躯体有无疾病，即没有疾病就是健康。但人既是一个生物性的个体，也是一个社会性的个体。人的健康不仅受生物因素的制约，也受心理因素和社会因素的影响。因而随着现代科学技术的进步和医学模式的不断发展，人们对疾病和健康的认识水平也在不断提升。

1948年，世界卫生组织（WHO）在其宪章中指出："健康（health）乃是一种身体上、心理上和社会适应功能上的完满状态，而不仅仅是没有疾病和虚弱的状态。"由此可见，完整的健康概念不仅指生理健康，还应该包括心理健康和社会适应能力良好的状态。1989年，WHO对健康又进行了新的定义："健康不仅指没有疾病，还包括生理、心理、社会适应和道德品质的良好状态。"我国《辞海》（1989年）中的健康的概念是："人体各器官系统发育良好、功能正常、体质健壮、精力充沛并具有良好劳动效能的状态。通常用人体测量、体格检查和各种生理指标来衡量。"

健康的内涵广泛，从不同学科或不同的角度会生出不同的健康定义。1948年WHO给健康下的定义为多数人所接受，也就是说衡量一个人是否健康，必须从生理、心理、社会功能等三因素去分析，其中心理因素包含行为表现，社会适应功能的评价包含着道德品质是否良好。具体而言，一个人健康与否不仅看他有没有器质性或功能性异常，还要看他是否有主观不适感和社会公认的不健康行为。半个多世纪以来，WHO向全世界的医务工作者不断提出新的挑战，这就是在医治患者躯体上的健康问题的同时，还要关注他们的社会功能适应是否良好、心理是否健康等问题，这样患者的健康才能得到真正的维护。

（二）心理健康的概念与标准

1. **心理健康的概念**　关于心理健康的概念，在当前学术界仍然存在争议。国内外学者由于个人所处的社会文化背景不同，研究问题的立场、观点和方法相异，迄今心理健康尚无统一、标准的概念。美国精神病学家麦灵格（K. Menninger）认为，心理健康是指人们与环境相互之间最高效率即快乐的适应情况。第三届国际卫生大会（1946年）将心理健康定义为：所谓的心理健康是指在身体、智能及情感上与他人的心理健康不相矛盾的范围内将个人的心境发展成最佳状态。《简明不列颠百科全书》指出：心理健康是指个体心理在本身及环境条件许可范围内所能达到的最佳功能状态，但不是指十全十美的绝对状态。

综合上述观点，我们可以将心理健康（mental health）定义为：是一种持续高效而满意的心理状态，个体在这种状态下能够与环境有良好的适应，其生命具有活力并且能充分发挥其潜能。具体表现为：心理健康的个体，其身体、智力、情绪十分协调；积极调节自己的心理状态适应环境；有幸福感；在学习和工作中能够充分发挥自己的能力。

2．心理健康的标准　关于心理健康，至今还没有公认的统一标准，以下选取几个影响较大的标准供大家参考。

(1) 人本主义心理学家马斯洛（A. Maslow）与米特尔曼（D. Mittleman）提出的十条标准为：

1) 充分的安全感。安全感是人的基本需要之一。如果惶惶不可终日，人便会产生抑郁、焦虑等心理，继而引起消化系统、心血管系统等的功能失调，甚至会导致病变。

2) 充分了解自己，对自己的能力做出恰如其分的判断。如果勉强去做超越自己能力的工作，就会显得力不从心，于身心健康大为不利。近几年常出现一些个体由于超负荷的工作而造成"过劳死"的令人惋惜的情况。

3) 生活目标切合实际。由于社会生产发展水平与物质生活条件有一定限度，如果生活目标定得太高，必然会产生挫折感，不利于身心健康。

4) 与外界环境保持接触。因为人的精神需要是多层次的。与外界接触，一方面可以丰富精神生活，另一方面可以及时调整自己的行为，以便更好地适应环境。

5) 保持个性的完整和和谐。个性中的能力、兴趣、性格与气质等各种心理特征必须和谐而统一，方能得到最大的施展。

6) 具有从经验中学习的能力。现代社会知识更新很快，为了适应新的形势，就必须不断学习新的东西，使生活和工作能得心应手，少走弯路，以取得更多的成功。

7) 保持良好的人际关系。人际关系中，有正向积极的关系，也有负向消极的关系。人际关系的协调与否对人的心理健康有很大的影响。

8) 能适度地表达和控制自己的情绪。人有喜怒哀乐不同的情绪体验，不愉快的情绪必须释放，以获得心理上的平衡。但情绪的表达要适度，否则既影响自己的生活，又加剧了人际间的矛盾，于身心健康无益。

9) 在不违背集体意志的前提下能有限度地发挥自己的才能与兴趣爱好。人的才能和兴趣爱好应该充分发挥出来，但不能妨碍他人利益，不能损害团体利益，否则会引起人际纠纷，徒增烦恼，无益于身心健康。

10) 在不违背社会道德规范的前提条件下，个人的基本需要能得到恰当的满足。个体的基本需要得到满足才能达到心理健康，但前提是必须符合社会规范，否则将受到良心的谴责、舆论的压力乃至法律的制裁，自然毫无心理健康可言。

(2) 中国精神卫生专家许又新教授提出了三条标准：

1) 体验标准。以个人的主观体验和内心世界作为衡量心理健康的标准。其中包括是否有良好的心境和恰当的自我评价。如果一个人长期感到不愉快、对自我评价过低，就会影响自己的心理健康。

2) 操作标准。用观察、实验和测验等可操作的方法来了解人的心理活动的效率高低，又称为效率标准。主要包括个人心理活动效率和个人的社会效率或社会功能。例如工作及学习效率高低、人际关系和谐与否等。

3) 发展标准。着重对个人心理发展状况进行纵向考察和分析。一个人如果有明确的目标，有向较高水平发展的可能性，并能很好地自我调控，把理想变为切实可行的行动，则是心理健康的标志。

(3) 归纳中国国内学者的研究成果总结出的标准为：

1) 智力发展正常。智力正常是一个人正常生活的最基本的心理条件，是心理健康的首要标准。凡是在智力正态分布曲线内以及能对日常生活做出正常反应的智力超常者,都属于心理健康的人。

2)情绪乐观稳定,意志品质健全。心理健康者能经常保持愉快、开朗、自信的心情,行动目的明确,独立性强;善于从生活中寻求乐趣,对生活充满希望;在任何条件下从不动摇对既定目标的执着追求,克服困难,坚持到底;心理健康者一旦有了负性情绪,能主动进行调控以适应外界环境,具有良好的心理承受力。

3)人际关系和谐。和谐的人际关系是心理健康必不可少的条件,也是增进心理健康的重要途径。人际关系和谐主要表现在:乐于与人交往,有稳定而广泛的人际关系和自己的朋友;在交往中保持独立而完整的人格,有自知之明,不卑不亢;能客观评价别人,取人之长、补己之短,宽以待人;在交往中能以尊重、信任、友爱、宽容和理解的态度与人友好相处;与他人同心协力、合作共事,并乐于助人等。

4)人格健全完整。一个人人格形成的标志是自我意识的形成和社会化。人格健全完整是心理健康的最终目标,其表现在:人格的各个结构要素不存在明显的缺陷与偏差;具有清醒的自我意识,了解自己、接受自己,客观评价自己,既不妄自尊大,也不妄自菲薄,生活目标与理想切合实际,不产生自我同一性混乱;以积极进取的人生观、价值观作为人格的核心,有相对完整的心理特征。

5)适应社会环境。能否适应变化着的社会环境,是判断一个人心理健康与否的重要基础。能适应环境主要指:有积极的处世态度,与社会广泛接触,对社会现状有较清晰正确的认识,其心理行为能顺应社会改革变化的进步趋势,勇于改造现实环境以达到自我实现与社会奉献的协调统一。在行为方面,行为方式与年龄特点、社会角色相一致;行为反应强度与刺激程度相一致。

在界定上述心理健康标准时,还应注意以下几个问题:

首先,心理健康是一个文化的、发展的概念。不同地域、不同民族和国家之间因社会文化背景差异,心理健康标准可能不同。

其次,从心理健康到心理不健康是一个连续带。每个人的心理健康水平可处于不同的等级,健康心理与不健康的心理之间难以分出明确的界限。现代社会中很多人可能处于非疾病又非健康的"亚健康状态"或称"第三状态"中。

最后,要区分个体的心理是否健康和是否有不健康的心理和行为。判断一个人的心理健康状态,不能简单地根据一时一事下结论。心理健康是较长时间内持续的状态,一个人偶然出现一些不健康的心理和行为,并不意味着此人一定心理不健康。例如某人在公交车上发现自己的手机丢了,便开始大喊大叫,并怀疑是自己身边的人偷了。他此时此刻的心理和行为是丢东西后的正常反应,但不能说他的心理是不健康的。

二、心理卫生与心理卫生运动的发展历程

(一)心理卫生的概述

心理卫生(mental hygiene)指以积极有益的教育和措施,维护和改进人们的心理状态以适应当前和发展着的社会环境,从而使生理、心理和社会适应功能都保持完满和良好的状态。

心理卫生的目的是维护和促进人们的心理健康,而为了保持和增进心理健康则必须讲究心理卫生。心理卫生在维护和促进人们的心理健康上主要有三级预防:初级预防是向人们提供心理健康知识,以防止和减少心理疾病的发生;二级预防是及早发现心理疾患并提供心理和医学的干预;三级预防是设法减轻慢性精神疾病患者的残疾程度,提高其社会适应能力。

(二)心理卫生运动的发展历程

心理卫生的思想源远流长。早在两千多年前的《黄帝内经》中就已强调"圣人不治已病

治未病"的思想。在《管子·内业》中讲到，促进心理健康的重要方法是"止静、平正、守一"，即人形体要正、心神要静、和平中正、节欲去凶、专心致志、独乐其身。孔子强调用诗歌、音乐等来陶冶人的性情的心理保健作用。古希腊的希波克拉底在提出气质类型的学说时，指出一个人身体是否健康、人格是否健全，都与体内的四种液体（血液、黄胆汁、黑胆汁、黏液）的比例是否恰当有关。如何使人的四种体液始终保持正常平衡，或把已经紊乱的体液结合恢复到正常状态是实现心理健康的基本途径。

近代世界心理卫生运动是从改善精神疾病患者的待遇开始的。1792 年，法国精神科医生皮内尔（P. Pinel）针对当时精神疾病患者在精神病院所受到的火烤、鞭笞、锁链的束缚等非人待遇，提出要使精神疾病患者得到康复，除了不受束缚之外，他们还应该从事有益的劳动，并且人们要以关心的态度来倾听他们的诉说。皮内尔率先实施了他的理念，并得到了当时的法国政府的支持。一般认为，这是心理卫生运动的起点。1908 年，美国一位名叫比尔斯（CW. Beers）的人，以自己患精神疾病后又恢复健康的亲身经历所著的《一颗发现自我的心灵》（*A Mind That Found Itself*）一书出版后，在美国引起了社会的普遍重视，社会各界人士表示愿意帮助比尔斯推进他所规划的心理卫生运动。该事件标志着心理卫生运动的飞跃发展。1908 年 5 月 6 日，在美国社会各界人士的赞助和支持下，比尔斯在其家乡成立了世界上第一个心理卫生组织——康涅狄格州心理卫生协会。该协会的办会宗旨有五项：保持心理健康；防止精神疾病；提高精神疾病患者的待遇；普及关于心理疾病的认识；开展与心理卫生有关的机构的合作。该协会活动的对象扩展到了整个美国社会，从而为心理卫生运动奠定了坚实的基础。在美国心理卫生运动的影响下，许多国家也纷纷成立了自己的心理卫生机构。到了 1930 年，第一届国际心理卫生大会在美国华盛顿举行，来自包括中国在内的 53 个国家的代表出席了该大会，并成立了以"保持和增进世界各国人民心理健康、研究、治疗和防止心理疾患和心理缺陷、增进全人类的幸福"为活动宗旨的"国际心理卫生委员会"，呼吁全世界人民重视心理卫生。由此心理卫生运动已经普及到了世界各地。

在中国的心理卫生运动，最早是 1936 年 4 月由教育学家、心理学家、医生、社会学家及其他知名人士等 100 多人参加的在南京召开的中国心理卫生协会成立大会。但由于战争的原因，该协会未能开展工作。到了 1985 年 9 月，中国心理卫生协会在山东泰安正式成立，心理卫生工作和各类学术活动真正普及和开展起来，对我国人民的全面健康与社会的文明、进步起到了积极的促进作用。

第二节 个体不同年龄阶段的心理卫生

研究心理卫生是一个系统工程，应从胎儿及婴幼儿期开始做起，直到生命的结束。个体的人生依据不同的生理和心理特征划分为不同的年龄阶段，因此个体不同年龄阶段的心理卫生工作侧重点也不同。做好每一年龄阶段的心理卫生对个体的健康，尤其是心理健康而言都至关重要。

一、胎儿期的心理卫生

胎儿期指由受孕成胎到出生的时期。胎儿的发育主要受遗传及生物因素的控制，但胎儿发育的内外环境及母亲自身状况也会对胎儿的健康产生影响。神经解剖学和神经生理学的研究表明：怀孕 4 周的受精卵能对直接和间接的刺激作出反应；胎儿发育到第 8 周时对母亲传来的信息较为敏感，第 10 周时，压觉、触觉感受器已形成；第 20 周对音响有反应；第 23 周，胎儿大脑皮质结构形成，沟回逐渐增多；到出生前，脑细胞分裂基本完成，脑发育基本定型。做好胎儿期的心理卫生，保障胎儿的健康发育对人的一生都有着重要的意义。

(一)创造良好的胎儿发育环境

1. 孕妇要注意饮食健康,预防各种疾病。上海市的一项研究发现:如婴幼儿在胎儿期间存在重金属暴露,则会影响新生儿的神经行为发育,其中饮食和装修污染是脐血中重金属的主要来源。另外,孕妇的身体健康对胎儿的发育至关重要。孕妇前三个月内感染风疹后,风疹病毒可以通过胎盘,使胎儿发生先天性风疹。重者可导致死产或早产,轻者可导致先天性心脏畸形、白内障、耳聋和发育障碍等。此外,孕妇如果严重缺碘就会发生甲状腺肿大,严重者会影响胎儿智力发育和体格发育。另外,孕妇如果患妊娠高血压综合征(简称妊高征)、心脏病、慢性肾病、癫痫等疾病,也会对胎儿带来不利的影响。

2. 孕妇要保持良好的情绪状态。我国古代妇科医书《妇人秘科》提到:"受胎之后,喜怒哀乐,莫敢不慎。"叶海慧等人发现孕妇在放松平静的情绪状态下,胎儿胎盘的循环阻力下降,灌注胎盘的血液量增加,这样的血流动力学改变有利于增加对胎儿的营养物质和氧气供应,对胎儿的生理和智力的发育十分有利。如果孕妇长期处于忧郁的心理状态,会造成胎盘血液循环不良,影响胎儿发育。并且孕妇的恐惧、紧张情绪会使血管痉挛,引起胎儿畸形,如唇裂、腭裂等,并诱发孕妇妊高征的发生。因而为了胎儿的健康发育,孕妇在孕期应尽量避免情绪激动或精神紧张,并保持良好的心态。

(二)进行科学积极的胎教

胎教(fetus education)是根据胎儿各感觉功能发育的实际情况,有针对性地、积极主动地给予适当合理的刺激,使胎儿建立其条件反射,进而促进其大脑功能、躯体运动功能、感觉功能及神经系统功能的成熟,为出生后的早期教育奠定基础的一种方法。有研究者通过四维彩色多普勒超声对胎儿宫内的状态及对母体语言安慰、抚摸及播放轻音乐时产生反应的个例实施观察,发现胎儿有丰富的自发情绪及行为,并对外界刺激有即时反应,这为胎教存在的客观性提供了直接依据。孕期进行胎教可以刺激胎儿的感觉器官,促进胎儿神经系统的发育,可使婴幼儿发育商(development quotient, DQ)得到提高,并且能够提高婴幼儿的听敏度。目前常用的胎教方法有音乐胎教、语言胎教、运动胎教等。科学的胎教应按照胎儿各感觉功能发展的顺序,以科学的态度、适宜的程度、可靠的方法进行,否则会对胎儿的正常发育造成不良影响。

二、婴儿期的心理卫生

婴儿期是指个体0～3岁的时期。婴儿期是个体一生中生理和心理发育最迅速的时期之一。婴儿的脑重增加到1kg左右,相当于成人的2/3。此阶段是口头语言开始发生、发展的关键期。婴儿从完全不懂语言到能够运用语言与人交往,并通过语言调节自己的行为。该时期,运动技能从躺卧状态发展到独立行走和随意运用双手操纵物体。婴儿的自我意识也开始发展并出现了比较复杂的情绪体验。该阶段要做好的心理卫生工作主要有以下几点。

(一)父母应多与婴儿进行交流与接触

神经心理学研究表明:脑细胞开始的增殖主要涉及遗传因素,但是早期经验可以改变不受遗传因素控制的微神经元的功能特性。婴儿期,父母可以有意识地为孩子提供适量的视觉、听觉刺激,促进婴儿感觉器官的发育。并且父母多与婴儿交流和接触有利于建立亲密的、持久的情绪联络。英国精神分析学家鲍尔比(Bowlby)认为,如果个体婴儿期缺少母亲的照顾或没有形成一种安全可靠的情感联系,那么个体成人后可能会对他人缺乏信任感和不具备形成稳定而亲密的关系的能力。

(二)适时给婴儿断奶

"断奶"是指以母乳喂养的婴儿通过添加代乳品及相宜的辅食,逐步过渡到完全让孩子自己吃正常饮食,不再吃母乳。婴儿期的孩子对母亲的乳房有较强的依恋,这是因为孩子从妈妈的乳房那里得到了最基础和最重要的生理满足,体验到妈妈的爱,建立对世界的安全感。随着认知能力和运动能力的发展，儿童从一岁半开始发展自己的独立意识，并且此时母乳已不能完全满足宝宝生长发育的需要，此时应有计划地断奶并添加辅食，以有利于婴儿心理和生理的健康发展。WHO建议纯母乳喂养到6个月，然后在逐步添加辅食的同时，继续母乳喂养到至少1岁。断奶过早或过晚都不利于孩子的健康发育。断奶期间不必让母亲与孩子分开，以免引起孩子的分离焦虑，并且家长要多陪伴孩子，给孩子更多的关爱。

（三）加强口头言语训练和感觉统合训练

婴儿期是语言发展的关键期。心理专家认为：对婴儿越加以注意，婴儿听到周围的声音越多，第二信号系统方面的暂时联系发展得越快，因此，家长应多与婴儿交谈，给孩子唱儿歌、讲故事，鼓励婴儿多说话，以有效地促进孩子语言的发展。感觉统合训练是指同时刺激多种感官的游戏或运动，如爬行、玩滑梯、荡秋千等。通过感觉统合训练使婴儿感觉统合正确，身体各部位能得到和谐有效的锻炼，避免出现感觉统合失调。感觉统合训练在婴儿期能有效地促进婴儿脑部的发育，是婴儿心理正常发展的关键。

（四）培养婴儿良好的习惯

1. 培养婴儿良好的睡眠习惯。在保证婴儿一定的睡眠时间外，要注意锻炼婴儿在任何情况下都能入睡，如不怕吵、不用抱、不用摇而自行入睡，这有利于训练婴儿的环境适应能力。有的父母常抱着婴儿睡或者摇晃婴儿入睡，这样容易使婴儿产生依赖性，对心理健康发展不利。

2. 培养婴儿健康的卫生习惯。婴儿期要注重训练大、小便的控制和排泄的卫生习惯。训练时父母应耐心地用和蔼的态度帮助婴儿养成健康的卫生习惯，若采用埋怨、呵斥、不加理睬的态度进行训练会对婴儿的心理健康造成影响。精神分析理论认为成人具有洁癖或不讲究个人卫生等不良行为源于父母在个体婴儿期进行的不适宜的排泄训练所造成的。

三、幼儿期的心理卫生

3～6岁的个体属于幼儿期。此时个体的脑重已接近1.3kg，词汇量和语法结构也发生了质变。幼儿出现了简单的逻辑思维，并出现了独立的愿望，表现为对事物的评价常带有极大的主观性并有逆反行为出现。社会性情感发展较快，个体在幼儿期间有了基本的道德感和理智感。幼儿在成长的过程中可能会出现的心理问题，主要包括情绪不稳定、爱发脾气、任性、多动、以自我为中心、破坏性行为等。一些幼儿可能会出现相对比较严重的心理问题，如口吃、多动症、自闭症等。幼儿期的心理卫生可从以下几点做起：

（一）重视家庭环境熏陶

家是孩子的第一所课堂，家长就是孩子的第一任老师。家庭环境对幼儿的健康发展影响深远。《颜氏家训》写道："夫风化者，自上而行于下者也，自先而施于后者也。父不慈则子不孝，兄不友则弟不恭，夫不义则妇不顺矣。"这句话的意思是教育感化这件事，是从上向下推行的，是从先向后施行影响的，所以父不慈就子不孝，兄不友爱就弟不恭敬，夫不仁义就妇不温顺了。这表明了家长言传身教的作用和家庭环境对人的影响。家庭气氛的和睦融洽以及民主平等有利于幼儿形成良好的德行。研究表明在民主性教养方式下成长的儿童，性格更多地显示出独立、积极、态度友善、情绪稳定等特征。

（二）以"慈而有度，严而有格"的方式正确对待幼儿"不听话"的行为

幼儿在成长过程中可能会出现情绪不稳、爱发脾气、任性、多动、以自我为中心、破坏性行为的特征。针对孩子表现出的"不听话"行为，家长不应采取粗暴的行为进行严惩，也不能用溺爱的方式去盲目地顺从孩子的要求。正确的方法是以心平气和的方式去关注孩子的需要，理解孩子的感受，并且细致地给予孩子指导和教育。

（三）注意缺陷多动障碍和选择性缄默症的诊断和治疗

注意缺陷多动障碍（attention-deficit hyperactivity disorder，ADHD）又称多动症，是最常

见的儿童时期神经和精神发育障碍疾病,以注意力不集中、容易分心、多动、冲动行为为主要特征。该病发病常见于7岁前,且多在3岁左右发病,总患病率为3%~10%。选择性缄默症(selective mutism,SM)是一种童年障碍,这类儿童具有正常的语言理解能力和语言表达能力,却有选择地在某个特定的、需要言语交流的场合保持缄默不语。选择性缄默症在5岁儿童中的患病率为0.72%。针对以上两种疾病家长应注意进行及时的科学诊断与治疗。尤其注意不要因为孩子外在的表现轻易给孩子贴上"疾病"的标签。而一旦确定了疾病,在孩子治疗的过程中家长应以积极的态度,结合多方力量,如医疗机构、学校、社会团体等为孩子创造一个融洽、和谐的气氛,以有利于治疗的成功。

四、童年期的心理卫生

童年期指7~12岁的时期,处于此期间的儿童为学龄儿童。童年期的个体神经系统成熟度已经达到97%。生活方面则从以游戏为主过渡到校园生活为主。各种感觉的感受性不断提高,记忆能力从机械记忆转向理解记忆。思维由具体形象思维向抽象逻辑思维发展,语言得到了正规的训练,自我意识进一步发展,社会意识逐渐增强,是个性品质和道德观念形成的关键期。

(一)培养学校适应能力

学龄期儿童刚入学时由于要面对陌生的环境、同学和老师,可能会出现适应困难的现象,如出现焦虑、恐惧、抑郁的情绪和拒绝上学的行为。为了使孩子能适应校园的学习生活,可在儿童入学前提前改变孩子的饮食、起居规律,使之与学校的要求一致。老师与家长也应当给予孩子具体的指导和帮助,重视教育的直观性和趣味性,建立温馨快乐的学校生活。

(二)激发学习动机,培养学习兴趣

学龄期儿童具有强烈的好奇心和求知欲,教师应注意安排好学习活动,注意培养学生的学习兴趣和科学的学习方法,使儿童养成自学的良好习惯。家长和老师要正确地引导孩子对考试名次、分数有正确的认识,培养正确的学习动机。针对学龄期儿童出现的逃学、上课注意力差、不按时完成作业等行为,家长和老师应循循善诱、正确引导,不要武断惩罚,以免造成不良的后果。

(三)建立良好的同伴关系

童年期儿童的交往对象从以父母为主转移到以同龄伙伴为主,因此,同伴关系对其心理发展有重要的价值。同伴关系是儿童学习社会技能的重要途径。在与同伴的交往中,形成对他人观点的敏感性,掌握了人际交往过程中的交往规则,学习了社会适应行为,并学会建立和发展亲密关系,为青少年期和成年期建立亲密友谊关系做好准备。另外,同伴关系还影响到儿童对学校的态度。同伴关系良好的儿童对学校态度更为积极,反之则对学校的态度较消极,并会影响到整个学校生活的质量,因此,注重孩子的同伴关系对于儿童获得群体归属感、提高心理健康水平具有非常重要的作用。

五、青少年期的生理卫生

青少年期又称青春期,一般指十一二岁到十七八岁,主要处于初中阶段和高中阶段。这一时期是以生殖器官发育成熟、第二性特征发育为标志的时期,是由儿童逐渐发育成为成年人的过渡时期。青少年期体质发育快,生理功能不断成熟,认知功能全面和均衡发展,但在情绪方面存在情绪体验敏感而不稳定、情绪反应快而强烈但不够持久的现象,因而青少年的心理卫生工作要注重以下几点:

(一)学会控制和调节情绪

青少年是一个非常敏感的群体,对外部的压力和变化心理承受能力弱,因而外界刺激常常

使他们陷入焦虑、抑郁等情绪不稳的境地。近年来研究发现,在中学生群体中抑郁具有很高的发生率。抑郁正成为当前中学生普遍的心理健康问题。分析其原因主要是青少年时期是自我意识发展的第二个飞跃期,但青少年的自我意识发展具有矛盾性。当理想自我和现实自我发生矛盾时,青少年常常会感到一种"挫败感",对自我的认识缺乏客观性,在自我体验上表现出丰富而敏感的特征,常常因为一些小事而引起强烈的情绪反应,因而,老师和家长应引导青少年不断加强自己的长处和优点,并能正视自己的缺点加以改正。通过教育,帮助青少年控制不良情绪的表现,引导青少年提高自我控制情绪的能力。

(二)处理好学业问题

青少年时期是人生发展的关键时期,也是学习压力较重的时期。这一时期课程任务重,难度增加,升学压力较大,青少年又正处于生理和心理发育的青春期,非常容易出现因学业压力大而导致的自卑、压抑、焦虑、抑郁、厌学的问题。在青少年时期出现较多的学业问题是学习困难和考试焦虑。

学习困难学生是指智力正常,但学习效率低下,达不到国家大纲要求水平的学生。学习困难学生最显著的特征是缺乏自信,自我评价和自我调节能力低。长期的学习成绩低下导致其对学习的兴趣和自信降低,进而选择逃避、自暴自弃,严重的会逃学、休学等。针对此问题,对有学业困难的学生实施专业的心理疏导和学习技能培养是十分必要和有益的。干预方法主要有行为矫正干预、认知干预、认知行为干预等。

考试焦虑是一种严重影响考试水平发挥的情绪反应。在情绪上表现为担忧、焦虑以及注意力不集中、记忆力下降,行为上表现为坐立不安、手足无措并伴随着头痛、食欲下降、恶心、心慌等。有调查表明:在考前有中度或重度焦虑的学生占学生总数的20%左右。郑日昌等学者们认为过度的考试焦虑会对学生的心理健康产生消极的影响,导致自我评价偏低、情绪难以稳定、人际关系紧张,使学生的社会适应力大大降低,形成易退缩、过于胆怯或富有一定攻击性等特点,因而,学校和家长应重视学生的考试焦虑,对其进行干预。干预的方法一般有放松训练、系统脱敏训练、认知技能训练、催眠放松等。

总之,针对青少年的学业压力问题,要注意予以青少年针对性的指导,帮助他们正确认识和对待学习中的一些问题,并且能够结合实际情况,确定合适的奋斗目标。

(三)解决人际关系问题

青少年时期的人际交往方面主要表现在同伴、师生和亲子这三方面。

1. **建立亲密的同伴关系** 青少年时期同伴关系是最重要的人际关系。研究发现和幼儿相比,青少年的友谊关系的亲密水平更高。他们和同伴一起更多的是交流思想或倾诉自己的情感,个体也能够表现出理解、忠诚、敏感、可靠等行为特征。青少年同伴关系的状况会不同程度地影响到他们的学习、生活和健康心理的维护。

2. **培养民主的师生关系** 青少年时期个体与老师之间的关系往往与儿童时期的师生关系不同。由于认知和身心的发展,自我意识和独立性的增强,青少年时期学生开始品评老师,甚至有的学生对某些老师的说教产生逆反心理。而部分老师对一些学生的不理睬或不信任而使学生产生对抗心理等情况,使得学生出现了心理压抑、富有攻击性行为等问题。青少年时期老师仍是学生的理想目标和公正代表。学生希望得到老师的关心、理解和支持,因此,老师应以理解的态度用爱心和耐心去面对青少年时期的学生,建立一种民主的师生关系,促进青少年的健康成长。

3. **处理好亲子间的沟通问题** 一旦进入青少年时期,父母榜样的作用会逐渐弱化,青少年逐渐形成自己的价值观、人生观,开始重新审视现有的观念,不再愿意墨守成规、原封不动地接受父母的观点。青少年对父母的依赖和依恋逐渐被同伴所削弱,同伴逐渐成为青少年感情倾诉的依赖对象,并且在行为上也表现为抗拒父母的干涉和控制。青少年与父母关系的变化导致了亲子关系面临着挑战，因而要加强对青少年和父母双方的引导，促使他们更加理性地看待和处理亲子关系。父母应学会与孩子平等交谈，只做顾问不做指导员，给孩子足够的自由天地，培养孩子独立坚强的意志品质。

（四）加强性健康教育

青少年正值青春发育期，应及时对他们进行性科学教育。学校可通过健康讲座、健康知识普及活动等形式对青少年开展以性生理健康、性心理健康、性道德和法治教育等为主要内容的教育，引导他们对性有正确的认知态度。青少年应正确理解性冲动，接受其自然性与合理性，并能积极参加一些有益的集体活动，将心理活动的指向从性转向学习、生活中，减少对性的关心，并且慢慢适应性功能成熟状态的各种生理表现，如女生出现月经初潮、男生遗精等。

六、成年初期的心理卫生

成年初期年龄阶段的划分一般是依据个体从生理成熟后，到社会成熟这一时间阶段，具体年龄界定为18～35岁。这一时期是个体毕生发展过程中从儿童走向成人的第一个时期。在这一发展时期，个体发展的主要特点是自我意识得到了迅速发展，自我同一性确立，人生观、价值观趋于稳固，个体进入了一个相对平静、相对成熟的发展时期。在这一阶段，基本社会化过程已完成，个体成为了一个真正意义上的社会人。职业选择与事业发展的困惑，恋爱、婚姻、家庭的确立过程中的调适等是成年初期主要面对的问题。

（一）建立正确的职业价值观，做好职业选择

追求事业的成功是成年初期个体职业发展的总特点，但是成年初期的个体在事业上是否成功，往往与职业的价值观联系在一起。人们在选择职业时希望自己从事的职业能满足自己所有的要求，并且受到最小的限制；希望能够从职业中获得自尊感，帮助自己实现自身价值。要做好职业选择，首先，成年初期的个体必须认清自我，了解自己的兴趣、能力和人格特征，选择适合自己特点的职业；其次，建立正确的职业价值观，理性降低对金钱的期望值，尽可能地将自我成长和自我实现作为职业选择首选的价值观，明确自己的目标和追求，把自己的主要精力放在自己最看重的事情上，主动舍弃难以达到或无法达到的目标。

（二）建立正确的婚恋观

成年初期，个体的社会化发展出现了新的特点，主要表现在情感的发展已趋于稳定，而且社会情感占主导地位。一般来讲，个体到青少年期初发情窦，但毕竟社会不提倡"早恋"，因而爱情的鼎盛期是在成年初期。爱情是人际关系发展中随着感情加深而发展的历程，在此基础上恋爱、结婚。当今社会婚恋价值观呈现多元化。廖莎莎等人对当代青年爱情观进行了调查，发现学历水平越低越趋向于贪图性欲和现实功利取向。金钱因素在当今人们婚恋观中的地位也在上升，经济基础成为婚恋双方考虑的重要因素。正确的婚恋观使青年男女理性、认真地择偶，正确对待婚恋关系，认识到婚姻不仅是共同生活的需要，更多的是情感交流和关怀的需要，从而维护爱情的长久和婚恋关系的稳固。

（三）做好从为人子女到为人父母的角色转换

有研究表明83%的夫妇将第一个孩子的来临称为"人生危机"。因为孩子使年轻的夫妇在社交活动、家务负担、经济开支、住房条件和夫妻感情方面都会受到不同程度的影响。就积极方面而言，有了孩子对多数的年轻夫妇而言得到了最大的愉悦和满足，觉得自己更有责任感、更成熟，人生更加充实；就消极方面而言，照顾孩子会增加婚姻压力，使夫妇单独相处的时间减少，使婚姻面对现实而失去浪漫，从而影响婚姻质量。年轻的夫妇可从以下几点做好角色的转化：寻求家中长辈的帮助；夫妻双方多做沟通；共同做好家务劳动；多了解一些育儿经验；正确认识到自己的责任和义务。

七、成年中期的心理卫生

成年中期又叫中年期。按照我国传统习惯，一般指 35～60 岁这段时期。中年期是个体一生中最成熟、精力最充沛、工作能力最强的阶段。处于中年期的个体的知识的积累和思维能力都达到了较高的水平。个体情绪、情感趋于稳定，更善于控制自己的情绪，较少出现冲动，个性也已稳定并具有稳定的社会关系。但是中年期存在着渴望健康与追求成就的矛盾、人际关系错综复杂、家庭与事业双趋冲突等的问题，因而心理压力普遍都超负荷。如若不能正确对待和妥善处理这些问题，就会严重影响身心健康。

（一）做好身心健康和追求成就的平衡工作

成年中期个体是社会的中坚力量，具有多种社会角色，因而长期承受着高强度的紧张与心理压力，严重威胁着中年人的心身健康。近年来常有不少有才华的中年人英年早逝，不仅给家庭造成不幸，也给社会造成了不必要的损失。首先，中年人应科学地认识自己的生理、心理特点，协调好智力和体力之间的关系，不要超负荷地工作，做到尽力而为、量力而行。其次，中年人要学会以积极的态度面对生活中的变化，正确看待成功和失败、淡化名利地位、提高对挫折的忍受能力。最后，加强体育锻炼。体育锻炼对中枢神经和内分泌系统有良好的作用，可以改善循环和呼吸功能，促进新陈代谢，提高大脑的工作效率。

（二）营造良好的家庭氛围

成年中期的个体多数是上有父母、下有子女，能否处理好家庭关系，营造良好的家庭氛围，对促进心理健康有重要的意义。在所有的家庭关系中，夫妻关系的和谐是家庭良好氛围的关键。夫妻之间建立相互信任、双方在情感和行为上表现出较高的同一性，才能在处理家庭问题上达成共识，取得一致的意见。家庭中亲子关系也是中年人常遇到的困惑之一，因而要注意良好的子女教育方式，要了解孩子的心理特点，尊重孩子的人格，并且根据孩子的能力适当设立对孩子的期望值。

（三）做好更年期心理卫生工作

更年期是由性功能旺盛的生育期向老年期过渡的一个转折时期，是一个比较特殊的生命变更时期。女性更年期一般为 45～55 岁，男性一般为 55～65 岁。由于此时期生理与心理上的巨大变化，一部分人的一些生理功能失调的反应和自主神经功能紊乱的症状，以及不良的精神症状严重影响了工作和生活，故而称为更年期综合征。处于更年期的个体要主动学习有关更年期的科学知识，认识到更年期会出现的身心症状是生理正常的变化。当出现更年期症状的时候不要害怕和惊慌，要提高自己的调节和控制能力，必要时可寻求医生的帮助，从而避免出现心理问题。卫生部门、妇幼部门、健康教育部门等相关机构应做好宣传和普及更年期卫生保健知识的工作，宣传心理健康知识，以及向更年期个体提供更多的保健服务，尤其是对更年期心身出现障碍的个体提供心理保健服务，只有这样才能帮助更年期的人们顺利度过人生的这一特殊阶段。

八、成年晚期的心理卫生

成年晚期也称老年期，指 60 岁至死亡这一阶段。人到成年晚期，记忆能力下降，概念学习能力、推理能力和解决问题的能力都出现了不同程度的下降，并且老年人情绪趋向不稳定。因为生理和心理衰老而带来的一些问题影响着老年人晚年的生活质量。2000 年起，我国老人有 1.3 亿，占人口总数的 10% 以上，说明我国已进入老龄化社会，因而关注老年人的心理卫生工作已成为我国一个重要的卫生课题。

（一）加强身体锻炼，正确看待衰老、疾病和死亡

衰老和死亡是生物界不可抗拒的自然规律。人到老年后，生理功能的退化和某些认知功能

的减退，使一些老年人不能接受自己不再"耳聪目明"的现实，对自己在完成一些任务时的表现不满意，从而产生"老了不中用"的感觉和对死亡的恐惧和焦虑。老年人应客观地看到自身功能的老化，坚持适量的、不间断的体力和脑力活动，如看报、写作、散步、慢跑、打太极拳等，可延缓脑功能和躯体功能的衰退。当患有疾病和面临死亡时，老年人应以积极的态度去接受，以乐观的行动去面对，从而减少因恐惧和焦虑带来的痛苦体验。

（二）培养业余爱好，发挥余热，避免出现"离退休综合征"

离退休综合征是老年人到适当年龄，从工作岗位上退下来后由于无法适应所处环境和生活习惯的突然变化而出现情绪低沉、行为偏离常态等一系列不适应的体验。对于将要退休的老年人应在退休前计划好退休后的生活、工作安排，摆正自己的位置，了解自己体力和精力的变化及相应的责任和义务的变化，重新调整自己的心态。老年人要培养多种爱好，充实自己的老年生活，并在身体和精神尚好的情况下尽可能回到社会活动中发挥余热，做力所能及的事，争取对他人有所帮助，对社会有所贡献。

（三）社会和家庭应给予关注和照顾，发挥社会支持系统作用

在社会方面，相关机构应做好相应的老年人的心身保健工作，尤其是多关注独居老人的晚年生活问题。家庭方面，晚辈要认识到老年人的心理发展特点，充分理解和体谅老年人的衰老现象，多给予尊重、体贴、关心和照顾。对于由于思维方式、价值观念和生活方式的差异，以及经济问题引起的两代人之间的不和谐要及时进行调适，并寻求相应社会机构的帮助。

第三节 群体心理卫生

群体是指有某些相同的心理、文化因素而以特定的方式组合在一起进行活动，且相互制约的人们的共同体。群体由作为群体成员的若干个体所组成，这些个体在心理上有一定联系并发生相互影响。他们在群体中均承担一定的角色及任务，有共同的目标和利害关系，有一定的组织结构。

人们的心理健康不仅受到个体心理发展规律的影响，而且与群体心理环境关系密切，这是因为每个人总是以各种角色出现在家庭、学校、工作单位等各种群体之中，并时时受到他人与相关群体的影响，群体心理卫生对个体心理保健具有十分重要的意义，因此，改善群体心理环境，增进群体心理健康亦是提高人类心理健康水平的重要途径。

一、群体心理卫生原则

对于一个群体来说，人际关系和谐融洽，群体成员之间相互信任、关心、帮助、感情融洽、和睦相处，则说明群体心理健康程度高，反之则降低。一个和谐群体的标志是：群体的归属感，即群体成员相互作用时行为上的协调一致，大家感到同处于一个集体；群体的认同感，换言之，群体成员对重大事件与原则问题保持共同的认识和评价；群体的支持力量，当群体成员个体的行为符合群体规范或期待时，能够得到群体的支持和强化。

实现群体的和谐融洽需要贯彻以下原则。

1. **个体与群体的目标一致** 群体有群体的目标，作为群体成员的个体也有其自身的目标，两者的一致是群体和谐的条件之一。为了达到这一点，群体目标中应尽可能包含和满足个体的需要；而个体也应尽量使自身的目标适合于群体目标。如果出现目标冲突，以个体目标来适应群体目标为原则。

2. **群体成员之间的心理兼容** 心理兼容是指群体中的个体之间、个体与群体之间的相互尊重、相互信任、相互吸引、相互支持及和睦相处。心理兼容是团结的心理基础，实现目标的保证，还可以使群体成员保持良好的心态，发挥主观能动作用。心理兼容包括理想、信念、目

标的一致，并受道德、修养、性格和气质的影响。

3. **群体成员间的志趣相投** 志趣相投是指动机、信念、价值观、兴趣等方面的一致性。志趣相投可保证群体成员间的态度、步调一致，也可保证群体成员获取最大的心理满足。

二、家庭心理卫生

家庭是社会的基本单位，是人类生活最重要的组成部分之一，是较为持久、稳定的群体。家庭对一个人心理的发展、人格的形成发挥着十分重要的作用。家庭中的夫妻、亲子、几代人之间形成的家庭关系和教育子女的态度、方式，是其成员心理发展和心理健康的基础。

（一）家庭教育

家庭教育对孩子心理健康的发展起着举足轻重的作用。合适的培养目标、良好的家庭生活氛围、家庭主要成员间关系融洽、相互关心和尊重、和谐温馨的家庭为子女心理健康奠定了良好的基础。如果一个家庭经常发生冲突，全家人的心里会笼罩着一片阴影，子女在这样的环境中成长，只能造成他感情痛苦、精神压抑、个性孤僻、自卑，不关心集体和他人。

家庭中的教育主要来自于父母及其他长者对子女所采取的态度与教育的方式。孩子在家庭中长期生活，如果家长的教育态度不当，将对孩子的心理发展形成很大的影响。所谓教育态度不当，有以下几种典型代表：

1. **过分溺爱型** 现在的家庭普遍子女不多，尤其是独生子女最容易受到溺爱。全家以孩子为中心，造成孩子缺乏自我克制能力，没有独立意识，依赖性极强，使孩子过分自尊、狂妄自大、任性自私、不懂礼貌，导致不会处理人际关系。孩子将来在社会上会缺乏自立的能力，这样的人自然也不可能在事业上有很大作为。

2. **专制型** 有些家长喜欢把孩子管得死死的，总是规定孩子做这做那，对孩子的一举一动横加干涉、限制、斥责，甚至经常进行打骂，严重挫伤了孩子的自尊心，压制了孩子的独立人格和创造能力。经常采用粗暴、打骂方法，长期发展下去使子女产生胆小、怯懦，甚至冷酷或暴躁、反抗等不良行为。

3. **不负责型** 持这种态度的家长任孩子自由发挥，很自然地会使孩子产生孤独心理，还可导致做事缺乏信心、没有责任感，容易形成不良行为习惯。孩子一不小心就会交上社会上的一些不三不四的人，在这些人的带动下，有可能到社会上惹是生非，以至于走上违法犯罪的道路。

4. **民主型** 家长对孩子文明、民主，尊重孩子的想法、意愿和情感。民主型的家长允许孩子讲话，发表意见，哪怕是反对意见。家长正确对待孩子的错误和缺点，并能及时帮助孩子改正错误和找出差距所在，使孩子对自己的过错有明确认识，并有所警戒，以免再犯。对孩子多放手，鼓励孩子处理自己的事情。这种家庭中的孩子大多数都能正确对待自己和他人，具有自尊心、同情心和自信心，办事通情达理，能为他人着想，适应社会环境性强，受人喜欢和尊重。

家庭教育应当注意以下三个方面：第一，要有一个温馨宽容的家庭良好氛围，这是取得教育效果、促进心理健康的保证。第二，家长应当具备生理学、心理学、教育学等相关学科的知识，重视子女营养状况和生理发育，掌握心理发展规律，重视知识、技能的训练，关注健全人格的培养，促进孩子整体素质的发展。第三，父母是孩子身心健康的呵护人，对孩子健康成长负有不可推卸的责任。父母也是孩子第一任老师和终身导师，家长的言传身教对孩子是有直接影响的，家长必须十分注意自己的文化素质和教育素质，树立民主的家庭氛围，耐心倾听孩子的独立见解和追求，培养子女的家庭义务感和社会责任心。

（二）家庭关系

家庭作为一个群体，其人际关系主要体现为夫妻之间、父母与子女之间的关系。家庭关系的和谐与否直接影响着每位成员的身心健康。

家庭以夫妻间的爱情为基础,良好的婚姻关系应以健康的爱情观为前提。它包括健康的性意向、恰当的价值取向、正确的道德观念和情感与理智的一致性等。夫妻双方和谐的性生活、较高的家庭生活质量等对于改善夫妻婚姻关系都是极为有效的。结婚绝不是爱情的结束,而是更深厚爱情的开始。尊重人、爱护人、照顾人,把自己的幸福与配偶、子女和家庭的幸福凝聚在一起,是和谐婚姻家庭的道德观。夫妻双方要在生活的长河中互相支持、互相关心、互相谅解、互相忍让,甚至做出必要的牺牲。

家庭中父母与子女之间的血缘关系决定了亲子关系充满了骨肉之情。对儿童阶段的子女,父母要耐心呵护,培养其良好的生活习惯和行为习惯。良好亲子关系的建立应着重注意以下几个方面:

1. 要改变传统的家长式教育　在尊重和理解的气氛中,子女才乐意和父母交流。因此,父母应改变传统的家长式教育,做孩子的良师益友。

2. 要理解孩子的需要和追求　与父母当年的生活相比,子女的视野更开阔了,要求也提高了。对于子女的正当需要,父母应恰当地予以满足。

3. 尊重孩子的独立意向与创造精神　随着年龄的增长,孩子的成人感、独立感、自尊心日益加强。他们不喜欢别人对自己过多地干预和限制,对无休止的重复劝说和训导容易产生反感,甚至有对抗情绪。父母应尊重孩子的创见,使孩子能自觉地认识良好行为的道德意义,培养和发展孩子的社会责任感和家庭义务感。

4. 注意对孩子教育的一致性　对于子女的教育,夫妻要经常交换意见,统一认识。发生意见不一致时,不要在子女面前争执,应互相维护威信。否则容易使子女无所适从,从而降低教育效果。

三、学校心理卫生

学校对人的成长至关重要,是一个对心理健康具有较大影响的环境。学校的教育不止于知识与技能的传授,应以形成完整的人格、实施综合素质教育为最终目的。如果一个学生尽管在校成绩优良,但走向社会后缺乏独立工作能力,不善于与人相处,经常发生情绪困扰,出现种种适应不良的行为,严重影响事业的发展,这样的学生是不合格的。加强学校心理卫生工作是一项构筑学生心理健康的希望工程。

(一)教学过程中的心理卫生

教学过程中的心理卫生重点在于普及相关的科学知识,积极开展学生心理健康教育工作,帮助不同年龄阶段的学生提高心理承受能力和心理调控能力。在素质教育的今天,应营造一个较为宽松和谐的学习环境,合理安排学习时间。应因材施教,帮助学生掌握科学的学习方法,提高学习效率。

(二)校园生活中的心理卫生

1. 校园生活中的心理卫生要注意三个方面的问题

(1) 班集体:班集体是学校的基本组织,在班集体中师生之间、同学之间能和睦相处,能得到大家的肯定、尊重和平等相待的学生,往往对未来充满信心,对学习和生活抱有积极乐观的态度,并且容易形成集体主义与爱国主义观念,这都有利于其身心健康的形成和保持。

(2) 团队活动:团队活动具有科学性、趣味性和生动性相结合的特点,往往受到广大学生的欢迎。团队活动的内容不仅易被学生接受,同时又能丰富他们的内心世界。在接受和执行团队委托的活动任务中,同学们常常会产生一些社会性需要与个人需要之间的矛盾、集体利益与个人利益之间的矛盾、完成任务与执行条件之间的矛盾、学习任务与业余时间安排的矛盾等。学生在解决这些矛盾与执行这些活动的过程中,心理素质得到了锻炼和提高。

(3) 校风、班风的影响：每一个学校都有其自身的特点与风格，进而形成一定的校风、班风。在校园氛围中，它潜移默化地塑造了每个学生的个性特征。因此，塑造良好的学校及班级的形象，形成"好好学习、天天向上"的良好风气，可为学生的心理健康成长营造一种良好的心理环境。

2. 校园生活中心理卫生的具体模式分为以下三个子系统

(1) 心理咨询子系统，包括：心理测验、学生心理档案、个别咨询、分类辅导、心理危机干预以及医学介入等。

(2) 心理健康教育机构子系统，包括：心理健康教育中心，心理危机干预小组，有关部门如学工、团委、教务、医院等，或聘请专家作技术顾问以及建立项目课题研究组等。

(3) 多形式活动子系统，包括：开设课程与举办专题讲座、现场辅导与咨询、热线咨询、校报团报的专栏及电子网站、校广播等。

（三）教师心理卫生

学校心理卫生的领导者是教师。教师言行对学生的影响甚大，特别是低年级学生。教师应注意自身人格的完善，给学生以积极的影响，促进学生心理健康地发展。

教师心理健康问题的表现多种多样，十分复杂。在内容上主要集中表现为五个方面的问题，即人格缺陷问题、认知困惑问题、人际障碍问题、职业枯竭问题、身心疾病问题等。根据以上问题具体实践时提出以下几点措施：

1. 优化社会环境　现代教师不仅需要政治上的关心、物质上的关心，而且需要情感上的关怀和心理上的支持。具体实践时，国家和政府要加大教育的投入，提高教师的工资收入和福利待遇，改善教师的生活条件，提高教师的社会地位；大众媒介要通过社会舆论导向，引导社会关注教育，关注教师，形成尊师重教的社会风气；社会和家长要给教师更多的理解与关怀，为教师创造宽松和愉快的工作环境，尽量避免教师超负荷劳动。

2. 加强教师队伍建设　具体实践时，对报考师范的学生进行心理素质测试；在师范教育中应开设有关心理健康教育课程，培养准教师认识、悦纳自己和自我调整能力，塑造健全人格；教师继续教育中的培训机构要注重维护和促进教师的心理健康。

3. 完善学校管理　给教师提供民主平等、团结温暖的学校心理环境；减轻教师的工作负担，提供更多的休息时间和场地；设立心理辅导室，为教师开展心理辅导。

4. 教师要学会心理健康的自我调适　树立正确的人生观和价值观，全面认识自我，积极悦纳自我，努力完善自我。既要积极锻炼身体，增强体能素质，又要善于调节情绪，扩大人际交往，提高角色认同，促进个人情绪的和谐。

（四）学生心理卫生

心理是否健康决定学生的学习方向及关乎其以后的就业。关于学生的心理卫生应注意以下几点：一是要科学用脑，合理安排作息时间及各学科的编排，以减轻学生负担。适当开展文体活动，陶冶学生情操；二是对学生进行科学的综合测评，克服考试的消极作用；三是优化学习方法，注意培养创新精神。常见的学习心理问题有动力缺乏、学习压力、学习疲劳等。

1. 学习动力缺乏　学习动力缺乏的主要表现有逃避学习、厌学情绪、焦虑过低等。可采取以下对策：一是强化学习动机。这是推动学生进行学习的内在力量，因此，应启发学生对社会需要、社会期望的正确认识，并创造条件以利于学生自我定位，这样才能激发学生正确的学习动机；二是培养学习兴趣。兴趣是引起和维持注意的一个重要的内部因素，是学习过程中一种积极的心理倾向。三是端正学习态度。通常可以从学生对待学习的注意状况、情绪倾向与意志状态等方面来加以判定和说明。端正学习态度的根本是要有正确的学习目标；四是改善学习的外部条件。通过多方面的努力改善外部环境和条件，创造良好的学习气氛和环境。

2. 学习压力　有些学生在家长、亲友、老师等各方面因素的影响下，为自己确定了过高的学习目标或抱负,虽然竭尽全力,但和目标相差甚远,造成心理压力很大,这时就会出现严重的学习焦虑。现代心理学把焦虑分为三种情况:低焦虑、中焦虑和高焦虑,并且认为适当水平的焦虑可以增强学习效果。研究还表明,高焦虑只有同高能力相结合才能促进学习;高焦虑若与一般能力或低能力相结合则会抑制学习,把焦虑控制在中等程度才有利于一般能力者的学习。所以要注意把握好这个"度"。解决办法为:一是要充分发挥自我调节的能力,控制焦虑的程度;二是要努力创造班级、同学间的和谐关系和轻松愉快的学习气氛;三是激发和保护学生的好奇心;四是引导学生正确认识和评价自己的能力,确定切合自身实际的学习目标。

3. 学习疲劳　学习疲劳是指连续进行长时间的学习,在生理、心理方面产生的劳累感,致使学习效率下降,甚至头晕目眩不能继续学习。学习疲劳可分为生理的和心理的两种。学习疲劳是一种保护性抑制,经过适当休息可得到恢复,是合乎生理、心理规律的。但是如果长期处于疲劳状态下,使大脑有关部位持续保持兴奋,就会导致大脑兴奋和抑制过程的失调,严重的还会引起神经衰弱。造成学习疲劳的原因包括学习过分紧张、学习内容单调乏味、学习兴趣缺乏、睡眠不足等。

解决这种问题的办法有:一是创造良好的学习环境;二是把握好自己的心身状态;三是培养学习的兴趣;四是注意科学用脑,劳逸结合。

四、社区心理卫生

社区心理健康(mental health of community)也称社区精神卫生,是指以个人为中心、家庭为单位、社区为范畴,开展心理咨询、心理治疗和社区精神病防治工作,以促进和提高社区人群的心理健康水平。

(一)社区的概念与功能

社区指由居住在某一地方的人们结成多种社会关系和社会群体,从事多种社会活动所构成的社会区域生活共同体。主要特征是:一定地域的社会人群(7万~20万人口);地域的范围可以是区、县、街道、乡镇、居民住宅区等行政划区,也可以是医院机构以外的工厂、机关、商店、学校等社会团体和阶层;在社区人群中,多以一定的社会生产关系和行为规范为共存基础;具有文化传统、生活习惯、乡土观念等方面的感情和心理上的共同趋向。

社区包括四大功能,即整合功能、保障功能、稳定功能和价值引导功能。

1. 整合功能　社区通过对社会利益的整体协调,促进个人和社会群体相结合,既满足个人利益,又促进社会发展。这种功能的正常发挥将有利于社区人群情绪稳定,人际关系融洽,促进整体心理健康水平的提高。

2. 保障功能　承担国家保障的具体事务,如养老、失业、医疗等保险的具体落实;利用社区教育进行再就业培训及职业介绍等方式,为社区弱势群众提供间接帮助等。这种功能的正常发挥将会使社区中那些需要帮助的人群感受到国家的关怀和社会的温暖,从而减轻自身的生活压力,有助于心理健康。

3 稳定功能　稳定功能指解决社会问题,消除导致不稳定的因素,协调各类群众之间的关系。这种功能的正常发挥将会及时解决社区人们亟待解决的问题,可避免由于矛盾激化而引起的各种各样的心理问题。

4. 价值引导功能　价值引导功能有两个层次的表现,一是通过宣传教育,引导积极向上的价值观;二是通过丰富多彩的活动,树立人们正确的价值观。这种功能的正常发挥会提高社区群体的思想道德水平,树立人们正确的人生观和价值观,有利于心理的健康发展。

(二)社区心理卫生

在很多国家,社区卫生服务中都有社会工作者、心理医生和精神科医生加盟,并不是建立单独的社区心理卫生体系。私人开业的心理医生成为社区心理卫生服务的主要提供者,他们以某种方式与家庭医生构成工作小组,共同开展工作。我国的社区心理卫生工作主要有两条途径:一是原有的行政组织;二是自发的群众文化娱乐健身团体,但都不是专业的支持系统。一旦社区人群发生心理困扰或心理紊乱,通常采取的方式是:非专业的自助、互助或者送往精神病院。

1. 社区心理卫生工作的主要任务

(1) 开展各类人群的心理卫生宣传,加强公众及社会对心理卫生工作的重视和关心,使人人享有心理卫生知识。

(2) 开展社区精神疾病和心理障碍的调查,了解疾病分布及影响因素。

(3) 开展心理咨询和心理治疗工作,预防和治疗社区群众的心理问题和心理疾病,提高公众的心理健康水平。

(4) 预防和治疗精神疾病,促进精神病患者的社区康复。

社区心理卫生工作需要相关专业人员的参与,如心理医生、精神科医生等。只有具备相应的条件,才能有效地保证和促进心理卫生工作的进一步开展。

2. 社区心理卫生服务的模式

(1) 一般人群管理:通过社区调查,运用电脑管理软件完善居民个人健康档案,对心理行为问题的个体或群体提供心理辅导、心理咨询及心理治疗服务。必要时,转介区以上精神卫生专业机构进行咨询和治疗。加大心理卫生知识宣传力度,定期举行大型心理卫生知识专题讲座,并开展接听电话咨询、支持性心理辅导和心理疏导,及时发现问题人群,早期进行心理干预或提供转介服务,全面提高社区居民的心理健康水平。

(2) 重点人群管理:对遇到严重生活事件个体或群体提供心理援助服务,根据需求,做好转介服务,及时与心理危机干预中心联系,降低危险因素,进而达到心理健康,提高其生活质量。

(3) 高危人群管理:对可疑精神疾病患者提供尽早诊治和及时转介专科医院。

(4) 精神疾病患者的管理:对已确诊的精神病患者纳入社区管治对象,实行软件建档、定期访视;指导医疗需求和医疗服务,辅助临床决策。

3. 社区心理卫生工作的内容　近年来有关专业人员进行了一系列心理卫生工作的探索,如心理卫生讲座、集体心理辅导、个别咨询和心身疾病知识宣教相结合等形式,普及心理卫生知识,开展心理咨询工作,对提高心理健康水平起到了积极作用。

(1) 开展社区心理普查,科学评估社区整体心理健康水平:从整体上了解社会群体心理健康状态,并据此不断修正社区心理卫生保健工作的思路。开展心理健康抽样调查,掌握不同社区群体心理健康状态,为更好地为广大居民服务奠定基础,进一步为心理干预措施提供依据。同时筛查可能存在一定程度心理问题的社会个体,并为之进行案例分析和研究。

(2) 设立个体心理咨询门诊:在咨询形式上,建立全方位、多形式的个体咨询模式。在社区设立心理咨询门诊,配备1～2位心理治疗师或心理咨询师,购置必要的心理测试和治疗设备,开展防治工作,主要任务是门诊心理咨询和心理治疗。对严重精神障碍者,可送往精神病专科医院治疗。除开展日常个体来访咨询外,还可开通心理热线,向广大市民提供电话咨询和电话预约的绿色心理通道。建立心理咨询网站,通过网络向广大市民提供心理咨询,宣传并普及精神卫生知识,提供社区情感支持。

(3) 建立心理健康中心:编制心理健康宣传材料,普及心理卫生知识,定期召开会议,分析社区群众的心理卫生问题,制订集体心理咨询和心理健康教育活动计划;针对社区不同年龄、不同人群的具体情况,以及公众关心的热点问题,举办心理健康知识讲座,普及并宣传精神卫生知识,提高公众对心理健康重要性的认识。针对社区参与人数多、受众范围广的特点,

第四章　心理健康与心理卫生

开展适合社区的实际需求的团体心理培训活动。

（4）建立心理卫生宣传栏：在社区内建立心理卫生宣传栏，定期介绍、宣传心理卫生知识，可让公众了解心理及心理健康的相关知识。

（牛春娟　张　茜　李建明）

第五章 心理应激

在现实生活工作中，人们总会遇到各种各样的问题和困难，或者愿望、目标不能实现，时常感到威胁、挑战或压力，被迫适应不断变化的生活环境。这些心理社会因素导致的紧张与压力、适应不良等与人的健康与疾病存在紧密的联系。研究心理应激有助于认识心理社会因素在疾病的发生、发展过程中的作用，对提出有效的应对方式，维护心理健康，预防心身疾病有重要的理论与实践意义。本章主要介绍应激的概念及应激源、应激的中介因素、应激反应和应激管理方面的内容。

第一节 应激概述

一、应激与心理应激的概念

应激（stress）也称为压力，现代应激理论将应激定义为：应激是个体"察觉"各种刺激对其生理、心理及社会系统构成威胁时的整体现象，所引起的反应可以是适应或适应不良。对于心理社会性刺激来说，经个体的认知评价产生"环境要求与个体应对能力"不平衡时就会产生应激反应，因此，心理应激是个体在生活适应过程中产生的关于环境要求与自身应对能力不平衡的认识所引起的一种心身紧张状态，这种紧张状态倾向于通过非特异的心理和生理反应表现出来。应激并不都是有害的，健康的生活方式中包含着应激，著名的加拿大生理学家塞里（H. Selye）就曾指出："没有应激就会死亡"。下面介绍应激研究中的代表性学者及其对应激的界定。

（一）坎农的稳态与应激

20 世纪 20 年代，生理学家坎农（WB. Cannon）提出稳态学说和应激概念，是应激研究的起点。人体每一部分（细胞、器官、系统）的功能活动都是在一定范围内波动，并通过各种自我调节机制，在变化着的内、外环境中保持着动态平衡。坎农将这种机体在面对环境变化时保持内环境稳定的过程称为内稳态或自稳态。当个体遇到严重的内、外环境干扰时，自稳态被打破，个体的生理机制会出现以下变化：①交感-肾上腺髓质系统激活，交感神经兴奋性增高；②心率加快，血压升高，心肌收缩力增强，心输出量增加；③呼吸频率加快，潮气量增加；④脑和骨骼肌血流量增加，而皮肤、黏膜和消化道血流量减少；⑤脂肪动员，肝糖原分解；⑥凝血时间缩短。坎农将这种面对严重刺激时机体出现的整体反应称为应激。

坎农的自稳态、应激概念涉及了内、外环境刺激与机体功能反应的稳定问题，这与后来的应激研究密切相关。

（二）塞里的"一般适应综合征"与应激

在坎农稳态学说的影响下，1936 年，塞里（H. Selye）提出"一般适应综合征"和应激概念，标志着现代应激研究的开始。塞里从 20 世纪初开始，就一直研究各种刺激因素对人体的影响，他发现不同性质的外部刺激如冷、热、缺氧、感染等引起的机体反应都是非特异性的，即不同刺激因素都可以产生相同的应激症状群，称之为一般适应综合征（general adaptation syndrome，GAS）。其作用在于维持有机体功能的完整，它的产生一般经历警戒期、抵抗期和衰竭期三个阶段。

1. **警戒期** 为机体为了应对有害环境刺激而唤起体内整体防御能力的动员阶段。此时机体的主要生理变化为肾上腺素分泌增加、血压升高及呼吸、心率加快，全身的血液集中供应到心、脑、肺和骨骼肌，使机体处于最好的准备阶段（准备战斗或逃跑）。如果应激源非常严重，可以直接引起动物死亡。

2. **抵抗期或耐受期** 如果持续暴露在有害环境之中，机体就会转入抵抗或适应阶段，通过增加合成代谢以增强对应激源的抵抗程度。这个阶段某些警戒期的反应发生改变甚至逆转，表现为体重恢复正常，肾上腺皮质变小，淋巴结恢复正常，激素水平恒定。这时机体对应激源表现出一定的适应，对其抵抗能力增强。

3. **衰竭期** 若机体继续处在有害刺激下或刺激过于严重，则会丧失所获得的抵抗力而进入衰竭期。此时动员阶段的症状会再次出现，表现为肾上腺素分泌增加，淋巴系统功能紊乱等，当抵抗应激能力枯竭时，可造成疾病状态，产生所谓的适应性疾病甚至造成死亡。

塞里的主要贡献在于探索了应激导致的肾上腺皮质的反应，是20世纪生物学与医学上的重大进展，但由于塞里过分地强调了人体对紧张刺激的生理反应，而忽略了心理因素在应激中的中介作用，具有其局限性。

（三）拉扎勒斯的应激、认知评价与应对

20世纪60—80年代，以拉扎勒斯（RS. Lazarus）为代表的心理学家提出认知评价及应对方式在应激中的重要中介作用。拉扎勒斯认为应激刺激或生活事件虽然是应激源，但应激反应是否出现以及如何出现决定于当事人对事件的认知。此后，拉扎勒斯等进一步研究应对方式在应激中的中介作用，从而将应激研究逐渐引向应激、认知评价和应对方式等多因素的关系方面。

二、应激理论模型

应激的理论模型是用以解释应激发生、发展过程的理论体系。借助于理论模型，人们可以更好地理解应激。下面介绍两种主要的应激理论模型。

（一）应激过程模型

该模型认为应激是由应激源到应激反应的多因素作用的过程（图5-1）。根据应激过程模型，应激是个体对环境威胁或挑战的一种适应过程；应激的原因是生活事件，应激的结果是适应的或适应不良的心身反应；从生活事件到应激反应的过程受个体的认知评价、应对方式、社会支持、人格特征等多种因素的影响。应激过程模型基本上还是单维的，只是反映应激各有关

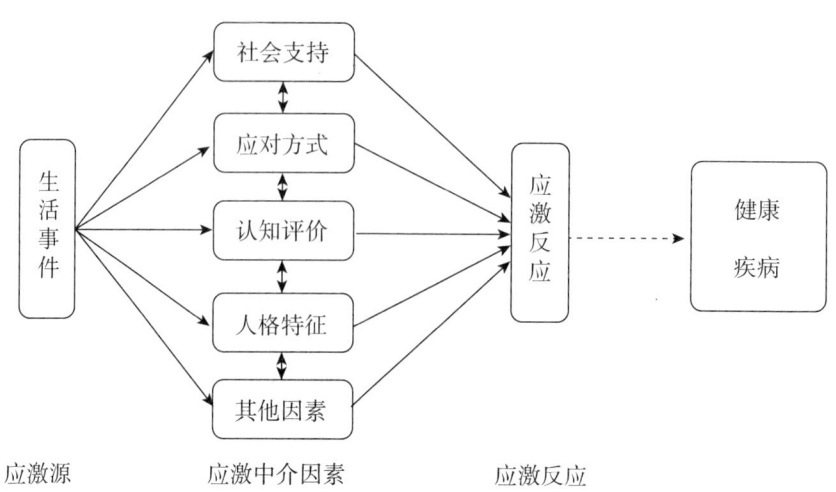

图5-1 应激过程模型示意图

因素之间的部分关系，其中心点是指向应激反应。

（二）应激系统模型

该模型认为应激有关因素之间不仅仅是单向的从因到果或从刺激到反应的过程，而是多因素相互作用的系统（图5-2）。应激系统模型具有以下特征：①应激是多因素作用的系统；②各因素相互影响，可互为因果；③各因素之间动态的平衡或失衡，决定个体的健康或疾病；④认知因素在平衡和失衡中起关键作用；⑤人格因素起核心作用。

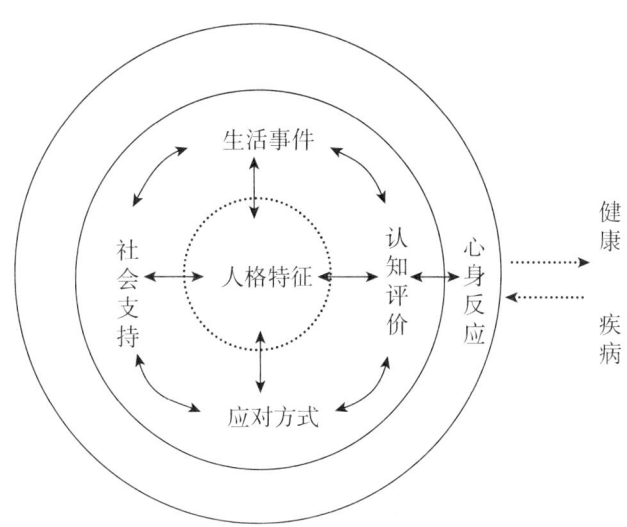

图 5-2 应激系统模型示意图

根据应激系统模型，个体可以对刺激做出不同的认知评价，从而采用不同的应对方式和利用不同的社会支持，导致不同的应激反应；反过来，应激反应也影响社会支持、应对方式、认知评价直至生活事件；同样，认知评价、应对方式、社会支持、人格特征等也分别各自或共同影响其他因素或者反受其他因素的影响。它们既可以是因，也可以是果。

三、应激源

（一）应激源的概念

应激源（stressors）是指引起应激反应的刺激因素，通常是指向机体提出适应和应对要求并进而导致充满紧张性的生理和心理反应的刺激物。对于人类，应激源就是各种生活事件（life events），包括来自生物的、心理的、社会文化的各种事件。一切潜在的应激源成为现实性应激源的前提，是这种刺激因素能为人所觉察，即认知评价，并被判断为会对自身构成威胁或挑战。人们特别容易认为那些无法预测或无法控制的环境是威胁情境。常见的应激源或应激刺激包括打击事件、恐吓、灾难、冲突与挫折等。在许多医学心理学文献中，往往将生活事件和应激源作为同义词来看待。

（二）应激源的分类

应激源有多种分类方法，下面按照不同的分类标准分别加以介绍。

1．根据应激源的生物、心理、社会、文化属性分类

（1）躯体性应激源：是指对人的躯体直接发生刺激作用的刺激物，包括理化、生物和疾病因素，例如高低温度、湿度、噪声、振动、毒物、感染、外伤等。这一类应激源是引起人们应激生理反应的主要刺激物。

（2）心理性应激源：指来自人们头脑中的紧张性信息，主要指冲突、挫折和各种原因导致的自尊感降低，如人际关系障碍或动机冲突。同样，较低的自尊感多产生于难以胜任学习目

标和工作要求之时。

（3）社会性应激源：指能造成个人生活方式变化，并要求人们对其做出调整或适应的事件。现代人类所遭遇的应激源主要是社会性应激源，包括重大的应激性生活事件和日常生活困扰等。应激性生活事件是指生活中重大的变故，如社会动荡、战争、动乱、变革、灾难等。日常生活困扰是指轻微而频繁的困扰或微应激源，如每天挤车上下班、处理家庭事务、操心孩子教育、经济困难等。

（4）文化性应激源：指因语言、风俗习惯的改变而引起的应激，最为常见的是"文化性迁移"。每个人都受自己生活环境中社会文化背景的影响，小到社区、城市，大到民族、种族、国家文化环境的影响，当迁居到其他地区生活时，会面临适应生疏文化环境的挑战。第一代移民的思乡情就与长期不能适应居住地的社会文化环境有关。

2. 按生活事件的现象学分类　最常见的应激源是生活事件，从现象学角度对生活事件进行归类如下。

（1）职业问题：很多现代化的工作环境或工作本身就具有极强的紧张性和刺激性，易使人产生不同程度的应激。①长期从事高温、低温、噪声、矿井下等环境的工作；②高科技、需要高度集中注意力和消耗脑力的工作；③长期远离人群（远洋、高山、沙漠）、高度消耗体力及威胁生命安全、生活方式经常改变、生活节律无章可循或是长期从事单调重复的流水线工作，或是社会要求和个人愿望超出本人实际能力限度的工作，都可成为心理应激的来源。

（2）恋爱、婚姻和家庭问题：这是日常生活中最多见的应激源。多次恋爱不成功，夫妻关系不和、两地分居、有外遇被发现、情感破裂、离婚、爱人患病、配偶死亡、本人患病、外伤、分娩、手术、子女管教困难、住房拥挤、经济拮据、有长期需要照顾的老年人、残疾人、瘫痪患者或是家庭成员之间关系紧张，都可成为长期慢性的应激事件。

（3）人际关系问题：如与领导、同事、朋友之间的意见分歧和矛盾冲突等。

（4）经济事件：包括家庭经济困难、负债、失窃、经营亏损和失业下岗等。

（5）社会和环境问题：每个人都生活在特定的自然环境和社会环境当中，无数自然和社会环境的变化，包括各种自然灾害、战争和动乱，社会政治经济制度变革所带来的各种环境污染、交通和住房的拥挤、人口过度集中以及下岗待业、生活节奏的加快、知识的更新、竞争的加剧、物质的滥用、酗酒、卖淫、嫖赌、偷盗等犯罪行为所造成的人为事件，都会成为某些人的应激源。

（6）个人健康问题：指疾病或健康变故给个人造成的心理威胁，如发现癌症、健康恶化、心身不适等。

（7）自我实现和自尊方面问题：指个人在事业和学业上的失败或挫折，以及涉及案件、被审查、被判罚等。

（8）喜庆事件：指结婚、立功受奖、晋升晋级等。

3. 按生活事件的主、客观属性分类

（1）客观事件：某些生活事件的发生是不以人们的主观意志为转移的，是无法预测与控制的，多为突发的灾难如地震、洪水、滑坡、火灾、车祸等。灾难事件或者创伤性事件可以引起强烈的急性精神创伤或延缓应激反应或创伤后应激障碍。这类具有客观属性的事件在评定时其重测信度较高。

（2）主观事件：如家庭关系、同事关系紧张，晋升提级受到挫折，工作或学习负担过重，对职业不满意而又无法改变等。但这些事件相对是可以预料和可以被个人所控制的，并具有一定的主观属性。主观事件在评定时其重测信度较低。

此外，按生活事件对当事人的影响性质，可分为正性生活事件和负性生活事件，是以当事人的体验作为判断依据。

四、应激源的研究

对于生活事件与健康和疾病的关系,国内外不少学者都曾从不同的角度进行了探索和研究,并阐明了生活事件与健康和疾病的关系。

(一)生活事件的量化研究

生活事件是指日常生活方面发生的重要变化,如考试、就业、结婚或离婚、亲人患病或死亡等。1967年,美国精神病学家霍尔姆斯(TH. Holmes)和雷赫(RH. Rahe)根据对5000多人的病史分析以及实验室研究所获得的资料,将人类生活中遭受到的生活危机归纳并划分等级,编制了"社会再适应评定量表(social readjustment rating scale,SRRS)",为生活事件与疾病关系研究提供了量化工具。该量表中列出了43项生活事件,每种生活事件对应不同的生活变化单位(life change units,LCU),用以表示该生活事件对个体的心理刺激强度(表5-1)。LCU越大,表明该事件对个体的影响程度越大。其中配偶死亡事件的LCU值为100,为最高值,表明此类事件的发生对个体的健康影响最大,其他有关事件LCU值依次递减。根据这个量表可以检测一个人在某一段时间内所经历的各种生活事件,并以生活变化单位LCU的总量来表示。

表5-1 社会再适应评定量表

等级	生活事件	LCU	等级	生活事件	LCU
1	配偶死亡	100	23	儿女离家	29
2	离婚	73	24	姻亲纠纷	29
3	夫妻分居	65	25	杰出的个人成就	28
4	坐牢	63	26	妻子开始或停止工作	26
5	家庭成员死亡	63	27	上学或毕业	26
6	个人受伤或患病	53	28	生活条件的变化	25
7	结婚	50	29	个人习惯的改变	24
8	被解雇	47	30	与上司的矛盾	23
9	复婚	45	31	工作时数或条件变化	20
10	退休	45	32	搬迁	20
11	家庭成员健康变化	44	33	转学	20
12	妊娠	40	34	娱乐改变	19
13	性的困难	39	25	宗教活动变化	19
14	家庭增加新成员	39	36	社会活动变化	18
15	业务上的再调整	39	37	抵押或贷款少于1万元	17
16	经济状况的变化	38	38	睡眠习惯的变化	16
17	好友死亡	37	39	家庭成员人数变化	15
18	工作性质变化	36	40	饮食习惯改变	15
19	夫妻不睦	35	41	休假	13
20	抵押超过1万元	31	42	圣诞节	12
21	抵押品赎回权被取消	30	43	轻微违法行为	11
22	工作职责上的变化	29			

霍尔姆斯等人通过追踪观察发现，一年内的 LCU 累积分与来年患病存在相关关系，如果累积 LCU 达到 300 分，属于重大生活危机，有 86% 的人在第二年将会患病；若一年累积 LCU 为 150～300 分，则有 50% 的人在第二年患病；若一年累积 LCU 小于 150 分，第二年可能平安无事、身体健康（表 5-2）。通过大量调查表明，生活变化单位得分升高与多种疾病明显呈正相关。1976 年拉布金（JG. Rabkin）研究发现生活变化单位的升高与突然的心肌梗死、白血病、糖尿病和交通事故有类似的相关性。

表5-2 过去一年中的累积LCU与疾病的关系

LCU	严重程度	患病可能性 %
0～150	无明显问题	健康
150～199	轻度生活危机	33
200～299	中度生活危机	50
≥300	重要生活危机	86

《社会再适应评定量表》发表以后，学者纷纷致力于生活事件的性质、种类、发生频度、持续时间等因素与有关疾病，如神经症、躯体疾病和心身疾病之间关系的调查。国内张明园（1987 年）编制了同类生活事件量表。但是，随着研究报告的增多，一些研究发现，SRRS 这种与疾病的客观定量的生活事件相关程度较低（r=0.30～0.40），有的研究还证明没有相关。这说明评定生活事件所致的应激强度和应激反应的类型还应考虑许多其他因素的影响，如个体的认知评价、应对方式、人格特征和生理素质等。随后，陆续出版了各种以被试者自我估分应激强度的生活事件量表。在这些量表中各种生活事件由被试按事件对自己的影响程度做出评分，并以事件的正、负属性进行计分和统计。这些量表所获的生活事件分值与健康和疾病的相关性有明显的提高。国内杨德森（1988 年）等编制的生活事件量表（life event scale，LES）即属于这一类型。

（二）生活事件的属性与健康和疾病的关系研究

早期的研究结果显示，伴有心理上丧失感的生活事件，例如配偶的死亡，对健康的危害最大。有人对配偶死亡的 903 名男性作了 6 年的追踪观察，结果发现，居丧第一年对健康的影响最大，其死亡率为对照组的 12 倍。后期的研究进一步阐明了生活事件的质和量与健康和疾病的关系。中国科学院心理研究所和北京大学医学部对钢铁工人进行的调查发现有三种刺激因素对疾病发生的影响最大：①在比较紧张的学习或工作状态中，且伴随不愉快的情绪；②工作中或家庭中人际关系不协调；③亲人的意外死亡或者突然的意外事故，是造成应激和致病的重要原因。姜乾金等人（1987 年）研究结果也同样提示，在癌症患者发病史中，"家庭不幸事件""学习工作过度"和"人际关系不协调"等生活事件可能有重要意义。郑延平等（1990 年）的调查表明，引起痛苦体验且与疾病关系密切的大多数是负性生活事件，最严重的是丧偶、亲人死亡，这与国外的调查结果是一致的。他们还调查了不同群体中对健康造成影响的突出的生活事件，学生主要是考试失败和失恋；农民主要是婆媳关系不和；工人主要是不安心目前的工作；各级干部主要是夫妻不和。不同年龄阶段较易引起心理应激的生活事件也各不相同，青年人主要是学习、工作与经济问题、恋爱婚姻、人际关系；中年人主要是夫妻关系和家庭关系问题；老年人主要是健康问题和经济问题。另有一些学者研究表明，不可预测、不可控制的负性生活事件对人威胁更大。

在致病机制研究方面，生活事件如何导致机体发病的详细机制还不清楚。雷赫（RH. Rahe）认为，生活事件仅是引起疾病的危险因素，类似血清胆固醇升高与冠心病发病之间的关系。生活事件对人体免疫功能有影响，亲人病故、夫妻离异、事业受挫、遭受歧视等事件经大脑的认知评价后引起悲哀、抑郁、孤独等负性心理体验，进而导致一系列生理、生化及免疫系统的改变。巴特普（RW. Bartrop）等首先报道丧偶后细胞免疫功能低下。随后有研究者发现在丧偶前细胞免疫水平没有显著的改变，丧偶2个月后则明显低下，1年后才恢复到丧偶前的水平。家庭的破裂也可见到相似的结果，经历婚变后的妇女，她们有严重的情感障碍，其淋巴细胞的反应性、辅助性T细胞、自然杀伤细胞的百分率均显著降低，而EB病毒抗体滴度增高，反映离异者细胞免疫受损。可见，"丧失"导致的悲伤对免疫功能造成了影响。后期研究证明，应激源的不同属性如强度（如创伤性应激）、时程（急性、慢性）、可控性等均是致病的因素，其致病的机制也有所差异。

研究生活事件与疾病发生的关联性，强调心理社会因素对健康的危害作用，要求我们在认识疾病时要实事求是，不夸大也不轻视生活事件的作用，客观地评估其在疾病发生、发展中的地位。事实上，在不同的疾病中，生活事件刺激的作用也是不同的。在许多心因性疾病、心身疾病和精神障碍中，生活事件是影响疾病发生、发展、转归的直接诱因。消除了诱因，患者就会逐渐走向痊愈，可见生活事件成为这类疾病产生的不可缺少的必要条件。而在一些生物应激源的躯体疾病中，生活事件的存在会通过应激反应在一定程度上削弱机体的免疫力而导致疾病的发生，但这种作用还是比较有限，只是这类疾病产生的辅助条件。

五、心理应激的意义

心理应激对人体健康的影响是明显的。历史上有"伍子胥过昭关，一夜愁白头"的故事，而司马昭作为胜利者，一笑而走到人生尽头。心理应激的作用有时是消极的，有时是积极的。

（一）心理应激的积极作用

适度的心理应激对人的健康和功能活动有促进作用，这类应激为"良性应激"。

1. 适度应激是人成长和发展的必要条件　早年的心理应激经历可以丰富个体的应对资源，提高在后来生活中的应对和适应能力，更好地耐受各种紧张性刺激物和致病因素的影响。小时候受到"过度保护"的孩子，进入社会后，往往会发生适应问题，甚至因长期、剧烈的心理应激而中断学业或患病。

2. 适度应激是维持正常心身功能活动的必要条件　人离不开刺激，适当的刺激和心理应激有助于维持人的生理、心理和社会功能。缺乏适当的环境刺激会损害人的心身功能，感觉剥夺和单调状态实验证实个体会出现脑电图的改变、错觉、幻觉和智力功能障碍。心理学家主张在学习和工作中，要有点儿"精神压力"和"紧迫感"。竞赛和考试等可引起适度心理应激，平时掌握不了的知识有时考试前却能掌握，也说明了心理应激的作用。

（二）心理应激的消极影响

1. 急性心理应激　精神刺激引起的急性心理应激常有比较强烈的心理和生理反应，可以引起急性焦虑反应、血管迷走神经反应和过度换气综合征，产生类似甲状腺功能亢进、冠心病、低血糖和肾上腺髓质瘤（嗜铬细胞瘤）等的症状和体征。在临床工作中，医生应熟悉这些临床表现，以免做出错误的诊断。

2. 慢性心理应激　处于慢性心理应激下的人常常感到疲劳、头痛、失眠、消瘦，可以产生各种各样的躯体症状和体征。典型综合征是"神经血管性虚弱"。患者感到呼吸困难、易疲劳、心悸和胸痛。胸痛常局限于心尖区，也常出现焦虑的情绪反应和交感－肾上腺轴活动增强的征象，如心率加快、血压升高、脉压加大和心脏收缩期杂音等心血管功能活动加强的体征。

3. 对已有疾病的影响　心理应激下的心理和生理反应，特别是较强烈的消极反应，可加重已有的疾病或造成复发。例如，一位高血压患者处于家庭纠纷之时，病情变得更加严重；一位冠心病患者在观看紧张的足球比赛后，突发心肌梗死。心理应激还会对已有的精神疾病造成不良影响，有调查发现，门诊神经症患者的心理应激程度同疾病的严重程度呈线性关系。

第二节 心理应激的中介因素

在刺激与应激的心理生理反应之间，以及在心理应激同疾病之间存在着密切的联系，同时在这种联系中有许多因素在起着重要的调节作用，这些因素被称作"中介因素"，如应激源的性质与特点、认知评价、社会支持、人格特征、可控性与可预测性等，还有应激持续时间、应激强度、个体经验、生理特点等。本节重点介绍认知评价、应对方式、社会支持、人格特征。

一、认知评价

（一）认知评价的概念

评价（evaluation or appraisal）是指个体对遇到的生活事件的性质、程度和可能的危害情况做出估计。认知评价在生活事件到应激反应的过程中起着重要的中介作用。个体在评价事件的应对要求和自己应对资源（社会支持、能力）不平衡时才产生紧张或压力，即应激。事件具有威胁性，但未被觉察，或理解为积极意义，因而不会产生现实性威胁的判断，不会进入应激状态。事件不具有威胁性或有积极意义时，由于错误判断为有伤害性也会引起紧张，也就是说扰乱人精神的，与其说是事件，不如说是人对事件的判断。

心理学对应激的研究侧重于研究在同一种生活事件、心理和社会文化因素影响下，由于不同的认知模式产生了明显的个体差异。认知模式会受个体人格特征的影响。特质性焦虑者有杯弓蛇影之感，容易错误地把没有威胁性的事物理解成威胁。具有乐观、外向性格的人，在遇到有威胁性生活事件时，则会从积极的角度看待困境。

美国应激理论的代表人物拉扎勒斯（RS. Lazarus）强调认知评价在心理应激中的核心作用，他将个体对生活事件的认知评价过程分为初级评价、次级评价和再评价。

1. 初级评价（primary appraisal） 初级评价是个体在某一事件发生时立即通过认知活动判断其是否与自己有利害关系，即对自己是否受到事件威胁做出判断。如果判断事件与自己无关，则不采取任何行为；如果认为事件具有积极性质，会导致愉快、振奋的情绪；如果评价为威胁，个体就会紧张。如：学生通过对考试重要性的认识，判断考试是否对自己构成威胁。

2. 次级评价（secondary appraisal） 个体判断事件与自己有关，个体立即会对事件的性质（是否可以改变）、属性（如是丧失、威胁还是挑战）和个人能力做出估计。在次级评价中，要判断自己能够利用的人力、物质和社会资源，以及能够消除应激的各种应对方式。如果次级评价生活事件是可以改变的，往往采用问题应对；如果次级评价事件为不可改变，则往往采用情绪应对。初级评价和次级评价是相互依存、不可分割的。人们经过次级评价过程，认识到有某种应对策略能够成功地控制威胁、经受挑战，那么初级评价的结果就会改变。相反，如果次级评价所获得的信息使人们觉得自己毫无办法，那么威胁感就会极大地增强。

3. 认知性再评价（cognitive reappraisal） 随着事件的发展，人与环境之间的关系会发生一些变化，人们从这些变化中会获得一些信息反馈，通过认知再评价可能会使应激源的性质与强度发生变化；或者通过防御性再评价，使初级评价为威胁性的事件，变成了没有威胁性的事件。

（二）认知评价的研究

1. 认知因素在应激中的作用 对生活事件的认知评价直接影响个体的应对活动和心身反应，因而是从生活事件到应激反应的关键中介因素之一。拉扎勒斯早期曾认为，应激发生于个体察觉或评估一种有威胁的情景之时，对需求以及处理需求的能力的察觉和评估，甚至认为应激不决定于具体的刺激和反应。

认知评价本身也受其他各种应激有关因素的影响，如社会支持一定程度上可以改变个体的认知过程，人格特征也间接地影响个体对某些事件的认知，而生活事件本身的属性不能说与认知评价无关。所以，在近年的许多病因学研究工作中，虽然仍将认知因素作为应激的关键性中介变量来对待，但毕竟还要考虑其他有关应激因素的综合作用。

2. **认知因素的量化** 认知评价在应激过程和心理病因学中的重要性与其量化研究程度两者之间并不相称。虽然福克曼（S. Folkman）曾对认知评价活动进行过定量研究，但至今尚缺乏经典的用于对生活事件做出认知评价的测量工具。不过目前一些自我估分的生活事件量表，实际上已部分结合了个人认知评价因素。在临床心理研究工作中，也可以采用问卷或访谈的方法，让被试对有关事件的认知特点做出等级评估。近年来，国内学者有不少研究就是采用这样的方法，结果都证明认知评价在生活事件与疾病的联系中确实起着重要的中介作用。

二、应对方式

（一）应对方式的概念

应对（coping）是个体对生活事件以及因生活事件而出现的自身不平衡状态所采取的认知和行为措施。应对可被理解为个体解决生活事件或减轻事件对自身影响的各种策略，故又称为应对策略。"应对"一词最早由精神分析学派提出，被认为是解决心理冲突的自我防御机制。需要指出的是，心理防御机制与应对含义比较相近，但两者的理论基础不同，前者是精神分析理论的概念，是潜意识的；后者是应激理论的概念，主要是意识的和行为的。但两者也存在着一定联系，例如两者都是自我心理调节与保护。

从应对的指向性看，有的应对策略是针对事件或问题本身的，有的则是针对个体的情绪反应的，前者为问题关注应对，后者为情绪关注应对。从应对是否有利于缓冲应激的作用，从而对健康产生有利或有害的影响来看，有积极应对和消极应对。从应对策略与人格特征的关系来看，可能存在一些与人格特质有关的、相对稳定的和习惯化了的应对风格。例如，日常生活中某些人习惯于通过运动来缓解焦虑，而有些人习惯于回避、物质滥用（借酒消愁）。同时，个体的认知评价、社会支持、人格特征和生活经验等许多因素都会影响个体的应对特点。

（二）应对的研究

1. **应对方式在应激中的作用** 在应对研究领域，有许多是围绕应对在心理病因学中的意义而进行的。以癌症研究为例，许多资料证明癌症的发生、发展明显受到包括应对因素在内的心理社会因素的影响。由于癌症本身作为一种严重的生活事件，对癌症患者又起着心理应激源的作用，使患者往往采用更多的应对策略；癌症的转归、预后、患者生活质量、康复等也都明显受到各种应对策略的影响，因此，通过对癌症患者应对特点和作用规律的研究，可以为癌症患者进行应对策略的指导。此外，也可从临床实际研究的角度揭示应对和应激过程之间的关系。

许多研究证明，应对与各种应激有关因素存在相互影响和相互制约的关系。应对与生活事件、认知评价、社会支持、人格特征、应激反应等各种应激因素相关，还与性别、年龄、文化、职业、身体素质等有关。

2. **应对的量化研究** 由于应对分类尚无统一的认识，故应对的测定方法也多种多样。福克曼和拉扎勒斯的应对量表将应对分为8种：对抗、淡化、自控、求助、自责、逃避、计划和自评，分别被划归为问题关注应对和情绪关注应对两大类，这是经典的应对过程研究问卷。国内，肖计划等（1995年）筛选出包括解决问题、自责、求助、幻想、退避和合理化六种应付方式的应付方式问卷。卢抗生等（2000年）修订福克曼等的老年应对问卷，包含五种应对方式：面对、淡化、探索、幻想、回避，分别被划归为积极应对和消极应对两类。姜乾金等以应对特质为研究思路，采用因素筛选与效标考察相结合的办法，将应对条目分成消极应对和积极应对,最后形成特质应对问卷(trail coping questionnaire,TCSQ)。沈晓红等(2000年)修订的法伊费尔(Feifel)医学应对量表包含患者的三种疾病应对策略:面对、回避和屈服,这三种应对方式代表了人们在遇到疾病威胁时的基本行为方式。

三、社会支持

(一)社会支持的概念

社会支持(social support)主要是指来自于家庭、亲友和社会各界(同事、组织、团体和社区等)的精神上和物质上的帮助和支持。有良好社会支持的人,能较好地处理应激,避免孤独和寂寞,降低总体应激水平。在应激研究领域,一般认为社会支持具有减轻应激的作用,是应激作用过程中个体"可利用的外部资源"。

社会支持所包含的内容相当广泛,可从多个维度进行分类。例如客观支持和主观支持。客观支持是指一个人与社会所发生的客观或实际的联系程度,例如得到物质上的直接援助和社会网络的支持。这里的社会网络是指稳定的(如家庭、婚姻、朋友、同事等)或不稳定的(非正式团体、暂时性的交际等)社会联系的大小和获得程度。主观支持指个体体验到在社会中被尊重、被支持、被理解的满意程度,即个体通过对支持的主观感知这一心理现实影响人的行为和发展,更可能表现出对个体心理健康的增益功能。

(二)社会支持的研究

1. 社会支持在应激中的作用　研究证明社会支持与应激事件引起的心身反应成负相关,说明社会支持对健康具有保护性作用,并进一步降低心身疾病的发生和促进疾病的康复。有证据表明,幼年严重的情绪剥夺可产生某些神经内分泌的变化,如促肾上腺皮质激素及生长激素不足等。托马斯(PD. Thomas)等以256名成人为研究对象,发现应激会使血胆固醇水平升高,血尿酸水平升高,免疫功能降低。他们发现,社会相互关系调查表中的密友关系部分社会支持得分高,则血胆固醇水平及血尿酸水平低,免疫反应水平高。

动物实验也证明社会支持与心身健康之间的联系。有人发现在实验应激情境下,如果有同窝的动物、动物母亲存在或有实验人员的安抚时,可以减少小白鼠的胃溃疡、地鼠的高血压、山羊的实验性神经症和兔子的动脉粥样硬化性心脏病的发生。相反,扰乱动物的社会关系,如模拟的"社会隔离"可导致动物行为的明显异常。

社会支持保护个体心理健康的机制存在两种解释:①缓冲作用假说,该假说认为社会支持通过提高个体对日常生活中伤害性刺激的应对能力和顺应性,从而削减应激反应,起到缓冲生活事件的作用,提供问题解决的策略,从而保持与提高个体的身心健康;②独立作用假说,该假说认为社会支持具有普遍的增益效果,无论个体是否面对压力情境,好的社会支持总会伴随良好的身心状况。

个体的社会支持程度与各种应激因素存在交互关系,如,认知因素影响社会支持的获得,特别是影响主观支持的质量,社会支持的数量与满意度与人格特征也存在联系。

2. 社会支持的量化研究　由于社会支持涉及面广,除了采用多维的分类方式外,而且形成了不同的社会支持量表。肖水源(1987年)总结文献将社会支持分为主观支持、客观支持和支持利用度三类,并形成一项社会支持量表。布卢汀撒尔(JA. Blumenthal)(1987年)等在其介绍的领悟社会支持量表(perceived social support scale,PSSS)中,将社会支持分为家庭支持、朋友支持和其他人支持三类,该量表已由姜乾金等引进。在威尔科克斯(BL. Wilcox)(1982年)的社会支持调查表(Social Support Inventory,SSI)中,社会支持分为情绪支持、归属支持和实质支持。萨拉森(BR. Sarason)等(1981)的社会支持问卷(Social Support Questionaire,SSQ)有两个维度:社会支持的数量和支持满意度。

四、人格特征

（一）人格的概念

人格是指一个人在其素质基础上，在社会化过程中形成的独特的、稳定的行为模式和心理特征。人格决定了个体的行为方式、生活方式和习惯倾向，影响个体对心理社会应激源的认知评价、情绪的产生和生理反应。在应激作用过程中，人格特征通过与应激各因素间的交互作用，最终影响应激心身反应的性质和程度。人格既可以作为疾病的非特异性因素，在各种疾病中均起作用，也可以成为某种疾病的重要条件（如 A 型行为与冠心病），而且与心理健康和心身疾病有密切关系。

（二）应激相关人格的研究

1. 人格在应激反应中的作用　人格作为应激反应过程中的中介因素之一，与生活事件、认知评价、应对方式、社会支持和应激反应等因素之间存在显著相关性。人格－情绪－疾病之间存在联系。人格特征影响应激反应的程度，特定的人格容易导致特定的负性情绪反应，进而与心身症状发生联系。概括起来，在应激和心身疾病发病过程中，人格特征可通过下述途径起作用：①决定个体的行为类型、生活方式和生活习惯。具有易感应激人格特征的 A 型行为、C 型行为以及吸烟、酗酒、缺乏运动、偏食等不良行为与心血管疾病、癌症的发生、发展关系密切；②人格影响对各种生活事件的认知评价，甚至决定生活事件的形成。具有应激易感人格的个体，其主观事件的频度和负性事件的自评分明显增高；③人格影响一个人对环境刺激、挑战、竞争的应对方式、适应能力及其效果。不同人格类型的个体在面临应激时表现出不同的应对策略；④人格影响人际关系，从而决定社会支持的数量和质量。人格特征间接影响客观社会支持的形成，也直接影响主观社会支持和社会支持利用度的水平。人际关系是相互作用的过程。表现为孤僻、不合群、敌意倾向、敏感多疑、消极逃避的应激易感人格的人很难得到和充分利用社会支持；⑤人格与应激反应的形成和程度相关。不同人格对同样的生活事件可以出现程度不同的心身反应。

2. 应激相关的人格类型研究　按人格对应激源的易感或抵抗倾向，可分为应激易感人格和抗应激人格。A 型行为、C 型行为属于应激易感人格，B 型行为、坚韧人格则属于抗应激人格。

（1）A、B、C 行为类型：传统上将 A 型行为类型的特征形容为"时间紧迫感和竞争敌意倾向"，是冠心病发病的重要心理危险因素。B 型行为类型是与 A 型行为类型相反的一种人格特征，是减少冠心病发生的抗应激人格。C 型行为的主要特征为压抑、愤怒不能发泄、抑郁、焦虑、克制等，具有 C 型行为的人容易发生癌症。

（2）坚韧人格：坚韧人格具有以下行为特点：①奉献：意识到生活和人际关系都具有一定目的和意义，能做出奉献，能积极地参与生活，精力充沛而富有生机；②控制：这是主宰自己生活的一种心理活动。能控制情感的人是生活中的主动者，而不为生活所驱使；③转变：指将转变察觉为挑战，具有转变能力的人迎接变化，并将挑战视为正常生活的一部分。坚韧人格者能认识到生活中的变化是没有人能回避的，他们还能灵活地适应生活的变化。

（3）非理性非逻辑的人格：这是以负性思维或不合逻辑的观念看待人或事物的一类人格特征。持有非理性观念的人，具有"全或无、以偏概全、灾难化"的思维倾向，他们不能正确地评价潜在的应激源，看不见事物的积极之处，自我重复应激事件的负性信息，容易将轻微的刺激视为应激源。

五、可控性和可预测性

（一）可控制性

可控性是指对压力事件具有控制力，能减轻应激和损害。在一项研究中，向被试者显示暴力案件中受害者的照片,实验组和对照组的区别是:实验组可以通过一个按键来终止照片的显示时间,对照组看同样的一组照片,两组照片的显示时间相同。结果发现,实验组因能控制照片暴露时间而比对照组放松。学生考试前提前复习,而不是临时突击,就是要增加事件的可控制性。

(二)可预测性

可预测性是指能预测压力事件及其发生,即使个体不能控制,通常也能减轻应激的危害。如果事件无法预测或不太肯定,就会增加个体的顺应负荷。接受癌症治疗的患者,如不肯定是否会被治愈,那么这种担心要持续很长时间,他们每天都面临着无法确定的潜在威胁。在美国侵略越南战争中,有些士兵下落不明,被宣布为失踪,他们的配偶由于生活和前途无法确定,心理压力非常大。相反,被判刑入狱的犯人家属很容易确定生活目标,他们的心理压力比越战失踪人员家属要小得多。为什么可预测事件能减轻应激程度呢?可预测事件对人的打击有一个"安全期",使人能放松一段时间,直到打击信号来临。此外,还能使个体有时间准备应对手段,从而减轻了事件的有害刺激。显然,这对临床实践有很大的启示,医护人员应尽量给患者提供信息以减轻应激。

第三节 应激反应

当个体经认知评价而察觉到应激情况的威胁后,就会引起个体生理、心理、社会、行为方面的变化,这些变化就是应激反应(stress reaction),它们经常是作为一个整体而出现的。

一、生理反应

应激状态下,个体为了应对紧张和压力,会发生生理适应性反应。1911—1915 年,美国生理心理学家坎农在其"应激反应"学说中描述了"战斗或逃跑"(fight or flight)状态所出现的一系列的内脏生理变化。塞里的"一般适应综合征(general adaption syndrome,GAS)",本质上就是应激的生理反应。近些年来,应激与神经、内分泌和免疫系统关系的研究取得大量成果。用心理神经免疫学(psychoneuroimmunology)一词,将心理社会因素、神经内分泌系统和免疫系统连接在一起,表明神经、内分泌、免疫三个系统之间是一种多重双向交流的关系。通过相互调节,构成人体的神经 – 内分泌 – 免疫网络(neuro-endocrine-immuno network)(图 5-3)。特别是分子生物学技术的发展,揭示了许多神经内分泌的介质、激素、免疫系统的细胞因子以及细胞表面的受体特征,从而加深了对神经系统、内分泌系统和免疫系统相互调节机制的认识。研究认为,应激的神经内分泌免疫调节是一种整体反应。

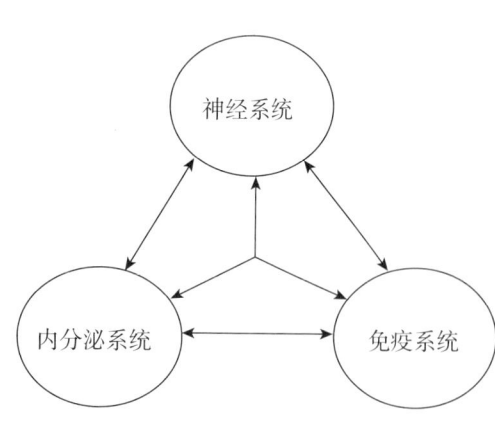

图 5-3 三系统间的双向联系与影响

(一)下丘脑 – 垂体 – 靶腺轴

中枢神经系统接收应激性刺激信号后,对信号进行加工和整合,经心理中介因素的评价和选择。然后,将整合后构成应激的信号在大脑皮质形成神经冲动作用于下丘脑。一旦进入应激状态,即可激活下丘脑 – 垂体 – 靶腺轴(靶腺:肾上腺皮质、胰腺、性腺和甲状腺等),其中肾上腺皮质是垂体的重要靶腺。神经冲动作用到下丘脑,分泌促肾上腺皮质激素释放激素,通过脑垂体门脉系统作用于腺垂体,释放促肾上腺皮质激素,从而促进肾上腺皮质激素的合成与分泌，包括糖皮质激素（可的松是人体内最重要的糖皮质激素）和盐皮质激素等，从而引起一系列的生理变化，如异生糖原过程加强、血糖升高、抑制炎症、抑制蛋白质合成和调节机体的免疫功能等。

此外，在这个神经内分泌轴系中，垂体-性腺、垂体-甲状腺和垂体-胰腺轴在应激状态下也参与物质代谢的激素调节，增强糖原的形成、储存及转化，为应付应激提供能源。

（二）交感-肾上腺髓质轴

当机体处于强烈应激状态时，神经冲动作用于下丘脑，激活交感-肾上腺髓质轴，使交感神经活动增强，同时肾上腺髓质分泌儿茶酚胺增加。生理学家赫斯（R. Hess）与菲尔莱（A. Fiely）认为，应激性刺激在神经系统的调控下，是通过两个对立而又相互作用的神经生物系统的动态平衡来实现调节自主神经系统及躯体内脏功能。他们将其称为非特异反应系统和特异反应系统。这两个系统的兴奋效应明显不同（表5-3）。通常这两个反应系统在生理范围内相互协调，保持一种动态平衡，以维持机体正常的生理功能。但在应激状态下，非特异反应系统的兴奋性增强，而特异反应系统的兴奋性相对减弱。由于交感神经活动增强，引起一系列的生理变化，诸如心跳加快、血压升高、肌张力增强、汗液分泌增多等。

表5-3 非特异反应系统和特异反应系统不同的兴奋效应

	非特异反应系统（递质：NE、DA）	特异反应系统（递质：5-HT、Ach）
自主神经效应	交感神经活动加强，表现：心率加快、心输出量增加、血压升高、汗腺分泌、瞳孔扩大、胃肠运动减弱和消化腺分泌减少等	副交感神经活动加强，表现：心率减慢、血压降低、汗腺分泌停止、瞳孔缩小、胃肠运动和分泌增加等
躯体效应	包括：EEG去同步、肌张力增强、促进分解代谢与有关的激素分泌（肾上腺素、去甲肾上腺素、皮质醇、甲状腺素、生长素、抗利尿素等）	包括：EEG同步、肌张力降低、促进合成代谢及有关的激素分泌（胰岛素、性激素等）
行为效应	包括：觉醒、警戒、情绪反应和活动加强等	包括：减少活动、困倦、睡眠等

注：NE：去甲肾上腺素（norepinephrine）；DA：多巴胺（dopamine）；5-HT：5-羟色胺（5-hydroxy tryptamine）；Ach：乙酰胆碱（acetylcholine）；EEG：脑电图（electroencephalogram）

（三）免疫调节机制

近代免疫学的研究成果表明，应激状态下会发生机体免疫系统的变化。首先，应激通过激活下丘脑-垂体-肾上腺皮质轴过量分泌糖皮质激素抑制免疫系统功能。这种激素几乎对所有的免疫细胞都有抑制作用，包括淋巴细胞、巨噬细胞、中性粒细胞和肥大细胞等。这是急性应激对免疫功能产生抑制作用的主要途径之一。持久或强烈的应激造成肾上腺皮质激素分泌过多，致使机体内环境紊乱，从而导致胸腺和淋巴组织退化或萎缩，影响T细胞的成熟，减弱其免疫能力；此外，糖皮质激素会降低巨噬细胞的吞噬能力，使许多免疫活性细胞的免疫应答失效，致使机体对疾病的易感性增强。最新的研究还表明，皮质类固醇抑制白细胞介素1（IL-1）和白细胞介素2（IL-2）的释放，引起血清免疫球蛋白降低。

另一方面，神经内分泌系统在应激状态下释放的激素或神经递质，如促肾上腺皮质激素、阿片肽（包括内啡肽、脑啡肽和强啡肽）、去甲肾上腺素、5-羟色胺等，可直接作用于淋巴细胞受体，对淋巴细胞转化、自然杀伤细胞的活性、多形核粒细胞及巨噬细胞功能、干扰素的生成等都有向下调节的作用。洛克（Locke）等人1978年报道，一个人自然杀伤细胞的活性同近一年来所遭遇的生活事件及精神状态有密切关系。巴特普（Bartrop）等（1977）对澳大利亚一次铁路交通事故的死者配偶的研究发现，在丧亡后第五周，这些配偶的淋巴细胞转化功能抑制现象十分明显,其细胞转化率比对照组低10倍。

被激活的免疫细胞一方面与上述生理反应共同作用,另一方面,又通过活性免疫细胞释放的信使性物质(干扰素、IL-1等)向大脑传递信息,反馈性影响中枢神经系统的功能;还可通过分泌细胞因子、刺激促肾上腺皮质激素等机制,影响内分泌系统的功能。通过上述调节机制,使应激的生理反应控制在正常的生理范围内。如果应激事件和威胁持续存在,或出现新的应激事件,机体会始终处于应激调节中,造成反应减弱或过度,进而导致各种疾病。

二、心理反应

应激涉及大脑的多个脑区,可引起众多心理现象,大脑对应激的心理反应存在积极和消极两个方面,积极的心理反应会刺激大脑皮质,提高觉醒水平,使感觉灵敏、思维敏捷、注意力集中、行动果断。消极的心理反应表现为过度紧张、焦虑不安、认知水平降低、思维混乱、行动犹豫不决、判断力与决策能力降低。具体来讲应对的心理反应涉及认知、情绪及行为三个方面,这三方面的反应通常是双向调节,构成一个反馈回路系统。

(一)情绪反应

焦虑、愤怒、恐惧和抑郁是应激情境下的主要情绪反应,这些情绪反应又称为"情绪应激"(emotional stress)。

1. 焦虑(anxiety) 是最常出现的情绪性应激反应,是个体预期将要发生危险或不良后果时所表现出的紧张和担心等情绪状态。在心理应激下,适度的焦虑可提高人的警觉水平,提高人对环境的适应和应对能力,是一种保护性反应。但如果焦虑过度就是有害的心理反应。

2. 恐惧(fear) 是面临危险,即将受到伤害,企图摆脱已经明确的有特定危险对象和情景的情绪反应状态。多发生于安全和个人价值与信念受到威胁的情况下。威胁来自于躯体性、社会性等刺激物,并有厌恶情绪,伴随着回避或逃避行为,过度或持久的恐惧会对人产生严重不利影响。

3. 愤怒(rage) 是一种与挫折和威胁有关的情绪反应。由于有目的活动受到阻碍,自尊心受到伤害,为了排除这种阻碍或恢复自尊,常可激起愤怒。过度的愤怒可能会丧失理智,失去自我控制能力而导致不良后果,因此需要及时适当的疏导。

4. 抑郁(depression) 表现为悲哀、寂寞、孤独、丧失感和厌世等消极情绪状态,伴有失眠、食欲减退、性欲降低等,常由亲人丧亡、失恋、遭受重大挫折和长期病痛等原因引起。严重抑郁可导致自杀,故对抑郁情绪反应的个体,应该深入了解有无消极厌世情绪,并采取适当的防范措施。

(二)行为反应

当个体经历应激刺激后,常自觉或不自觉地在行为上发生改变,以摆脱烦恼,减轻内在不安,恢复与环境的稳定性。积极行为可减少压力,甚至可以激发个体的能动性,激励个体克服困难、战胜挫折。而消极行为则会使个体出现回避、退缩等行为。

1. 积极的行为反应 包括问题解决策略及情绪缓解策略。前者发挥主观能动性改变不利环境,后者改变自己对事件的情绪反应强度。

(1)问题解决策略:包括①寻求社会支持,拥有良好的社会支持常常会带来很多资源和能量;②获得解决问题需要的信息,全面了解应激源,正确认识压力,思考解决问题的方法,获得更多的选择;③制订解决问题需要的计划并实施;④直面问题,主动地适应并改造境遇。

(2)情绪缓解策略:包括①宣泄情绪,向他人倾诉自己的情绪;②改善认知,评估事件,思考哪些是可以改变的,哪些又是需要接受的,改变对事物的预期;③行为放松训练,通过运动、呼吸训练等活动进行放松;④回避问题,避开可以引起痛苦回忆的人或事。

2. 消极的行为反应

（1）逃避（escape）与回避（avoidance）：这是一种常见的消极的应激反应。逃避是指已经接触应激源后远离应激源的行为；回避指预先知道应激源会出现，而提前远离（如闭门不出、离家出走、离校等）。

（2）退化（regression）与依赖（dependence）：退化是当人受到挫折或遭遇应激时，放弃成年人应对方式而使用幼儿时期的方式应对环境变化或满足自己的欲望。退化行为主要是为了获得别人的同情和支持，以减轻心理上的压力和痛苦。退化行为必然会伴随产生依赖心理和行为。退化与依赖多见于病情危重、经抢救后脱险的患者以及慢性病患者中。

（3）敌对（hostility）与攻击（attack）：敌对是内心有攻击的欲望且表现出来的是不友好、谩骂、憎恨或羞辱别人。攻击是在应激刺激下个体以攻击方式做出反应，攻击对象可以是人或物，可以针对别人也可以针对自己，两者共同的心理基础是愤怒。

（4）无助（helplessness）与自怜（self-pity）：无助表现为消极被动、无所适从和无能为力。通常发生于经过反复应对不能奏效，对应激情境无法控制时产生，其心理基础包含了一定的抑郁成分。自怜即对自己怜悯惋惜，其心理基础包含对自身的焦虑和愤怒等成分。自怜多见于独居、对外界环境缺乏兴趣者，当遭遇应激时常独自哀叹，缺乏安全感和自尊心。

（5）物质滥用（substance abuse）：某些个体在经历应激事件后会选择通过饮酒、吸烟或服用某些药物的行为方式来转移痛苦，这些不良的行为方式通过负强化机制逐渐成为个体的习惯。物质滥用对心身健康有害，但使用者常借此来暂时麻痹自己，摆脱烦恼，缓解心理紧张和困境。

（三）认知反应

应激时唤起注意和认知过程，以适应和应对外界环境的变化。但应激较剧烈时，应激源通过情绪反应干扰和影响逻辑思维，造成认知能力下降。认知能力下降又会促使个体产生动机冲突，并使挫折增多，激发不良情绪，形成不良情绪与认知能力下降的恶性循环。常见的认知性应激反应表现为意识障碍，如意识蒙眬、意识范围狭小；注意力受损，表现为注意力集中困难、注意范围狭窄等；记忆、思维、想象力减退等。对认知能力下降的解释是在应激状态下，唤醒水平超过了最适当水平，将会影响认知功能。此外，情绪性应激反应如焦虑、抑郁等也会影响注意、记忆、思维等认知过程。这些负面的认知性应激反应包括以下几个方面。

1. 偏执（paranoia）　个体在应激后出现认知狭窄、偏激、钻牛角尖，平日非常理智的人变得固执、蛮不讲理。也可表现为过分的自我关注，注意自身的感受、想法、信念等内部世界，而非外部世界。

2. 灾难化（catastrophizing）　个体经历应激事件后，表现为过度强调应激事件潜在消极的后果，引发了整日惴惴不安的消极情绪和行为障碍。

3. 反复沉思（rumination）　个体不由自主地对应激事件反复思考，阻碍了适应性应对策略，如升华、宽恕等机制的出现，使适应受阻。这种反复思考常带有强迫症状的性质。

4. 闪回（flashback）与闯入（intrusive）性思维　个体经历严重的灾难性事件后，生活中常不由自主地闪回灾难的影子，生动形象，就好像重新经历一样；或者是脑海中突然闯入一些灾难性痛苦情境或思维内容，表现为挥之不去，此为创伤后应激障碍的重要症状特点。

5. 自我评价丧失　人在各种活动中都有自我评价，对于应激源的刺激，如失业、离婚、患重病等，均可使人感到悲伤、忧郁，降低了自我价值感。面对应激情境，丧失了自信心，总是在怀疑和担心。对生活和工作产生不良影响，缺乏自我控制，损害了自主感。

6. 否认、投射、选择性遗忘　这些是心理防御机制的表现形式，在某些重大应激后出现，具有一定保护作用，但过度使用也有其不利的一面。

三、应激的综合反应

应激反应是一个整体、综合性的反应,可表现为以下几种形式。

1. 亚健康状态(sub-health) 指个体处于健康与疾病之间的一种状态,表现为一种身心疲惫状态。此状态的发展包括三个阶段:①应激唤醒阶段:表现为失眠、焦虑;②能量储备阶段:慢性的懒散、疲乏和淡漠;③耗损阶段:表现为抑郁、身心疲惫、社会孤独等。

2. 崩溃(burnout) 是一种由于强烈的心理应激而带来的一种无助、绝望的情感体验,表现为体力和精神的极度损耗。

3. 延缓性应激反应 应激除对健康造成即时损害外,还会产生余波效应,又称创伤后应激障碍,指在应激事件以后一段时间才体验到的反应,主要表现为病程迁延,严重影响患者的心理和社会功能,多见于突发的自然灾害以及残酷的社会事件之后。

第四节 应激管理与应对

应激管理包括群体和个体两个层面,这两个层面是结合在一起的。无论是群体层面还是个体层面的管理,其应激管理方案应该包括针对应激各影响因素的管理,如应激源的管理、应激反应的管理、认知评价的管理等,全面涵盖应激系统模型的生理、心理和社会层面。具体操作步骤包括应激反应的评定、实施干预管理、干预后评估三个阶段。应对(coping)是指个体处理应激的策略与方法。在日常生活中,有些应对方式是无效的,甚至是有害的。正确的应对方法是增加应对资源,如通过学习培训提高技能,掌握人际沟通技巧,以有效应对应激情境。

一、应激管理

(一)应激反应的评定

对于应激反应的评定有多种方法,可以根据应激反应的症状表现选择相应的评定方法与指标。

1. 心理测量 是常用而方便的应激反应测量方法,即利用量表评定个体应激反应的程度。如明尼苏达多项人格测试(Minnesota multiphasic personality inventory,MMPI)、SCL-90症状自评量表、焦虑自评量表(self-rating anxiety scale,SAS)、抑郁自评量表(self-rating depression scale,SDS)等,对临床干预的指导有很好的参考价值。

2. 行为测量 由于应激可以引起个体的行为反应,因此个体行为的发生或改变可以作为应激反应大小的行为指标。例如,问题解决能力或任务完成水平的改变。

3. 生理和生化测量 目前常用于测量应激反应的生理指标有心率和血压、心率变异度、手掌皮肤电阻、尿肾上腺皮质激素水平和儿茶酚胺水平、血脂指标以及疼痛敏感性检查等。

需要说明的是,由于应激产生的过程和反应都是非常复杂的,因而仅仅通过一种方法来测量难以保证测量的效度,因此,在条件允许的条件下,采用多种测量方法相结合是一条非常有效的途径。如在实验条件下诱发被试愤怒,经明尼苏达多项人格测试,结果提示敌对因子分高的受试者,白昼尿儿茶酚胺水平较高,β肾上腺素受体下调,交感神经介导的心血管反应更加强烈,表明他们在日常生活中交感神经活动水平较高。

(二)应激影响因素的管理

应激是一个连续的动态过程,它既非简单刺激,也非简单反应,而是受多种中介因素影响的动态过程。该过程既包括作为应激源的刺激物,也包括应激反应,更重要的是还包括机体与刺激物或环境之间的互动作用,因此,根据应激系统模型,针对各因素的应激管理,具有可操作性,同时也可促使应激各因素的互动关系向良性的动态平衡发展。

1. 应激源的管理　虽然适当的应激对个体适应环境是有益的，但是过强或长期慢性应激对个体身心功能会造成伤害，因此针对应激源的管理是有必要的。日常生活中常见生活事件有疾病问题、职业问题、家庭问题、人际关系问题和经济问题等。有研究提示，生活事件在时间上的累积效应对健康是有害的，如一个人长期处于不良的工作或婚姻状态中，可能会发生适应不良或心身障碍等。所以根据应激的系统模型，需要对一个人的生活现状有系统全面的了解，将个体置于大的生活框架中，获得包括家庭生活、工作情况、人际关系、经济状况、健康状况等方面的详细信息。

针对应激源管理的目标是，通过分析和具体指导，帮助当事人解决、缓冲或者回避某些生活事件。根据评估获得的生活事件的性质、程度和影响，针对其中的关键事件，采取以下管理策略：①解决问题：如指导当事人解决生活事件，例如夫妻之间的冲突与误会，晋级失败等；②缓冲：指导当事人暂时回避压力事件现场，以利于其内部转机的出现，例如劝导当事人离开剧烈争吵现场；③回避：让当事人与压力事件隔离，如引导某些受难者离开灾难现场等；④重视主观性生活事件：大量事实证明，生活事件往往与个体的主观评价密切有关，例如事业不遂、婚姻不理想、没有升入理想的大学等。对于这些主观事件，往往需要进行认知性的心理健康教育或咨询。

2. 认知评价的管理　对生活事件的认知和评价直接影响个体的应对活动和最终心身反应的性质和程度，它也是从生活事件与应激反应之间关键的中介因素之一。应激易感者往往持有绝对化的思维倾向："非黑即白、追求完美、愤世嫉俗"，如"这个世界对我不公平"；"以偏概全"，如"世上没有好人"，等等。通过问卷或访谈的方法，让被试对相关事件的认知特点做出等级评估，进而进行针对性认知干预，如采用认知行为疗法。

针对认知评价管理的目标是帮助个体改变消极的认知评价即"认知偏差"。可采用的管理策略有：①一般性认知指导：认知活动是建立在个人的知识、经验和逻辑思维习惯的基础之上。在应激管理过程中的认知管理方面可以采用各种影响认知过程的技巧来改变当事人的认知，如通过暗示、安慰、鼓励、提问、调整观念等方法；②带有"认知治疗"成分的认知指导：有时个体的"认知偏差"是很顽固的，这并不一定是当事人缺乏知识或不讲道理，而是由于人格等方面的原因，包括浅层的"负性自动性思维"和深层的"功能不良性假设"。这时需要使当事人使用"识别自动性思维和矫正认知偏差"的管理策略与方法。

3. 应对方式的管理　应对是多维度的，应对活动实际上涉及应激过程的各个环节，包括生理反应、认知评价、情绪反应、社会支持等层面。从应对策略与人格的关系来看，可能存在一些与人格特质有关的、相对稳定的和习惯化了的应对风格或特质应对。有些应对方式是建设性的，如获得社会支持、寻求意义、使用幽默、与他人比较（向下比较）、转移注意力和正念冥想以及宽恕等；有些应对方式是破坏性的，如反复沉思、过度自我关注、拖延、敌对体验等。如果某个体的应对风格是破坏性的，那么应激对其可能会带来更严重的影响。

针对应对方式的管理的意义在于，虽然应对方式作为一种特质或习惯是不易改变的，但是个体的应对风格是可以改变的。利用特质应对问卷这一类的量化工具筛选出习惯于破坏性应对方式的个体，通过有针对性的干预使他们用建设性的应对方式代替破坏性的应对方式，能够降低个体的应激易感性，达到预防应激相关心身疾病的目的。

应对策略是一个人应付压力事件及其带来的情绪反应的一项重要生存能力，应对策略的指导是临床工作中对个体实施压力管理的重要手段，其目的是通过指导转移、发泄、升华、放松、转换环境等帮助个体提高应对效能。如针对不同的应对方式，在特定的压力条件下，都可以成为应激管理的策略，如升华（指导更有意义的活动）、再评价（从不同的角度认识事物）、合理化（如自圆其说）、祈祷（如对于特定的弥留患者）、发泄（如建议进发泄室、运动）、放松（指导呼吸放松技术）。

4. 社会支持的管理　社会支持是个体与社会各方面的联系程度，是应激作用过程中个体可利用的外部资源。一方面，社会支持包括主观体验到的支持，具有减轻应激的作用。另一方面，社会隔离、缺少社会联系或社会规范控制本身可以成为非常强大的应激刺激。莫斯（Moss，1973年）强调了小组对个体的社会支持作用，在小组中个体能获得归属感、被接纳感、被需要感，这些主要感觉对健康感和减轻紧张症状是至关重要的，有助于减少应激带来的心身疾病和问题。

针对社会支持的管理，筛选缺少社会支持的应激易感者作为重点干预对象；架构针对特定应激刺激的社会支持平台，如对于职业倦怠个体，通过建立支持小组的方法可以缓解工作倦怠，小组内部成员之间可以相互交流情感、谈论问题和压力，相互支持。另如，促进乳腺癌患者自助/互助小组、特定职业相关应激自助/互助小组的形成和运行、提高心理咨询服务的可获得性等。侧重于社会技能技巧训练的团体治疗（如应用于大学中缺少社会技能和社会支持的个体）、针对特定危机事件的团体治疗（如应用于自杀者自杀后周围相关小群体的团体治疗）等形式的团体治疗可以成为应激管理中的重要管理策略。

应激管理的目标是通过提供客观支持、改变主观支持和加强家庭支持，帮助个体改善社会支持水平。在多种压力因素中，社会支持是唯一被认为具有单向减轻压力的因素。对于家庭内或家庭外社会支持过低，或社会支持利用度不足，或主观社会支持贫乏的个体，都应给予相应的管理和控制，包括多种支持手段和途径。

（1）急性应激：面对灾难现场和受难人员，可采取以下一些针对社会支持的应激管理措施，如：①及时联络难民的亲友到现场可以起到家庭社会支持的作用；②调动更多的人到现场，人多力量大，可以增强客观社会支持；③对于急性事件中处于精神崩溃的人，也许任何话语都是多余的，简单地、长时间地握着他/她的手也是一种社会支持。

（2）慢性应激：面对某些慢性压力下的当事人，如体弱多病、贫穷、家庭矛盾、社交困难者，可采取以下一些管理措施，如：①指导其积极与人交往，可以提高家庭外社会支持程度；增加亲友联络，有利于拓展家庭内支持；②通过相关对立面的人的"再评价"，可以增强其主观支持；③通过交往技巧指导，有助于改善家庭内支持程度；④通过组织定期或不定期的集体活动，可以增强成员之间的主观支持程度；⑤某些团体心理训练或者心理治疗活动可以产生伴随的社会支持效应；⑥指导个体充分利用社会支持，以提高家庭内外社会支持的利用率。

5. 人格特征的管理　人格特征是应激系统模型中的核心因素，是个体层面的应激管理需要考虑的重要内容。如"神经质"倾向的人常出现情绪不稳，容易体验到负性情绪如焦虑、抑郁、易激惹等，在认知特点上倾向于把模糊的中性信息理解为负面信息等。这样的人格特点将自身置于更多的应激刺激之中，常常经历或"感受到"更多的人际冲突；在面临"相同"的应激时由于对应激刺激的认知评价特点等原因而比一般人体验到更多的负性情绪；从应对的角度看，社会支持资源可能不够。

因此针对人格特征的管理，应使个体领悟到自身人格在应激中的核心作用，并在平时生活中重视对自己人格中的某些成分（如完美观念）的修正。通过认知调控以改变观念，如指导来访者：①某些人格特征（如价值观、爱情观、人生观方面的问题）在其心理问题的产生和发展中起着核心的作用；②在行为上所表现的"求全完美"倾向，就来源于自身的人格原因；③这种人格特征违背了压力系统模型的"接纳差异"和"快乐竞争"的适应原则。通过讲解和指导，使个体产生认识上的"领悟"，出现"减压"效果。其效果虽持续时间不长（因为人格具有稳定性，难以改变），但反复做这样的"领悟"，却是有利于某些人格弱点的矫正。

6. 应激反应的管理　莫斯（1973年）指出，处理应激性信息的过程能够带来中枢神经系统、自主神经系统和神经内分泌系统的改变，这些改变使某些人对疾病的易感性增加，而最脆弱的是那些生理反应很容易被唤起并且反应较强烈和持久的个体。从生理层面的易感性入手，可利用客观的测量,如测量心率、血压、尿 17-羟基皮质酮水平等,为干预提供指导。临床观察提示,在系统的应激管理方案中,记录常见心身疾病的病情变化,对于监测评价应激管理的干预效果可能是一个有应用价值的变量。

针对应激反应的管理,目的是采用心理学和医学的各种技术,帮助个体降低或消除各种心身症状。根据应激的心身反应特点,可以从多种干预方法中选择合适的控制手段。①宣泄:引导来访者通过倾诉、移情等正当途径,将焦虑、愤怒、悲伤等消极情绪发泄出来;②转移:从事活动、转移注意,以运动、音乐等形式转移消极情绪反应;③放松训练:通过专业指导下的放松训练可缓解压力的心身反应症状;④药物:在压力反应严重的某些具体情况下,需要合理用药。

(三)群体与个体层面的应激管理

1. 群体层面的应激管理　群体层面的应激管理包括识别特定问题和需要干预的特定群体并进行有针对性的干预,以及从物理环境、制度环境、资源环境等途径进行的,可以看作"健康促进"的宏观干预,如灾后应激干预、慢性病患者支持性干预与健康管理等。群体层面的应激管理作为一个系统工程,超出了精神卫生和心理治疗工作者的常规工作范围,参与者应包括政策制定者、其他医学工作者、社会工作者等多方面的工作人员。

2. 个体层面的应激管理　个体层面的应激管理包括"医学干预"和"自我调节"。医学干预是对"个体"的处理,如症状识别、评估诊断、药物治疗、个体心理治疗、小组治疗等。自我调节是个体自己进行的压力自我管理。应激相关的自我调节方法有很多,如合理休息、通过运动缓解焦虑、抑郁,搭建社会支持平台等。应激相关的自我调节对于非精神障碍和处于稳定期和康复期的精神障碍患者的身心健康有重要意义。

二、应激的应对

应对(coping)是指个体处理应激的策略与方法,这里也可以指上面提及的个体层面应激管理部分的"自我调节"。

(一)个体应对的资源与策略

个体处理应激的方法涉及可利用资源及处理策略(图 5-4)。①资源:指用以处理应激的基本材料,包括个体、社会和物质。个体资源包括一些有助于个体处理应激的特点或态度,如自尊、自信、自谦、信念、价值、控制感和自我效能等人格特点,都是影响应激反应的重要因素。社会资源指个体的密切关系和扩展网络,即通常所说的社会支持,它具有屏障作用,可有效防止个体受到应激的消极影响,也是最重要的应对资源和缓解应激反应的中介因素。物质资源包括满意的健康、足够的体力,还包括实际的资源,如住房和金钱等。②策略:包括问题处

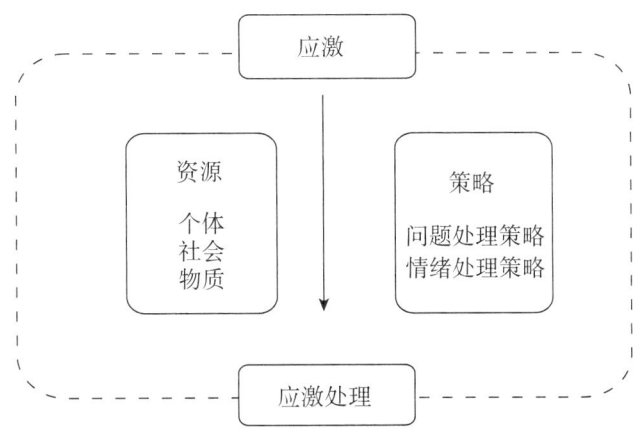

图 5-4　应激处理示意图

理策略和情绪处理策略，本章前面已经阐述，此处不再赘述。

（二）减少无效应对行为

压力会由于人们做出了不适当的反应而变得更严重，如：为自己设置完成任务的时限、做事追求过分完美、不会拒绝别人的要求、放弃社会支持等。下列建议可能有助于人们更有效地处理应激问题。

1．压力适度　压力是自己造成的，不要使自己的工作、生活节奏长期处于加速状态，要放慢节奏，安稳地去做事情。可告诉自己最终的目标是到达目的地，而不要理会是否是第一个到达；或者告诉自己："我的目标是距离，而不是速度。"

2．改变生活和工作节奏　工作、生活中有很多重要的事情要做。人们应该以追求生活质量为最大目标，重视质量而不是数量。放慢生活的节奏，让生活、工作有张有弛，才能有益于身心健康。

3．承认并接受自己的极限　许多人有不切实际的期望，或过于追求完美，不管做得怎样好，对自己都不满意，这种观念不利于心理健康。要为自己设置适当的目标，把大目标分解成小目标，逐渐实现。应该学会对额外的要求或责任说"不"。

4．寻求社会支持　有人说：保持心理健康的关键是有一位忠实可靠的朋友。事实确实如此，最近的研究表明：同别人建立亲密、积极的关系，会有利于健康。原因何在？因为来自亲属和朋友的支持会成为一种缓冲器，减轻了应激性事件的伤害。通过与朋友深入地讨论问题、倾诉紧张和内心的苦闷，会获得出乎意料的好处。如果事情真得变坏，还可以从咨询师那里寻求帮助。

（三）积极应对挫折

在处理挫折时，要懂得什么时候应该放弃无效的方法，建立新的行为方式处理问题。下列建议会帮助你避免不必要的挫折：①努力去识别挫折的根源，是外部原因还是个人原因？②如能找出挫折的原因，改变它难吗？你能完全控制这个因素吗？③如果挫折根源能被消除或被改变，值得努力去做吗？对这些问题的解答会帮助你决定坚持是否有益。学习和接受那些不能被改变的事情是很有意义的。人们常常给自己创造出想象中的障碍，因此，要学会区别障碍是否是现实存在的。

（四）怎样更有效地处理冲突

生活中我们常面临着各种各样的心理冲突，如独立与依赖、亲近与疏远、合作与竞争、冲动表达与社会道德准则。心理冲突若不能获得解决，便会造成挫折和心理应激。在解决冲突时，可尝试下列办法：①做重要决定时，不要草率。花时间收集信息，从正、反两方面权衡。匆忙做决定经常会导致懊悔；②寻找可操作的妥协，得到全部可利用的信息很重要。如果你只想到有一两种选择，或者这些选择不合适，或者无法忍受，那么就去寻求朋友、同事、咨询师、部门领导的帮助或向社会服务代理机构咨询，他们可能有被你忽略的替代方法；③当所有的尝试都失败时，要下决心与压力共同生活。优柔寡断和心理冲突会使人付出高昂的代价。有时最好是选择行动，坚持下去，除非这种选择存在非常明显的错误。

（曹建琴）

第六章 心身疾病

心身疾病在与临床有关的心理问题中，占据了重要地位，且越来越受到医学界的重视。2007年卫生部的统计表明，城市死亡率最高的前三位疾病（恶性肿瘤、脑血管病和心脏病）都与心身疾病有关。

第一节 心身疾病的概念

以往在人们的心目中疾病只有两大类，一类是躯体疾病，一类是精神疾病。而今随着医学模式的转变，人们对心身疾病的认识日渐成型。心身疾病（psychosomatic diseases），又被称为心理生理疾病（psychophysiological diseases），有狭义和广义两种理解。狭义的心身疾病是指心理、社会因素在疾病的发生、发展过程中起重要作用的躯体器质性疾病，例如原发性高血压、冠心病、消化性溃疡等。狭义的心身疾病具有以下几个特征：①心理因素在疾病的发生、发展、治疗和预后中有相当重要的作用。②它们都具有器质性病变的表现或确定的病理生理过程。③它们都伴有明显的情绪变化。④它们都是通过自主神经系统、内分泌系统、免疫系统等造成一定的躯体损害。至于心理社会因素在发生、发展过程中起重要作用的躯体功能性障碍，则被称为心身障碍（psychosomatic disorders），例如神经性呕吐、偏头痛等。广义的心身疾病是指心理、社会因素在疾病的发生、发展、治疗和转归中起重要作用的躯体器质性疾病和躯体功能性障碍，"凡是疾病的发生、发展、治疗、康复各环节有受心理社会因素影响者，都属心身疾病"。显然，广义的心身疾病包括了狭义的心身疾病和狭义的心身障碍（图6-1）。

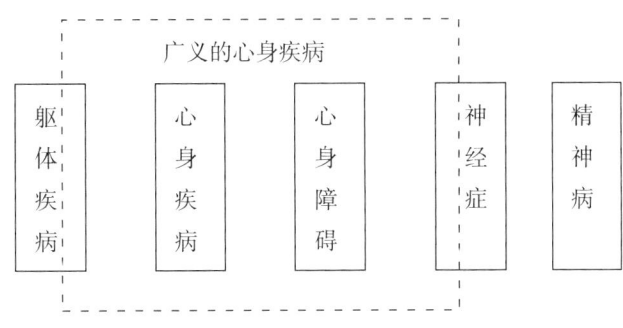

图6-1　心身疾病定义范畴示意图

（一）心身疾病的流行病学

目前心身疾病已成为影响现代人健康的常见病和多发病，它遍及临床各科。美国学者通过临床观察，发现约有50%的求医者，其症状与心理因素有关。近年来在美国要求治疗的患者中，约60%是那些声称有躯体不适而实际上无躯体疾病的人。

上海医科大学徐俊冕等专家曾对复旦大学附属中山医院内科、心血管内科、呼吸科和复旦大学附属华山医院内分泌科、皮肤科的1108例门诊患者作了心身疾病调查。结果发现心身疾病患者有368例（33.2%）。其中，呼吸科心身疾病患者占该科门诊的55.6%；心血管科心身疾病患者占该科门诊的 60.3%；内分泌科心身疾病患者占调查人数的 75.4%。

苏州大学附属第一医院于 1996 年进行门诊和病房一日调查，某天门诊数为 2690 人，其中心身疾病患者占 22.8%；当天住院人数为 533 人，心身疾病患者占 27.1%。

综合国内外有关心身疾病的流行病学资料，临床各科心身疾病占 22%～35%。内科领域中心身疾病比例在 32.2%～35.1%，而内科循环系统住院患者中心身疾病比例在 50% 以上。

（二）心身疾病概念的演变

"心身的"（psychosomatisch 或 psychosomatik）一词最早见于德国精神病学家海因罗特（Heinroth）1818 年发表的一篇关于失眠的文章中，他首次把失眠症作为心身疾病来描述。"心身医学"（psychosomatic medicine）是由多伊奇（Deutsch）在 1922 提出的，而"心身疾病"的提出应归功于哈利迪（Halliday），特别是亚历山大（FG. Alexander）的大力提倡。20 世纪 30 年代，心身医学研究的先驱者之一亚历山大把溃疡、原发性高血压、甲状腺功能亢进、溃疡性结肠炎、类风湿性关节炎、支气管哮喘和局限性肠炎七种疾病称为"神圣七病"，也就是后人所称的七种经典心身疾病。1935 年，美国精神病学家邓巴（HF. Dunbar）发表了《情绪与身体变化》一书，自此心身医学和心身疾病开始广泛流传开来，1948 年他在《心身诊断和治疗纲要》一书中，又对心身概念进行了系统的论述。1980 年，美国的心身医学研究所对心身疾病的定义为："由环境心理应激引起或加重躯体病变的疾病称为心身疾病"。20 世纪 70 年代美国恩格尔（GL. Engel）教授提出了新的医学模式，对疾病发展形式的认识也有了改变，即从细胞疾病—组织结构改变—生理障碍发展为心理障碍—功能失调—细胞疾病—结构改变。这一变化使得旧有的心身疾病概念难以包含更广泛的意义，心身疾病的含义向广义的概念倾斜，心身疾病的名词也就有了"影响躯体状况的心理因素"的新含义。

《美国精神疾病诊断与统计手册》（The Diagnostic and Statistical Manual of Mental Disorders，DSM）影响广泛，目前已经发展到第 5 版。"心身疾病"一词仅在第 1 版（DSM-Ⅰ）（1952 年）中出现过。以后，"心身疾病"从 DSM 分类表中消失，分别代以"心理生理性自主神经与内脏反应"（DSM-Ⅱ，1968 年）和"影响身体状况的心理因素"（DSM-Ⅲ，1980 年）。第 4 版将与心身疾病有关的内容列入"影响医学情况的心理因素"中，是指心理或行为因素造成的医学疾患。这些因素会引起或加重疾患，干扰治疗和康复，或促使发病率和死亡率提高，心理因素本身可能构成疾病的危险因素，或者产生放大非心理危险因素的效应。

《国际疾病分类》（International Classification of Diseases，ICD）是由世界卫生组织（WHO）制订的一种疾病分类体系，早期的版本曾有过"心理生理障碍"及"精神因素引起生理功能"的分类。ICD-10 分类体系中，将传统的"心身疾病"分别纳入不同分类，归为"神经症性、应激相关的及躯体形式障碍"（F4），还有一些内容分散在"伴有生理紊乱及躯体因素的行为综合征"（F5）及其他分类中。

《中华医学会精神病分类-1981》将精神性疾病分为 13 类，"心身疾病"位列最后。1995 年的《中国精神疾病分类方案与诊断标准》（第 2 版修订版）（Chinese Classification of Mental Disorders-Second Revised，CCMD-2-R）虽然取消了心身疾病分类，但把相关内容放进了"与心理因素有关的生理障碍"（分类 5）和"神经症及与心理因素有关的精神障碍"（分类 4）中，另有一些放在"儿童少年期精神障碍"中。日本心身医学会（1992 年）经过修订，把心身疾病定义为"躯体疾病中，其发病及经过是与心理-社会因素密切相关的，有器质或功能障碍的病理过程。神经症（如抑郁症）等其他精神障碍伴随的躯体症状除外。"

总之，心身疾病概念在目前的权威性心理障碍分类体系中已经消失，被其他概念取代，然而，心身疾病的"肉体"虽然消失，但其"精髓"已融入医学临床。

(三) 心身疾病的范围

心身疾病的范围涉及多个系统，主要包括：消化系统、呼吸系统、循环系统、神经系统、内分泌和代谢系统、骨骼和肌肉系统、泌尿和生殖系统。

第二节 心身疾病发病机制的理论

心身疾病的发病机制比较复杂，相关研究途径主要涉及心理动力学、心理生理学和行为学习三个主要理论。

一、心理动力学理论

心理动力学理论重视潜意识心理冲突在心身疾病发生过程中的作用，认为由个体特异的潜意识特征决定的心理冲突引起了特定的心身疾病。著名学者亚历山大提出了心身疾病发病的三个要素：①未解决的心理冲突；②身体器官的脆弱易感倾向；③自主神经系统的过度活动性。心理冲突多出现于童年时代，常常被压抑到潜意识之中，在个体成长过程中受到许多生活变故或社会因素的刺激，这些冲突会重新出现。如果这些复现的心理冲突找不到恰当的途径疏泄，就会由过度活动的自主神经系统引起相应的功能障碍，造成所支配的脆弱器官的损伤。

目前认为，潜意识心理冲突是通过自主神经系统功能活动的改变，造成某些脆弱器官的病变而致病的，例如：心理冲突在迷走神经功能亢进的基础上，可造成哮喘、溃疡等；在交感神经亢进的基础上可造成原发性高血压、甲状腺功能亢进等。因而只要查明致病的潜意识心理冲突，就可以弄清发病机制。心理动力学理论对心身疾病发病机制的解释强调了潜意识冲突的致病作用，目前难以用实验方法证实。

二、心理生理学理论

心理生理学理论的代表人物有沃尔夫（HG. Wolff）、马森（JW. Mason）和恩格尔等。以坎农的生理学（主要是躯体内稳态理论）、塞里的应激学说，以及巴甫洛夫、贝柯夫和谢切诺夫的条件反射研究与"皮质内脏相关学说"为基础，通过心理生理学的实验，探讨有意识的心理活动与身体的生理生化变化间的关系，揭示心理因素导致心身疾病的心理生理机制。

1920年，在《疼痛、饥饿、恐惧和愤怒时的身体变化》一书中，坎农根据实验研究结果，提出了"特定的情绪伴随着特定的生理变化"的思想，还阐述了应激反应下发生的系统生理反应。马森和塞里强调，心理因素在应激的生理反应中起重要的调节作用，心理社会刺激也能引起生理的应激反应。恩格尔将机体对紧张性刺激的反应分成两大类："战斗或逃跑反应"和"保存－退缩反应"，并进一步探讨了这些反应下的生理变化。心理生理学主要的研究成果反映在心理神经内分泌及免疫学领域。心理、社会因素通过免疫系统与躯体健康和疾病的联系，可能涉及三条途径。①下丘脑－垂体－肾上腺轴：交感神经的刺激和皮质醇的作用可以促进肾上腺髓质合成和分泌肾上腺素和去甲肾上腺素，出现心跳加快、血压升高，血中胆固醇和游离脂肪酸增加，可以诱发冠状动脉粥样硬化性心脏病。应激造成暂时性皮质醇水平升高，皮质醇升高可以损伤细胞免疫，但持久应激与短期应激对免疫系统的影响效果不同，短期应激可使细胞免疫功能增强（图6-2）；②自主神经系统：应激导致交感神经活动失调与原发性高血压、偏头痛有关。副交感神经活动失调与消化性溃疡、溃疡性结肠炎、支气管哮喘有关。交感神经释放儿茶酚胺类物质，与淋巴细胞膜上的β受体结合，影响淋巴细胞的功能（图6-3）；③中枢神经：中枢神经与免疫系统有直接的联系，免疫抑制可形成条件反射，改变免疫功能。应激状态下免疫受到抑制或干扰，机体感染的概率增加，导致肿瘤的发病率升高

（图6-4）。

心理生理学研究也重视不同种类的心理、社会因素，如紧张劳动和抑郁情绪可能产生不同的心身反应，以及心理社会因素在不同遗传素质个体上的致病性差异。

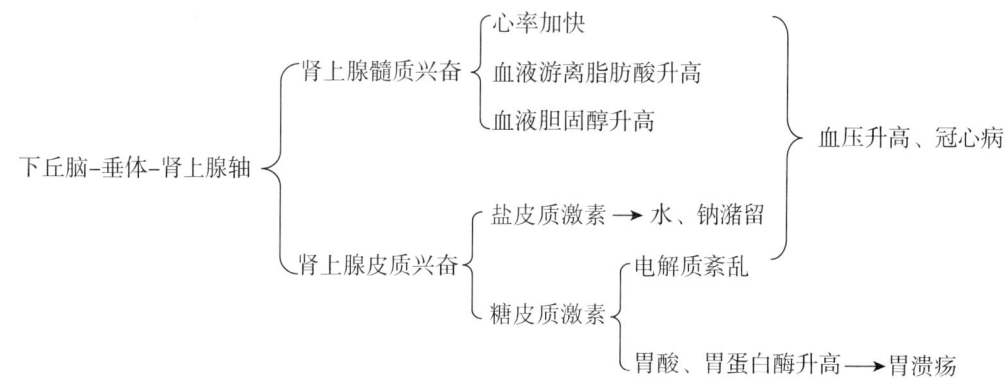

图6-2　内分泌系统中介机制

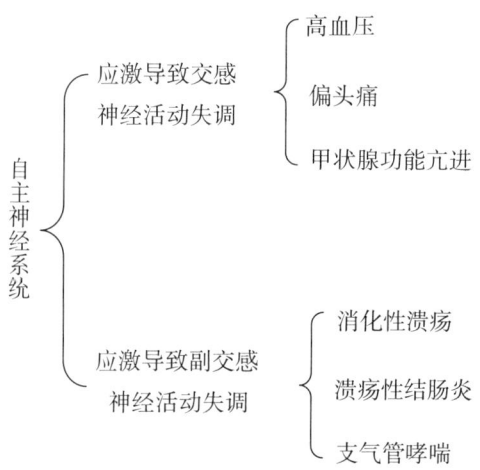

图6-3　自主神经中介机制

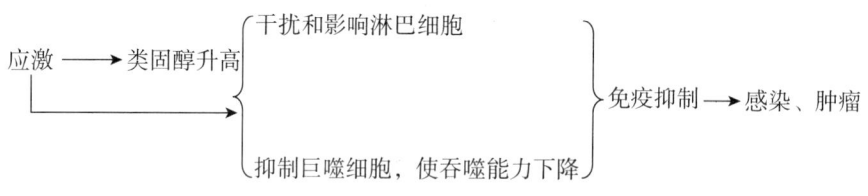

图6-4　免疫系统中介机制

三、行为主义学习理论

巴甫洛夫经典条件反射的著名实验是狗的唾液分泌反射，说明条件反射是一种独立的生理反应。心理神经免疫学奠基人之一阿德（R. Ader，1975年）完成了一项著名的实验。他和同事们设计了一组厌恶性味觉实验，以证明免疫系统可以形成条件反射，并用花环实验来验证。实验中，他们用具有免疫抑制作用的致呕吐剂环磷酰胺作为非条件刺激物，用大剂量糖精水作为条件刺激物，制作了条件反射动物模型。如果在反射学习的消退期只给予糖水，不给予环磷酰胺强化，动物的死亡率仍然上升。实验结果说明经过学习，糖水作为条件刺激也具有磷酰胺的免疫抑制作用，中枢神经系统能够影响免疫系统功能。这项研究产生了很大争议，但最终还是得到了许多研究者的支持。

行为学习理论认为，某些社会环境刺激引发了个体习得性心理和生理反应，表现为情绪紧张、呼吸加快、血压升高等，由于个体素质的问题、特殊环境因素的强化或通过泛化作用，使得这些习得性心理和生理反应可被固定下来，而演变成为症状和疾病。例如：先把动物置于一封闭箱内，给予反复电刺激，然后进行逃避学习训练，会发现动物不逃避电击，即使向其示意逃避过程，动物的训练成绩依然不好，说明它仍固守无效的应对方法，而不做新的尝试，这是一种类似临床抑郁症的情绪状态，会导致实验动物的死亡，这就是习得性无助（learned helplessness）。

心身疾病中的一部分可以用条件反射性学习加以解释，如：哮喘儿童可因哮喘发作会获得父母的额外照顾而被强化。也有的是通过其他的学习机制而习得，包括观察或模仿学习。如：儿童的有些习惯会因模仿大人习惯而获得。在医学生中常见一种现象，学生学习了某种疾病后，有的会出现该疾病的症状或体征，这属于认知后的自我暗示，是本能性强化。

行为主义学者米勒（Miller）等通过"自主性反应的操作条件反射性控制"实验说明人类的某些具有方向性改变的疾病可以通过学习的方式而获得。例如血压的升高或降低、腺体分泌能力的增强或减弱、肌肉的收缩等。基于此原理提出的生物反馈疗法和其他行为治疗技术被广泛地应用于心身疾病的治疗中。

不论是巴甫洛夫的经典条件反射，还是斯金纳的操作条件反射，都是将强化作为学习过程的一个要素来说明的，但人类心身疾病的形成还包括社会学习理论中的观察学习及模仿。

四、心身疾病发病的主要过程

目前心身疾病研究不再拘泥于某一学派，而是综合心理动力学、心理生理学和行为主义的学习理论，互相补充。如前文介绍，米什基（Mirsky）的研究是将人格特异性理论与心理生理学说结合在一起。阿德则是采用条件反射方法建立动物模型，研究心理神经与免疫机制之间的关系。心身疾病的发病机制是目前医学心理学领域亟待深入研究的中心课题之一，发病机制涉及心理、社会和生理等许多方面，尽管已经取得进展，但很多细节问题尚待进一步澄清和证实。关于心身疾病的发病机制过程涉及以下几个方面：

1. 心理、社会刺激物传入大脑　心理、社会刺激物在大脑皮质被接受，并得到加工处理和储存，使现实刺激加工转换成抽象观念。该过程的关键问题是诸如认知评价、人格特征、社会支持、应对资源等中介因素的作用。认知评价的作用特别受到关注，因为心理社会刺激物不经认知评价而引起应激反应的情况很罕见（图6-5）。

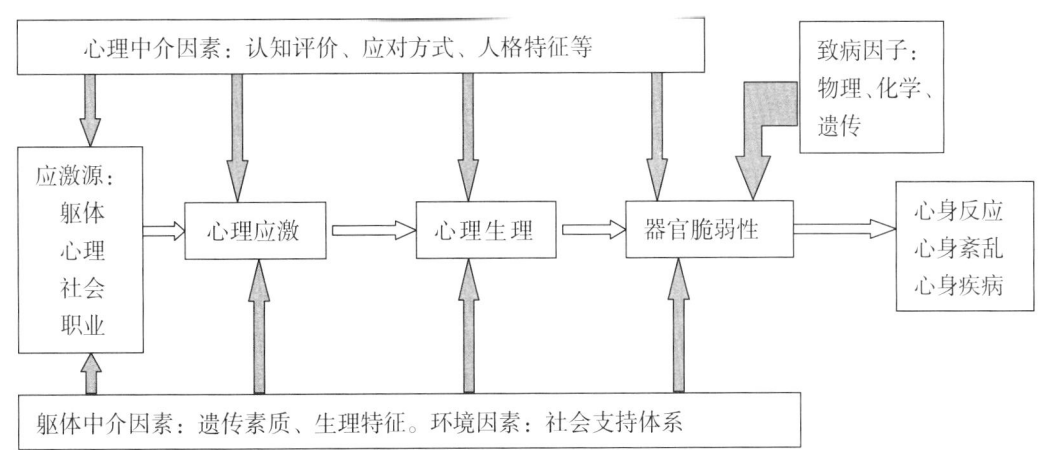

图 6-5　心身疾病的应激机制

2. 大脑皮质联合区的信息加工　联合区将传入信息通过与边缘系统的联络转化为带有情绪色彩的内脏活动，通过与运动前区的联络，构成随意行动传出。

3. 传出信息触发应激系统引起生理反应　包括促肾上腺皮质激素释放激素的释放、蓝斑-去甲肾上腺素/自主神经系统变化，进而影响垂体-肾上腺皮质轴及自主神经支配的组织，表现为神经-内分泌-免疫的整体变化。

4. 心身疾病的发生　薄弱环节由遗传和环境因素决定，机体适应应激需求的能量储存有限，过度使用就会导致耗竭，在强烈、持久的心理社会刺激物的作用下人们就会产生心身疾病。

第三节　心身疾病的诊断与防治原则

按生物-心理-社会医学模式，人类的任何疾病都受到包括生物因素在内的心理、社会因素的影响。心身疾病的诊断和预防的原则应该兼顾个体的心理、身体和社会三方面。

一、诊断原则与诊断程序

1. 诊断原则
（1）疾病的发生包括心理社会因素，明确其与躯体症状的时间关系。
（2）躯体症状有明确的器质性病理改变，或存在已知的病理生理学变化。
（3）排除神经症或精神病。

2. 诊断程序　心身疾病的躯体诊断与医学诊断相同，这里只介绍心理诊断部分。
（1）病史采集：对疑有心身疾病的病例应该特别注意收集患者心理、社会方面的有关材料，例如：个体心理发展情况、个性或行为特点、社会生活事件以及人际关系状况、家庭或社会支持资源、个体的认知评价模式等资料，并分析心理社会因素与疾病发生、发展的相互关系。
（2）体格检查：注意观察体检时患者的心理行为反应方式、患者对待体检和治疗的特殊反应方式，判断患者的心理特征，例如是否过分敏感、拘谨、不遵守医嘱或是否有激烈的情绪反应。
（3）心理行为检查：采用会谈、行为观察、心理测试或必要的心理生物学检查方法。采用适当评定测验分析患者的心理应激源、应对能力、社会支持等。评估结果有助于确定心理、社会因素的性质、内容，评价它们在疾病发生、发展、恶化和好转过程中的作用。
（4）综合分析：根据收集到的材料，结合心身疾病的基本理论，对是否是心身疾病、为何种心身疾病、哪些心理社会因素起主要作用、可能的作用机制等问题作出恰当的估计。

心理诊断往往伴随心身疾病治疗的全过程。在治疗过程中，患者原有的心理问题解决了，新的问题又会出现，这就要求医生针对变化了的情况重新评估并采取新的干预措施。

二、心身疾病的治疗和预防

1. 心理干预目标　心理干预的目标是消除或减弱心理、社会刺激因素的影响，改善情绪状态，提高治疗遵从性和生活质量，帮助患者建立有效的社会支持体系。

2. 心身同治原则　心身疾病应采取心身相结合的治疗原则。对急性发病、躯体症状严重者应以躯体对症治疗为主，辅之以心理干预。心理干预主要围绕情绪控制方面。以心理症状为主、辅以躯体症状的疾病，或虽然以躯体症状为主但已呈慢性化的心身疾病，则可在躯体治疗的同时侧重安排心理治疗。例如对于更年期综合征和慢性消化性溃疡患者，除了给予适当的药物治疗外，应重点做好心理和行为指导等各项工作。

第四节　临床常见的心身疾病

心身疾病的范围很广，涉及临床各科，本节主要介绍一些常见、典型的心身疾病。

一、内科心身疾病

（一）冠状动脉粥样硬化性心脏病

冠状动脉粥样硬化性心脏病（简称"冠心病"）是指冠状动脉粥样硬化使血管腔狭窄或阻塞，或因冠状动脉功能性改变导致心肌缺血、缺氧或坏死而引起的心脏病。冠心病在许多国家是造成人们死亡的主要原因。

据世界卫生组织统计，全世界每年约有1500万人死于冠心病，占疾病死亡总人数的50%以上。由于单纯用遗传、高血压、高血脂等生物因素不能完全解释冠心病，因此，研究人员把目光投向了其他方面。大量研究表明，冠心病的发病、发展与心理、社会等诸多因素有关。

1. 致病的心理社会因素　心理社会因素包括了慢性压力和情绪障碍等，这些因素可以通过生活方式和生物学机制等途径直接参与冠心病的发病过程。

（1）慢性压力

①工作压力：调查显示10%～40%的人承受着工作压力，其中1/3的人伴有严重的心理压力，低收入、缺乏社会支持的人群更易产生工作压力。对13项关于工作压力与冠心病的前瞻性队列研究的系统回顾显示，3项结果显示无关联，5项显示中等程度独立相关，5项显示高度独立相关且无工作性质和性别差异。对芬兰年轻男性冠心病危险因素的研究显示，工作压力与已存在的无症状的动脉粥样硬化有关联。有人发现，事业中有过4次或更多次重大挫折者，比未受重大挫折者的冠心病发生率高4倍。

②婚姻、家庭压力：患有冠心病的女性面对婚姻压力可使冠心病预后恶化。低收入、缺乏社会支持和抑郁的女性，家庭压力表现的尤为突出。瑞士的研究显示，同时伴有家庭和工作压力的女性，患冠心病的危险性是不存在两种压力女性的5倍。54岁以上男子在配偶死亡6个月之内本人死于缺血性心脏病的发生率要比无丧偶的对照组高67%。

③社会经济状况：社会经济状况对冠心病的发生和预后同样有非常重要的影响。研究证实，社会经济状况与冠心病呈负相关，这一现象在女性中表现得更明显。社会经济状况低下的人群中吸烟、不健康饮食、居住条件恶劣和缺乏运动的人数比例较高，并且这一人群交际活动少，经济负担重，面对更多的生活压力，是冠心病发生的高危人群。

④社会支持：社会支持可以减轻生活压力事件的负性作用，而缺乏社会支持的个体更容易产生心理上的无助感与悲伤感。文献荟萃研究肯定了社会支持与心血管疾病发生的相关性，缺乏社会支持可以使冠心病发生的相对危险度增加2～3倍。

（2）情绪障碍

①精神紧张：精神紧张是导致冠心病的一种重要心理因素。根据近20年来大量流行病学的研究证明，现代技术发达的社会环境引起的紧张刺激，以及人们对此产生的心理或行为反应与心脏病的发病率和死亡率增高有一定关系。紧张情绪会激起交感神经兴奋，通过下丘脑使肾上腺髓质释放去甲肾上腺素和肾上腺素至血流中。这些儿茶酚胺会使大量游离脂肪酸从脂肪组织释放进入血液中，如果这些脂肪酸不能为身体活动或机体代谢所消耗，就会转为三酰甘油沉积在血管壁上，造成动脉粥样硬化或冠心病。这些儿茶酚胺也有加速血液凝固的倾向，易形成血块而阻塞动脉。大量的儿茶酚胺还会使血小板聚集，造成小动脉阻塞，因此，精神紧张可以

使有冠心病素质或原先心肌供血不足者产生冠心病的症状。

②抑郁与焦虑：抑郁是冠心病的一种独立预测性危险因素，同时也影响冠心病的预后。抑郁症也可能是抑郁首次发作后几十年内冠心病发生的一个独立的危险因素。近期研究结果显示抑郁症患者患心血管疾病的危险性增加 2～4 倍。冠心病与抑郁相关联的可能机制为：动脉粥样硬化是一种慢性炎症性过程，而抑郁可以促发炎症过程从而诱发冠心病。大规模的前瞻性研究证明，焦虑与心脏猝死有高度的相关性，焦虑可以引起心率变异性的下降，使室性心律失常和其他恶性心律失常的发生阈值降低，从而增加了猝死的发生率。研究还发现，在无器质性心脏病患者中，不明原因的室性期前收缩、心室纤颤和心脏骤停都与焦虑、抑郁情绪有关。

2．冠心病患者的人格特征　大量研究指出，A 型行为模式与冠心病的发生有密切关系，冠心病患者大都具有 A 型行为特征。1959 年弗里德曼（M. Friedman）与罗森曼（Rosenman）率先提出 A 型人格的人容易发生冠心病，此后，在 1977 年国际心、肺及血液病学会得到公认，确定 A 型人格是引起冠心病的一个独立危险因素，至少与高血压、高血脂和重度吸烟同样重要。

A 型人格性格特征包括：过分的抱负和雄心壮志；过分的工作要求，常对工作成就不满足；情绪易波动；有闯劲，表现为好斗、敏捷、有进取性；过分竞争性与好胜心；常有时间紧迫感与匆忙感；变动不定的敌意；习惯做艰苦紧张的工作，持续从事繁重工作而不感到疲劳，即便休息时也难以松弛下来；不耐烦，缺乏耐心；常同时进行多种思维与动作；言语与动作的节奏快。相对而言，B 型人格以性情温和、言语与动作节奏较慢、耐心沉着、不好激动、缺少竞争性为特征。对各种职业的人格类型与冠心病相关性调查发现，A 型人格冠心病患病率为 B 型人格的 2 倍以上。

3．冠心病患者患病后的心理特征表现

（1）患病后的情绪障碍：多次心前区疼痛发作可严重影响患者的处事能力。发生心肌梗死或恶性心律失常时，将直接威胁患者的生命，产生焦虑、恐怖或抑郁反应。当得知病情危重时，患者产生沮丧、绝望等情绪反应，并伴随一系列自主神经系统功能紊乱。

（2）患病后的认知特点与心理防御反应：频繁的躯体症状（如心绞痛、心悸及胸闷）扰乱了内环境并使心理失去平衡；错综复杂的治疗、陌生的病房和新的人际关系致使患者心理活动发生紊乱。表现为：①感知觉激惹状态：如神经过敏、注意力不集中、烦躁、失眠、认知能力减弱等；②行为能力受限或退缩：如全身紧张状态、行为迟缓、幼稚、反应迟钝、交际能力下降等。患者常采取否认的心理防御机制，否认自己患有严重疾病，忽视自身疾病而继续工作；③自觉摆脱困境，退出工作竞争；④过度的心理防御可发展为心脏神经症。

（3）病程与心理反应：通常在发病第 1～2 天表现为焦虑状态、疑病、否认；第 3～5 天由于心绞痛，特别治疗和不习惯病房生活，而出现失眠、承认患病，自尊心受损，产生抑郁情绪等反应。

（4）合理化与否认：由于恐惧冠心病，患者希望自己不得这种病，因而对于出现的症状以其他不重要的原因解释（如将胸痛说成是胃部不适），强调客观因素，或认为自己不具备多项危险因素，竭力寻找不可能患冠心病的理由，不相信也不承认自己会患冠心病而拒绝就诊，或延误治疗。比林（Billing）报告 25% 的急性心肌梗死患者死于病初 3 小时，主要原因为否认胸痛是心肌梗死而导致延误就诊。

（5）恐惧：反复剧烈的心前区疼痛、心律失常及伴发的呼吸困难、心悸使患者出现濒死的恐怖感，急于就医。入院后患者常言语很少，表现淡漠，实际上其内心极度恐惧。

（6）焦虑：最初由于濒死的恐怖，另外，循环监护病房的紧张气氛，如监护装置、输液管道，以及病友的病情发作、抢救及死亡等都会加重焦虑反应。在恢复期患者是因害怕复发而焦虑。

（7）抑郁：由于体验到病情的严重而绝望，自尊受到威胁，反复思考患冠心病后身体功能降低而面临的职业危机、活动受限、前途受影响等，使自己觉得活着没意思，而导致抑郁。

（8）选择用药："久病成医"，多数患者往往向医生要求使用某种药物，如不能满足要求便闷闷不乐。

（二）原发性高血压

原发性高血压是以慢性血压升高为特征的临床综合征。在现代大城市中成人发病率在10%以上。原发性高血压的病因及发病机制是多元的，遗传因素、饮食中钠盐含量过高、体重超重等都是高危因素。此外，心理社会因素在原发性高血压的发病中也有重要作用。

1. 致病的心理社会因素

（1）情绪因素：各种引起精神紧张的情绪因素，特别是愤怒、恐惧、焦虑均可升高血压；而沮丧或失望时血压的变化相对较轻。焦虑时，血压升高以收缩压为主，伴皮肤和肌肉电阻、电位值升高；愤怒和敌意时，则以舒张压升高为主，皮肤电阻和电位值也升高。进一步研究表明，若焦虑或愤怒情绪外露时，血内去甲肾上腺素浓度可有升高，若有敌意情绪而强制阻抑，血内去甲肾上腺素及肾上腺素水平则明显升高，因此，被压抑的敌视情绪可能是导致原发性高血压的重要心理原因。其生理机制被认为是大脑皮质、丘脑下部和交感肾上腺系统的激活现象。开始是精神紧张状态下的阵发性血压升高，经过数月乃至数年的血压反复波动，终于形成持续性的高血压病。

（2）社会环境因素：流行病学调查与实验研究均发现社会结构变化、生活事件、社会环境及生活方式的变化均与高血压的发生有关。高血压发病城市高于农村，发达国家高于发展中国家，脑力劳动者高于体力劳动者。社会因素对高血压发展与预后也有关系，早年丧父母者，一旦发生高血压，病情常呈持续进行性发展，日后发生脑卒中及蛛网膜下腔出血的机会大。实验证明，即使切除肾的交感神经节，在较重的心理社会压力作用下，患者的血压仍不会下降，而一旦去除心理社会压力，血压会明显下降。有些报告认为精神紧张的应激职业、长期警觉，以及高标准、严要求的从业人员高血压发病率较高。有学者用付出–回报失衡模式研究职业应激与高血压的关系，认为工作中的高付出和低回报与高血压的发生显著相关。

2. 原发性高血压患者的人格特征　多数学者研究表明，原发性高血压与病前性格有关。亚历山大指出，原发性高血压的发生具有双重矛盾心理，一方面想要尽量地表达自己的躁动，另一方面心中有一种消极和迎合的需要。邓巴曾提出原发性高血压患者的人格特征是怕羞、追求完善、沉默和自我控制，但是当与权威发生冲突时，会出现"火山爆发式"的情绪。也有专家认为焦虑求全、强迫性、反对权威、求全责备是原发性高血压患者的人格特征。然而不少研究认为焦虑情绪反应和抑制性敌意是高血压患者发病的主要心理因素，认为A型行为、敌意、神经质、过度焦虑和抑郁以及缺乏应对能力可能都与高血压发病有关。对时间紧迫感或急躁、进取心或竞争性、敌视态度、抑郁和焦虑5种心理因素的前瞻性人群观察研究发现，年轻时的时间紧迫感和敌视态度与15年后高血压发病危险增加显著相关，且时间紧迫感和敌视态度越强烈，高血压发病危险增加越明显。沃尔夫（HG. Wolf）发现原发性高血压患者虽然不具有某一种基本人格类型，但却有趋向好斗和过分谨慎的特征。杨菊贤等调查了200名原发性高血压患者及对照组，发现原发性高血压患者组中具有A型行为的占79.5%，而对照组中具有A型行为者仅占42%。但有些学者持有相反意见，弗里德曼等观察了283名轻度高血压患者，发现他们与健康对照组之间在A型行为特征、心理社会应激、焦虑、归因模式等方面并无差别。总之关于原发性高血压患者的人格特征尚未确定。

3. 原发性高血压患者患病后的心理特征表现

(1) 认知紊乱：部分患者有紧张、易怒、记忆力减退、注意力不集中、怀疑、否认、不在乎或拒绝服药等心态。智力研究发现高血压患者智能水平低于正常人，高血压合并脑动脉硬化患者智能较单纯高血压患者降低更显著，病情越重，智能减退越明显，认知障碍越重。

(2) 焦虑、抑郁状态：高血压并发抑郁症的比例为20%。明显的抑郁情绪障碍是原发性高血压发生、发展的一个独立预测因子。韦铁民等调查发现中老年高血压患者焦虑症的患病率为11.6%，抑郁症的患病率为15.6%，高于正常人群。焦虑、抑郁既是高血压的促发因素，高血压也易使焦虑、抑郁加重，同时焦虑、抑郁患者的心脑血管意外发生率增加。其原因可能为：焦虑、抑郁情绪可引起自主神经系统功能紊乱，交感神经系统活动功能亢进，导致心率加快、心肌收缩力加强和心输出量增加。另外，焦虑、抑郁受体作用于血管受体可使小动脉收缩，外周阻力增加，从而引起血压上升。焦虑、抑郁情绪患者多有睡眠障碍，表现为入睡困难、易惊醒、失眠、早醒，睡眠障碍可引起心血管系统功能失常，表现为胸闷、心悸、呼吸困难，从而可导致血压升高。

(3) 高血压危象及高血压脑病的表现：因紧张、疲劳、寒冷、嗜铬细胞瘤引起的阵发性高血压发作、突然停服降压药等诱因，小动脉发生强烈痉挛，血压急剧上升，影响重要脏器血液供应而产生危急症状，即为高血压危象，在高血压早期与晚期均可发生。危象发生时，出现头痛、烦躁、眩晕、恶心、呕吐、心悸、气急及视力模糊等严重症状，以及伴有痉挛动脉（椎－基底动脉、颈内动脉、视网膜动脉、冠状动脉等）累及的靶器官缺血症状。

(三) 糖尿病

糖尿病是一组以糖尿和高血糖为特征的多因性内分泌－代谢障碍，是由胰岛素缺乏或靶细胞对胰岛素敏感性降低所引起的。一般认为糖尿病是两类因素——遗传和环境共同作用的结果。遗传因素的作用已经得到了双生儿研究和家族调查的证实。情绪、生活事件、人格、心理应激、生活方式等不良心理社会因素可以促发和加剧糖尿病。

1. 致病的心理社会因素

(1) 应对方式：研究发现，个体对生活事件可表现为单一和特异性的反应，糖尿病患者的防御功能缺乏成熟性，当这种防御机制不足以维持内环境平衡时，精神压力就会向"抵抗－逃避"的方向发展。正是这种情形的形成，其应对过程充满了负性情绪，对生活事件采取消极压抑的应付方式与糖尿病的发生有关。吕斯特曼（Lustman，1992年）研究发现糖尿病患者对抑郁表现与精神病性抑郁有显著的相似性，对41例糖尿病和68例抑郁症患者应用贝克抑郁量表（Beck Depression Inventory，BDI）评定，发现前者有BDI中21条症状的17项，占81%，其中认知项目12项，躯体症状5项，这些表现与精神病性抑郁者的症状结构无差异。赫希（Hirsch，1992年）研究也提示这类患者抑郁症状最常见，常常是以沮丧作为一种应对糖尿病的行为方式，特别是反应性负性情绪体验尤为突出，因此，不少学者建议在糖尿病的传统治疗中应加强社会心理调节。

(2) 负性生活事件：生活事件对糖尿病的影响已引起临床工作者的关注。糖尿病的动物模型研究出现，拘束状态、寒冷或电击使老鼠的血糖升高，出现胰高血糖症。欣克尔（Hinkle）等最早使用人工诱发试验研究紧张感对人类血糖控制的影响，发现部分患者随着紧张感的加剧，其血糖水平逐步升高；万多勃格（Vandonberg）对6例糖尿病患者进行睡眠紧张诱发试验，当患者进入精神紧张状态时，其血浆自由脂肪酸的水平升高，而血糖并不升高，说明心理紧张刺激可能对部分患者有效应。鲁滨逊（Robinson）等使用生活事件量表调查胰岛细胞抗体阳性家庭成员中1型糖尿病患者的心理社会因素，结果发现ICA阳性成员的家庭具有较高的积分，与对照组家庭比较，有一半家庭成员在诊断糖尿病前 5 年经历过严重的生活事件，同时这些家庭经历了长期严重的困难。负性生活事件对糖尿病的影响已引起临床心理工作者的关注。精力高度集中的工作、夫妻关系不和、家庭成员患病等都会造成情绪的改变，如出现愤怒、焦虑、紧张、抑郁等不良的状态，可降低胰岛素的分泌，使血糖升高、诱发或加重糖尿病。Stein 等（1985 年）对 38 名青少年糖尿病患者及 38 名其他慢性疾病的患者进行对比研究，结果发现糖尿病组双亲去世和严重的家庭破裂的生活事件远比对照组多，且 77% 发生在糖尿病之前。在 2 型糖尿病的调查中也得出类似结果。在众多的生活事件中，离婚、贫困、政治歧视等发生率较高。

（3）负性情绪：糖尿病是一种易复发的慢性疾病，病情迁延，容易导致心情抑郁。1996 年，北京医科大学（今北京大学医学部）心理教研室编制了 D2 型糖尿病特征问卷，对 147 名糖尿病患者、112 名健康者进行了性格特征调查。结果显示：糖尿病患者更加抑郁，有显著性差异。糖尿病组男女间在焦虑、抑郁、愤怒上有显著性差异，女性较男性更加明显。赫希（1992 年）研究也提示这类患者抑郁症状最常见，常常是以沮丧作为一种应付糖尿病的行为方式，特别是反应性负性情绪体验尤为突出。

（4）缺乏社会支持：糖尿病患者的社会支持一般都较少。鲁滨逊研究发现糖尿病患者不仅有巨大的应激，而且社会接触量锐减。实际上，社会支持对生活事件的对抗能力可以削弱应激对机体的不利影响。社会支持可缓冲近一半家庭成员应激的致病作用。当对生活事件采取消极压抑的应对方式及社会支持的减少不足以缓冲这种压力时，这种压力便促进了糖尿病的发生。

（5）不良生活方式：不良生活方式也会促进糖尿病的发生，如烟酒过度，经常摄入高脂、高糖食物而致肥胖，以及缺乏运动或运动过少。

2．糖尿病患者的人格特征　糖尿病患者的个性较少具有攻击性，不易感情冲动，大多缺乏自主性，多趋向抱怨更多的生理不适，他们需要更多的社会交往，更少具有公开和自我批评，有并发症的患者上述人格特点更加突出。糖尿病患者具有过分掩饰自我，缺乏对紧张和压力的忍耐性，倾向于用否认和压抑来处理外来压力的特征，他们对自身健康过分关注，表现为躯体不适主诉多、自我中心、不愉快、常企图博得同情等。经过回顾性调查发现，大多数糖尿病患者人格不成熟，具有被动依赖性，做事优柔寡断、缺乏自信。他们常有不安全感，有受虐狂的特征。这种人格被认为"糖尿病患者人格"。

3．糖尿病患者患病后的心理特征表现

（1）神经衰弱综合征：表现为疲倦、乏力、失眠、烦闷、疑病、注意力不集中、记忆力减退等。

（2）抑郁情绪：患者对自己不能像正常人一样生活而感到悲观失望，产生抑郁心理，甚至有人产生轻生念头。宁布等（1996 年）对 70 例 2 型糖尿病患者的调查发现，抑郁症发生率达 61%，显著高于一般人群。青少年患者往往更难以适应糖尿病所带来的变化，漫长的治疗和严格的控制饮食影响他们与同龄人的交往，妨碍了他们的心理发展，所以他们的抑郁、愤怒、激动较成人重。

（3）焦虑状态：有些人患了糖尿病后，由于情绪紧张、抑郁焦虑、急躁易怒，对周围事物和环境感到烦躁，做事无耐心。加之糖尿病造成的代谢紊乱而出现情绪不稳，这就给患者的人际关系带来困难，也给周围同事和家人提出了更高的要求。紧张恐惧心理一般出现在疾病早期。此期糖尿病并不严重，有的患者甚至无自觉症状。但由于患者对糖尿病缺乏认识，更多的是一知半解，有的甚至从街头小报、广告上得知糖尿病的严重并发症，则感到紧张恐惧，担心合并心脏病、肾病等，思想压力过大，从而加重糖尿病的病情。

二、儿科心身疾病

儿童由于脑功能和结构的发育尚未完善，自主神经和情绪活动调节控制能力弱，各种心理社会因素均可以成为应激源，引起心理应激、情绪失调、大脑皮质和自主神经功能紊乱，进而导致内分泌和免疫功能紊乱，引起相应器官器质性病变，产生心身疾病，如支气管哮喘、神经性厌食、遗尿症等。这些疾病尽管有些可能与理化因素、生理因素有关，但在发病和病程演变过程中心理社会因素起了一定的作用，而且有些疾病将严重影响儿童以后的心理发展、身体健康和社会功能。

（一）支气管哮喘

支气管哮喘是由多种细胞和细胞组分参与的气道慢性炎症性疾病。全世界支气管哮喘患者约有 1.6 亿人，成为严重威胁人们健康的慢性疾病。据有关资料统计，约有 40% 的哮喘患者有家庭遗传史。此外，心理社会因素对发病也起了重要的作用。

1. 致病的心理社会因素

（1）社会变动及事件：如唐山大地震影响了北京时，北京有些哮喘患者因地震而复发。

（2）家庭教养方式：哮喘发作时患者可得到父母更多的关怀和爱护，相当于奖励性暗示，于是哮喘被作为一种内脏习得性行为而受到强化。这类儿童往往有强烈的乞求他人保护的潜意识和愿望，对与父母的分离特别敏感。

（3）心理应激：人际冲突、精神紧张，如焦虑、失望、困扰、恐惧、沮丧等，可产生消极的心理反应，导致垂体－肾上腺皮质功能紊乱、β-肾上腺素受体功能低下、迷走神经功能亢进，引起支气管平滑肌痉挛。发作时的痛苦所造成的强烈恐惧和焦虑可促使形成哮喘的条件反射。

2. 支气管哮喘患者的人格特征　克里尔（Creer，1978 年）提出，哮喘患者在人格特征上表现为过度依赖、敏感和过于被动。此后的研究表明，内向型性格、缺乏表达力、期待被他人接纳、社会交往少、不合群、情绪不稳定、有强烈的不安全感、易发生情绪冲突、自我中心、强迫倾向、易受暗示等个性特征更容易发生哮喘。有调查发现，哮喘患儿母亲因担心孩子发病，而对孩子采取过分溺爱、迁就等态度，会导致孩子出现任性、胆怯、依赖、易激惹等性格。

3. 支气管哮喘患者患病后的心理特征表现

（1）心理体验：发作时的呼吸困难使患者产生濒死感，伴随的情绪状态是恐惧和焦虑，这种情绪状态又加重了哮喘发作，形成"发作－恐惧－发作"的恶性循环。

（2）哮喘性病态性格：抑郁、情绪不安、害羞、悲观、失望、脆弱、易于冲动、过于敏感和关注自己进一步阻碍了哮喘患者的人际关系与社会适应，增加了心理社会刺激产生的机会。

（3）自主神经功能障碍：可表现为多汗、头晕、眼花、食欲减退、手指震颤、胸闷、心悸，检查可发现皮肤划痕症阳性、呼吸性心律失常等。做颈静脉窦加压试验和眼心反射试验时，往往出现迷走神经功能亢进现象。

（二）神经性厌食症

神经性厌食症又名精神性厌食症，属精神性的进食障碍，以长期原因不明的厌食导致显著的体重减轻为特征。本病多发生于青少年期（约 85% 发病于 13～20 岁），多见于女性，女性患病率较男性约高 10 倍，患病期可长达几个月至数年不等。神经性厌食症多发于经济水平高、家庭富裕的人群中，发达国家高于发展中国家，城市高于农村。遗传在本病的发生中起一定作用。此外，人类的饮食控制系统位于下丘脑，当下丘脑的功能出现异常时可导致食欲下降或者拒绝进食。

1. 致病的心理社会因素

(1) 认知因素：追求身材苗条和怕胖是当今青少年女性厌食症病态心理的核心。人们经常看时尚杂志封面女郎、选美比赛等苗条美女的形象，便形成了"以瘦为美"等观念，若将这种观念灌输给儿童，如儿童有意识地为了保持"苗条"或达到"苗条"而产生节食行为，可导致儿童神经性厌食。

(2) 家庭因素：有的儿童边吃饭边看电视或边玩儿，家长一味迁就孩子，对孩子百般娇惯，一顿饭常常可以喂 1～2 个小时，孩子注意力分散，影响食欲。孩子不定时进食，或吃零食、挑食、偏食，日久可导致厌食。还有些家长以威胁恐吓的手段强迫孩子进食，从而降低了食物中枢的兴奋性，导致厌食行为。有时父母过于关注饮食，或错误地认为吃得越多越健康，因此导致孩子无节制地反复诱导进食，甚至强迫喂食等，从而使孩子产生逆反心理，害怕进食，进而产生厌食和呕吐。此外，父母不和睦，经常吵闹，或斥责、惩罚儿童，使儿童心理处于紧张状态，也会产生厌食。

(3) 心理应激：当儿童因生活环境发生重大变化，如入托、入学、离开亲人等突然改变已习惯的生活方式和规律时产生应激紧张，自觉难以应对，容易出现食欲降低，甚至拒绝进食等现象。

2. 神经性厌食症患者的人格特征　任榕娜（2000 年）等研究发现，神经性厌食症患者的人格特征为内向不稳定型，其人格特点为易受不良心理因素干扰，进而影响食欲。内向不稳定性个性是小儿神经性厌食症的基础，故认为，儿童神经性厌食症的形成与其人格特征有密切关系。神经性厌食症患者具有明显的神经质倾向，如性格孤僻、孤独、抑郁、幼稚和不成熟、内向、多幻想、易焦虑，并有强迫性倾向。

3. 神经性厌食症患者患病后的心理特征表现　不合群、沉默少动、过于关注自我、胆怯、敏感、爱哭，对外界刺激反应强烈。患者多幻想，常强迫性固执于某一观念，情绪不稳定。

（三）遗尿症

遗尿症俗称尿床，指 5 岁以上的孩子还不能控制自己的排尿、夜间常尿湿床铺、白天有时也有尿裤子的现象。遗尿症在儿童期较常见。据统计，4 岁半时有尿床现象者占儿童的 10%～20%，9 岁时约占 5%，而 15 岁仍尿床者只占 2%。此病多见于男孩，男孩与女孩的比例约为 2∶1。6～7 岁的孩子发病率最高。遗尿症的患儿多数能在发病数年后自愈，女孩自愈率更高，也有部分患儿未经治疗，症状会持续到成年以后。

遗尿症的家族发病率甚高。国外报道 74% 的男孩和 58% 的女孩，其父母双方或单方有遗尿症的历史。单卵双胎同时发生遗尿者较双卵双胎者为多。说明遗传与本病有一定关系。

1. 致病的心理社会因素

(1) 不良教育因素：父母对孩子过分溺爱，定时排尿训练不良，教育不当，未能养成正常排尿习惯，或儿童生活不规律，白天体能活动过度或功课负担过重，均可造成夜间不能适时排尿而出现遗尿。例如，有些患儿一直使用尿不湿，以致自幼就没有养成自己控制排尿的习惯；有的母亲强制患儿夜间排尿，儿童坐在便盆上边玩边排尿，母亲最后也没有确定是否已经排尿就把孩子抱上床等。

(2) 精神因素：儿童如变换新环境（入学、入托）、意外灾害、家庭破裂、失去母爱、儿童受虐待、打骂责罚等，由于精神过度紧张容易引起遗尿。尤其是偶尔遗尿受到家人训斥，而睡前警告不能尿床时，反而加重其心理负担，起到暗示作用，而会加剧遗尿现象。

(3) 心理障碍：有人发现抑郁、多动症、习惯性抽动或其他不良习惯儿童常伴遗尿症。如儿童存在睡眠紊乱，如睡眠过深不易唤醒，不能接受来自膀胱的尿意而发生反射性排尿。

此外，冬天寒冷、保暖不足、晚餐多饮或吃稀粥致排尿增多也是诱发因素。

2. 遗尿症患者的人格特征　迄今，虽然尚无足够证据说明遗尿与儿童的个性之间有明确的关系，但是，遗尿的儿童大多数具有胆小、被动、过于敏感和易于兴奋的性格特点。此外，遗尿患儿由于遗尿，自己常感到不光彩，不愿让别人知道，逐渐形成羞怯、自卑、孤僻、内向的性格，做事缺乏信心，有行为退缩等。

3. 遗尿症患者患病后的心理特征表现　遗尿对儿童来说通常不认为是病，而看成是件丑事，可使患儿产生自责、羞愧、恐惧、退缩和缺乏信心，加之家长责罚，进一步挫伤其自尊心，使之更加忧郁自卑，羞见于人，不喜欢与其他孩子多接触，不愿意参加集体活动，形成孤僻内向性格。成人后遗尿症虽已痊愈，但由此导致的人格特征可能伴随终生。

（四）多动症

多动症是一种常见的儿童行为异常问题。这类患儿的主要特征为智力正常或基本正常，但注意力和情绪方面障碍明显，表现为冲动、动作过多、注意力不易集中，因而出现学习困难，学习成绩及社会适应能力差。据统计，学龄儿童中儿童多动症的发病率为2%～10%。男孩明显多于女孩，早产儿童患此病较多。

1. 致病的心理社会因素

（1）社会保健因素：如国民文化素质差异，缺乏卫生保健知识，母亲孕期或围生期滥用药物、吸烟、饮酒、接触射线或感染，影响胎儿脑的发育，可诱发本症。

（2）社会文化因素：有人发现不少多动症患儿家庭有爱听高音调、快节奏和近似噪声音乐的嗜好。当今许多电视节目充斥着狂歌劲舞、打斗凶杀场景，对儿童正在发育的大脑构成超强刺激，极易引起脑功能失调。

（3）教育因素：目前公认，家庭、学校和社会的不良环境是儿童多动症的最重要致病因素。尤其是不良的教育方式，如放任自流、专制、溺爱娇惯等。需要特别提出的是父母自身行为不端、举止不稳，或是家长幼年有多动症，成年后仍冲动任性或脾气暴躁，这些素质均影响了孩子的行为。

（4）心理刺激：父母离异、家庭不和、亲人亡故、教室过于拥挤、功课负担过重、家长和教师对儿童要求过严或期望过高、惩罚不当、长期精神紧张、学业超过儿童精神发育阶段的承受能力，可导致儿童精神行为紊乱，引发本症。

2. 多动症患者的人格特征　半数儿童有神经质倾向，多有情绪不稳、任性冲动、执拗易怒、自控力差等特征。

3. 多动症患者患病后的心理特征表现　主要表现为自我控制能力不足。不需自我控制的被动注意不受损害（如观看足球赛），而需要意志控制的主动注意则难以自制，如上课思想不集中、小动作过多等。患者对情绪和情感缺乏自我控制能力，表现为任性冲动、情绪不稳、易激惹。

三、妇科心身疾病

女性生殖系统的生理功能是女性机体各种器官生理功能的重要组成部分，不同时期差异较大。青春期前，女性身心发育尚未成熟，易受社会环境、早期生活经验、个性和心理素质的影响，成为成年后妇科疾病的根源，如心因性不孕、闭经、痛经等，常与此期遭受某些精神创伤有关。随着身心发育的成熟，经历恋爱、婚姻、家庭、生育等一系列问题，各种生活事件、生物因素与个性心理之间常交织影响，不仅易激发心身疾病，而且对一般妇产科躯体疾病的发生和转归亦有不可忽视的影响。更年期后随着卵巢内分泌活动的生理性衰减，必然伴随着一系列心理波动和躯体变化，心理社会因素可成为加重更年期反应和诱发中老年心身疾病的主要原因。同时，患病后的心理特征变化也将影响病情的发展及转归。

1. 致病的心理社会因素

(1) 工作压力大、生活环境突然改变、悲痛的意外事件、剧烈的思想斗争、强烈的妊娠愿望及过度的精神紧张等因素与月经异常有关。

(2) 焦虑人格、内向、孤僻、敏感多疑，而且卵巢功能不良的女性在不良心理刺激影响下易患闭经。有抑郁症和强迫症人格倾向者易发生经前期紧张症。

(3) 对月经有不正确认识、神经质个性、夫妻生活不和谐、暗示和自我暗示可加重痛经。

2. 妇产科患者的人格特征　妇女大多存在对外界事物敏感、感情脆弱、情绪容易波动等人格特征。

3. 妇产科患者患病后的心理特征表现　妇产科患者的心理问题多数是由月经、妊娠、分娩等特有的生理现象所引起，如，一些妇女患了妇科疾病，感到难为情，不愿对人诉说，到了不得已的时候才去医院就诊，看病时向医生诉说病情时经常吞吞吐吐、羞羞答答，尤其对外阴瘙痒、性交疼痛、出血、性功能障碍等更难启齿。有的妇女害怕做妇科检查，致使病情一拖再拖，以致长期焦虑、担心、抑郁、不安。

四、神经科心身疾病

神经系统疾病是常见的临床病症之一。其中脑血管病已成为世界三大死亡原因之一，其发病率、患病率及致残率高。这些均给患者及家庭、社会带来一定的心理问题。心理社会因素对神经系统某些疾病的发生、发展及转归、预后也具有重要的作用。

目前认为偏头痛、紧张性头痛、自主神经失调症、书写痉挛等疾病的发生与心理社会因素关系密切，脑血管病、癫痫等疾病的诱发、转归与预后与心理社会因素更有很大的相关性。

(一) 偏头痛

偏头痛是以发作性搏动性头痛为主要特征、反复发作的一侧或两侧头部跳痛，伴有恶心、呕吐等自主神经症状。首次发病多在青少年，女性发病率高，占60%以上，与月经有关，怀孕期或更年期后偏头痛发作缓解。大多数患者有阳性家族史。

1. 致病的心理社会因素

(1) 应对方式：温盛林等采用应对方式研究发现，偏头痛组自责、幻想及合理化三个因子分显著高于对照组。资料还表明，使用不成熟应对方式者患偏头痛的相对危险度是不常使用不成熟应对方式者的3~7倍，提示常使用不成熟应对方式可能是偏头痛发生的危险因素。许多研究认为自责、幻想会损害心身健康，他们认为使用不成熟应对方式者，不良的心理、社会因素在性格缺陷的基础上所造成的心理压力不能及时宣泄，就可能引起体内平衡调节系统的崩溃，导致神经血管功能紊乱。

(2) 生活事件：对我国六个城市的流行病学调查表明，精神因素如情绪紧张、焦虑、抑郁、疲劳、行为冲突等是引起和加重偏头痛的重要心理因素。早期生活中的紧张因素，如家庭、环境的压力，学龄儿童过度的负荷，人际关系及家庭的心理社会应激都可诱发偏头痛。有文献报道家庭因素占57%，职业问题占45%，人际关系紧张占62%，心理应激适应不良占62%。偏头痛患者习惯于把愤怒或敌意压在心里，这种内心的冲突往往激发偏头痛的发作。

心理应激因素首先影响交感神经功能，在偏头痛发作前期先是颅内血管收缩，接着颅外血管扩张，头痛发作期出现搏动性头痛，同时颅内血管亦扩张，脑血流量减少，从而产生神经功能及高级神经功能障碍等症状，包括烦躁、恐惧及愤怒、悲观失望和注意力不集中等情绪改变，后者又影响交感神经功能。由于血管扩张，血管通透性增强，严重时形成脑水肿和持续性头痛。

心理应激、中枢神经系统紊乱和交感神经系统紧张还导致肾上腺素、去甲肾上腺素分泌增多，影响β受体，提高腺苷酸环化酶的活性，从而使血浆中游离脂肪酸及肾上腺素、腺苷二磷酸、胶原蛋白、凝血酶、5-羟色胺（5-HT）等增加。5-HT释放过多可引起颅内血管收缩，而出现先兆期症状。随即5-HT因迅速降解而下降，又导致颅内、外血管扩张，引起偏头痛发作。此外，应激情况下的缓激肽、前列腺素、催乳素等神经介质升高和血小板聚集和释放，都有强烈的扩张血管作用，进一步增强了痛觉纤维敏感性，并引起脑水肿，促使发作进入血管扩张期（搏动性头痛期）和水肿期（持续性疼痛期），从而产生持续性剧烈头痛。

(3) 认知功能：康奈尔医学问卷（Cornell Medicine Index）发现，偏头痛患者在神经及心理方面应有高级神经功能障碍。胡克（Hooker）等（1986年）研究证实，偏头痛患者手指敲击、触摸操作、韦氏记忆量表中的理解记忆、韦氏智力量表中的数字符号和失语甄别等项测验与非头痛被试者相比存在明显差异。有人还证实，严重偏头痛患者反应时间减慢，信息加工处理低效和语词记忆成绩差。偏头痛患者在发作期及发作前后期可有视觉、体感、运动、反射、语言、意识、记忆等多种神经功能障碍。

2. 偏头痛患者的人格特征　个性调查显示，偏头痛患者表现为如下特征：在儿童时期表现为害羞、驯服、好洁、忠实，有些时候表现为倔强，成年后表现为追求完美、固执、好争斗、嫉妒心强、情绪不稳定、过分刻板，缺乏独创性思维，对问题处理欠灵活，缺乏对付紧张和心理压力的能力，极端关心身体，偏于抑郁、悲观、易于不满、缺乏自信、过低评价自己等个性特点。

3. 偏头痛患者患病后的心理特征表现　病前的不良情绪交织使患病者坐卧不安、呻吟不止，产生头痛-焦虑-头痛的恶性循环，甚至形成偏头痛持续状态。间歇期患者每遇不顺利的事情时，总想努力克制自己不为之所恼，但其个性又使之不能自控，因而形成心理冲突，常再次诱发本病。

(二) 紧张性头痛

紧张性头痛又称肌收缩性头痛、神经性头痛、心因性头痛，是双侧枕部或全头部紧缩性或压迫性头痛，多因精神紧张、焦虑、抑郁或姿势不良、局部缺血引起，约占头痛患者的40%，终身患病率为37%~78%。多在20岁左右起病，随年龄增长患病率亦增加，女性较多见。

1. 致病的心理社会因素

(1) 社会因素：当出现地震、山洪等自然灾害，或者裁员、下岗等社会变革时，紧张性头痛的患病率随之增高。

(2) 生活习惯：长期处于不良工作姿势，生活不规律，使头、颈、肩部肌肉持续收缩，亦可出现紧张性头痛，因而养成良好的生活习惯、适当进行体育锻炼是非常必要的。

(3) 情绪：工作挫折、学业失败、人际关系紧张、夫妻关系不和、失恋、生活节奏加快等容易产生紧张、焦虑、急躁、失望等情绪，易导致紧张性头痛。因为激动和紧张的情绪可以使头部某些动脉，包括供应脑实质的动脉发生痉挛。然后由于不能维持长时间的收缩，最后因平滑肌疲劳而出现扩张，结果引起头痛。

2. 紧张性头痛患者的人格特征　有人用明尼苏达多项人格调查表（MMPI）研究了25例紧张性头痛，其中多数患者有疑病症、抑郁症、癔症。患者性格常有好强、固执孤僻、谨小慎微、内省力缺乏的特点，对他人的言论过度敏感，这就促使自己处于长期紧张、焦虑和恐惧中，行动上又表现出强力自制，精神上有不安焦虑和抑郁不协调的心态。

3. 紧张性头痛患者患病后的心理特征表现　疼痛的持续、治疗的不当常使患者感到心身疲惫，影响工作和生活，进而常使患者感到烦躁、不安、抑郁、焦虑等。

(三) 脑血管病

脑血管病在目前有较高的发病率和病死率。据1991年我国流行病学调查资料显示，城市脑血管病占死因的第三位，年发病率为217/10万，高于西方而与日本接近。脑血管病患者中约3/4患者有不同程度的劳动力丧失，生活上需要人照顾。因此防治脑血管病对保护人民健康具有现实意义。

脑血管病的主要病因是高血压、动脉粥样硬化。迄今国内外学者多从生理、生化、遗传、免疫等分子生物学方面进行研究。脑血管病又是多病因、多危险因素相关的疾病。目前对其进行生物-心理-社会医学模式的综合研究很匮乏。脑血管病的防治仅限于生物医学，很少对脑血管病进行心理和行为干预研究，因此，熟悉和掌握脑血管病的心理问题，从而进行心理治疗和预防已是势在必行。

1. 脑血管病的心理社会因素

（1）情绪因素：情绪是脑血管病的危险因素已为公认的事实。情绪激动可导致血压升高，常可引起脑血管意外。一般负性情绪与脑血管疾病关系较密切，但大笑、狂喜也可导致脑卒中发生，早在《黄帝内经》就有狂喜中风的记载。临床观察显示，急性脑血管病的发生往往就是由于突如其来的愤怒、惊恐、狂喜、兴奋、焦虑等各种情绪的应激而触发。

负性情绪引发脑血管病的机制是多方面的。紧张情绪兴奋交感神经系统，使其末梢释放大量去甲肾上腺素，同时肾上腺素分泌增多，在儿茶酚胺与皮质类固醇的作用下，使血压升高，脉搏加快，血糖增多并动员储存的脂肪，大剂量儿茶酚胺使血小板聚集、黏附和释放功能增强，这些都成为脑血管病发生的危险因素。有学者报告脑血管病患者有情绪变化因素者占67.5%，无情绪变化因素者占21.5%，不详者占11%。

（2）心理应激：许多研究者都注意到心理应激性事件与脑卒中的关系。日常生活中的失恋、离婚、被盗、失业、晋升、亲人死亡、环境变化等生活事件也可引起过强的反应，这些都与急性脑血管病的发生有一定的相关性。有人报道了395例脑卒中的研究，发现卒中患者生活事件总分和负性生活事件得分增高，其中负性生活事件诱发卒中的相对危险性是对照组的2.5倍。一些研究表明，卒中前的社会心理应激可以损害脑内神经保护机制。卡普兰（Caplan）总结了由应激而引发的原发脑卒中病例，指出突然的脑血流或血压的改变可以引起纤维蛋白样坏死和血管破裂，造成脑出血。另有报道，认为由应激促发的应对行为可引起交感神经的兴奋、儿茶酚胺的释放增加，直接或间接地影响心血管系统，然后引起血压波动。

（3）不良生活方式：吸烟和饮酒是脑血管病的重要危险因素。饮酒者在近三年发生卒中的概率几乎是不饮酒者的一倍以上。饮酒影响血压和血小板功能，与血小板聚集率呈正相关，使全血黏度增高。吸烟时间＞10年，吸烟量＞10支/日，导致血压升高。沃尔夫（Wolf）等认为吸烟可增加血纤维蛋白原和其他凝血因子浓度，增加血小板聚集和血液黏滞度，促进血管收缩。此外，缺乏体育锻炼、业余生活单调、喜咸食、长期便秘等不良生活方式（行为）对脑血管病的发生产生不良的影响。不正常的心理状态可能直接影响患者的不良行为，不良行为又可强化不正常的心理状态，两者相互作用、相互渗透，其结果必然增加脑血管病的危险性。

2. 脑血管疾病患者的人格特征　研究资料表明，脑血管疾病患者的A型行为类型明显高于正常人，对患脑血管病患者的性格类型研究发现，A型行为类型者是非A型行为类型的3～4倍，提示脑血管疾病患者以A型行为占优势，即具有敌意竞争和时间紧迫感等特征。有学者用艾森克个性问卷（Eysenck personality questionnaire，EPQ）测查脑血管病患者的人格特征，发现脑血管病患者中胆汁质和抑郁质明显增多，胆汁质易发生出血性损害，抑郁质易发生缺血性疾病，提示脑血管病受情绪、人格和行为方式的影响。人格和行为方式既可作为脑血管病的发病基础，又可以改变脑血管病的过程和转归，因此，如何正确地引导患者去认识自己个性缺陷，并加以干预、矫正，对脑血管病的防治有着积极的作用。

3. 脑血管病患者患病后的心理特征表现

（1）疾病本身的心理症状：脑血管病引起神经中枢病变，不同类型的脑血管病除出现相应的躯体症状之外，还可出现某些精神症状，如蛛网膜下腔出血时可有欣快、谵妄、畏光、怕声、幻视、幻听、健忘、拒动、定向力障碍等精神症状。腔隙性梗死有时可表现为记忆障碍、意志缺失、强哭、强笑、智能衰退。脑动脉硬化症可产生类似神经衰弱的症状，且可有情绪不稳、消沉烦闷、易烦易怒、哭笑无常，甚至出现淡漠、稚气、话多且重复、不讲卫生、行为和人格改变等脑血管性痴呆症状，重者可有智能低下、躁狂、幻觉、妄想、恐怖、抑郁、虚构等，此称为脑动脉硬化性精神病。脑卒中发作后上述痴呆症状明显加重。

（2）患病后的心理反应：①早期意识恢复后，最早出现的是激动不安、抑郁或淡漠，并易产生焦虑、易激怒等精神反应，后因脱离工作，住入医院，需人护理，又难以适应角色转换，自尊心受损，而易产生抑郁、悲伤、忧虑情绪；②稳定期则因恢复缓慢，对自身残疾引起抑郁性情绪反应；③康复期若留有后遗症，则易有期望过急、过高或悲伤、失望情绪，对自身残疾引起抑郁性情绪反应，即"心理残疾"。长期受他人照料者还容易产生患者角色强化，导致依赖心理和退行性行为；④不良社会支持。部分后遗症患者由于长期生活不能自理，亲属、子女会产生冷淡，甚至厌恶情绪，使患者自尊心受到极大伤害。上述各种病态心理反应均能影响患者的康复。

五、肿瘤科心身疾病

癌症对人类健康威胁极大。相关数字表明，我国每年癌症发病人数约达170万，每年我国约有130万人死于癌症。目前有关癌症的病因及发病机制的研究有显著进展，初步认为除了理化因素、生物因素以外，心理社会因素在癌症的发生、发展中起一定作用。

1．致病的心理社会因素

（1）经济文化因素：研究表明，经济状况影响癌症的进程。珀森（Person，1987年）等对原发癌症的继续生存者的调查表明，经济条件好的生存者明显多于经济条件差的生存者，原因不明确，可能与营养、医疗照顾、致癌源的暴露和应对水平等有关。英国报告肺癌的发病率与经济收入和教育水平的高低呈负相关，而且低收入阶层的肺癌死亡率是高收入阶层的2倍。

（2）环境污染：研究表明，空气污染与肺癌的发生有明显关系，污染越严重的地区肺癌发生率越高，城市的肺癌发病率明显高于农村，达2～3倍。城市发达程度与肺癌的发病率成正比，这是因为越来越多的有害物质出现在城市的空气中。重污染市区、工矿等地为肺癌高发区；长期接触重金属、石棉、镍、铬等金属及电磁辐射与肺癌发病率有很大相关。

（3）不良行为：由于社会生活中精神紧张、压力的增加，不少人常常试图以大量吸烟、酗酒、过度进食来缓解焦虑，从而增加了消化系统、呼吸系统癌症的发病率；性生活紊乱、性滥交等是各类性器官肿瘤的促发因素；不良饮食习惯，如食管癌、胃癌高发区居民冬季喜吃酸菜、咸菜，其中含有高浓度的亚硝胺类化合物，并缺乏维生素C；粗、硬、热、快的食物及暴饮暴食的进食方式以及吃饭时生闷气都是消化系统癌症的促发因素。

（4）情绪因素：研究表明，负性情绪在癌症的发生、发展中起作用。负性情绪如抑郁、绝望和难以宣泄的悲痛易促发癌症，这种负性情绪多来自于负性生活事件，如离婚、丧偶、亲人死亡、人际关系紧张、患病等。

美国格莱斯顿大学克森对产业工人中的肺癌进行了研究，并通过与其他肺病患者进行比较发现，这些人在癌症查出之前，不是有绝望情绪，就是受到过极大的压抑。20世纪80年代初，康奈尔大学医学院癌症中心的米勒（Miller）教授在一篇有关癌症心理问题的综述中指出：确信癌症诊断的患者，尽管进行早期治疗，但病情往往迅速恶化致死；反之，怀疑肿瘤诊断者却常常较好；长期存活15～20年突然复发的癌症患者，多在复发前6～18个月内有过严重的情绪应激。

2. 肿瘤患者的人格特征　英国学者格里尔（Greer）等人提出了癌症易感人格，称作 C 型行为，之所以用 C 表示，一是取 Cancer 的字首，另一个解释，是继与冠心病患病有关的 A、B 型行为之后，用 C 表示。目前认为，C 型行为的主要特征是：①童年形成压抑、克制内心痛苦而不对外表达的性格；②行为特征是：情绪不稳定、过分合作、协调、姑息、谦让、自信心不足、过分忍耐、回避冲突、屈从让步、负性情绪控制力强、追求完美、生活单调等。用 C 型行为测试工具测量发现，具有 C 型行为特征的人，癌症发生率比非 C 型行为者高 3 倍以上。

3. 肿瘤患者患病后的心理特征表现

（1）确诊前的心理反应：确诊前疑为癌症时，患者可能会因潜在的"恐癌"意识而回避事实，就诊时避重就轻，不积极检查，将病情合理化，这些均对早期诊断不利。同时患者对诊断结果表现出期待性焦虑、坐卧不安、失眠、食欲下降。

（2）确诊后的心理反应：一旦确诊，患者受到极大的心理冲击，出现恐惧、绝望、万念俱灰，甚至出现情绪休克。当确认不可更改的事实后，患者表现为焦虑和愤怒、情绪低落、暴躁、悲愤，常向亲友或医务人员发怒，以及不同程度的抑郁，觉得活着没意思，表面异常平静，内心却波动剧烈，可有自杀倾向。上述心理反应常是导致病情迅速恶化、疗效不佳的因素。

（3）常采用的心理行为对策

①接受现实：肿瘤患者在痛苦过后逐渐面对现实，强烈的生存欲望促使其主动求医、遵守医嘱、配合治疗。

②消极等待：患者认为身患绝症，不久将告别人世，因而极度哀伤、抑郁，对治疗没有信心，拒绝治疗或被动接受治疗，常影响疗效。

③否认：怀疑诊断的准确性，四处求医，企图得出否定结果。临床经验表明持怀疑态度的患者治疗效果往往较好；而确信诊断的患者，尽管经过早期治疗，却往往迅速恶化死亡。

④"明乐暗悲"：表现为开朗而乐观，或四处旅游、尽情享受生活，或加紧做未完成的工作，实则内心极度绝望。

（张朝辉　耿彩虹　宋雪佳）

第七章 心理评估

心理评估始于欧洲，20世纪初传入中国，它的形成虽然仅有百余年的历史，但发展迅速。当今随着现代医学模式的转变，它在医学领域的重要性越来越受到人们的广泛重视。通过心理评估可以对人们的各种心理活动与行为进行客观或量化的评价，从而为临床的诊断治疗和护理提供科学的依据，目前逐渐成为医学临床诊断和心理健康评价的有效手段之一。

第一节 心理评估概述

一、心理评估的概念

心理评估（psychological assessment）是运用心理学的理论与方法对个体或团体的心理现象及其心理水平进行客观分析的过程。概念的界定表明了对象、规则与评价结果是构成心理评估的三个重要元素。医护人员在临床实践过程中，依据诊疗的需要和患者实际情况采用相应的心理学原理和方法对评估的属性和结果进行质量分析和价值判断。

日常生活中人们表现出各种各样的心理活动，如感知觉、记忆、思维以及个体的人格特质等。为了更好地认识个体心理现象的活动规律，保持良好的身心健康水平，临床实践中根据客观的标准化的程序对个体的行为标本进行评估，从而分析个体差异及其心理特质。作为心理评估必须注意以下三个方面：

第一，心理评估是运用观察、会谈、调查和心理测验等方法对某一心理现象或行为进行全面客观描述的过程，通过对评价对象的反应与行为表现，进而分析其心理现象及其个性特点并作出心理评价。

第二，为了保证心理评估的科学性，这就要求从评估目的的确立、评估过程的设计、实施和评定标准等各个环节严格按照规定的标准执行，避免评估者与评估对象因无关因素造成误差。

第三，心理评估在评价个别差异时，往往只是对经过选择的行为样本进行分析，进而间接推断出被试者的心理特质。所谓行为样本，是根据一定条件所取得的标准样本，然而，由于个体心理的多样性、复杂性，要求评估者在全面掌握行为样本的意义后，才能正确应用心理评估。

二、心理评估的方法

心理评估是对人的心理现象和行为做出质量分析与价值判断的过程，是临床心理诊断和疗效评价的重要手段。目前在医学领域如医学心理学、护理心理学、健康心理学等方面广泛采用了各种评估方法，实验法、作品分析法、观察法、晤谈法及心理测验法等是大家日常熟悉的评估方法。鉴于人的心理现象的复杂性、多样性，以及心理问题性质和主、客观条件的不同，临床实践过程中应当根据实际情况采用相应的心理评估方法。

1. 观察法 它是指心理评估的过程，通过对研究对象的观察分析，探讨其心理行为规律的一种方法。对患者心理特征及其行为指标的观察是临床诊疗过程中常用的方法之一。例如，早期对儿童心理形成的特点与发展规律的研究，就是通过定期观察收集的资料进行分析获取的。观察法的心理评估优点是目的明确、深入细致，可以对被观察者的认知过程、表情动作、个性心理特征进行详细记录。观察法得到的资料比较真实可靠，不足之处在于时间上的不确定性，观察者难以准确掌握所需要了解的心理活动和特点在预定时间出现，具有一定的被动性。观察评估的信度和效度决定于观察者本身的学识和经验，以及对问题性质的把握，同时也受到被观察者的表现是否自然真实等因素的影响。

2．实验法　它是指严格、有目的地创设一定情景与条件来引起某种心理现象或行为从而进行研究的一种心理评估方法，一般分为实验室实验法和自然实验法。实验室实验法是在实验室借助各种仪器设备进行。自然实验法则具备了观察法和实验室实验法的优点。实验法的优点是可以人为控制许多因素，保证实验的系统性和准确性，如果实验的设计和过程科学，能保证较高的评估结果的信度和效度。但实验法多适用于某些简单的心理活动，对于复杂的个性心理特性具有一定的局限性。

3．晤谈法　它是通过双方之间面对面的语言交流获取心理信息的方法。晤谈法的实施过程中，首先要明确晤谈的目的。其次是以交谈双方良好的交往关系为基础，从而保证双方之间的沟通顺畅和真实信息的获取。再次，要根据实际情况采取恰当的心理晤谈技能。晤谈法的优点是双方直接面对面，可以当场及时了解信息，双向信息反馈效果较好，不足之处在于患者的一些难以当面启齿的问题不能准确和及时获取。晤谈评估的信度和效度与观察评估一样，决定于主、客观两方面因素。

第二节　心理测验

一、心理测验的概念

心理测验是依据一定的心理学理论和规则对人的心理过程、个性心理特征及行为进行量化的分析与评价。

二、心理测验的性质

（一）间接性

心理测验有别于医学检验，今天人们还无法对个体的心理活动进行直接测量。但是根据人的举止言语与外显行为都是在心理调控下进行活动的原理，可以通过个体对测验项目的反应间接地推论出其心理特质。

所谓特质是指一组有内在联系及其相关的行为特点。我们知道，个体心理是在其自身遗传素质的基础上，经过后天的社会生活环境形成的。日常生活中每个人对刺激反应都具有一定的内在倾向，例如，同样是在观察某一物体，有的人注重其细节部分，而有的人看到了物体的轮廓却忽视了细节；有的人观察后经过仔细推敲才作出结论，而有的人快速做出反应。可见，特质是个体独有的、稳定的心理特点，可通过对行为模式的反应间接地推论出来。

（二）相对性

人们对心理测验结果的数据分析，无论是从纵向还是从横向看都不存在绝对的标准。人的心理是在个体先天遗传素质的基础上，在社会生活环境作用下通过社会实践活动的过程形成和发展起来的。从横向看，不同民族、不同文化背景和社会信息影响作用下形成不同的个体心理差异。从纵向看，发展心理学研究表明，人们的思维从直觉行动思维、形象思维、抽象思维到逻辑思维的个体心理发展，对其行为表现都具有不同的心理评价方式，正如心理测验结果分析必须按照相应的测验模式进行比较分析一样，都必须与所在群体的大多数人的行为样本进行比较。

（三）客观性

客观性是对一切测验的最基本要求，它贯穿于整个心理测验的全过程，归纳起来包含以下四个方面：

1. 选好选对测验工具　每个心理测验工具都有其特定的测验对象和测验内容，因此，选好选对测验工具是进行心理测验的首要条件。一个良好的心理测验工具必须具备两个条件：①心理测量工具具有良好的信度和效度，从而保证测量的可靠性和有效性。在临床实践的应用中必须选择国内外认可的心理测验工具；②测量工具具有可操作性，即日常人们所说的好用，它保证了测量操作过程的方便性。

2. 主试的资格　人患病找医生诊治是人们日常生活的常识，同理，心理测验中对主试有严格的执行准则，作为主试必须具备三个条件：①应当具备心理学、统计学和医学等相关学科的基本理论知识；②应当熟练掌握相应的心理测验工具的基本知识原理和基本技能，主试必须经过系统、规范的心理测验专业学习和技能训练。实践表明在部分测验中能否达到预期目的在很大程度上取决于主试的水平；③应当符合职业道德要求，心理测验涉及个体的生理、心理活动内容的隐私问题，例如有些测验题目涉及人们的内心冲突、人际关系和情感等方面内容，对被试测验结果的保密是心理测验的基本要求。

3. 测验过程的监控　对测验过程的监控首先是对测验环境，诸如光线、温度、噪声、测试桌椅高低的搭配，乃至测验环境的布置等方面都将对被试产生一定的影响作用。其次，测验结果数据评价的准确性。根据国外实验表明，154名心理工作者对一道主观项目进行评价，结果显示从64分到92分应有尽有，直接影响了心理测验的效度，因此，测验过程应严格遵守测试操作的规定标准，并对被试在测试过程的表现进行观察和记录，其观察记录资料作为测试结果数据分析的依据。

4. 被试　由于被试自身的实际情况，影响测验数据的误差归纳起来有六个方面的因素：①应试动机：被试参加测验的动机不同，其测验过程的态度、反应速度和持久性反应都存在一定差异，从而影响测验成绩。一般来说，临床鉴别诊断测验误差相对较小，人才选拔和成就、智力测验误差相对较大；②测验焦虑：心理学研究表明，被试测试焦虑水平太高或太低都影响到测验结果的数据，而适度的焦虑会提高被试的注意力，增强反应速度，从而提高能力倾向测验、智力测验的成绩，其焦虑对测验成绩的作用表现为倒U形曲线；③测验技巧：这是指有的被试由于受过多次测验所形成的对测验的经验，在以后的测验过程中能够对相似题目做出正确的答案，并能够较为合理地分配测验时间，因此被试的应试技巧直接影响到其测验成绩；④被试定势反应：即被试对测验反应的风格以及传统所形成的认知反应。实践证明，回答问题的习惯、风格特点、兴趣爱好等个体差异所形成的定势反应在一定程度上影响测验的结果；⑤练习效应：在诸如认知测验方面，进行前后不同的重复测量时，存在着练习效应对测验成绩的影响。要控制练习效应误差，注意掌握重复测量之间的时间间隔，同时提高标准化测验的编制水平；⑥被试的身体状况：大家知道，不同的个体生理功能和健康状态，例如感冒、发热等都会影响测量过程中正常水平的发挥和被试的正常心理反应，进而影响测验结果造成误差。总之，任何与测验目的无关的变化因素都将可能产生误差，在测验过程中应当注意控制这些误差因素，保证测验数据更加真实有效。

三、心理测验的形成与发展

心理测验的形成与发展既有社会发展的背景，也是心理学科自身发展的必然趋势。从社会发展背景看，西方国家大机器工业生产的发展急需培训大批熟练的技术工人，再加上社会分工日益精细化对人员选拔、职业指导的需要以及社会中存在的特殊教育要求等，都促进了心理测验的形成。从心理学科自身的发展过程看，人们对自身心理活动基本规律的研究从描述性研究转向实证研究、从定性研究转向定量研究、从纯理论研究转向实践应用研究的活动中推动了心理测验的形成和发展。心理测验是心理学科在一定历史阶段发展过程的必然产物。

心理测验始于欧洲，它首先在教育与医学领域受到人们的重视。在心理测验学科早期阶段做出突出贡献的有以下三位代表人物：

1．高尔顿 倡导科学心理测验的代表人物是英国的生物学家和心理学家高尔顿（F. Galton），他在研究遗传问题的过程中提出了测量个体差异的方法。高尔顿是应用自由联想法、问卷法及等级评定量表的先驱，同时他将统计学引入心理测验的研究领域，构建了心理测验学科的基本框架。

2．卡特尔 美国心理学家卡特尔（JM. Cattell）为心理测验学科的发展做出了巨大贡献。卡特尔早年师从于德国心理学家冯特，从事个体心理差异的反应时研究。他回到美国后在宾夕法尼亚大学从事心理学教学与科研工作。在此基础上，卡特尔于1890年发表了《心理测验与测量》文章，首先提出"心理测验"的概念，并指出"心理学若不立足于实验与测量上，就决不能够有自然科学之准确性"，主张测验手续应有统一规定，测验结果要与常模进行比较，这些观点极大地丰富和完善了心理测验的内容体系，揭示了心理测量学的内涵。

3．比奈 法国心理学家比奈（A. Binet）对智力测验做出了突出贡献。法国教育部于1904年针对社会存在的特殊教育问题和公立学校中弱智儿童的教育方法，组织了一个由教育学、医学与心理学组成的专家委员会，专门研究公立学校中低能儿童的管理方法。作为该委员会成员的比奈极力主张用测验法鉴别智力落后儿童。1905年经过他与助手西蒙（T. Simon）的努力，在《心理学年报》上发表了《诊断异常儿童智力的新方法》，这就是著名的1905年智力测验量表，被公认为世界上第一个正式的心理测验。在此基础上比奈将量表经过修订先后发表了1908年智力测验量表和1911年智力测验量表，提出了智力年龄概念和成人与儿童智力测验量表。美国著名心理学家波林（EG. Boring）指出，心理测验的发展，19世纪80年代是高尔顿的十年，90年代是卡特尔的十年，20世纪初的十年则是比奈智力测验的十年。

20世纪40年代心理测验发展到了一个高峰期，50年代进入了稳步发展阶段，当代认知心理学的兴起将电子计算机、语言学以及信息论、系统论和控制论等新兴学科与边缘学科引入心理学科的研究，产生了对个体心理机制的信息加工测验，为进一步研究心理活动机制提供了新的方法，促进了心理测验方法更加系统和完善。

四、心理测验在临床实践中的应用

人格测验的先驱克雷丕林（E. Kraepelin）最早将自由联想法施测于临床精神病患者。美国明尼苏达大学哈特卫（SR. Hathaway）和麦金利（JC. Mckinley）于1943年编制的人格测验的主要目的就是根据精神病学的经验校标对个体进行诊断。一百多年来，在医学领域共有智力测验、人格测验和症状评定测验三大类100多种常用的心理测验工具。

在医学领域，心理测验的应用价值愈来愈受到人们的关注。心身疾病的发生、发展、诊断、治疗、康复和预防中的心理、社会因素都需要予以明确的量化指标，都需要使用相应的测验或评定方法。例如，心理测验中A型行为问卷对冠心病的鉴别诊断，以及在研究心理应激和生活实践中各因素与心血管疾病、脑血管疾病和肿瘤及其疾病发病因素的关系时，可借助相关的心理测验工具。在神经症和精神病的临床诊断中应用明尼苏达多相人格调查表等心理测验以发现心理异常的患者。在儿科保健与咨询门诊工作中，经常应用智力测验和神经心理学的方法分析评价儿童身心发展中智力程度的原因等。进入21世纪，心理测验作为评估心理行为的客观方法，在医学领域的应用具有了广泛的发展前途。

五、心理测验的标准化

标准化是心理测验的基础,否则就无法对测验结果的数据做出科学的评价。一个好的心理测验工具必须具备常模、信度和效度三个基本要素。

1. 常模 常模(norm)亦是标准,它是指某一心理测验在一定群体中测量结果的标准量数,不同的群体其常模标准有所区别,例如,艾森克人格测验有英国常模和我国龚耀先教授编制的中国常模。心理测验中某一个体测验结果的数据称为原始分数,它本身并不具有太大意义,必须根据常模转换为标准分进行分析评定。

(1) 样本(sample):样本是从目标人群中具有代表性的取样。好的样本具有的要求是:①对群体的构成必须有明确界定,必须准确地确定所要测验群体的范围、性质和特征,具有所要测验群体的代表性;②样本的大小要适当。一般来说总体数目小,只有几十个人,则需要全部取样;全国性常模样本取样以 2000~3000 人比较适宜;③标准化样本具有时效性,是指不同时期,其样本具有一定差异。例如,20 世纪 50 年代审美观、择偶观与当今的评价标准发生了较大变化;又如人们常说的 60 年代出生的人群与 90 年代出生的人群对客观事物的评价标准是否一致等,因此,常模样本应当定期修订。在使用常模进行评价时,应当选择合适的较为新近的常模标准。

(2) 常模类型

①标准分(standard score):标准分是将原始分数与平均数的距离以标准差(standard deviation)I 为单位表示出来的量表。因为它的基本单位是标准差,所以叫做标准分数。常见的标准分数有 Z 分数、T 分数、离差智商等。

Z 分数(Z score)是最典型的通过线性转换的标准分,可通过下列转换公式将原始分数转换为标准分数:

$$Z = \frac{X - \bar{x}}{s}$$

其中 X 为某个人的原始分数,$\bar{x}$ 为样本平均数,s 为样本标准差。由于在 Z 分数中经常出现小数点和负数,同时单位太大,计算和使用不是很方便,如人格测验、智力测验等结果数据采用负分数则不合常理,因此,通常需要将 Z 分数转换为另一形式的量表分数。其公式如下:

$$Z' = A + BZ$$

这里 Z' 为转换后的标准分,A、B 是根据需要制定的常数,加上一个常数是为了去掉负值,乘以一个常数是为了使单位变小从而去掉小数点。加或乘一个常数并不改变原来分数间的关系。

常态标准分数可以被换成任何方便的形式。T 分数是以 50 为平均数(即加上一个常数 50),以 10 为标准差(乘以一个常数 10)来表示的。其公式如下:

$$T = 50 + 10Z'$$

目前,已有预先计算 T 分数的标准分转换表,只要知道某一原始分数在分布累计次数的比例,就可以通过该表直接查到相应的 T 分数。

②百分位(percentile rank,PR):亦称百分点,它是计算处于某一百分比例的个体对应的测验分数是多少。其优点是通俗易懂,不需要复杂的统计学概念便可理解。一般将测验成绩不好的排列在下,好的成绩排列在上。在实际应用中,我们一般可以由原始分数计算百分等级,也可以由百分等级确定原始分数。

除了以上常用的集中常模形式,还有各种形式的常模。从可比性看,常模越特异越有效,能够更好地反映个体的真实情况,从适应性看,以正常群体常模的使用更为广泛和方便。

2. 信度 信度(reliability)是指同一被试者在不同时间内采用同一个测验,重复测量所得结果的一致性程度,它反映了测验分数的可靠性。

信度受随机误差的影响。随机误差越大，信度越低。一个好的测量工具，对同一事物反复多次测量，其结果应当保持不变。对信度的评估方法没有固定的法则，评估不同的误差可采用不同的方法，常用的有以下几种：

（1）重测信度（test-retest reliability）：它的计算方法是用重测法，即使用同一测验，在同样条件下对同一被试前后施测两次，以求两次得分之间的相关系数。重测信度的优点是提供相关测验是否随着时间的推移而发生变异。其关键点在于两次测验时间间隔的控制，因为间隔时间太短会受到练习和记忆的影响而造成误差，因此，要根据测验目的、性质和被试特质来确定，一般间隔2～4周较为适应，通常不超过6个月。

（2）复本信度（forms reliability）：所谓复本是指两个等值但题目不同的测验来测量同一群体，从而求得被试在两个测验得分的相关系数。复本信度反映的是测验在内容上的等值性，故又称为等值性系数。复本信度的优点是能够避免重测信度出现的误差，如记忆与练习效应等，其关键点在于根据测量目的编制彼此等值相同的题目内容。

（3）分半信度（split-half reliability）：它是采用分半法测量所得结果的信度系数，它代表了两个对半测验内容取样的一致性程度。通常采用奇偶分半方法的较多，其关键点在于奇、偶分半的测验目的必须相一致，否则将失去分半测量的意义，信度则低。

（4）评分者信度（scorer reliability）：它是指同一测量由于评分者的不同所产生的误差。由于个体之间的差异，不同评分者对同一测量结果往往会得出不同的分数，这在主观题目测量中表现得尤为明显。为了避免这种误差，目前国家规范化测验和心理测验中多是采用客观性题目的评分方法。

评估信度的方法是多种多样的，在考察测验的信度时，应当根据实际情况采用不同的信度指标，原则上哪种心理测验误差大，便选择相应的方法评估误差，从而保证心理测验的可靠性。

3. 效度　效度（validity）是指一个测验是否将所要测量的内容指标准确地反映出来的程度，它反映了测验的准确性。一个测验若无效度，则无论它具有多大优点，都将无法达到其真正的测量目的，因此，在选择标准化心理测验工具时，必须首先鉴别其效度，没有效度的测验工具是不能使用的。

测验的效度受到随机误差和系统误差的影响，信度高的测验并不一定是有效的，而有效的测验必定是可信的，因此，信度是效度的必要条件。

效度的种类很多，分类的方法不尽相同，目前常见的有三种类型：

（1）内容效度（content validity）：它指测验题目对有关内容或行为取样的准确程度，从而确定测验是否是所有要测量的行为领域的代表性取样。当测验题目是行为范围的好样本时，则测量有效。由于这一种测验的效度主要是衡量测验内容，所以称为内容效度。

内容效度的评估方法主要有专家判断法、统计分析法和经验推测法。它们从不同角度对测验项目内容的有效性做出评价。

（2）构想效度（construct validity）：构想效度的概念是1954年提出的，也称为结构效度。它是指测验反映理论上的构想或特质的准确程度，主要涉及心理学的理论概念问题。

构想效度的目的是一个测验测量什么样的心理构想？对这一构想的测验效果应当达到什么样的程度？因此，在实施过程中，必须从某一构想的理论观点出发，提出关于某一心理特质的假设，然后编制测验项目并进行施测，最后通过对其结果数据的分析评价，验证与理论假设两者间的吻合程度。

（3）效标效度（criterion validity）：它反映了测验预测个体在某一环境中行为表现的有效性程度。在这里，效标是指被预测行为必须是检验效度的标准。效标效度一般是在实践中进行检验，故又称为实证效度。

在检测效标效度时,关键点是选择一个好的效标。在评价效标中要注意以下四个条件:①好的效标能够最有效地反映测验的目的;②好的效标具有较高的信度,稳定可靠;③好的效标可以客观地加以测量,即可以量化;④好的效标测量的方法简单易学,省时、省力,符合心理学认知经济的原则。

六、心理测验的实施过程

心理测验的实施过程必须遵循一定的规则和条件,才能保证测验取得有效的结果。

(一)测验前的预备工作

1．选择合适的测验工具　心理测验种类很多,每一个测验工具都有特定的测验对象和相应的测试内容范围规定,针对被试的测验项目内容选择合适的测验工具,才能取得有效的结果。同时在测验前对测验工具进行检查和效验,保证测验工具良好的工作状态。如果是团体测验,应当对测验题目纸、答题纸、测试仪器等事先检查好,以免忙中出错。

2．熟悉测验的程序　首先,认真学习和掌握测验的指导语,它规范了测试过程的操作程序,避免在测验中临场随意发挥或出现读错、重复和结结巴巴等问题,不得在指导语中给予任意的解释和发挥,这将对参与者在测试过程产生暗示性心理影响,进而影响测验结果的有效性。其次,熟悉测验的程序。如在智力测验中包含语言和操作两大部分。言语部分的各个分量表有测验程序要求;操作部分所涉及的材料摆放、时间限制等也都有严格要求,以及测验中主试与助手的分工事先应当做到心中有数,以保证测验的有序进行。

(二)心理测验的环境要求

研究表明,环境和场所在心理测验中将对参与者产生一定的影响。测验环境中的光线、温度、颜色、噪声和通风等物理条件都应当事先考虑并统一安排。测验场所可在心理测验室和医院治疗室。团体测验可在专用团体测评室、教室或会议室进行。

值得注意的是,心理测验过程不得受外界干扰。无论是个体或是团体测验,应当在测验室外挂上牌子,表明测验正在进行中,旁人不许进入。测验场所的布置应当遵循简洁明了的原则,不能太花哨,以免分散被试的注意力和产生消极的情绪状态。

(三)心理测验实施的注意问题

为了达到心理测验的预期目的,在实施过程中应当注意以下几个问题:

1．心理测验项目选择遵循既不滥用,也不乱用的原则,根据实际情况选择合适的心理测验工具。

2．在心理测验实施过程中,主试应当认真观察在测试过程中参与者的外显行为、情感态度和身体特征三个方面表现,并做好记录,观察收集到的资料,作为测验结果数据分析和心理诊断的参考资料。

3．心理测验过程应当在良好的方式与参与者关系的基础上进行,以保证测验结果的准确性。

4．心理测验报告书写的格式应当规范化。

第三节　临床常用的心理测验

一、智力测验

智力测验是评估个人一般能力的方法,它是根据有关智力概念和智力理论按照标准化过程编制而成的。智力测验在临床上用途很多,不仅在研究智力水平,而且在研究其他病理情况时都是不可缺少的工具。常用的智力测验有韦克斯勒智力量表、斯坦福-比奈测验和瑞文测验等。

(一) 韦克斯勒成人智力测验

韦克斯勒智力量表以1939年发表的韦克斯勒-贝勒维智力量表为基础，经多次修订而成。它包括言语和操作测验。韦氏智力量表有三种：即1949年编成的韦氏儿童智力量表（Wechsler intelligence scale for children，WISC）（1974年修订）；1955年编成的韦氏成人智力量表（Wechsler adult intelligence scale，WAIS）（1981年修订），和1963年编成的学前及初学儿童智力量表（Wechsler preschool and primary scale of intelligence，WPPSI）。目前，我国修订的韦氏智力测验并具有全国常模的有1981年龚耀先等修订的韦氏成人智力量表（Wechsler adult intelligence scale，WAIS-RC），分城市版和农村版，适用于16岁以上成人。1986年林传鼎等修订的韦氏儿童智力量表（WISC-CR，适用于6~16岁11个月被试者）和龚耀先等1986年修订的中国-韦氏幼儿智力量表（China-Wechsler young children scale of intelligenle，C-WYCSI），适用于3岁10个月16天至6岁10个月15天的小儿，分城市和农村两种。此外，1993年龚耀先、蔡太生等又修订了适用于6~16岁的中国韦氏儿童智力量表（China-Wechsler intelligence scale for children，C-WISC，分城市和农村两种）。这里以我国修订的韦氏成人智力量表（WAIS-RC）为例予以说明。

WAIS-RC全量表可分为言语部分和操作部分，言语部分包含6个分测验量表，操作部分包含5个分测验量表。各分测验及其功能如下：

测验一——知识。了解被试的知识广度，共有29题。

测验二——领悟力测验。这是测验受试的实际知识和理解、判断能力，共14题。

测验三——算术（心算）。以了解被试的计算与推理能力，计算速度和正确性，共14题，均有规定时限。

测验四——相似性。了解被试的抽象概括能力，共13题。

测验五——数字广度。了解被试的注意力与机械记忆能力，分顺背和倒背两种测验，方法是主试按每秒一个数字的速度读出一组数字，令被试照背和倒背。

测验六——词汇。了解被试的词语知识广度，学习和理解能力，共有40个词汇，让被试说出每个词的意义。

测验七——数字符号（译码）。是了解被试的一般学习能力、知觉辨别和书写速度。每个数字有一相应的符号。让被试在90秒内在90个数字下面填上代表该数字的符号，每正确填写一个符号记一分，倒转符号记半分，最高80分。

测验八——填图。了解被试的知觉组织和推理能力，共有图片21张，每张图片均缺乏一个重要部分，需要被试指出。

测验九——木块图案。了解被试的抽象推理能力和结构分析能力，有9块正方形积木，每块两面白色，两面红色，另两面按对角线分成红、白两色。另有10种图案，让被试用木块将图案摆出来。

测验十——图片排列。了解被试对社会情境的理解能力，共有8套图片，每套有3~6张。如果将每套的顺序正确排列，可以说明一个故事。每套图片按规定打乱后交给被试，让被试将图片重新排列，排列正确可得分。

测验十一——图形拼凑。了解被试概念思维和处理部分与整体关系的能力，共有四套图像组合板，每个图像被分割成若干部分，打乱后按规定交给被试，让被试重新拼凑以恢复原形。

本量表属个别测验，按手册规定将各分测验的项目逐一进行。有些分测验部分按年龄不同有一定起点，不必都从最初项目开始。各分测验还规定连续若干项目都失败时便终止该部分测验。分数的评定均按手册规定的评分标准计算，将一个分测验中的各项目得分相加，称该分测验的原始分。原始分按手册上的相应用表换算成量表分。将语词和操作测验的各分测验量表分相加，称为语词和操作量表分。将所有分测验量表分相加，称全量表分。根据相应用表，最后换算成言语智商（verbal intelligenle quotient，VIQ）、操作智商（performance intelligence quotient，PIQ）和总智商（full intelligence quotient，FIQ）。

由于韦氏智力量表可以提供所有年龄段的总智商、言语智商和操作智商，在对同一被试的不同年龄进行施测时，韦氏智力量具有特别的价值。例如，它可以测定教育方法对个体的影响。因此，它被公认为是较好的智力测验。

（二）瑞文测验

瑞文测验亦称瑞文渐进测验（Raven's progressive matrices），是由英国心理学家瑞文（JC. Raven）于1938年编制的一种非文字智力测验。该测验分为标准型、彩色型和高级渐进方阵三套测验。标准型是瑞文测验的基本型，适用于6岁以上被试者；彩色型适用于5.5～11.5岁的儿童及智力落后的成人；高级渐进方阵的难度更大，是对标准型测验得分高于55分的被试者进行更为精细的区分评价。1986年我国张厚粲及全国协作组完成了对瑞文标准型测验的修订。1989年李丹、王栋等人完成了标准型和彩色型合并本联合型瑞文测验（combined Raven's test，CRT）中国修订版的成人、城市和农村儿童三个常模的制定工作。

联合型瑞文测验对于一般正常三年级以上儿童至65岁成人均可团体测验。幼儿、智力低下者和不能自行书写的老年人则可个别测验。实测时一律采用二级评分，即答对给1分，答错给0分，每一个题目由一幅缺少一小部分的图案和6～8个小图案的答题选项组成，被试者根据题目中隐藏的一系列抽象符号与图案的构成规律，选择出合适的答题项目（图7-1）。

（三）中国比奈测验

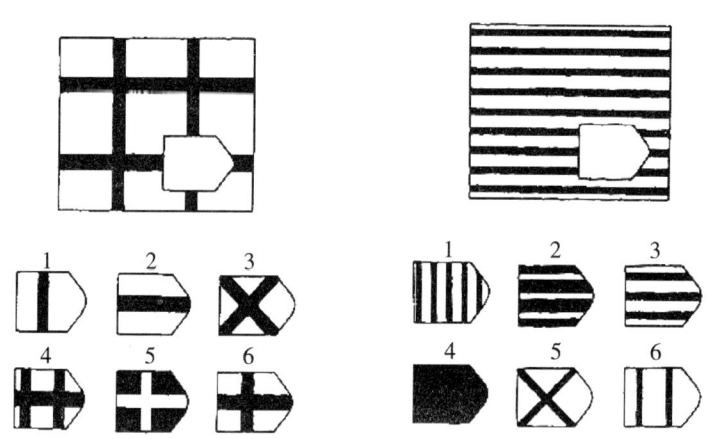

图7-1 瑞文测验图例

1905年由法国比奈（A. Binet）和西蒙（T. Simon）编制而成，称为比奈－西蒙测验，是世界上第一个智力测验，并分别于1908年和1911年进行了修订，其中1908年修订版引入"智力年龄"的概念是一个创新。随后，比奈－西蒙测验引起世界心理学家的关注，各种文字的翻译本和修订本相继出现，其中以美国斯坦福大学泰尔曼（Terman，1916年）的修订本最负盛名。我国陆志伟于1924年发表了中国比奈－西蒙测验版本。1982年吴天敏对陆志伟的中国比奈－西蒙测验版本进行修订，称为中国比奈测验。

中国比奈测验适用于2～18岁被试者，共有51项测试题目（表7-1），按照从易到难的顺序排列。测试时根据被试年龄按照测验指导书规定从相应题目开始。例如，2～5岁儿童从第一题开始作答，6～7岁儿童从第七题开始作答，被试者连续5道题目作答错误停止测试，每通过一题记1分，测验结果采用离差智商的计算方法进行智力评价。

表7-1 中国比奈测验项目举例

题号	内容	题号	内容	题号	内容
1	比圆形	16	指出缺点	31	时间计算
3	比长短线	18	找寻数目	33	盒子计算
5	辨别图形	20	对比	35	方形分析（二）
7	问手指数	22	正确答案	37	说出共同点
9	简单迷津	24	描画图案	39	倒背数目

二、人格测验

人格测验（personality test）分为量表法和投射法两个类型。目前量表法应用较多的有艾森克人格问卷、卡特尔16项人格因素问卷和明尼苏达多相人格调查表。投射法有洛夏墨迹测验和主题统觉测验。人格测验通过对患者人格特征的分析，有助于提高临床诊断水平。其中，明尼苏达多相人格调查表还用于对神经症及精神病性患者的鉴别诊断。

（一）明尼苏达多相人格调查表

明尼苏达多相人格调查表（Minnesota multiphasic personality inventory，MMPI）是美国明尼苏达大学哈特卫（SR. Hathaway）和麦金利（JC. Mckinley）于1943年根据经验效标法编制而成。最初主要目的是根据精神病学的经验效标来对个体进行诊断，后来发展成为人格测验。MMPI适用于16岁以上至少有6年以上教育年限者，既可个别施测，也可团体施测。我国中国科学院心理学研究所宋维真研究员于1989年完成了MMPI修订工作，并制订了全国常模。几十年来，MMPI成为国际上广泛使用的人格测验工具，它适用于多种不同的情况，不仅可以提供临床医学上的诊断，同时也可以用于正常人的个性评定。

MMPI共有566道题目和399题目两个版本，题目内容包括身体各方面的情况、精神状态、家庭、婚姻、宗教、政治、法律、社会等方面的态度和看法。被试根据自己的实际情况对每个题目做出"是"与"否"的回答，若确实不能判定则不作答。然后，根据被试的答案纸计算分数并进行分析，每一被试均可从各分量表的得分获得一个人格剖面图。在临床工作中，MMPI常用4个效度量表和10个临床量表。

1. 效度量表

（1）Q：表示受试者不作是否回答或是否均作回答的总数，在566道题目的版本中原始分超过30分、在399道题目的版本中原始分超过22分为无效测验。

（2）L：共15个题目，原始分超过10分则测验无效。高L分提示受试者对症状汇报不真实，因而使测验的效度不可靠。

（3）F：共64个题目，多为一些比较古怪或荒唐的题目，其中有些题目还包括在精神分裂症量表内。正常人亦有高得分者，如漫不经心地随便回答和试图装病者，都可导致得分增高。真正的精神疾病患者得分亦高。

（4）K：校正分数，也称修正量表，是对测验态度的一种衡量。共30个题目。高分者表明对测验具有较强的自我防御态度。

2. 临床量表（即多相个性量表）

（1）Hs（疑病症，hypochondriasis）：反映对身体功能的不正常关心。

（2）D（抑郁症，depression）：情绪低落，有自杀思想，有轻度焦虑或激动。

（3）Hy（癔症，hysteria）：具有许多功能性的身体症状。

（4）Pd（精神病态性偏倚，psychopathic deviation）：脱离一般社会道德规范，漠视社会习俗，常有复仇攻击观念。

(5) Mf（男子气或女子气，masculinity-femininity）：即女子男性化和男子女性化的倾向。

(6) Pa（妄想，paranoia）：具有这个量表高分的人提示此受试者常表现多疑，过度敏感，甚至有妄想存在。平时的思想方式为易责怪别人而很少内疚，有时可表现为强词夺理和侵犯他人。

(7) Pt（精神衰弱，psychasthenia）：本量表是为识别精神衰弱强迫状态、恐怖症或高度焦虑者而设计的。Pt量表高分者提示有强迫观念，有非常焦虑、高度紧张等反应。

(8) Sc（精神分裂症，schizophrenia）：具有精神分裂症患者的一些临床特点。

(9) Ma（躁狂病，mania）：该量表分高的人常为联想过多过快，活动过多，观念飘忽、夸大而情绪高昂，情感多变。

(10) Si（社会内向，social introversion）：高分者内向胆小，对他人无兴趣，不善于社交活动，过分自我控制等。

各量表结果采用T分形式，可在MMPI剖析图上标出。按照中国常模标准，量表T分高于60则提示可能具有病理性异常表现或某种心理偏离现象。但在具体分析时应结合各个量表T分高低进行综合分析评价。例如精神疾病患者往往是D、Pd、Pa和Sc分高，在MMPI剖析图上呈现"右高左低"的模式；而神经症患者往往是Hs、D、Hy和Pt分高，在MMPI剖析图上则呈现"左高右低"的模式。

MMPI对人格测验的研究和应用产生了十分重要的影响。至今它被翻译成各种文字版本达到100多种，广泛应用于心理学、医学和人类学领域，是世界上最常引用的人格量表。从20世纪80年代中期开始，美国心理学家对MMPI进行首次修订，重新加以标准化。1989年美国明尼苏达大学出版社正式发表了MMPI-2（（修订版）。1991年中国科学院心理研究所与香港中文大学合作进行MMPI-2中文版的修订工作，修订后的MMPI-2有567道题目和370道题目两个版本。如果仅为精神病的临床诊断使用，一般采用370道题目的版本。修订后的MMPI-2弥补了MMPI使用过程中的不足之处，使其对测验结果的分析和解释更加明确。

（二）艾森克人格问卷

艾森克人格问卷（Eysenck personality questionnaire，EPQ）是由英国伦敦大学艾森克（HG. Eysenck）夫妇根据人格结构三个维度的理论共同编制。目前含四个分量表的EPQ是1975年编制而成的，在国际上被广为采用，它有成人问卷和青少年问卷两种。成人问卷适用于16岁以上的成人。目前，国内EPQ有两个中国常模版本：一是北京大学的陈仲庚教授建立的EPQ中国成人常模，其修订的EPQ有85个项目。二是1983年我国龚耀先教授主持修订了儿童和成人两套全国常模，成人问卷（适用于16岁以上）和儿童问卷（适用于7～15岁儿童）均为88个项目。

EPQ由三个人格维度和一个效度量表组成。

E量表：外向-内向。分数高表示人格外向，可能是好交际，渴望刺激和冒险，情感易于冲动。分数低表示人格内向，如好静，富于内省，不喜欢刺激，喜欢有秩序的生活方式，情绪比较稳定。

N量表：神经质（又称情绪稳定性）。反映的是正常行为，与病症无关。高分表示焦虑、忧心忡忡，常郁郁不乐，有强烈情绪反应，甚至出现不够理智的行为。

P量表：精神质。并非指精神病，它在所有人身上都存在，只是程度不同。但如某人表现强烈，则容易发展成行为异常。高分则可能是孤独、不关心他人，难以适应外部环境，不近人情，与别人不友好，喜欢做一些离奇古怪的事情，并且不顾自己行为的安危。

L量表：测定被试的掩饰、假托与自身隐蔽，或者测定其朴实、幼稚水平。在国外，高分表明掩饰、隐瞒，但在我国L分高的意义仍未明了。

EPQ结果采用标准T分表示，根据各维度T分高低判断人格倾向和特征。还将N维度和

E维度组合，进一步分出外向稳定（多血质）、外向不稳定（胆汁质）、内向稳定（黏液质）、内向不稳定（抑郁质）四种人格特征以及介乎于两者之间的中间型。

EPQ项目少，实施方便，既可个别施测，也可团体施测，在我国是临床应用最为广泛的人格测验。但由于其条目较少，反映的信息量也相对较少，故反映的人格特征类型有限。

（三）卡特尔16项人格因素问卷

卡特尔16项人格因素问卷（16PF）是卡特尔（RB. Cattell）根据人格特质学说，采用因素分析法编制而成。卡特尔认为16个根源特质是构成人格的内在基础因素，只要测量出16项基础因素在个体身上的表现程度，即可知道他的人格特征。

16PF有A、B、C、D、E式五种版本。其中A、B为全版本，各有187项；C、D为缩减版本，各有105项。前四种版本适用于16岁以上并有小学以上文化程度者；E版为128项，专为阅读水平低的人而设计。16PF主要用于确定和测量正常人的基本人格特征，并进一步评估某些次级人格因素。1970年我国刘永和、梅吉瑞将A、B版本合并，发表了中文修订本（表6-2）及全国常模。

A、B、C、D式均有三种答案可供选择：A、是的；B、介于A与C之间；C、不是的；E式为两个答案选择一个。

16PF结果采用标准分（Z分）。通常认为＜4分为低分（1～3分），＞7分为高分（8～10分）。高、低分结果均有相应的人格特征说明。表7-2列出了16个因素的名称、特质简介和得高、低分所表示的人格特征。

表7-2 16PF因素、名称、特征简介

因素	低分者特征	高分者特征
乐群（A）	缄默孤独	乐群外向
聪慧（B）	迟钝、学识浅薄	聪慧、富有才识
稳定（C）	情绪激动	情绪稳定
恃强（E）	谦逊顺从	好强固执
兴奋（F）	严肃审慎	轻松兴奋
有恒（G）	权宜敷衍	有恒负责
敢为（H）	畏怯退缩	冒险敢为
敏感（I）	理智、注重实际	敏感、感情用事
怀疑（L）	依赖随和	怀疑、刚愎
幻想（M）	现实、合乎常规	幻想、狂妄不羁
世故（N）	坦白直率、天真	精明能干、世故
忧虑（O）	安详沉着、有自信心	忧虑抑郁、烦恼多端
实验（Q1）	保守、服从传统	自由、批评激进
独立（Q2）	依赖、随群附众	自立、当机立断
自律（Q3）	矛盾冲突、不明大体	知己知彼、自律谨严
紧张（Q4）	心平气和	紧张困扰

（四）洛夏墨迹测验

洛夏墨迹测验（Rorschach inkblot test）是投射测验中最常用的一种测验工具。所谓投射测验（projective test）指观察个体对一些模糊的或者无结构材料所做出的反应，通过被试的想象而将其人格特征和心理冲突从内心深处暴露或投射出来的一种测验。在人格评估工具中，投射测验经常被心理学从业者尤其是精神分析学家使用。

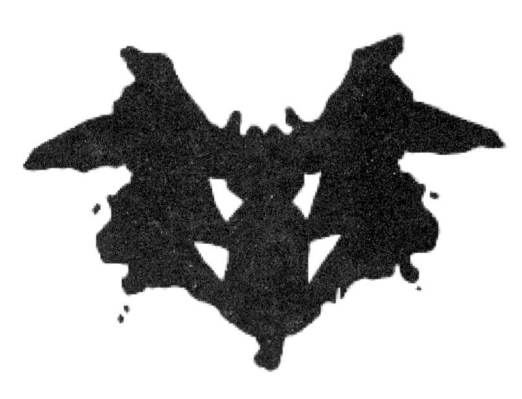

图 7-2　洛夏测验墨迹图

洛夏墨迹测验是由瑞士精神病学家洛夏（H. Rorschach）在 1921 年创立。目的是为了临床诊断，对精神分裂症与其他精神病做出鉴别，也用于研究感知觉和想象能力。1940 年，洛夏墨迹测验才被作为人格测验在临床上得到了广泛应用。1990 年龚耀先完成了该测验的修订工作，现已有我国正常人的常模。洛夏墨迹测验的材料为 10 张墨迹图。有 5 张全为黑色的，2 张是黑色和红色的，其余 3 张是彩色的，都是将墨迹放在纸上再加折叠所成的对称的浓淡不匀的墨迹图（图 7-2）。测试时将 10 张图片按顺序一张一张地交到参与者手中，要他说出从图中看到了什么。不限制时间，也不限制回答数目，一直到没有回答时再换另一张。每张均如此进行。看完 10 张图后，再从头对每一个回答都询问一遍，问他看到的是指图的整体或图的哪一部分，问他为什么说这些部位像他所说的内容。将所指部位和回答的原因均记录下来，然后进行结果分析和评分。美国埃克斯纳（Exner）于 1974 年建立了洛夏测验结果综合分析系统，目前常用于正常和病理人格的理论和临床研究。

虽然洛夏墨迹测验结果主要反映了个人人格特征，但也可得出对临床诊断和治疗有意义的精神病理指标，主要有抑郁指数、精神分裂症指数、自杀指数、应付缺陷指数及强迫方式指数等，这些病理指数都是经验性的，但在临床上对患者人格特征分析有一定借鉴作用。

洛夏墨迹测验在临床上是一个很有价值的测验，但其记分和解释方法复杂，经验性成分多，主试需要长期的训练和丰富的经验才能逐渐正确掌握。

（五）主题统觉测验

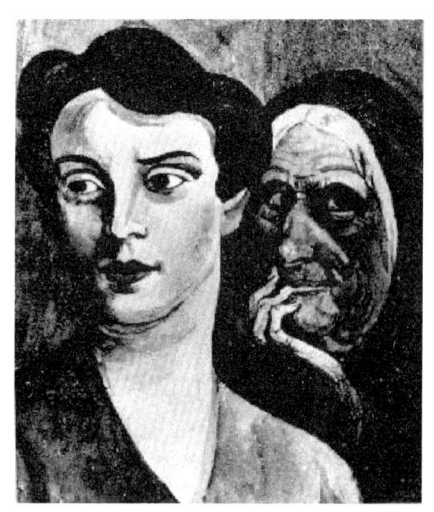

图 7-3　主题统觉测验中的一张卡片

主题统觉测验（thematic apperception test，TAT）是由亨利·默里（H. Murray）在 1938 年创立的。主试向被试呈现模糊情景的图片，要求被试根据这张图片讲述一个故事，包括情景中的人在干什么，想什么，故事是怎么开始的，而每个故事又是怎么结尾的（图 7-3）。主试评价故事的结构和内容，评价参与者描述的个体行为，试图发现被试关心的问题、动机和人格特点。例如，主试可以根据被试是否关心人们有没有按照他们的意愿快乐地生活和故事是否以严肃、有条理的方式来讲述评价一个人的公正性。主题统觉测验还经常用来揭示个体在支配需要上的个体差异，诸如权力、领导和成就动机。经过几十年的研究，证明主题统觉测验是测量个体成就需要的有效工具。

第四节 症状评定量表

心理健康的症状评定测验（mental health test）有近百种，它包含了精神病评定量表、情绪变化测验量表和总体健康水平测量。这一类型量表用法和评分方法相对比较简便，多用于检查患者某一方面情绪状态和心理障碍的存在与否及其程度如何，同时也可反映患者病情的演变。近年来神经心理障碍引起人们的重视。这类测验用于评估人们脑功能的特征，如感知觉、言语、记忆和思维等脑功能水平等，在临床中得到了广泛运用。它不仅用于生命科学领域的评估，也应用于临床上脑损伤患者的鉴别诊断与疗效评估。神经心理测验可分为神经心理筛选测验和成套神经心理测验。

一、SCL-90症状自评量表

SCL-90症状自评量表（symptom checklist 90，SCL-90）由90个反映常见的心理健康状况的项目组成。被试根据自己最近两周情况反映有无各种心理症状及其严重程度，在每个项目后按"没有、很轻、中等、偏重、严重"等级以1～5（或0～4）五级选择评分。结果得出10个症状因子分，包含如下：

1. 躯体化　共12项，主要反映主观的身体不适感，包括心血管、呼吸、消化系统主诉的不适，以及头痛、脊痛、肌肉酸痛和焦虑的其他躯体表现。

2. 强迫症状　共10项，主要指那些明知没有必要，但又无法摆脱的无意义的思想、冲动和行为等表现，还有一些一般的感知障碍也在这一因子中反映。

3. 人际关系敏感　共9项，主要指某些个人不自在感，尤其是在与其他人相比较时更突出。自卑感、懊丧以及人际关系紧张的人，往往在这一因子得分较高。

4. 抑郁　共13项，反映忧郁苦闷的情感和心境，包括对生活的兴趣减退、缺乏活动愿望、丧失活动力等。此外，还包括失望、悲叹、与忧郁相关系的其他感知及躯体方面的问题。

5. 焦虑　共10项，包括一些通常在临床上明显与焦虑症状相关联的症状与体验，一般指那些无法静息、神经过敏、紧张以及由此产生的躯体征象（如震颤）。游离不定的焦虑及惊恐发作是本因子的主要内容，它还包括一个反映"解体"的项目。

6. 敌对　共6项，主要从思想、情感及行为三方面来反映患者的敌对表现。其项目包括从厌烦、争论、摔物，直至争斗和不可抑制的冲动爆发等各个方面。

7. 恐怖　共7项，它与传统的恐怖状态或广场恐怖症所反映的内容基本一致，恐怖的对象包括出门旅行、空旷场地、人群或公共场合及交通工具。此外，还有反映社交恐怖的项目。

8. 偏执　共6项，偏执是一个十分复杂的概念，本因子只是包括了它的一些基本内容，主要是指思维方面，如投射性思维、敌对、猜疑、关系妄想、被动体验和夸大等。

9. 精神病性　共10项，其中有幻听、思维扩散、情感控制、思维插入等反映精神分裂症有关的项目。

10. 附加项　共7项，反映睡眠及饮食情况。

二、抑郁自评量表（SDS）

常用的有Zung抑郁自评量表（Zung self-rating depression scale，SDS），由美国杜克大学医学院的Zung于1965年所编制（表7-3）。每个项目采用1～4级计分法，即按"很少有""有时有""大部分时间有"和"绝大部分时间有"4个级别。其中2、5、6、11、12、14、16、17、18、20项目为反向评分，按4～1计分，各项目累计即为抑郁原始分。总分超过41

分可考虑筛查阳性,表明可能有抑郁症状的存在,须进一步检查。抑郁严重指数 = 总分/80。指数范围为 0.25～1.0,指数越高,反映抑郁程度越重。SDS 适用于有抑郁症状的成人。

表7-3 Zung抑郁自评量表

题号	内容	题号	内容
1	我觉得闷闷不乐	11	我的头脑跟平常一样清楚
2	我觉得一天之中早晨最好	12	我觉得经常做的事情并没有困难
3	我一阵阵哭出来或觉得想哭	13	我觉得不安而平静不下来
4	我晚上睡眠不好	14	我对将来抱有希望
5	我吃得跟平常一样	15	我比平常容易生气激动
6	我与异性密切接触时和以往一样感到愉快	16	我觉得作出决定是容易的
7	我发觉我的体重在下降	17	我觉得自己是个有用的人,有人需要我
8	我有便秘的苦恼	18	我的生活过得很有意思
9	我心跳比平时快	19	我认为我死了别人会生活得好一些
10	我无缘无故地感到疲乏	20	平常感兴趣的事我仍然照样感兴趣

三、焦虑自评量表

常用的有 Zung 焦虑自评量表(Zung self-rating anxiety scale,SAS),共有 20 个评定项目(表7-4),每个项目采用 1～4 级计分法,即按"很少有""有时有""大部分时间有"和"绝大部分时间有"4 个级别,其中 5、9、13、17、19 项目为反向评分,按 4～1 计分。各项目累计即为焦虑原始分。总分超过 40 分可考虑筛查阳性,即可能有焦虑存在,须进一步检查。分数越高,反映焦虑程度越重。SAS 适用于有焦虑症状的成人。

表7-4 Zung焦虑自评量表

题号	内容	题号	内容
1	我感到比往常更加神经过敏和焦虑	11	我因阵阵的眩晕而不舒服
2	我无缘无故地感到担心	12	我有阵阵要昏倒的感觉
3	我容易心烦意乱或感到恐慌	13	我呼吸时进气和出气都不费力
4	我感到我的身体好像被分成几块,支离破碎	14	我的手脚感到麻木和刺痛
5	我感到事事都很顺利,不会有倒霉的事情发生	15	我因胃痛和消化不良而苦恼
6	我的四肢抖动和震颤	16	我必须时常排尿
7	我因头痛、颈痛和背痛而烦恼	17	我的手总是温暖而干燥
8	我感到无力且容易疲劳	18	我觉得脸发烧、发红
9	我感到很平静,能安静坐下来	19	我容易入睡,晚上休息得很好
10	我感到我的心跳较快	20	我做噩梦

四、医学应对问卷

医学应对问卷(medical coping modes questionnaire,MCMQ)。应对是应激源与应激心身反应之间的一个重要的中介调节因素,十多年来应对方式受到人们的广泛重视。医学应对问卷由沈晓红、姜乾金等引进，它根据不同患者存在不同的应对策略、不同应对策略影响疾病的不同进程的原理编制而成，是临床诊疗中为数不多的专门用于评价患者的应对量表。国内针对癌症、慢性肝炎、心脑血管疾病、糖尿病、手术和妇科患者的应用表明结果表明，该问卷具有一定的应用价值。

该量表由患者按照指导语自行填写。问卷包含面对、回避和屈服三类应对策略，共20条项目内容，各项目按1、2、3、4级计分，其中8个项目反向计分（下表中以"-"号标记）。"面对"策略由第1、2、5、10、12、15、16、19条项目分累计；"回避"策略由第3、7、8、9、11、14、17条项目分累计；"屈服"策略由第4、6、13、18、20条项目分累计。

五、生活事件量表

生活事件量表（life event scale，LES）是测量社会生活事件对人们心理刺激强度影响的定量性量表。1967年美国霍尔梅斯（Holmes）对生活事件的定量研究最具有代表性。目前我国有多种版本，其中1986年杨德森、张亚林编制的生活事件量表在国内临床和心理健康评估上广泛应用。

该量表适用于16岁以上成人，主要应用于神经症、各种躯体疾病以及重性精神病的病因学研究，指导心理危机干预、了解自身精神负荷、维护心身健康和提高生活质量的预防工作。

生活事件量表包含家庭生活方面、工作学习方面和社交其他方面三个部分内容，共有我国比较常见的48个生活事件项，采取0、1、2、3、4的5级评分法。即按"没有影响""轻度影响""中度影响""重度影响""极重度影响"5个级别记分，生活事件影响持续时间分为三个月、半年内、一年内和一年以上4个等级。量表测验得分越高表明个体承受的精神压力越大。95%的正常人一年内的生活事件量表总分不超过20分，99%的正常人不超过32分。

（林大熙　魏　玲）

第八章 心理干预

心理干预（psychological intervention）是临床心理学工作者运用心理学的理论和方法，对来访者描述的心理状态或可观测的异常行为进行有目的、有计划的干预，使之朝预期发生目标积极改变的过程。心理干预的目的是改善个体异常的心理和行为，促进其建立健康的行为方式，使之具有良好的适应性。心理干预是一项连续性、多面性、系统性的活动。按照心理干预的内容和形式，可以将心理干预分为三个级别：一级干预是针对普通人群开展健康促进，促使其具有健康和积极的行为；二级干预是针对可能发生心理疾患的高危人群进行预防性干预；三级干预是针对各类心理障碍所做的心理治疗。其中的三级干预和二级干预涉及较多的心理干预技术。此外，心理干预还包括一些特殊的干预形式，如心理危机干预等。本章主要介绍相当于三级干预的心理治疗、相当于二级干预的心理咨询和心理危机干预。

第一节 心理治疗

心理治疗（psychotherapy）是心理干预系统中最重要的组成部分。心理治疗经过了漫长的发展历程，已经成为现代医疗卫生工作中不可缺少的技术。目前，心理治疗在临床医学和康复医学领域得到了广泛的应用。因此，本节我们学习心理治疗的相关内容对从事临床实践具有深远的影响。

一、心理治疗概述

（一）心理治疗的概念

心理治疗又称精神治疗。由于心理治疗的理论和方法众多，因此心理治疗概念的内涵也相当丰富。《美国精神病学词汇表》将心理治疗定义为："一个有望消除症状或解决生活中问题的过程，一种因寻求个人发展而建立的含蓄或明确的契约关系，以一种规定的方式与心理治疗家相互作用。"研究学者沃尔勃格（LR. Wolberger）认为，心理治疗是一种针对情绪问题的治疗方法，由一位经过专门训练的人员以慎重的态度与患者建立起一种业务性的联系，用以消除、矫正或缓和患者现有的症状，通过调整异常行为方式，促进人格的整合与发展。我国学者陈仲庚认为，心理治疗是治疗者与患者之间的一种合作行为，是一种伙伴关系，治疗就是人格和行为的改变过程。

一般来说，心理治疗的含义有以下几个要素：其一，治疗者是接受过心理学和医学训练的专业人员；其二，治疗对象是有心理困扰、心理障碍、心理疾病和某些躯体疾病的患者；其三，治疗需要运用科学的心理学理论和技术；其四，治疗过程是按一定的程序进行，并建立在良好治疗关系上的职业行为；其五，治疗目的是改善或消除患者的身心症状，恢复其心理、生理和社会功能。

综上所述，心理治疗是心理治疗师应用心理学的理论和方法，通过建立治疗性医患关系，帮助患者克服心理困难和心理障碍，以达到调整认识、改善情绪、转变行为、健全人格和适应社会的过程。

（二）心理治疗的历史及发展趋势

1. 心理治疗的发展历史　人们对心理异常的认识由来已久。几千年前，祖国医学的著作中已有了关于心理异常现象的描述及治疗实践的记载。如《黄帝内经》中就指出患者如果出现"精神不进，志意不治，病乃不愈"，便要以"治神入手""治神为本"为治疗原则。此外，我国传统的养生之道提倡"养生先养性"也体现了我国先贤对心理与生命的关系的理解。西方医家国家对心理异常的认识很早，始于公元前，以希波克拉底为代表的一些医学家尝试用理性的态度对异常心理进行研究和治疗，他们把心理异常现象粗略地分为狂病、郁病和昏迷三类，并提出了治疗的方法，例如适当的兴奋刺激、素食或放血疗法。18世纪末，法国医生菲利普（P. Philippe）提倡人道地看待精神病患者；19世纪末，麦斯默（FA. Mesmer）开始采用催眠技术治疗心理疾病；20世纪初，弗洛伊德创立了精神分析理论，标志着第一个完整的心理治疗体系的诞生，对心理治疗理论和实践的发展产生了深远的影响。20世纪50年代末，行为主义治疗、人本主义治疗、认知疗法等流派相继涌现。1959年哈珀（RA. Haper）认定了36种心理治疗的体系。到了1986年，卡拉瑟（TB. Karasu）的报告中就出现了400多种心理治疗流派和技术。西方心理治疗从萌芽状态到发展不过100多年，真正作为一个学科并出台完善的职业规范，也只有近几十年的历史。

现代心理治疗在我国的应用始于20世纪中叶。1949年前，精神分析进入中国并引起关注。至十年动乱前期，我国心理治疗主要受俄国神经精神病学模式的影响，根据巴甫洛夫理论产生的行为治疗被广泛使用。20世纪50年代，李心天等对神经衰弱进行心理治疗研究，形成了具有我国特色的"悟践疗法"。钟友彬创立的中国式心理分析即"认知领悟疗法"也对心理治疗方法进行了独立的探索，取得了一定的疗效。20世纪90年代，杨德森、张亚林等在整理挖掘中国传统文化思想的基础上提出了"道家认知疗法"。随着中国经济的腾飞，专业心理治疗也迅速发展起来。90年代后，中国临床心理学界大力引进国外心理治疗技术，并结合我国特有的文化背景，积极发展本土心理治疗。

2. 心理治疗发展趋势　近30年来，出现了多种理论观点和技术方法兼容的现象，更为积极和注重实效，心理治疗发展呈现出心理治疗理论和技术整合化、治疗过程短程化、方法应用本土化和疗效评价客观化的发展趋势。如：心理分析学派的治疗者运用行为学派的某些方法，而行为学派的治疗者们也在不断吸收其他学派的方法。1983年美国临床心理学家正式成立了整合心理治疗学会（The Society for the Exploration of Psychotherapy Integration，SEPI），整合与折衷的心理治疗专业刊物也相继诞生，不少融入了东方理念的心理治疗方法和技术也开始盛行。

一个世纪以来，在国外一些经济较发达国家，心理学及其心理治疗学科发展相对成熟，心理治疗与心理咨询的学历教育、专业资格认证和从业人员科学规范化管理体系健全，机构设置合理，专业化程度较高。与之相比，中国心理治疗的专业化规范和服务水平尚待发展。2013年5月生效的《中华人民共和国精神卫生法》首次明确了心理治疗的法律地位："心理治疗活动应当在医疗机构内开展……心理治疗的技术规范由国务院卫生行政部门制定。"《中华人民共和国精神卫生法》的颁布实施标志着我国的心理治疗事业进入了一个规范发展的新阶段。

（三）心理治疗的对象

心理治疗对象的范围较广。在临床工作中，心理治疗主要适用于情绪因素为主因所导致的心理问题，如表现为烦恼、焦虑、紧张、恐惧、抑郁、强迫、疑病、分离等症状的神经症患者，因某些应激性社会生活事件遭受心理挫折而出现心理困难的人，行为偏差或社会适应不良者，由于躯体疾病而引起某些不良心理反应的患者以及处于康复阶段的精神分裂症患者。

（四）心理治疗的类型

心理治疗的种类众多，以下是几种常用的分类方法：

1. 根据心理治疗的形式分类　根据外在的形式，可将心理治疗分为个体心理治疗和集体心理治疗。

2. 根据心理治疗的时间分类　根据心理治疗的时间，可分为长程心理治疗（long-term psychotherapy）、短程心理治疗（short-term psychotherapy）和限期心理治疗（term-limited psychotherapy）。

3. 根据治疗的理论学派分类　根据心理治疗的学派划分，可分为心理动力学派、行为主义学派、人本主义学派和认知学派等取向的。

（五）心理治疗职业的基本要求

心理治疗工作专业性强，其职业行为在伦理道德等方面有着严格的要求。心理治疗者的知识结构、工作经验和个人素质对心理治疗的疗效具有关键作用。《中华人民共和国精神卫生法》对心理治疗职业的基本要求如下：

1. 具备心理治疗者的职业资格　心理治疗者必须获取国家医疗卫生机构颁发的职业上岗资格，通过国家心理治疗的专业资格认证，具有相应的执业资格才能上岗从事专业的心理治疗工作。

2. 具备专业知识和专业技能　心理治疗者需要具有心理学、教育学和医学专业知识。基本的理论知识包括普通心理学、发展心理学、社会心理学、变态心理学、咨询心理学、心理诊断学、心理测量学、职业道德、职业守则和相关法律等。心理治疗工作者还需要掌握心理测验、心理诊断、心理咨询相关技能，并要求有专业实践训练课程、临床实习和一定的工作经验积累。

3. 伦理道德职业基本要求　心理治疗者需要具备合格、过硬的治疗技能，完善自己的人格特征和专业素养，培养伦理判断能力，并应做到不在超出能力范围的领域工作，尊重患者的自主权，公正对待所有的患者，保证在治疗过程中患者免受伤害，诚实地向患者做出承诺，避免与患者建立双重或多重关系。

二、心理治疗的基本结构

一棵大树需要能充实大树的枝叶，也需要能够支撑整棵大树的枝干。如果把心理治疗比作一棵大树，那么具体的治疗技术则是让整个治疗变得丰富并且有意义的叶子；而心理治疗的基本结构则是支撑这棵心理治疗之树的枝干，包括心理治疗的基本设置和心理治疗的基本阶段。

（一）心理治疗的设置

心理治疗的设置主要指的是对治疗的时间、场所、收费及预约事宜的设定和安排。设置对于心理治疗的稳定性很重要，职业的心理治疗师通常都非常注重遵守设置，因为突破设置在心理治疗中具有十分重要的心理动力学意义。

1. 时间设置

（1）时间设置的内容：时间设置主要包括心理治疗的时长、周期、频率三方面内容，治疗师在治疗开始的时候就应明确向患者说明时间设置的问题，这可以保证治疗的稳定性。同时，在时间设置明确的情况下，无论治疗师还是患者突破了设置都是值得深入讨论的。

①时长：时长指的是每次治疗时间的长短。一般来说，个体治疗的时间每次50～60min，团体治疗的时间则为90～120min。治疗中，治疗师不能随意地延长或缩短每次治疗的时间，对于患者的迟到或要求提前结束治疗，治疗师也应十分警惕，并对此现象进行讨论。精神分析取向的治疗非常重视时长的设置，无论患者因何原因迟到，他们都将按照原定的时间结束治疗，然后在恰当的时候对由此引起的相关问题进行深入探讨。

②周期：周期与医学中所说的疗程很相似，是指整个心理治疗过程持续的时间长度，通常

用治疗次数表示。治疗周期的长短因患者心理困难程度、所用治疗方法及治疗目标不同而有所差异。很显然，患者的问题越重，所需的治疗时间越长。当然，虽然有些患者问题很重，但若目前的治疗目标只是指向某一具体问题，那么治疗的周期也不会太长。此外，精神分析取向的治疗周期较长，可达几百次；而认知、行为等治疗一般疗程较短，二十次左右即可。在治疗开始的时候，治疗师就应该和患者讨论疗程的问题，精神分析取向的治疗一般不提前设定结束的时间，而是随着治疗的进展由治疗师和患者共同决定。其他取向的治疗则可以在治疗开始的阶段就设定治疗的周期。

③频率：治疗频率通常根据患者的心理障碍的严重程度而定，并没有标准化的规定。有经验的治疗师可根据患者的精神状态、心理发展水平、年龄、采用的治疗方法而定。一般情况下，心理问题处于神经症范畴的患者一周1~2次的治疗即可；心理问题处于边缘水平或精神病水平的患者的治疗频率则通常多于一周1次。不同的治疗流派对治疗频率的设定也有不同。精神分析治疗的频率一般较高，最多可达到一周4~5次，即使较健康的人群也可接受一周2~3次的分析。

（2）时间设置的心理学意义

①寻求心理治疗的人常常缺乏安全感，在一个可以预知的规定的时间里进行治疗工作，有助于患者建立外部世界是可以预测的和可以理解的认知概念。

②设定治疗时间和频率将使患者体验到分离的感觉，因而每一次结束治疗时患者都可能产生诸如愤怒、失落之类的负性情绪，这对理解患者的问题是很有意义的。

③治疗的间隔给患者留出了整合新领悟、新认识的时间。患者可以利用这些时间在现实生活中用实践检验这些新的认知。

④时间的设定有助于发现患者及治疗师的内在问题。因为治疗师和患者都可能试图突破设置，这往往是他们内心冲突的外在表现。当治疗师注意到突破设置的问题时，就能更好地理解自己或患者的内心变化。

2．场所设置　心理治疗的场所设置包括治疗地点的选择和治疗环境的布置两方面。心理治疗必须在专门的治疗室内进行，不能随意地更改治疗地点。治疗师和患者是一种专业的治疗关系，这种关系只有在治疗室内发生联结才是符合治疗逻辑的。所以当治疗师或患者有更改治疗地点的想法时，其背后必然隐藏着很深的心理意义，需要治疗师思考。

治疗室中的物品配置通常包括两个沙发、一个茶几、几把备用的椅子及一个钟表，有的治疗室会在墙上悬挂一幅大小合适的壁画，经典的精神分析治疗室则还有一张长沙发。通常，两个沙发呈90°角摆放，距离约一米，沙发中间隔着一个茶几，茶几上可以摆放一些花草。这样的布置可以避免由于对视给患者造成紧张、焦虑的情绪，又有利于治疗师清楚地观察患者的神态、姿势、动作，以收集非言语信息。另外，两张沙发都应摆放在看得见门的位置，避免治疗师和患者中任何一个人坐在背对门的位置，钟表则悬挂在双方都能看得见的对面的墙上即可。总的来说，治疗室要选择在光线柔和、安静舒适的地方，整体环境要整洁温馨、色调优雅，并具有适度的唤醒水平，使患者感到安全、舒适、放松。

3．收费设置　从心理学意义上来讲，治疗师和患者的关系是一种付费的职业关系。收费设置增强了治疗师和患者的界限感，说明他们不是一般的人际关系，只是单纯的工作关系。另外，收费意味着治疗师有责任帮助前来寻求治疗的患者，但这种责任既不源自友谊又不源于日常生活中的人际关系。而对患者而言，缴费的意思就是解决问题并不全是治疗师的责任，他们也有改变和成长的责任。此外，收费设置还是治疗师和患者的自我价值的体现，涉及自我评价、依赖、自主、控制、内疚、亲密关系等问题。通常，国外治疗费用的设定由治疗师的价值决定，治疗师一般应事先定出固定的费用。但是，目前我国医疗卫生服务机构的心理治疗收费是按国家统一制定的标准。

（二）心理治疗的基本阶段

在心理治疗中，治疗师的许多工作都是相互联系并有可能贯穿始终的。不同的阶段治疗师工作的侧重点不同。据此，我们把心理治疗的过程大致分为初始、中期、结束三个阶段。

1．心理治疗的初始阶段　在心理治疗的最初阶段，治疗师工作的重点是与患者建立彼此信任的关系，了解患者的心理状态，帮助患者明确他们的求助目的，帮助他们树立信心。同时，全面了解患者目前的生活状态、成长经历以及当前问题发生、发展、变化的过程，评估患者的人格、智力、行为、情感状况。在此基础上，治疗师在脑海中形成关于患者问题的假设，并开始核实这些假设，判断心理障碍的程度。

2．心理治疗的中期阶段　在此治疗阶段，治疗师一方面继续确认自己的假设，一方面根据自己对患者问题做出的诊断确定治疗策略。在患者进一步诉说自己的苦恼或人生故事时，治疗师应抓住时机，开始有针对性的治疗。治疗过程中，治疗师还将不断地发现新问题，进行新的假设和验证，并随时修改治疗策略。制订治疗对策时，治疗师以一种或几种治疗理论方法为指导，患者则通过领悟、模仿、学习，逐渐改变认知，学会新的健康行为方式。此阶段可以采用支持性心理治疗、领悟性心理治疗、重建性心理治疗等方法。

3．心理治疗的结束阶段　当患者有勇气、有能力去面对和解决他的问题的时候，就到了治疗的结束阶段。治疗师在结束阶段的主要工作是疗效评估、终止治疗。在结束阶段，疗效评估的主要目的是确证患者目前的心理状态，以确定合适的结束时间。可以从患者症状缓解的程度、对自身重要问题认识的变化等方面来评估疗效。

此外，在长时间的治疗过程中，患者与治疗师建立起了一种专业的亲密关系，因而结束对患者而言是一次重大的分离体验。治疗师应该对结束问题进行一定的处理。治疗师一方面要处理分离给患者造成的不良反应；另一方面，治疗师要认可患者在治疗中的成长，并和他讨论未来的生活目标，以使他有信心独自面对今后的生活。同时，治疗师还应该注意到，自己在面对结束时内心所发生的细微变化，随时保持自我觉察。通常，治疗师会提前告诉患者治疗结束的时间，然后逐渐降低治疗频率，比如一周两次的治疗先减为一周一次，再逐步减为两周一次、一月一次，直到完全结束。

三、心理治疗的基本技术

在心理治疗中，治疗师的一举一动、一言一行既可能在无意当中关上了一扇促使患者改善的窗，也可能有目的地帮助患者打开一扇开启幸福生活的门。高明的治疗师是一个神奇的艺术家，在言谈举止之间，他就不动声色地打开了治疗的大门。然而，要达到这样的境界并非易事，治疗师需要具备深厚的技术功底和丰富的实践经验，而心理治疗的基本技术恰是这一切的基石。

（一）倾听技术

心理治疗中的倾听是治疗师接收患者信息，对这些信息进行加工，再把加工后的信息传递给患者的过程。也就是说，在心理治疗中，倾听不仅仅是听患者说的话，还要理解他们言语中的含义，并做出适当的反馈。倾听技术主要包括澄清、内容反映、情感反映、总结和具体化等技术。

1．澄清　心理治疗中，患者的言语表述一般以内在系统为参照标准，他们言语的内容中可能有一些含混不清、模棱两可的成分，这时治疗师使用澄清技术将有助于弄清患者言语中不清晰之处的确切含义。准确地说，治疗师要澄清两部分内容：第一，澄清患者不清晰的陈述。也就是如果治疗师无法确信自己是否明白患者的信息或需要得到患者所述内容的更详细信息时，应该使用澄清技术。第二，确认治疗师获得内容的准确性。治疗师在接收到患者的言语信息后将对这些信息做进一步的加工以理解这些信息的意义，但是治疗师的理解有可能与患者想要表达的意思不符合。因此，治疗师要善于使用澄清技术来检验自己对患者的理解是否准确。

2．内容反映　简单地说，内容反映就是重述患者所说的内容。但是，重述并不是简单地重复患者的话，而是有选择地注意到患者提供的关键信息，然后用治疗师的言语表达出患者的这些想法。内容反映有两个作用：第一是向患者传达治疗师已经理解患者的信息，第二则是推进治疗，引导患者更深入地讨论某个重要话题。因此，治疗师在反映的时候，要注意遣词造句，以便能引起进一步的讨论。

3．情感反映　情感反映主要是对信息的情感部部分进行再编排后加以表达。例如当一位患者说"每天重复同样的事情，上班、下班、照顾孩子、打理家务，生活是如此的单调"时，治疗师回答说"你感到现在的状况非常乏味"，这就是情感反映。情感反映能达到四个效果：第一，鼓励患者做出更多的情感表达；第二，帮助患者控制情绪；第三，治疗中可能出现治疗师和患者产生情绪冲突的场面，情感反映可以减少这种情景发生的可能性；第四，让患者感到自己被理解，进而接受治疗师，接受治疗。

4．总结　总结就是对患者谈话的内容进行概括性的叙述。治疗的过程中，患者可能常常呈现出某个主题或习惯性的模式。有的时候，患者可能多次提到某个话题，但自己却没有意识到。这时，治疗师就可以使用总结技术，将隐含的主要问题抽取出来，反馈给患者。例如，治疗师说"我注意到在我们几次治疗中，你都谈到了感到很孤单，或许这就是我们应该给予关注的问题"时，就是从几次治疗的谈话内容中总结出了孤单的主题。总结可以将患者信息中的多个元素联系在一起，识别出逐渐明晰的主题或模式，因此，它也是一种可以推进治疗的技术。

5．具体化　具体化是针对患者的情况对那些抽象的体验和情感的性质进行结合情境的确认。治疗中，患者的言谈可能遗漏或忽略了某些重要的信息，也有可能没有准确地表达想传达的信息。如果治疗师能通过询问一些特定的问题，得到相关的具体信息，就可以更好地理解患者，避免自己过于主观。例如一位患者说"我很悲哀"，治疗师可以说"发生什么事啦？能具体地说说吗？"这样，治疗师就有了更深入了解患者的机会。

（二）影响技术

在心理治疗的过程中，治疗师不仅要理解患者，还要适时地将治疗向有利于患者成长的方向推进。从这个层面上来说，倾听技术是理解患者的最佳工具，同时间接地推进了治疗。影响技术就是一种更加积极主动、并能引导治疗方向的技术，我们将介绍提问、解释、提供信息、即时化、自我暴露和面质六种具体技术。

1．提问　对于大多数人来说，提问（question）是谈话过程中最普通的一种方式，然而在心理治疗中，治疗师不恰当的提问却可能让患者感到疑惑，甚至伤害患者。对于治疗师而言，恰当的提问应该在对提问的目的有清晰认识的情况下进行，为了避免会谈陷入沉默的僵局或为了满足治疗师的好奇心而进行的提问常常会给治疗带来不利影响。

提问分为开放式提问和封闭式提问两种。开放式提问常以"什么""怎样""何时""何地""谁"等疑问词开头，这样的疑问句能够鼓励患者说出更多的信息，指导他们进行有目的地沟通，因此大多数有效的问话都是开放式的。封闭式提问常以助动词和情态动词开头，只能得到非常简短的回答。例如治疗师问"你是说你很爱你的妻子吗？"患者回答"是的"。封闭式提问只用于确认特殊事实或具体信息时，不宜在治疗中多用，因为它阻碍信息的获取，不利于讨论的深入。

2．解释　解释（interpretation）技术指的是治疗师凭借自己的知觉与思维，识别出患者表达的信息中隐含着的情感和内容，并将之明确地显示出来，因此，解释技术与倾听技术中的释义是不同的，解释技术超越了已表达出来的信息，深入到了患者自己都不理解的层面。适当的解释往往能使治疗收到很好的效果，因为它不仅可以提高治疗师在患者心中的可信度从而促进治疗关系，还可以帮助患者从另一个角度来审视自己，进而达到领悟，而领悟常常是治疗取得关键性进展的标志。

3. 提供信息　简单地说，提供信息（informing）就是通过言语交流事实和资料。在以下三种情况下治疗师可以向患者提供信息：①患者不知道自己有哪些选择时，治疗师可以提供多种选择的信息；②患者没有意识到自己的某个选择或行动计划会导致怎样的后果时，治疗师可以提供有关后果的信息；③患者对某事的信息理解有误时，治疗师可以提供相应的正确信息。在这些情况下，治疗师向患者提供信息并不是建议他们要去做什么，而是为他们提供一个机会，使他们在更多的备选答案中做出更适合自己的选择，做出决定的权力始终在患者自己的手里。

4. 即时化　即时化（immediacy）技术指的是治疗师在治疗中描述此时此刻发生的事情的技术，它只涉及当前流露的情感、行为和想法。通常，治疗师要对以下三个方面内容做出即时化反应：①治疗师的想法、情感或行为，例如治疗师说"我也感到很难过"；②患者的想法、情感或行为，例如治疗师说"我注意到你眼中闪动的泪花"；③治疗关系，例如治疗师说"非常感谢你对我的信任"。即时化主要用于处理那些如果不加以解决就会妨碍治疗关系和治疗联盟的问题，不应该把追求即时化作为目标，即时化反应本身不是目的。

5. 自我暴露　自我暴露（self-disclosure）技术指的是直接的自我暴露，即通过言语表达或非言语行为，有意识或有目的地表露有关自己的信息。通常，良好的治疗关系基础上的自我暴露比较有效，治疗师的自我暴露不宜太多也不宜太少，流露的信息在内容和情感上应与患者接近。暴露地太多可能把谈话的焦点转向治疗师而忽视了患者，太少则可能让患者觉得不可信任，而不能与患者并行的自我暴露不仅是多余的，还可能是不利于治疗的，因为患者可能感到更加混乱，或觉得治疗师是无能的。另外，一些心理学家的研究表明，精神病患者、人格障碍者很少对自我暴露做出积极反应，对他们应慎用该项技术。

6. 面质　面质（confrontation）指的是治疗师运用言语反应来描述患者的感受、想法和行动中存在的明显差异、矛盾、冲突和含糊的信息。在使用面质技术时，治疗师首先应注意时机。由于面质涉及患者表述中冲突、矛盾的部分，常常会给患者带来焦虑，因此在建立了良好的治疗关系后使用面质技术患者比较容易接受。否则，面质可能引起患者的防御，不断地为自己的行为进行辩解，甚至可能强化不良的行为模式。其次，治疗师应注意使用面质时的态度，包括了治疗师使用面质的意图及面质内容的倾向性两个方面。

四、心理治疗的方法

一个多世纪来，随着心理学的发展，心理治疗领域已衍生出了数百种疗效确切的治疗方法和技术，心理治疗理论体系也得到了极大的发展。当代心理治疗理论体系除了精神分析学派、认知学派、行为主义学派和人本主义学派四大经典学派之外，家庭治疗、夫妻治疗、团体治疗等心理治疗体系也应运而生。

（一）精神分析和心理动力学治疗

弗洛伊德创立的精神分析被称为经典精神分析，是西方现代心理学与医学心理学的主要流派。弗洛伊德所倡导的驱力模式，经荣格和阿德勒等人演化发展为自我心理学，以后，经过克莱因等人进一步扩展为客体关系心理学和自体心理学等，这一庞大体系在当代心理治疗各个领域中统称为心理动力学。

1. 精神分析（psychonanalysis）　经典的精神分析关注潜意识动机和冲突在心理困扰中的作用，因此分析过去的经历是治疗中的重要部分。创伤、本能、力比多、心理结构、人格结构是精神分析的理论要点，自由联想、梦的解析、阻抗的处理、移情的修通、解释和领悟是精神分析的主要治疗技术。本章将详细地介绍精神分析治疗和以精神分析为基础的心理动力学治疗的基本技术与方法。

(1) 自由联想：在弗洛伊德看来，自由浮现于心头的任何东西，无论它是什么，都不是无缘无故的，都与前后浮现的其他东西有因果联系。因此，弗洛伊德用自由联想（free association）作为精神分析的基本技术，即鼓励患者说出脑子里出现的任何事情或想法，无论这些事情多么荒唐、多么违背伦理道德，也无论这些想法多么不符合逻辑、多么难以启齿。这项技术的理论假设是，人们在生活中学会了将那些不好的或荒谬的想法排斥在意识之外，而自由联想可以让患者从一个念头迅速地转向另一个念头，在这个过程中，一个个越来越接近潜意识的想法和冲动便随之产生。这样，自由联想的材料就给治疗师提供了解患者潜意识的线索，从而能分析其个性结构及发展历程。

(2) 梦的解析：弗洛伊德认为，梦是通往潜意识的一个十分重要的途径。因为在睡眠状态时，超我的监察作用减弱，放松了对本我的控制和防卫，原来深藏于潜意识的愿望、恐惧和冲动便以梦的形式浮现出来。梦境的荒诞离奇是因为睡眠时超我仍有相当的力量，梦为了躲过超我的检查，须将隐含的内容经过加工转化变成表面的内容，这称为"梦的工作"（dream work）。梦的工作十分复杂，有"移置""凝缩"，有梦的"显象"和"隐意"。只有揭示了显象下的隐意，才能更深刻地理解患者的潜意识。因此，治疗师常常鼓励患者对一个梦进行自由联想，以希望更准确地理解患者的潜意识。

(3) 阻抗的处理：阻抗（resistance）是指患者心理内部（潜意识）对治疗过程的抗拒力，以防止治疗使痛苦在意识中重现。阻抗是患者抵制"痛苦的治疗过程"的各种力量。比如在自由联想时，弗洛伊德发现，患者的联想并不"自由"。具体表现有说话缓慢、中断，或表现为局促不安；或自称没什么可说的，甚至与医生争论，不相信医生的解释等。阻抗有各种表现形式，如迟到或擅自取消约会、对治疗师的问题加以回避、取悦治疗师借以"麻痹"治疗师、将谈话的重点指向治疗师、原地踏步、遗忘、控制讨论的主题、为治疗关系设定先决条件、过多地纠缠过去的事情、沉默等。精神分析中，治疗师需要对阻抗进行处理，要向患者进行澄清和解释。消除阻抗是精神分析治疗的重要环节之一，也是一项艰难的工作。治疗师解释阻抗的时机为：①治疗师已充分识别了阻抗；②患者能够充分体验到阻抗；③阻抗影响了治疗的进程。

(4) 移情和反移情：在精神分析中，患者向治疗师吐露的是极隐秘的思想、感受和欲望，随着治疗的深入，这种沟通往往产生强烈的感情色彩，患者对治疗师的感觉渐渐超出了治疗的范畴。弗洛伊德把患者对治疗师的一种强烈的、无现实根据的情感或期望叫做移情（transference），并将其分为正移情和负移情。在会谈中有的患者把治疗师看做是自己早年经历中的某个人，从而将自己的情绪转移到治疗师身上。患者可能对治疗师表现出友好、敬仰、爱慕，甚至对异性治疗师表现出性爱的成分；也可能对治疗师表现出不满、拒绝、敌对等情感。前者称为"正移情（positive transference）"，后者称为"负移情（negative transference）"。移情是精神分析中的一个重要概念，关注移情，并对移情进行处理是精神分析疗法的一种独特方式。

反移情（counter transference）是指治疗师将自己过去的情感转移到患者身上，反映了治疗师潜意识中的问题。如有些治疗师总是希望从患者那里获得自信；有的治疗师对离婚问题的解释充满个人情感色彩、偏见等。治疗师并不能避免或完全控制自己的反移情，重要的是治疗师要觉察出自己的反移情，并利用自己的反移情去了解和认识患者的移情。

治疗师在移情中可以发现患者心理痛苦和形成其人格特点的根源。当治疗师将这种发生在治疗室中的移情向患者解释时，就将患者的潜意识冲突带入了意识层面。阐释移情可分两步走：①证明和澄清移情的原始客体及与之相关的情感、冲动、具体事件等细节。②阐释和修通，即向患者指出治疗室中发生的移情，并一同讨论和解释移情的潜意识意义，使无意识的任务、情感冲突、细节、动机变成有意识的，使患者更深刻地领悟自己内心的心理活动，进而产生改变。

（5）解释、领悟和修通：解释（interpretation）是指治疗师通过语言表达使患者潜意识中的冲突意识化。解释是精神分析的基础治疗方法之一，因为通过任何形式表现出来的潜意识内容都必须通过解释才能呈现在患者的意识中，恰当的解释往往可以带来领悟（insight）。领悟是指患者意识到潜意识症结所在，达成自我理解，心理内部结构的发生改变，即形成新的心理结构，继而形成新的认知，出现新的行为。弗洛伊德认为，"正是解释工作导致了有价值的领悟，以及可靠的、持久的治疗性改变。在任何意义上，对内心冲突的分析都应该被称为修通"。由领悟导致行为、态度和结构改变称为修通（working through）。

解释中要注意两个问题：①在患者的认识接近自己的问题根源时给予解释最有效，超出患者认识范围的解释将导致阻抗。②解释是一个漫长而反复的过程，不要指望一次就将所有的内容解释给患者，在每一次治疗中针对每一个细小的问题作出具体但又深刻的解释效果最好。

2. 客体关系心理治疗（object-relations psychotherapy） 客体关系学派最初由克莱因（M. Klein）创立。20世纪70年代，客体关系学派与自我心理学学派由对立走向了融合。客体关系理论是西方精神分析的新发展之一。客体关系理论探讨的内容主要集中在四个方面，即客体、心理结构、内部世界、内化及外化的心理过程。客体关系治疗过程分为四个阶段：允诺参与阶段、投射性认同阶段、面质阶段和结束阶段。不同阶段的治疗技术有：允诺参与（engagement）、处理投射性认同（projection identity）、面质、结束与分离等。

客体关系心理治疗使精神分析的治疗作用不再局限于俄狄浦斯期冲突和神经症，从而将精神分析治疗的适应证扩展到边缘型人格障碍和有自恋移情的自恋性人格障碍。对于治疗关系的重视，是精神分析心理治疗从理论到实践的桥梁。

3. 心理动力学治疗（psychodynamic therapy） 为了区别于经典的精神分析，心理史学家波林（EG. Boring）将在弗洛伊德学术和理论影响下逐渐形成的一种心理治疗势力和体系，包括各种改良的分析疗法，称为"心理动力学治疗"。动力学的观念在精神分析中占有重要的地位。心理动力学治疗目的不是改变人格，而是将重点放在对人格的冲突及结构的了解上，治疗终点为人际关系的改善，包含与之相关的社会范畴的交互模式及现实的人际关系。

心理动力学治疗师较少选择自由联想法，而是把对生活事件的回顾与现实结合，多采用询问、重述、对质和快速处理移情的手段。治疗师的行为较灵活，治疗的目的性明确。该方法有两种治疗模式，其治疗技术和治疗重心不同，分别为表达性治疗（expressive therapy）和支持性治疗（supportive therapy）。表达性心理动力学治疗主要的治疗技术有：有限的自由联想，面质、澄清和有限的解释。支持性心理动力学治疗采用的主要治疗技术有：宣泄疏导、建议、巧妙处理、澄清和广义的解释，一般不用自由联想，以建议和暗示为主，使用宣泄、此时此地的面质和澄清解释为辅助，不使用起源学解释。

心理动力学治疗的对象为神经症、有治疗动机和明确目的的人。一般不使用躺椅，在面对面的情境中进行。治疗的频度更灵活，每周1~4次皆可，但不少于每周1次，每次50分钟。治疗的长度是开放式的，可以是短程、也可以是长程，一般在50~200小时。

（二）行为疗法

行为治疗（behavior therapy）又称行为矫正，其主要理论包括美国心理学家华生的行为主义、俄国生理学家巴甫洛夫的经典条件反射和美国心理学家桑代克、斯金纳的操作性条件反射学说以及班杜拉的社会学习理论等。行为主义理论认为：人的各种行为都是从外界环境学习获得的。而各种心理异常与躯体症状不仅是某种疾病的症状，也是一种异常行为。患者可以通过学习和训练来调整与改变原来的异常行为，代之以新的健康行为，从而治愈疾病。这就是行为疗法的基本原理。常用的行为治疗的方法和技术有：系统脱敏疗法、冲击疗法、厌恶疗法、标记奖励法、模仿与角色扮演、自信训练、矛盾意向法、放松训练、生物反馈法、催眠疗法、自我管理、行为技能训练等。行为治疗实施方案必须严格按程序执行，治疗师给予必要的指示、示范、刺激控制、强化及信息反馈，最终使患者新的行为结果取代以往不良行为。过程中行为的观测、记录和行为功能分析评估是治疗操作的基本条件。

1．系统脱敏法　系统脱敏法（systematic desensitization）又称交互抑制法，它是由沃尔普（J. Wolpe）根据两种相反的行为或情绪相互抑制而不能同时并存的设想（即对抗性条件反射原理）创立的，是当前最为盛行的行为治疗方法之一。

系统脱敏法一般分为三个步骤：①评定焦虑等级：治疗师首先根据了解到的情况，帮助患者找出诱发焦虑的对象，然后将它们从低到高列成等级，通常划分为5、7、9个等级。②肌肉放松训练：治疗师指导患者练习放松或收缩肌肉群，区分放松和紧张之间感觉的不同。也可用催眠术或想象放松场景来进行放松训练。③脱敏过程：具体做法是让患者在肌肉松弛的情况下，从最低层次开始，想象产生焦虑的情境，当患者感到焦虑时，治疗师立即指导其进行放松训练，放松后继续想象同一层级的焦虑场景，感到焦虑时又放松，这样循环治疗下去，直到患者能完全放松地想象这一层级的情景。系统脱敏法在临床中应用较广，主要适应证有焦虑症、恐怖症和其他伴有焦虑情绪的心身疾病。

2．满灌疗法　满灌疗法（flooding therapy）又称冲击疗法，是由斯坦普夫尔（T. Stampfl）于1975年首创的。他认为一旦体验到最可怕的恐惧，但看到自己仍然平安无恙时，恐惧会自然地减弱并消失，其原理是条件反射。具体的方法是将引起患者焦虑的情境刺激反复重现，或反复想象，让患者重新充分体验全部不愉快、恐惧的情绪，没有任何强化措施，只是反复重现条件刺激物，减弱引起症状或行为的内部动因，以达到治疗的目的。一般每次1.5～2小时，治疗初期可安排每日1～2次，而后逐渐延长治疗间隔时间，总疗程1周左右。满灌疗法成功的关键在于找出患者最恐惧的事物或情境。在具体实施之前，一定要注意仔细检查患者的身体情况，有癫痫、高血压、心脏病史和体质衰弱的患者禁用。满灌疗法在临床上最适用于恐怖症，如登高恐怖、广场恐怖等。

3．厌恶疗法　厌恶疗法（aversion therapy）是一种通过惩罚手段引起厌恶反应，从而阻止和消除原有不良行为的治疗方法。其原理是操作条件反射中的惩罚作用，即将某种不良的行为与痛苦的刺激建立条件反射，个体为了避免痛苦的惩罚，将停止不良行为。具体方法是首先确定靶症状和选择适当的厌恶刺激，治疗师与患者共同确定靶症状，共同商讨厌恶刺激的设计。然后，在不良行为发生的同时，实施厌恶刺激。临床上常用的厌恶刺激有药物刺激、电击刺激、橡圈弹腕刺激、想象刺激等。应当指出的是，在实际选择厌恶刺激时，应该选择那些易于施加、易于定量、易于撤除的刺激，以便将患者的不良反应降到最低点。厌恶疗法在临床上主要适用于各种癖症，如酒瘾、烟瘾、吸毒、药物依赖和异食癖等。同时，还适用于肥胖症、强迫症和性变态等。但一定要注意厌恶疗法的对象必须是医学上的适应证，使用厌恶刺激必须在法律许可的范围，同时还要符合人道主义原则。

4．标记奖励法　标记奖励法（token economy method）又称代币法，主要是通过奖励的方法，使用一个正性的强化物（即奖品）增加患者自发的正常反应，让已有的异常反应得不到增强而消退，最后使新建立的正常反应代替原有的变态反应。具体应用时常把强化物抽象化，亦即使用代币或筹码。如向一个孤独、忧郁、被动的患者讲明，如果他主动接触别人，与人亲切交谈时，就会获得若干代币，患者可用这些代币来换取他希望得到和喜欢的物品。这样患者就能逐渐地改变其症状，变得较为主动。代币亦可改用记分法，当患者行为改善达到一定分数时，给予其一定的奖品，但奖品必须是患者感到有价值或有兴趣的东西。此法主要应用于精神病患者和儿童的行为矫正，同时也应用于教育管理方面。

5．模仿法和角色扮演　模仿法（demonstration psychotherapy）又称示范法，这是将认知观点引入行为疗法而产生的一种认知行为疗法。具体方法就是通过电影、幻灯和实地实习，使具有异常行为者模仿、学习正常的良好行为来改变其固有的异常行为，从而达到治疗的目的。

这对儿童孤独、恐怖等异常表现有较好的效果。

角色扮演（role play）与自信训练有共同的出发点，即实际的扮演自己所希望发生的行为，经过实际的扮演与练习而形成新的行为。角色扮演时，有时要扮演相反的角色，让父亲扮演儿子，让儿子扮演父亲，以便增加相互了解，表现出对方所希望发生的行为。角色扮演在夫妻治疗或家庭治疗时常被采用，也用于人际关系的训练，可经过实际训练建立起所期望的新行为。

6．放松疗法　放松疗法（relaxation therapy）又称松弛训练，属于行为疗法的范畴。是指在医生的指导下，通过各种固定的程序反复练习，使患者肌肉放松、心境平和，它是一种自我心身锻炼的方法。通过放松训练个体可以学会有意识地控制自身的心理生理活动，达到降低机体唤醒水平，缓和心身两方面紧张的目的。其原理是应用意念来改变自主神经系统的兴奋性，从而控制机体某些不随意的内脏生理活动。我国的气功、印度的瑜伽、日本的禅道及西方的放松训练等都属于放松治疗。

放松治疗的方法、种类、流派较多，临床上主要有渐进性放松训练（progressive relaxation）和自身训练（autogenic training）两种方法。在标准练习的基础上，可进一步进行自我改变训练，即把放松练习直接作用于靶症状或心理问题以达到治疗目的。

7．生物反馈治疗　生物反馈疗法（biofeedback therapy）又称"生物回授疗法"。1967年，美国心理学家米勒（N. Miller）首先用动物进行操作条件反射训练，进而发现人体的内脏功能是可以控制的。他以行为主义理论为指导，并结合近代系统论、控制论和现代生理科学仪器，将人体内的生理或病理功能描记下来，并同时转换为声、光或屏幕图像等直观的反馈信号：例如用仪器记录下患者的血压、心率、肌张力、脑电波等信息，再转换成声、光等可视、可听的信号，直接输回人体。患者根据不断显现的反馈信号学习调节自己体内的生理功能，使生理功能恢复到或保持在一个适合的水平，从而达到防治疾病的目的。

生物反馈治疗主要类型有肌电反馈、自主神经反馈和皮肤电反馈。生物反馈治疗技术的程序为：①训练准备；②测定基线值与应激反应的生理反应值；③训练，包括肌感训练、被动集中训练、塑造技术、双向练习与技能转换技术，使患者达到有效应对应激的目的；④巩固与应用适合患者的放松方法，练习探索患者自身的动力因素。生物反馈疗法一般一个疗程需要4～8周，每周2次，每次20～30分钟。生物反馈治疗在临床上应用较为广泛，许多常见的躯体疾病可以采用生物反馈治疗。

8．催眠疗法　催眠疗法（hypnotherapy）指的是治疗师通过催眠诱导使患者进入催眠状态后，凭借暗示解除患者痛苦的一种心理治疗方法。催眠状态则是一种既不同于清醒也不同于睡眠的特殊的"心理分离状态"。在催眠状态下，患者的意识范围变窄，受暗示性增强，认知、运动、自主神经功能及内脏功能均可发生变化。

在实施催眠治疗之前，首先应向患者说明催眠治疗的性质和目的，以消除患者的神秘感，增加治疗的依从性。同时要测定患者的可催眠性，可催眠性越高越容易进入催眠状态。测定可催眠性以后，先让患者平卧于治疗床上或坐在靠椅上，调整呼吸，全身放松，然后进行催眠诱导。催眠诱导主要以言语诱导为主，具体的诱导方式有：①言语暗示加视觉刺激；②言语暗示加听觉刺激；③言语暗示加皮肤感觉刺激。

催眠诱导词应以缓慢、低沉、单调的声调念出，诱导词的内容要结合患者的环境背景、文化素养及既往经历，并结合患者的实际情况，有的放矢。导入催眠状态的时间因人而异，但一般不应超过30分钟，否则应停止催眠。当患者催眠状态达到一定深度时，就可以进行治疗了。具体的治疗技术包括：①直接暗示法：在催眠状态下，直接通过暗示，说患者的某些症状可以消除。②催眠后暗示法：在催眠状态下，暗示患者醒来后其某些症状就可以消失。③催眠分析：是在催眠状态下，让患者说出被压抑的心理矛盾或早期的痛苦体验，可能发现在非催眠状态下难以了解的心理问题，以便进一步进行分析性心理治疗。治疗结束后，应立即解除催眠状态。在解除催眠状态之前，要注意检查在治疗过程中是否有一些有害的暗示，应在唤醒患者前用积极的言语暗示加以消除或收回。解除催眠的方法很多，通常采用倒数数字法唤醒患者。

9. 自我管理　自我管理（self management）体现了行为疗法一种倾向上的转变。行为主义认为自我控制无效的真正原因在于行为的即时后效与延迟后效之间的矛盾。在自我管理这一治疗模式里，患者在行为改变的各个环节扮演积极、主动的角色，他自己对改变负责任。这是一种患者主动参与治疗的模式，广泛应用于临床慢性病的自我管理训练中。

自我管理治疗的特点包括：①提高了患者改变行为的动机水平；②直接在生活的自然情境中改变行为；③对一些不易在治疗室里观察和处理的行为能够进行矫正，尤其是一些在每天生活中都要出现多次的行为，例如贪吃零食、乱扔东西、秽语习惯等，用自我管理方法可能最为有效。威廉斯（RL. Williams）和洛恩（JD. Long）提出了一个自我管理行为模型，是众多自我管理模型之一，它把自我管理技术分成五个操作步骤：即选择目标、监测靶行为、改变情境因素、获取有效的结果和巩固收获。

10. 行为技能训练　行为技能训练（behavior skills training procedures，BST）指在训练过程中结合使用示范、指导、演习和反馈，帮助个体熟悉有用的行为技能。

示范和指导是引起正确行为的前提条件，是正确行为有效的分化刺激。演习是对示范过程行为或在指导中描述过的行为的实践，如果演习时行为表现正确，反馈应当强化，从而对行为有促进作用；当演习的行为表现不完全正确时，应以指导的方式给更正性反馈，从而改善行为表现。行为技能训练现已经广泛应用在临床自我技能训练中，如危机应急技能训练、慢性精神病患者社会行为训练、残疾人改善社会技能训练、家庭关系技能训练等。

当代行为治疗的发展已摆脱传统行为治疗过分看重患者外显行为的训练和矫正，治疗师认识到对患者行为的操纵和控制会使患者处于被动地位的弊端，并着力避免。行为治疗借鉴认知治疗理论、以人为中心疗法的理论和技术，在治疗观念和方法上有了较大改进。在此需特别提出，以下一些情况不太适宜采用行为治疗：①重症精神病的发病期；②严重抑郁性心理疾病；③严重躯体疾病；④酗酒、物质滥用或其他有意识障碍者。

（三）人本主义和存在主义治疗

人本主义心理治疗（humanistic psychotherapy）是以"人本主义"哲学思想为基础的一系列心理治疗方法的统称，其中包括以人为中心疗法、存在主义疗法和格式塔疗法等。其理论基础是：每个人都有自我实现的主导性动机和内在潜能，只要治疗师给予患者无条件的积极关注，做到尊重、共情和真诚，患者就能发现对自己负责的力量，进而解决自己的问题。而当个体逐步发挥了自我潜能，达到自我实现的时候，真实自我和理想自我之间的差异就减少了，个体就会感到极大的和谐。

1. 以人为中心疗法　罗杰斯（C. Rogers）创立的以人为中心治疗方法在20世纪中期被誉为继精神分析和行为治疗之后发展起来的第三势力。以人为中心疗法（person centered theory）的三个基本特点是：第一，在整个治疗中，关注的重点是人而不是问题；第二，把治疗看成一个转变过程，患者在整个治疗中是一个学习的过程；第三，非指令性技巧，在整个治疗中，并不给予"权威性"的指导。罗杰斯曾就治疗过程提出过12个步骤。划分归纳起来有预备阶段、探讨阶段、行动阶段和跟进阶段。

以人为中心治疗不追求特殊的策略和技术，而是把重点集中在创造一种良好的关系氛围，使得当事人能够自由地探索内在的感受。常用的基本技巧有：倾听、开放式询问、情感反映、澄清、简洁具体、同感地回应、接纳、对质、尊重、了解、分享、释意、鼓励、自我表露等，即非指导性的治疗方式、建立有疗效的治疗关系和基本的会谈技巧。

（1）非指导性方式：以某种方式确认患者表达自己时所反映出的情感与态度，确认或说明患者的行为举止所反映的情感与态度，指出对话的主题，但让患者自行发挥，确认患者谈话的主题，提出非常特定的问题，讨论、说明或提供与问题或治疗相关的信息，根据患者的情况确定会谈情境。

（2）建立有疗效的治疗关系：以人为中心强调治疗者的态度、个人特质、治疗关系的性质是治疗过程中首要决定因素。在治疗关系中，治疗者需要具备三种个人特质或态度来建立治疗关系的中心：即真诚或一致性（genuine）、无条件积极关注（close attention）、正确的共情（empathy）和尊重（respect）。

（3）会谈技巧：以人为中心的会谈技巧主要包括言语倾听技术和影响性技术。常用的言语倾听技术有：情感反映、相互适应氛围、明确表达与关注、理解核查、复述和表示理解等；常用的影响性技术有：消除疑虑、解释、正视问题、直接提问、提出反问、保持沉默和打破沉默、自我暴露和接受更正等。

此外，以人为中心治疗不仅是一种心理治疗的方法，更是一种心理治疗的思想。把这种治疗思想与其他心理疗法相结合，可增强其他心理疗法的疗效。在临床上，以人为中心治疗主要适用于各种神经症和其他有解除自己心理障碍动机的人。此种方法还适用于教育、婚姻、企业、政府机构和一般人际关系等普通问题。

2. 存在主义心理治疗　存在主义心理治疗认为人是自由的，并要为自己的选择及行动负责。治疗师的任务是帮助患者意识到他们思考问题的方式，帮助他们体验自我和世界，并且帮助他们深刻地探究自己的体验，表达自己的情绪，逐渐敞开自己的心扉，改变自我和世界结构体系中不能实现的目标，最终提高患者的自我和客观意识。存在主义治疗与人本主义治疗一样强调对患者的尊重及真诚、坦率的态度。存在主义治疗侧重患者表达情绪和体验的过程，治疗师会密切观察患者的表情、手势、呼吸等非语言信息，并以适当的途径反馈给患者。

3. 格式塔心理治疗　皮尔斯（FS. Perls，1893—1970年）被视为格式塔治疗（Gestalt therapy）的首创者和主要实践者。格式塔治疗师的中心任务是帮助患者觉察到他们如何干扰了自己当前的感受和体验，帮助患者充分体验他们此时此刻的存在。

格式塔治疗途径基本上是体验性的。患者受到治疗师的鼓励，在此时此地直接体验他们与过去的未完成事件的抗争。通过体验他们的冲突而不是仅仅谈论冲突，逐渐扩展了自我觉察（self-awareness）的水平。格式塔治疗的具体干预策略是一些实验性行为，以扩展患者自我觉察水平。常用的治疗技术和游戏有：对话的游戏空椅技术、轮替、负责与秘密、投射的游戏、反转技术、预演游戏、扩大游戏、保持情感技巧、接受接触和退缩、情感定位、对抗和扮演、家庭作业和梦的工作等。需要注意的是，格式塔治疗包含的不仅仅是一系列的技巧和游戏，治疗师和患者的治疗关系是治疗过程的核心。在格式塔治疗中，由于这种助人关系的积极属性，治疗师的人格尤其重要。

（四）认知疗法

认知疗法（cognitive psychotherapy）是20世纪60—70年代在美国发展起来的一种新型的心理治疗方法，治疗的关键在于纠正错误认知过程和因此形成的错误观念。认知疗法强调，事件发生后，认知评价对情绪和行动的产生起了重要作用，人类有的有目的的行为和一般的情绪是由认知发动和维持的。贝克（AT. Beck）的认知转变和埃利斯（A. Ellis）的合理情绪疗法是比较著名的认知疗法。

1. 认知转变疗法　认知转变疗法（cognitive conversion psychotherapy）是由贝克提出的。贝克在研究抑郁时发现，抑郁症患者普遍存在认知歪曲。在患者的想象中，至少部分是对客观经验过分的、消极的理解，歪曲的认知与抑郁情绪有某种联系。贝克由此认为，心理障碍治疗的重点应该是减轻或消除功能失调性活动，同时鼓励患者监察其内在因素，即导致障碍的认知行为和情感因素，改变其不良认知模式。在人类的认知活动中，导致不良认知的常见形式有5

种：①任意推断，证据不足时草率下结论；②选择性概括，不了解全部，以偏概全；③过度引申，过度泛化，任意扩大事件的外延；④夸大或缩小，对客观事件的意义作歪曲评价；⑤全或无思维，把生活看成非此即彼的单色世界，要么全对，要么全错，没有中间状态。如抑郁症患者由于逻辑判断的错误，稍受挫折就将自己看得一无是处，继而自卑、悲观、消极而致抑郁。

贝克于1985年概括了六种具体的矫正不良认知的方法。

（1）识别自动性思维：自动性思维（automatic thinking）是介于外部世界以及个体对事件的不良情绪反应之间的那些不自觉出现的思维，多数患者不能意识到。治疗师要帮助患者学会识别自动思维，尤其是在不良情况出现前的特殊思维。

（2）识别认知错误（cognitive errors）：焦虑症或抑郁症患者常用消极的方式看世界，偏于悲观，容易出现前述的不良认知，要识别这一点难度更大些，因为有些认知错误很难评价，治疗师要归纳出一般规律来帮助患者认识。

（3）真实性检验（reality testing）：在识别认知错误后，与患者共同设计严格的真实性检验，这是认知疗法的核心，即鼓励患者以其自动性思维及错误认知为假设，并设计一种方法来检验，让他自己判断这种思维与认知是错误的，不符合实际的。

（4）去注意（decentering）：多数焦虑和抑郁患者都自认为别人都在注意他们，一言一行均在他人的关注之中。治疗中要求患者记录在公共场合内不良反应发生的次数。可以发现，事实上很少有人在注意他们的言行。

（5）监视苦恼或焦虑水平（monitor distress or anxiety level）：患者常感到症状会一成不变地持续存在，而实际上焦虑是波动的，当其认识到焦虑有开始、高峰及消退的过程，就能比较容易地控制焦虑情绪。

（6）认知自控法（self-control of cognition）：指导或教会患者在出现紧张、焦虑或恐惧时对自己讲"SWAP"。SWAP的意思是，"停下来（stop）"，"等一下（wait）"，"全神贯注（absorb）"，对周围环境感到适应和感到比较舒服后再慢慢"向前继续（proceed）"，SWAP即上述四个英文单词首字母的缩写。

贝克的认知转变法对减轻单相抑郁症症状有良好效果，一般每周1次，总疗程15～25次。

2．合理情绪疗法　美国心理学家埃利斯1955年创立了合理情绪疗法（rational-emotion therapy，RET）。他认为，人既是理性的，同时又是非理性的。人的心理障碍或情绪与行为问题的困扰多是由于不合乎逻辑或不合乎理性的思考所致。这些不合乎逻辑或不合乎理性的思考就是"非理性信念"，也就是错误的思维方式。如果人们能够学会利用理性思考减少非理性思考，那么，大部分情绪或心理困扰就可以解除了。所以，应该帮助患者以合理的思维方式代替不合理的思维方式，对其行为进行解析，使其情绪性反应理性化，通过减少不合理的信念减轻患者的苦恼和忧郁。

埃利斯合理情绪疗法的主要内容和方法是ABCDE模式。它构成了合理情绪疗法的主要框架。这里的"A"（activating）是指唤起的时间或情境，即客观现实；"B"（belief system）是指个人的信念；"C"（consequences）是指由信念产生的结果，包括情绪性结果和行为性结果，"C"表面是"A"产生的结果，但并非"A"的直接结果，而是对"B"的一种反应；"D"（disputing）是治疗师指导患者抵制他们的非理性信念的过程，在这个过程中，患者学习与非理性进行辩论，并以恰当的理性信念取而代之；"E"（effect）是患者评估他们抵制非理性信念后的结果，也就是最后达到认知情绪和行为改变的结果。

埃利斯强调，作为应用"D"的治疗时必须以指导者的身份出现，要树立权威，与患者的关系就是教育者和被教育者的关系。治疗时应以客观现实为依据，通过有针对性的、直接的、系统的提问方式，逐步使患者认识到心理问题的来源是自己非逻辑性或非理性的思维，自毁观念的重复是其情绪障碍的原因，从而激起患者向非理性信念挑战，不断发展出理性的人生观，使不合理的信念彻底动摇，达到治疗目的。

合理情绪疗法主要适用于治疗情绪抑郁的患者，尤其是单相抑郁的成年患者效果较好。另外还适用于焦虑症、社交恐怖症、过度焦虑、情绪激怒、偏头痛及慢性疼痛的患者，对神经性厌食、性功能障碍、酒精中毒也有疗效。值得注意的是，认知疗法不适伴有幻想、妄想及器质性病变的抑郁患者和精神分裂、情感性精神病患者。

（五）家庭治疗

家庭治疗（family therapy）是以家庭为干预对象，通过会谈、行为作业及其他非言语技术消除心理病理现象，促进个体和家庭系统功能的一类心理治疗方法。主要理论观点为家庭是由互相关联的个体和子系统以血缘、婚姻、家族文化的代际传递、行为反馈等复杂方式自我组织起来并持续发展的开放系统和因果网络。家庭内部及家庭与外界之间发生的各种交互作用，可以称为家庭动力学过程。此外，个体的异常心理及行为，不仅仅是发生于个体内部的过程，也是社会现象，受到人际系统内互动模式的影响，或者其本身就是对系统过程的反应或干预调节。家庭治疗不仅关注患病的个体，而是把个体放在家庭的背景中观察，注意家庭系统的偏常现象。

1. 家庭治疗的主要派别　家庭治疗有来自精神分析、行为治疗、人本主义治疗、催眠等多种流派的理论和技术，也有受到系统论、控制论、信息论和其他一些社会、文化、哲学思潮影响而发展的多种流派分支。在此讨论四个主要的理论和治疗派别。

（1）系统式家庭治疗：家庭系统理论是由伯温（M. Bowen）提出的。伯温倾向于把系统理论作为一种思维方法而不是一套干预的方法。系统理论描述了作为多代关系网络的家庭对个体亲情的影响及塑造，提出了相互关联的六个概念（1966—1976年）：自我分化、三角关系、核心家庭情感程序、代际传递过程、情感隔离、社会情感过程。"自我分化"是伯温理论的核心，他认为不能自我分化更倾向于情绪化，他们的生活受到周围人的情感所驱使。这种人往往与家庭纠结过密，自主性和独立性差，结果很容易造成功能不良。"三角关系（triangles relations）"是家庭中三个人组成的亚系统。"三角冲突"是指两个家庭成员间关系紧张，常常拉入第三个成员，形成三人互动，企图通过三角关系来缓解冲突、解决问题。家庭融合的程度越高，三角关系就越强烈，家庭中分化最差的人特别容易在试图减低紧张时受到伤害，出现的症状往往具有特定的功能。伯温理论的重要贡献是关于家庭问题多半是三角关系的复杂化的认识，该理论成为家庭治疗的启蒙观念。

（2）结构式家庭治疗：结构式家庭治疗是由米努奇（S. Minuchin）创始，该学派认为家庭由亚系统组成，亚系统可按辈分、行为、共同兴趣以及功能划分，并由人际交往界限分割开。而家庭成员的关系是依据支配其互动的特定规则而建立的。结构派认为家庭出现问题是由家庭结构的缺陷和不恰当的等级关系造成的。边界、结盟和联合是家庭结构的三要素。边界指的是家庭成员间要有适当的界限，结盟是指家庭成员处理问题时结合或对立的方式，联合则是指一些家庭成员联合起来反对其他家庭成员。治疗师的任务就是重建家庭成员间的边界，调整家庭成员间的关系，使他们恢复到平衡而非结盟或联合的状态。米努奇在应用时注重亚系统、家庭亚系统之间以及家庭与家庭外的界限、每个家庭成员在家庭中的角色和责任分工，也重视老幼有别、尊卑有序的权力架构。结构家庭治疗认为家庭的失衡往往由家庭的权力分配不合理所致。

（3）策略式家庭治疗：策略式家庭治疗对控制论和系统论的应用非常引人瞩目，它从独特的思维角度出发，有鲜明的创造性与操作性，其核心特点是治疗师负责设计出一套策略来解决当事人呈现的问题。代表人物是埃克克松（M. Erickson）与阿莱（J. Haley）。策略派主张权力争夺是问题出现的重要原因，但更关心家庭当前发生的症状。它认为家庭成员试图通过表现症状来改变家庭关系原有的平衡状态，并建立新的平衡状态，而使自己处于重要的位置。因此，治疗师的工作就是要把症状的意义找出来，这样就能恢复家庭的正常功能。治疗师会因不同问题设计不同的治疗方案，并经常制定出更新的策略帮助家庭预防破坏性行为的重复发生，整个治疗过程的目的是减轻问题，而不是探讨它的根源或潜在意义。策略式家庭治疗是近年来顺应自然科学、社会科学理论的研究、适应社会快节奏发展而流行起来的治疗流派。

(4) 经验式家庭治疗：经验式家庭治疗也称沟通式家庭治疗，代表人物是撒特（V. Satir）（美国）。经验派认为当家庭缺乏情感表达时，个人成长就会受阻，从而使家庭功能失调。因而治疗的重点就是加强家庭成员间的情感表达，以促进家庭和个人的成长。由于相信人有丰富的内在资源，所以她认为问题本身不是问题，如何看待问题才是问题所在，所有的改变要从自己开始，人们只要有一小部分开始变化，内在其他部分也会跟着变化。

2．家庭治疗的框架和基本技术　家庭治疗需在专业机构的治疗室进行。每次治疗师与患者及其家庭成员进行 1～1.5 小时的会谈。治疗室布置优雅、安静，备有玩具，座椅舒适且位置无主次之分。治疗师一般不穿工作服。通常 1～2 周一次面谈，以后可逐步延长至一月或数月面谈一次。总访谈次数一般在 6～12 次，亦有单次治疗后即好转而结束的情况。超过 12 次仍未见效时，应检查治疗计划并重新确定该家庭是否适合此种形式的治疗。总时间长度一般在 6～8 个月内。若仅仅以解决症状为主，治疗需时较短，若希望重新塑造家庭系统，则需要加长疗程。

家庭治疗治疗的基本技术是言语性干预技术和非言语性干预技术。言语性干预技术有循环提问、差异性提问、前馈提问、假设提问、积极赋义和改释、去诊断，消除医学术语的"标签效应"等；非言语性干预技术有艺术性技术和家庭作业等。

3．家庭治疗的适应证　家庭治疗的基本思想的适用范围非常广泛。神经症、心身疾病、少年儿童心理行为障碍、夫妻与婚姻冲突、躯体疾病的调适、某些精神病和药物依赖、重性精神病恢复期、物质滥用的康复治疗都适于进行家庭治疗。家庭治疗主要用于核心家庭中，即父母与子女住一起的家庭。

符合下列方面的情况均可进行家庭治疗：①家庭成员之间有冲突，经过其他治疗无效；②"症状"在某人身上，但是反映的却是家庭系统有问题；③在个别治疗中不能处理的个人冲突；④家庭对于患病成员的忽视或者对治疗的过分焦虑；⑤家庭对个体治疗起了阻碍作用；⑥家庭成员必需参与某个患者的治疗；⑦个别心理治疗没有达到预期在家庭中应有的效果；⑧家庭中某人与他人交往有问题；⑨有一个反复复发、慢性精神疾病患者的家庭。家庭治疗的禁忌证是相对的，只有在重性精神病发作期、偏执性人格障碍、性虐待等情况下，不宜首选家庭治疗。

（郭　丽）

第二节　心理咨询

一、心理咨询概述

伴随者社会变革、人际竞争及生活节奏的加快，人们的心理与行为出现了许多问题。另外，社会适应不良、情绪困扰、心理疾患和心身疾病也严重地影响了人们的正常生活和健康心态，心理咨询可以在这些方面开展工作。心理咨询最初是社会心理学的一个概念，是指两个主体之间相互产生影响的过程。当前，越来越多的人希望获得心理咨询师的帮助，心理咨询已经成为应用心理学的一个重要实践领域。

第八章　心　理　干　预

（一）心理咨询的概念

心理咨询（psychological counseling）又称心理辅导或心理谘商，是通过对话对来访者给予心理上指导和帮助的过程。通过心理咨询，心理学家可以从专业角度为来访者解决其心理上的困惑提供帮助。来访者通过接受心理咨询改善人际关系、提高适应环境和应对环境变化的能力，促进身心健康发展。

美国著名心理学家罗杰斯（C. Rogers，1942）在20世纪40年代就为心理咨询下过定义。他提出，心理咨询是一个过程，在此过程中咨询师能给予来访者一种安全感，使其可以从容地开放自己，甚至可以正视自己过去曾经被否认的经验，然后将这些经验与已经转变了的自己整合。

陈仲庚（1989年）认为，心理咨询就是帮助人们去探索和研究问题，使他们能决定自己应做些什么。心理咨询应明确三个问题：①待解决问题的性质；②咨询师的技术；③所要达到的目标。

《心理学大词典》（朱智贤主编，1989年）将心理咨询定义为：对心理失常的人，通过心理商谈的程序和方法，使其对自己与环境有一个正确的认识，以改变其态度与行为，并对社会生活有良好的适应。心理失常有轻度的，有重度的；有属于机能性的，有属于机体性的。心理咨询以轻度的、属于机能性的心理失常为其范围。心理咨询的目的就是要纠正心理上的不平衡，使个人对自己与环境重新有一个清楚的认识，改变态度和行为，以达到对社会生活有良好的适应。

总之，尽管过去的学者对心理咨询给予了不完全一致的定义，但是在国内外心理学家的努力下，心理咨询的定义基本上趋于全面和完善。在此，我们对心理咨询做如下定义："心理咨询是心理咨询师通过对话帮助来访者解决各类心理问题的过程。"

（二）心理咨询的对象及领域

1．心理咨询的对象　心理咨询的主要对象是健康人群或存在心理问题的人群，他们既不是心理治疗的主要对象，也不属于心理极健康人群。当健康人群面对升学、就业、恋爱、婚姻、社会适应等方面的问题时，都想做出比较理想的选择，以便顺利渡过人生的各个阶段，获得自身能力的发挥及良好的生活质量。此时，需要心理咨询师从心理学的角度，为他们提供发展咨询，给以相应的帮助。但是上述问题往往会使一部分人的生活、工作受到影响，他们会为此产生心理困惑或冲突而无法自行排解，心理问题也就出现了，这时就需要心理咨询师较为系统地为其进行分析和疏导，去缓解来访者的情绪困扰和内心冲突。但是，一般的心理问题与心理障碍、心理疾病之间没有不可逾越的鸿沟，它是一个由量变到质变的发展过程。所以，心理咨询师想要明确地界定求助人群是不容易的。

心理咨询的对象最好符合以下几个方面的条件：

（1）智力水平正常：来访者的智力应该在正常范围之内，以便他们能够自己叙述求助的问题及其相关的情况，能够理解咨询师的意思，具有一定的理解领悟能力等。否则，咨询将无法正常进行。

（2）咨询的内容合适：一些心因性问题，尤其与心理社会因素有关的适应不良、情绪调节问题、教育与发展问题等更适合进行心理咨询。但是，并非所有与心理有关的问题都能通过心理咨询得到解决，如严重的神经症患者和发作期的精神疾病患者。咨询师难以与这类来访者建立有效互动的咨询关系，不适宜进行心理咨询。

（3）人格基本健全：来访者应该没有严重的人格障碍，因为人格障碍会阻碍咨询关系的建立，还会影响咨询的正常进行，一般须进行心理治疗。

（4）动机合理：来访者应具有一定强度的咨询动机，如果来访者缺乏咨询动机，心理咨询师就难以与其建立良好的咨询关系。如果发现来访者动机不正确，首先应调整其动机。一般来说，咨询动机越强烈，来访者与咨询师的关系越容易建立，咨询效果就越好。

（5）具有基本的交流能力：来访者应该能够清楚、简洁地表达自己求助的问题，能够理解咨询师所表达内容的含义，并能配合咨询师采取行动。

（6）对心理咨询要有一定的接受和信任度：来访者对心理咨询、咨询师本人及咨询师所采用的理论方法要有一定的信任度。他们要相信心理咨询的有效性、咨询师所具有的工作水平、采用的理论方法的先进性、实用性，这样才能取得良好的咨询效果。否则，咨询就不会产生明显效果。

2．心理咨询的领域　心理咨询涉及的领域很广。在国外，心理咨询已发展成为一门学科，即咨询心理学（counseling psychology）。凡在学习、工作、家庭等社会生活各方面，疾病治疗、预防、康复等健康领域出现的心理问题，都属于心理咨询的范围。西方心理咨询的范围主要有以下几个方面：

（1）学校咨询：大、中、小学校一般都设有专职的心理学工作者，以解决师生的心理学问题。如新生不适应学校的新环境，学生遇到学习或适应方面的困难，报考学校或选择专业的疑惑，师生关系和同学关系方面的困难，怎样提高学习效率，以及儿童不良行为矫正等问题。

（2）职业咨询：对雇用人员都要有包括心理素质条件在内的各种要求，且不同行业录用条件不同。择业者则希望知道如何选择适合自己的理想职业，以及应具备何种心理学条件、专业知识、身体素质和仪表能够得到理想职业。

（3）婚姻和性问题的咨询：在美国离婚率较高，接近结婚率的一半，性功能障碍的比例也较大。因此，要求保持婚姻稳定和婚前及婚后保持性生活和谐的咨询逐渐增多。

（4）医院和医疗中心的咨询：在西方的一些国家，不仅有专门的心理咨询机构，而且每个医院都有心理学家从事心理咨询工作。心理咨询和心理治疗及心理健康教育活动的开展之间存在着密切的联系。心理咨询的对象范围较广，基本上都在正常人的范畴。他们可以是在自我成长和发展中有心理困扰的人；也可以是同时伴有不良心理状态，能意识到自己存在问题，能表达问题的内容、过程和自我体验并具有寻求专业人员帮助的愿望，主动寻找心理咨询师要求心理咨询的人，这些人均可以被接纳进行心理咨询。

（三）心理咨询与心理治疗的区别

心理咨询体现着提供帮助的人际关系。咨询过程是建立在咨询师与来访者良好的人际关系基础之上的。经过专业训练的咨询师利用其专业技能及所创造的良好咨询气氛，去帮助来访者以更有效的方式对待自己、对待他人及生活中的难题。心理咨询与心理治疗是两个相似的专业领域，它们之间有既有联系又有区别。心理咨询与心理治疗联系在于：它们有着相同的理论、方法和技术背景，遵循的原则和理念也十分相似，人才培养和训练的方式也相似。《精神卫生法》出台之后，认识两者的区别显得尤为重要。它们之间的区别主要体现在以下几个方面：

（1）服务对象不同：心理咨询的对象主要都是正常人，因而在处理相互关系上不存在医患关系的特殊性，容易让人接受；而心理治疗的对象主要是严重心理障碍和心理疾病的患者。

（2）工作情境不同：心理咨询的工作地点一般设立在社区、学校、工厂、企业的心理咨询机构中，而心理治疗往往是在医疗情境中工作。目前在国内，许多综合医院和精神专科医院"心理咨询门诊"的工作对象和模式更接近于精神医学和心理治疗，这与我国心理咨询业的发展现状有关。

（3）工作模式不同：在心理咨询工作中，发展性指导是其主要的工作模式，注重的是来访者现实生活中的适应和发展问题，强调教育和心理支持；心理治疗则采取矫正病态的模式。

（4）解决问题的性质不同：心理咨询所要主要解决的是正常人在适应和发展方面的问题。如人际关系、学业、职业、婚姻、家庭等方面的问题；心理治疗主要解决的是神经症、心身疾病、人格障碍、性心理变态及处在缓解期的某些精神疾病患者的病理心理和病态行为。

（5）时间长短不同：心理咨询所需时间比心理治疗需要的时间少，从一次到若干次不等，而心理治疗费时较长，从数周到数年不等。

（四）心理咨询师的基本素质

心理咨询是一项技术含量很高而又十分艰难曲折的工作。心理咨询师面对的是有心理问题或心理障碍而需要帮助的人。他们来自社会各个阶层，有着不同的职业、教育背景、社会经历、性格特点和人生观，所求助的问题的性质千差万别、程度也轻重不等。因此，作为一名心理咨询师应该具备较高的素质。

1. 心理咨询师应掌握的知识和技能　心理咨询师应掌握普通心理学、发展心理学、社会心理学、咨询心理学、健康心理学与异常心理学知识，掌握心理测量学、心理咨询职业道德及相关法律等方面的基本理论知识；同时还应在接受正规培训后掌握心理测验、心理评估和心理咨询的相关实际操作技能。心理咨询师的相关专业为医学、心理学和社会学，也应该掌握这些学科的基础知识。

2. 心理咨询师应具备的工作精神　心理咨询师在处理来访者的问题时，应该充满信心，让来访者产生充分的信任感，给人以安全感；心理咨询师要以来访者的利益为重，与人为善，全心全意地为来访者服务；心理咨询师要有积极的人生态度，有求实的作风和进取的精神。

3. 心理咨询师要具备较强的言语表达能力　心理咨询的主要工作手段是对话，言语表达能力和理解能力十分重要。心理咨询师应该认真倾听来访者的言语，设身处地地理解其内心活动，准确表达自己的分析和解释，用简洁的语句给他们以指导，不使其产生误解；以恰如其分的表达给来访者的内心活动和行为改变施加强大的正面影响。

4. 心理咨询师应具备敏锐的观察能力　心理咨询师在心理咨询中不仅应注意言语信息，而且要仔细观察来访者的举止、仪表、服饰、手势、语调、语气、面部表情和身体动作，收集非语言信息。非语言信息往往对准确的心理学评估具有重要的参考价值。

二、心理咨询的任务和形式

（一）心理咨询的任务

心理咨询可以为人们提供全新的人生经验和体验。对于健康人而言，心理咨询为其提供的全新环境可以帮助他们认识自己与社会，处理各种关系，使其更好地发挥他们的潜力；对于有心理问题的人而言，可以通过心理咨询为其改变与外界不相融的思维、情感和行为方式，建立与外界环境相适应的积极行为方式。

有效的心理咨询可以帮助来访者达到以下几个方面的目标：①帮助来访者面对现实问题；②认识自我内部的冲突；③建立新的人际关系；④增加来访者的心理自由度；⑤帮助来访者建立新的有效行为模式。

（二）心理咨询的形式

根据心理咨询的内容划分，可以将心理咨询分为发展性咨询和障碍性咨询；根据咨询的人数规模可以分为个体咨询和团体咨询；根据咨询采用的方式可以分为门诊咨询、信函咨询、专栏咨询、电话咨询和网络咨询。

1. 门诊咨询　这是临床心理咨询的主要方式。心理咨询门诊一般有两种，一种是设在专科医院，如精神病院的心理咨询门诊，解决康复或出院的精神病患者和患者家属的心理问题；另一种是设在综合性医院门诊的心理咨询，由心理学家、医生、社会工作者、独立或联合咨询，主要解决来访者的心理健康、心身疾病、心理障碍等多方面的问题。门诊咨询形式可以让咨询师和来访者一对一直接见面，对来访者的情况进行全面、深入了解，不仅能够收集到言语信息，而且能够随时观察来访者的非言语信息，及时地发现问题并进行解释疏导。门诊咨询是心理咨询中最主要而且最有效的方法。

2．团体心理咨询　咨询师把具有同类问题的来访者分成若干小组或较大的团体，对他们进行有关问题的集中咨询。这种方法较个别咨询节省时间和精力，而且效率较高。集体咨询中的氛围和相互交流能产生积极的互动效应，促进每个成员的心理调适。由于某些成员不愿在公众场合暴露自己深层次的想法，加上他们的心理问题又有其特殊的方面，所以团体心理咨询会有一定的局限性。团体咨询的应用有其专门的适应范围，咨询师必须恰如其分地运用。

3．信函咨询和专栏咨询　心理咨询机构通过信件或在报纸杂志上开设的专栏对来访者所提出的问题请专家给予答复。这种方法不受时间场所的限制，对普及心理健康知识有着重要的积极意义。但是，因信件中所含的信息量比较少，往返交流的周期也较长，信函咨询的针对性和时效性稍差。在专栏咨询中，科普文章难以有针对性地解答每个人的特殊问题，在实践中受到一定的限制。

4．电话咨询和网络咨询　通过电话通话和网络通讯的交流方式对来访者的心理问题进行解答、解释、支持、鼓励和提供建议，对于缓解应激反应和干预心理危机能起到及时、明显的效果。此种咨询形式适合于受躯体状况、地理环境限制不能直接寻求心理咨询师，以及由于个人生活风格或生活习惯，不愿意面对心理咨询师的来访者。优点是方便快捷，缺点是难以确定来访者的身份和提供信息的真实性。

三、心理咨询的原则与过程

（一）心理咨询的基本原则

心理咨询是一项高尚、严肃而又严谨的工作，从事此项工作的专业人员必须遵守以下几项原则，并在咨询工作中能够努力贯彻执行。

1．保密原则　保密原则是心理咨询中最为重要的原则，它要求心理咨询师要尊重和尽可能地保护来访者的隐私。需要明确地甚至反复地说明和解释，使之确信你是会替他保守秘密的。这既是建立和维持心理咨询信任关系的前提，也是咨询活动顺利开展的基础。因为只有为来访者保密，才能使他们感到心理上的安全，愿意敞开心扉，打消心中顾虑。

保密性原则涉及的内容很多。比如，除特许的本部门的专业人员以及有关司法部门人员外，不得将在咨询场合下取得的对方的隐私随意泄漏给任何人或机关；在发表有关文章时，如果必须使用特定来访者的有关个人资料，一定要对来访者的一般情况做必要的技术性处理，充分保护来访者的隐私，使其不被他人对号入座等。但是，保密原则并不是无限度、无条件的。这需要咨询师有敏锐的觉察力和智慧的判断力。有两种情况可以突破不公开当事人身份的原则：一是有明显自杀意图者。发现自杀者时应与有关人士联系，尽可能加以挽救；二是存在伤害性人格障碍或精神病患者。为免于别人受到伤害，也应做好一些预防工作。

2．助人自助原则　心理咨询帮助来访者的根本目标是促进来访者成长，自强自立，使之能够自己面对和处理个人生活中的各种问题。咨询师应该相信来访者不仅仅有获得心理健康的愿望，而且本身都具有恢复健康的能力。因此，咨询师在咨询过程中应更多地启发、调动来访者自身的积极性、创造性，激发来访者主动投入心理自助的过程，而不是将来访者看作一个被动的服务对象。

首先，咨询师应该及时发现来访者自身积极的心理因素，使他们看到自身的潜能，从而调动和激发他们自己解决问题的信心和动力，最大限度地发挥他们的自助能力。其次，当来访者面临问题的抉择时，咨询师不应以权威的姿态告诉来访者应做什么、不应做什么；而是应该帮助来访者分析其自身对此事的感受，从来访者角度出发，在和谐的氛围中逐步引导来访者找到适合自己的解决办法。再次，在随后的咨询进程中，咨询师应对来访者的积极行动给予及时、适当地肯定和鼓励，不断强化自助信念和行动。咨询师应该随时觉察自己的态度和语言表达，保持一种态度镇静、自信的形象，同时不随意地给来访者空洞的或者夸大的承诺，例如"你的问题我一定能解决"。

在实际的咨询工作中，许多来访者是迫于他人的要求前来咨询。对此，咨询师不能以来访者缺乏求助意愿而简单拒绝。应该看到，来访者的主观意愿虽然不是特别充分，但毕竟是自己来到咨询室的。简单地拒绝他的求助，也违背了来访者的意愿。当然，面对这类来访者，咨询师要用更多的精力来打破他的自我封闭和被动、抵制的心态，启发他的求助动机。

3. 价值观中立原则　价值观中立原则要求心理咨询师尽量不干预来访者的价值观。具体说来，是指在心理咨询过程中，心理咨询师要尊重来访者的价值观，不要轻易地以自己的价值准则对来访者的行为进行武断、任意的价值判断，并且迫使来访者接受自己的观点和态度。当来访者的价值观与自己或社会的价值观相冲突的时候，咨询师应以一种非评判性的理解、接纳和尊重的态度对待来访者。在此基础上，进行分析、比较，引导来访者自己去判断是与否，最终做出自己的选择。为了在心理咨询实践中更好地处理来访者的价值观问题，我们有必要来看一下西方心理咨询实务中处理价值干预问题的若干公认和通行的原则：

（1）咨询师应对自己的价值观有高度的警觉，对咨询中的价值问题有高度的敏感。因为只有知道自己的价值取向才有可能在面临价值问题的时候保持警觉；只有敏感于来访者面临的价值选择，才会意识到自己的价值观可能对来访者产生什么样的影响。

（2）承认多元化价值取向存在的权利。但这种承认不是漫无边际的。对于某些在来访者所属文化的主流中属于反社会或者边缘性的价值取向，咨询者应该保持警觉。

（3）当涉及价值问题的时候，鼓励咨询师公开、清晰地和来访者讨论，同时注意不要有意无意地将自己的价值观强加于来访者。咨询师有责任与来访者讨论，向来访者提供其他的替代性选择的可能性，然后把最后决策的权利留给来访者，让来访者享有选择和决定的自由。

（4）咨询师在作价值判断时，必须遵循有相对普遍意义的价值：尊重人的生命，尊重真理，尊重自由和自主，信守诺言和义务，关心弱者、无助者，关心人的成长和发展，关心不让他人遭到损害，关心人的尊严和平等，关心感恩和回报，关心人的自由。

4. 综合性原则　人类心理困扰的形成是多因素作用的结果，帮助人摆脱痛苦需要多元的思考和多方面措施的干预。心理咨询的综合性原则有以下多重含义：

（1）心身的综合：人的心理和生理是相互作用、互为因果的。心理问题往往会伴有许多躯体化表现，而生理状况又经常是导致心理问题出现的原因。因此，心理咨询师要在咨询过程中对来访者身心之间的关系状况和相互影响保持高度的敏感性。心理咨询师分析来访者心理问题时不能忽略生理学因素，而是要用生理心理综合的思维来看待和分析问题。如果来访者的心理苦恼主要是生理学原因引起的，应该建议他求助生物医学的帮助，而不是心理帮助。

（2）原因的综合：每个人都是生理、心理和社会的综合体，引起来访者心理问题的原因也应该是这三个因素交互作用的结果。因此，心理咨询师对来访者的分析、评估、干预也都应该从这三个角度出发。而且，影响原因就像一个立方体结构，既有横向诸因素的作用，即共时态原因；又有纵向诸因素的作用，即历时态原因，并且这两者是互相交叠在一起的。这就要求咨询员能透过现象看本质，透过表面原因看到深层原因。例如，来访者目前的情绪障碍常常涉及人际交往方面的困难，而目前人际交往方面的问题往往又是来访者原生家庭不良互动模式的重现。

（3）方法的综合：在咨询过程中，心理咨询师综合地运用各种方法通常比单一的方法更有效。当然，咨询师要针对特殊的来访者，将这些方法有机地结合起来，以发挥它们的最大效能。综合的方法往往针对人心理的各个方面和不同层面的心理需求，比如，面对一个创伤性应激障碍的来访者，心理咨询师可以在采取支持疗法的基础上，运用叙事疗法和焦点解决的咨询技术；对于某些处于较严重抑郁状态的来访者而言，适当地配合使用抗抑郁药可以有效地控制症状，使咨询更容易进行。

5. 灵活性原则　灵活性原则在心理咨询中具有重要意义。它要求咨询师在不违反其他咨询原则的前提下，视具体情况，灵活地运用各种咨询理论、方法，采用灵活的步骤，以便取得最佳的咨询效果。

（1）不同的问题应选择不同的方法：根据来访者所求助问题的性质和程度，考虑使用不同的主要咨询方法。例如，系统脱敏疗法比来访者中心疗法也许更适用于咨询恐怖症；治疗癔症性神经症可能最有效的疗法是心理动力学治疗；如果心理问题是源于一次创伤性事件，则心理剧的实施可能会更加快速有效。

（2）不同的阶段可实施不同的方法：来访者在咨询过程中的不同阶段，其心理问题的主要矛盾不同，故应考虑采用不同的方法。例如，在咨询初期，针对来访者情绪不稳、心理混乱的心理状态，咨询师工作的重心在于支持；情绪稳定后，可开始用分析疗法，探讨心理症状，予以指点；接着，便可以采取认知-行为疗法，帮助来访者改善行为方式。

（3）不同的对象采用不同的方法：根据来访者的年龄、性别、个性、文化背景等选择最适宜的方法。例如，对抑郁个性者，语气要温和、充满同情和关切；对具有强迫症状的来访者，咨询师应适时地将咨询的焦点从讨论症状逐渐转移到分析症状背后的原因上；对依赖性过强者，应让对方多发表看法，激发他的自主性。总之，要充分考虑到对象的特殊性。

（二）心理咨询的过程

心理咨询工作主要以会谈的方式进行，因此，心理咨询过程基本包括了以下几个阶段。

1. 初始阶段：收集资料　这是心理咨询的第一阶段，也是准备阶段，该阶段是咨询师和来访者建立良好关系的开端。咨询师一方面要收集来访者的基本资料，另一方面要对来访者的表情、姿势、神态、举止、动作等非言语信息给予关注，更重要的是关注他们的心理状态，如情绪、思维、语言。此阶段主要包括填写记录首页和专心倾听。

（1）填写首页：心理咨询记录的首页有固定的项目，由咨询师和来访者分别填写。这些项目包括姓名、性别、年龄、文化程度、职业等，还包括学历、生活经历、重大生活事件（尤其是遭受的挫折）、工作条件、人际关系、家庭状况（包含人口组成、经济状况、亲属关系）、健康状况、要咨询的问题、人格、情绪、思维及心理测验等多项内容。通过这些项目可以对来访者有一个初步概括的了解。

（2）专业倾听：咨询师应十分认真地聆听来访者的言语表达，包括语音、语调和用词等，并能应用咨询技巧鼓励来访者倾诉与内心痛苦有关的内容。咨询师对来访者应表示出充分的尊重和信任，引导来访者的参与意识，使他们与咨询师之间产生互动，尝试开放自己。

2. 探讨评估阶段：寻求问题症结　这是心理咨询的第二阶段。此阶段主要是探讨来访者的反应方式，即在第一阶段倾听的基础上探讨他们的反应方式和什么是合理的反应方式；同时，让来访者能敞开心扉表达自己，倾诉自己的问题，并能启发他们进行反思，帮助来访者认识自己，认识自己与客观环境的关系，包括矛盾和困扰，认识事物之间的联系及特点，认识自己行为所产生的后果；对自己的问题有一个全面的了解和认识，能确切表达自己存在的问题和困难。咨询师可以为来访者作心理测量，利用自己的专业知识综合分析后，对来访者的问题做出准确的心理学评估，这样就可以顺利进入第三阶段。

3. 行为转变阶段：实施咨询方案　明确来访者的问题症结后，咨询师要为来访者制定一个切实可行、具体的咨询方案。在此过程中，咨询师要有针对性地对来访者进行心理上的启发和行为引导，为来访者解决心理问题，解除其心理压力。咨询师要努力改变来访者的认知结构，确立对人、对己和对事的正确观点及态度，重新建立良好的人际关系和行为习惯，真正达到与环境的协调统一。

4. 结束巩固阶段：评估咨询效果　此阶段的重点是对来访者的行为改善效果进行评估，并且安排咨询工作结束的进程。咨询工作是有系统性的过程，当咨询达到预期的效果时就应该考虑结束的问题。所以，对来访者的咨询效果的评估应该及时进行。当双方一致认为应该结束时，咨询师就应该对结束做出安排。结束阶段要解决的问题包括处理分离和巩固咨询效果，以求得来访者心理的持续发展和成长。

四、心理咨询的技巧

心理咨询主要是咨询师与来访者之间以面谈的形式进行，他们之间存在着复杂的人际沟通过程，因此应该在沟通上讲究一定技巧，否则，咨询工作将难以顺利进行。

1．耐心倾听来访者的倾诉　咨询过程中咨询师要耐心细致地倾听来访者的表达，启发他谈问题、谈苦恼、谈个人经历与社会环境的关系等，以便获取可供分析的信息。同时还要注意共情，与来访者建立信任关系，还要为来访者提供宣泄情绪的机会。

2．及时归纳和分析问题　在倾听的同时，对来访者的问题要及时进行思考，找出引起其苦恼的核心问题，并与来访者共同进行讨论和分析。对整理出的问题及所作的分析和结论要征求来访者的意见，证实其准确性，以便有针对性地做下一步引导，让来访者信服。

3．适当解释关键性问题　对来访者的问题做出解释时，一定要重点突出，按照内在逻辑有针对性地解释最关键的问题；对于其他有关的次要问题，要逐步梳理、分析，再进行适时适当的解释。咨询师的语言使用要顾及来访者的文化水平、性格特点以及解决问题的资源，切忌不合实际的夸夸其谈，或主观评论。

（杨凤池）

第三节　心理危机干预

心理危机（mental crisis）是个体面临重大生活事件如亲人丧亡、婚姻破裂等天灾人祸时，既不能回避，又无法用通常解决问题的方法来应对时，所出现的一种心理失衡状态。由于危机是一种紧急的状态，因此需要施以特定的技术进行处理。危机干预是指对处于困境和挫折中的个体予以关怀和支持，使之恢复心理平衡的过程。本节探讨心理危机和心理危机干预技术。

一、心理危机概述

（一）心理危机引起的心理与生理变化

在危机状态下，个体处于一种紧张状态中，心理和生理将发生相应的变化，以适应面临的危机情况。

1．心理变化

（1）认知功能改变：危机状况可能对人的感知觉、记忆、思维等认知能力造成不良影响。首先，在感知觉方面，个体在应激情况下，感觉阈限上升，知觉的速度和准确性降低，视觉和听觉的能力显著下降，可能出现视而不见、听而不闻的现象；其次，由于大脑皮质兴奋过度，出现负诱导现象，以至于平时很容易回忆的信息不能回忆。最后，当事人思维、判断和解决问题的能力严重下降，表现为思维固定、思维局限，大脑一片空白。此外，注意的范围变窄，注意的分配和注意的转移能力降低。

（2）情绪改变：在危机中，个体会出现各种情绪反应。其中，焦虑是最常见的一种，表现为遭受潜在威胁时体验到的担忧、害怕、紧张、恐惧等情绪，可伴有心悸、出汗、胸闷、四肢发冷和震颤等自主神经症状。在危机中，适当的焦虑可以帮助个体调动全身潜能应付当前状况，但过度的焦虑会抑制思维，降低分析判断能力，分散注意力，不利于做出恰当的决定。此外，恐惧、抑郁、愤怒也是最为常见的危机状态下的情绪反应，个体感到极度的不安、毛发竖立、沮丧、失望或冲动，伴有攻击行为。

（3）意志行为改变：危机状态下意志、行为的改变包括逃避和回避应激源，退化或依赖行为，敌对或攻击行为，失助与自怜状态，物质滥用及反复出现无效的动作或行为。

2．生理变化　应激状态下，来自外部或内部的刺激作用于机体，神经冲动传递到下丘脑，使交感－肾上腺髓质轴激活，导致中枢神经系统兴奋性升高，机体警觉性和敏感性增强，骨骼肌紧张度提高。交感神经的兴奋可出现一系列的生理变化，如心率加快、血压升高、瞳孔扩大、汗腺分泌增加、皮肤血流减少、心、脑等重要脏器血流增加以及分解代谢加速、血糖升高等。同时，强烈的刺激会使胸腺和淋巴组织退化或萎缩，导致免疫系统功能抑制，机体的自身免疫能力和抗感染的能力降低。

（二）心理危机的发展过程

心理学家通常把心理危机的发展划分为四个阶段：

1．冲击期　这一阶段的心理反应为危机事件爆发当时或不久之后，人们会感到震惊、恐慌和不知所措。冲击期又称为精神休克期。当事人往往处于木僵或无反应状态。

2．防御期　这一阶段主要表现为人们想恢复心理上的平衡，控制焦虑和情绪紊乱，恢复受损认知功能，但不知如何做，因而出现对不平衡心理的否认或对其加以合理化的反应。

3．解决期　这一阶段人们积极采取各种方法接受现实，设法寻求各种资源解决问题，以减轻焦虑、增加自信、恢复社会功能。

4．成长期　如果能顺利度过危机，那么危机经历将使人们在心理上变得更加成熟。但对于一些未能获得足够应对危机技巧的人，危机事件则有可能在他们的心中留下阴影，并为他们今后的生活带来不良的影响。

二、危机干预的理论和模式

多年来，心理学家们在危机和危机干预领域进行了大量的研究，从不同的理论角度来阐释危机和危机干预。由于每一种理论都从某个侧面向我们展示了危机和危机干预的一部分，因而没有哪一种理论可以包括人类危机的所有观点或危机干预的全部模式。在此，我们将讨论几种较通用的危机理论及模式。

（一）危机干预的基本理论

1．基本危机理论　林德曼（E. Lindemann）和坎普兰（G. Caplan）关于危机的理论为我们提供了一个洞见危机基本要素的机会。林德曼的危机理论侧重于探讨亲人死亡所导致的悲伤性反应。他认为悲伤性反应是正常的，并且可以通过短期危机干预技术进行处理，反对把来访者的反应当做异常或病态情况并进行治疗的做法。正常的悲伤反应包括：时常想起故去的亲人，对故去的亲人的认同、内疚和歉意及对自身躯体的关注。坎普兰的理论则关注整个创伤性事件。他认为心理危机是一种状态，造成这种状态的原因是生活目标的实现受到阻碍，而且用常规的方法无法克服。阻碍的来源既可是发展性的，也可是境遇性的。关于危机干预，林德曼和坎普兰均采用平衡－失衡模式进行。林德曼的平衡－失衡模式下的危机干预分为四期：①平衡的紊乱；②短期干预或悲哀反应起作用；③促使当事人解决问题；④争取恢复平衡的状态。坎普兰则在此基础上，将危机干预的内容进一步细化，他认为调整在危机开始时触发心理创伤的认知、情绪和行为问题很重要。

2．扩展危机理论　相对来说，基本危机理论从危机本身来理解危机和危机干预，而扩展危机理论则将引起危机的社会环境等外部因素纳入理论体系中。该理论的主要观点包括：①精神分析理论。个体幼年时的经历是导致目前处于危机中不平衡状态的重要原因，因此危机干预时必须从潜意识层面去理解个体当前行为表现的深层动力。②系统理论。该理论认为人与人、人与事、事与事之间都是相互联系的，因此也不能孤立地理解危机。如果从社会和环境的范畴来考察危机，将获得对危机的新理解。③适应理论。该理论认为适应不良行为、消极的思想和损害性的防御机制对个体的危机起维持作用。那么，如果能消除适应不良行为，并代之以适应性行为，则危机就会消退。因此，危机干预工作者的任务就是帮助个体将旧的懦弱行为变为新的自强行为。④人际关系理论。人际关系理论的要点是：如果人们相信自己，相信别人，并且具有自我实现和战胜危机的信心，那么个人的危机就不会持续很长时间。如果人们将自我评价的权力让给别人，他们就只能依赖别人获得信心。因此，该理论指导下的危机干预的最终任务是将自我评价的权利交回到自己手中。只有这样才能重新获得自我控制感，才有力量采取行动应付危机。

3．应用危机理论　总的来说，危机是一个宽泛的概念。在应用危机理论中，根据不同的情境，可将危机分为三种：①发展性危机：是指在正常的成长和发展过程中，生涯的变化和转变所导致的异常反应，这些变化包括结婚、孩子出生、升学、大学毕业等人生的重大转折事件；②境遇性危机：是指出现罕见或者超常的个人无法预测和控制的事件时的情境，这种情境具有随机性、突发性、震撼性、灾难性等特点；③存在性危机：是指伴随着重要的人生问题，如关于人生的目的、独立性、自由和承诺等出现的内部冲突和焦虑，例如一个人进入老年后，可能感到自己虚度一生，不知为何而活。

4．折中的危机干预理论　这种理论遵循两个观点：所有人的所有危机都是独特的，所有人的所有危机都是类似的。基于这两个观点，折中的理论主张根据实际情况，把不同的理论和模式进行整合，选择对当事人最有利的方法帮助他们。不确定任何特别的理论，保持一种开放的心态，不断探索更好的方法和策略是这种理论一贯秉持的原则。

（二）危机干预的模式

平衡模式、认知模式、心理社会转变模式是由贝尔肯（GS. Belkin）等提出的三种基本危机干预模式，这些模式的提出为不同情况下危机干预策略的选择提供了理论基础。

1．平衡模式　平衡模式（equilibrium model）认为危机中的人通常处在一种心理或情绪的失衡状态，失去对自己的控制，分不清解决问题的方向，不能做出适当的选择。因此，危机干预要通过稳定当事人的心理和情绪以帮助他们重新获得危机前的平衡状态。平衡模式理论一般用于指导危机早期的干预。

2．认知模式　认知模式（cognitive model）的观点与认知疗法的理论一致，认为对事件的错误认知才是导致危机发生的重要原因，事件本身和境遇相关的问题并不直接造成危机状态，所以改变认知中的非理性和自我否定的部分，重建理性思维，学会自我肯定可以使人们顺利渡过危机。通常，认知模式危机干预适用于心理和情绪都已稳定下来的危机当事人，即已平稳渡过危机早期阶段的当事人。

3．心理社会转变模式　心理社会转变模式（psychosocial transition model）认为遗传因素和社会环境因素共同影响着人的心理和生理，因此，对危机的考察也应该同时从个体内部因素和外部因素着手，不仅考虑受害者个人的心理资源和应对方式对危机的影响，还要考虑同伴、家庭、职业和社会等外在因素的影响。这样做的目的是把来访者的内部资源与外部资源充分结合和调动起来，从而使当事人有更多的解决问题的方式可以选择。心理社会转变模式也适合用于达到稳定状态的当事人。

三、危机干预实践

（一）危机干预的基本技术

危机是一种特殊的心理状态，根据心理危机的特点，我们将危机干预的技术分为支持技术和干预技术两大类。

1. 支持技术 心理危机具有突然、强烈、造成严重的心理创伤的特点，因为经历危机的当事人在危机早期阶段焦虑、恐惧的情绪体验较强烈。只有在当事人这种极不稳定的情绪得到有效的安抚后，才能实施进一步的干预措施，所以支持技术在危机干预中显得尤为重要。支持性技术的实施主要是通过暗示、保证、改变环境、稳定化技术等方法，降低当事人的情感张力，稳定其情绪状态，并建立良好的合作关系。

2. 干预技术 同普通的心理咨询和心理治疗一样，在危机干预中，倾听、共情、提问、表达、观察等心理咨询的基本技术也完全需要。同时，如认知疗法、行为治疗、人本主义治疗、放松训练、音乐治疗等各流派的治疗方法也是危机干预使用的基本技术，具体的技术运用参见"心理治疗"一节。

（二）危机干预的实施步骤

不同学者提出了不同的危机干预模式，因此，长久以来，危机干预没有一个固定的程序。我们介绍几个具有代表性的具体干预方法，以使大家对危机干预的步骤有一个基本的了解。

1. 四阶段模式 该模式由我国学者季建林（1994年）提出，他将危机干预划分为问题评估、制定干预计划、实施治疗干预、效果评估及强化和随访四个阶段。具体如下：

（1）问题评估：这个阶段要解决的主要问题是：确定使个体陷入危机状态的时间；当事人对事件的感受如何；当事人目前的功能水平如何、是否存在自伤或伤人的危险；当事人以往使用过哪些应对策略；现在可利用的应对资源有哪些。

（2）制定干预计划：这一阶段，危机干预工作者在问题评估的基础上，进一步思考当事人目前需要解决哪些问题；哪个问题是需要解决的首要问题；什么技术对当事人是最适合、最有效的。危机干预工作者可以以此来确定干预目标，并围绕这个目标制定干预计划。概括来说，干预目标包括确保当事人的安全，稳定情绪状态，学习应对问题的新方法，恢复正常的生活、工作和学习，发掘应对危机的自我力量等。

（3）实施干预计划：实施干预计划是整个危机干预的主体部分。事实上，对于有经验的干预工作者来说，这一部分的工作并不是在评估和制定计划后才开始的，而是在与当事者见面的那一刻就开始了。由于有针对每个当事人的不同具体干预计划，因此我们主要讨论干预的总体思路，总体思路可分为以下四个部分：①帮助当事人正确理解现状，让他们认识到目前的思维、情感、行为的变化是对危机的正常反应，是可以理解的；②对当事人的情况表示理解和支持，在当事人的情况稳定后，可适当采取放松、疏泄等手段减轻当事人的痛苦；③改变不良的认知，学习应对困难的新技巧；④重建社会支持系统。

（4）效果评估及强化：在危机干预的过程中，需要不断评估干预是否产生了效果，以便随时根据实际需要对计划作出调整，寻求更好的解决方案。对于以取得的积极治疗效果，则应继续强化，也就是说，鼓励当事人在现实中使用有效的应对问题的技巧，并可将这种新技巧纳入已有的经验系统中，成为应对危机的储备资源。

2. 紧急事件应激报告 紧急事件应激报告（critical incident stress debriefing，CISD）是一种集体治疗的方式，在20世纪70年代被提出，最初仅用于维护应急事件救护者的身心健康，后来逐步将适用范围扩展到遭受各种事件发生的48小时内进行，整个过程一般需要2～3小时。干预的目标是防止或降低创伤性事件引起的症状的激烈度和持久度，迅速使个体恢复常态。具体步骤如下：

（1）介绍期（introductory phase）：指导者和小组成员自我介绍，指导者说明CISD的规则，强调保密性。

（2）事实期（fact phase）：鼓励当事人从自己观察到的角度出发，提供危机事件发生时的所在、所见、所闻、所嗅等。

（3）感受期（feeling phase）：鼓励当事人暴露自己对有关事件最初和最痛苦的想法，从事实转到思想，开始将事件人格化，让情绪表露出来。

(4) 反应期（reaction phase）：这是当事人情绪反映最强烈的阶段。在当事人谈到自己对事情的情感反应时，辅导者更多地表现出关心和理解。

(5) 症状期（symptom phase）：确定个人的痛苦和症状，可以从心理、生理、认知和行为等方面来描述。

(6) 辅导期（teaching phase）：让当事人认识到，他的躯体和心理行为反应在严重的压力之下是正常的，是可以理解的。与当事人讨论积极的适应和应对方式，提醒可能的并存问题，如过度饮酒。

(7) 恢复期（re-entry phase）：对前面的讨论进行概括小结，回答问题和考虑有何需要补充的事项。

3. 危机干预六步法　危机干预六步法由吉列兰德（BE. Gilliland）提出，具体步骤为：

(1) 确定问题：从当事人角度确定和理解来访者本人所认识的问题。

(2) 保证当事人安全：在危机干预的过程中，保证当事人的安全非常重要，因为只有在感到安全的情况下，进一步的干预工作才能顺利进行。

(3) 提供支持：强调与来访者沟通与交流，使当事人了解危机干预工作者是完全可以信任，是能够给予关心和帮助的人。

(4) 提出并验证变通的应对方式：危机干预工作者要让当事人认识到，有许多变通的应对方式可供选择。

(5) 制订计划：危机干预工作者要与当事人共同制订行动步骤来矫正其情绪的失衡状态。

(6) 得到承诺：让当事人复述所制订的计划，并从当事人那里得到明确按照计划行事的保证。

（三）危机干预的评估

危机干预评估贯穿危机干预的全过程，是危机干预工作者的一项必不可少和持续性的工作。危机干预主要从以下四个方面进行评估。

1. 评价危机的严重程度　一般从认知、情感和行为三方面来判断来访者目前的功能状态、危机的严重程度及对来访者能动性的影响。

2. 评估来访者目前的情绪状态　评估来访者的危机持续时间和目前来访者的情绪承受程度或应付能力，以此决定是否需要立即转诊（做医学治疗或检查）、短期咨询、长期治疗，或建议由特殊的机构来处理。

3. 评估替代解决方法、应付机制、支持系统和其他资源　在评估有关来访者可应用的替代解决方法时，工作人员必须首先考虑来访者本人的观点、能动性，以及应用这些方法的能力。

4. 自杀危险性的评估　危机干预工作者/评估者应该认识到每一个来访者都有自杀的可能性存在。详见自杀干预。

四、具体情境下的危机干预

每一种危机有其各自的特点，因此在干预策略的使用上也应该有针对性。在此，我们就具体危机情境下的干预工作做一讨论，以便对各种情境下危机干预工作的特点和侧重点有所不同。

（一）自杀

自杀可以分为自杀意念（suicidal ideation）、自杀未遂（attempted suicide）和完成自杀（completed suicide）。自杀意念只有结束生命的想法，但没有采取行动；自杀未遂只采取了以死亡为目的的自伤行为，但没有导致死亡；完成自杀是主动结束自己生命的死亡。由于在危机干预工作中，总会面对有自杀意念或自杀未遂的来访者，因此，学习采用恰当的方法帮助这些来访者对危机干预工作者来说是很重要的。

1. 自杀的识别　心理学家认为，几乎所有想自杀的来访者都提供了几种自杀线索或呼救信号，没有人100%想自杀。识别来访者的呼救信号，寻找自杀线索，评估自杀的潜在危险是干预措施得以施行的前提。

(1) 危险因素：巴特尔（AD. Battle）等研究者在确认了大量可以帮助危机干预者用来评价潜在自杀危险的因素中推荐了十几个危险因素。一个人无论何时如果具备以下4~5项危险因素，危机干预者都应警示此人正处在自杀的高危时期，如有自杀家族史；曾有自杀未遂史，来访者已经形成一个特别的自杀计划；最近经历了心爱的人去世、离婚或分居事件；家庭因损失、个人虐待、暴力或来访者遭受性虐待失去稳定；陷入特别的创伤损失而难以自拔；来访者是精神病患者；有药物和酒精滥用史；最近有躯体和心理创伤；有失败的医疗史；来访者独居并与他人失去联系；有抑郁症，或处于抑郁症的恢复期，或最近因抑郁症住院；来访者分配个人财产或安排后事；有特别的行为或情绪特征改变，如冷漠、退缩、隔离、易激怒、恐慌、焦虑或社交、睡眠、饮食、学习、工作习惯的改变；有严重的绝望或无助感；来访者陷于以前经历过的躯体、心理或性虐待的情结中不能自拔；来访者显示一种或多种深刻的情感特征，如愤怒、攻击性、孤独、内疚、敌意、悲伤或失望等个体非特异的心理行为特征。

(2) 自杀线索：自杀线索主要是言语线索和行为线索。言语线索主要是指直接或间接地谈到死亡。比较隐讳的包括询问人寿保险政策，以及捐赠遗体的程序，或谈论死后的生活等。一般来说，关注两个方面的信息非常重要：第一，喜好谈论应激或压力；第二，明显减少与其生活中的重要人物的交流。行为线索有：①退缩和独处更加明显；②送出自己很珍贵的东西；③出现失眠并且很持久；④食欲不振；⑤工作或学习成绩下降；⑥出现酗酒或吸毒；⑦自卑感和羞耻感等。

2. 自杀危机干预策略　自杀危机干预策略分为一般性的危机干预策略和特殊人群的自杀预防策略。

(1) 一般性的危机干预策略：一般性干预程序是由弗雷德里克（CJ. Fredefick）首先提出，并得到了广泛的认可。首先倾听传达出的信息，努力去了解有自杀可能的人潜在的情感；对处于危机中的人的思想和情感进行评估；不要急于问及自杀，建立良好的协调关系后再问这一问题效果会更好；特别注意那些很快"反悔"的人，警惕危机再现；给予强有力的支持力量；充分利用合适的资源，干预者必须及时提供有效的外界支持和帮助，要让来访者了解你已做好了必要的安排；根据问题的严重程度，要及时与有关专家取得联系，不排斥或试图否认任何自杀念头的"合理性"，及时采取有效的劝告方式，应公开与试图自杀的人讨论并劝告他停止自杀，干预者应该指出如果他的选择是去死，那么这样的决定就是不可逆的。

(2) 特殊人群的自杀预防策略：①儿童、青少年的干预策略：应倾听孩子们的心声，表达对他们的担忧是干预顺利进行的基础。在此基础上，可以直接和青少年讨论自杀问题，比如是否有自杀计划，对自杀的计划，对计划有什么想法。不要对他们的谈话内容表现出震惊，不要辩论自杀的对错，不要承诺保守自杀企图的秘密。如果认为自杀随时可能发生，应该及时通知当事人的合法监护人，并保证随时有人守护。在处理了儿童、青少年的自杀高危情境后，仍应密切注视他们，以防自杀念头的反弹或危机状态缓解后的突然自杀行为。②对于成年人的干预策略：同样，危机工作者要尽快和成年来访者建立起一种能够沟通及可信赖的关系，然后鼓励他们讲出自己的痛苦，减少无助感，重新构筑希望。有时，在来访者的同意下，订立一个活下去的协议是很有帮助的，这可以为成年来访者提供一些具体的即时做法。另一个重要的方面是帮助来访者发现他们自己一方面想自杀、一方面想活下去的矛盾心理。危机工作者要帮助来访者澄清和理解他们的内心冲突，并且获得一种关于他们难以抉择的矛盾心理的新观点。对于一些已建立了良好工作关系并且情况相对稳定的来访者,可以从潜意识的层面来理解这种冲突。最后帮助来访者了解到他们是可以控制自己的生活的,这对于来访者来说也很重要。

对于老年人自杀的预防策略,危机工作者应特别注意他们言语和行为中表露出来的自杀线索。有研究表明,许多老年人自杀可能是由于长期的、深藏的,直到老年生活发生改变才表现出的性格弱点问题而引起的。这些老年人缺乏正常衰老过程的基本适应能力。研究表明自杀未遂的比例随年龄增加而减少,而自杀死亡的比例随年龄增加而上升。珀金斯(D. Perkins)发现了一个优点咨询模式,这种模式强调优点能够肯定自我,增强自助能力。在挽救想自杀的老年人的咨询中很有效。

(二)灾难

灾难事件是个体无法预测和抵御的、基本失去控制的恶劣情境,自然灾害、各种意外、人为事故等属于灾难事件。灾难往往给人们带来巨大的心理创伤,这种创伤如果不经处理,一些人在一段时间后可以自愈,另一些人则可能产生严重的心理困扰。然而,因为灾难的特殊性,在进行心理干预时要严格遵循灾难干预的工作原则,以避免对当事人造成新的心理伤害。

1. 灾难心理干预程序　灾难心理干预仍然以危机干预的理论和模型为基础,但是要注意在灾难发生后的不同时期施以正确的干预方法。首先,在灾难发生后的一两天内,心理干预以帮助来访者获得现实的稳定为主,具体内容包括:①保护幸存者免受再次伤害或者再次暴露于创伤刺激,例如避开旁观者或媒体的干扰;②直接给予具体行动的指导;③帮助其重建社会联系是获得安全感的另一途径;④对幸存者分类,以便实施相应的干预措施;⑤对于极度恐慌和悲伤的幸存者,危机干预者要始终保持共情的态度,并安排人员陪伴左右直至其情绪稳定下来,必要时可考虑使用药物。其次,在灾难发生后的一个月内,此时使用的干预技术以稳定化技术、支持性技术、适当的认知技术为主,慎用宣泄等可能使当事人再次暴露于创伤的技术。当然,这里说的时间限制以及技术的使用都不是绝对的,一切都要根据被干预者的实际情况而确定。

2. 灾难心理干预策略选择的原则　灾难心理干预策略选择的原则是:在当事人的心境和情绪都稳定后,才可以施行能引起剧烈情感、心理反应的干预技术对创伤性事件进行直接的处理。对创伤性事件的直接处理包括在干预者的指导下回忆或重现灾难经历、表达或疏泄自己的情感、与灾难告别、寻找灾难的积极意义等内容。在干预的最后阶段,干预者可以鼓励当事人寻找面对目前危机造成的困难局面的适应性方法,培育希望,重建信心。

(三)丧失

丧失是每个人一生中都必然经历的危机事件。面对丧失,不同的人有不同的心理反应,但是心理学家还是归纳总结出居丧反应的一些基本模式。其中,库布勒-罗斯(Kuber-Ross)模式可能是最流行、最有名的关于居丧反应的模式。该理论最初用于描述人们试图应对即将来临的死亡时所经历的各种反应,后来也被应用于概括大多数遭受重大丧失后的人的心理反应过程。

1. 居丧反应阶段　库布勒-罗斯模式总结的居丧反应分为五个阶段。

(1) 否定与分离期(denial and isolation phase):这一时期的典型反应是"这不是真的,肯定弄错了!"这种否定起到缓冲期的作用,使得自己有时间启动防御系统。

(2) 愤怒期(anger phase):这一阶段丧亲者表现出敌意、愤怒、怨恨等情绪,特征的反应是"为什么是我呢?"

(3) 讨价还价期(bargaining phase):这一时期出现在临终者身上时,表现为他们为了延长自己的生命而与医生讨价还价。对于丧失者,他们可能表现为和自己讨价还价,认为或许再有一次机会,或再做一些努力,丧失就不会发生。

（4）抑郁期（depression phase）：当所有的线索和证据都提示亲人的死亡是不可逆的事实时，丧失感就出现了，抑郁的情绪也将随之而来。

（5）接受期（acceptance phase）：经历了前面四个阶段的人将变得疲倦和虚弱，最终他们接受了丧失，表现得安静、平和、顺从。

2．丧失的心理干预程序

（1）建立支持性关系：丧失往往给当事人带来极大的创伤和损失，因此与他们建立良好的治疗关系尤为重要。建立关系的基本技术与心理咨询中建立关系的技术基本相同。需要注意并非每个丧亲者都愿意接受干预，如果他们明确拒绝，要尊重他们的决定，并向其表明，在他们需要帮助的时候可以随时联系。

（2）引导丧亲者接受丧亲的事实：居丧之初，丧亲者常常存在否认倾向，干预者可以围绕死者去世的事件，开放式地谈论一些相关的外部事件，以帮助丧亲者接受丧亲的事实。例如可以谈论死者是在什么情况下离世的，如何安排的葬礼，是否参加了葬礼等问题。交流时避免说"去了天堂""远走了"这样缺乏现实感的词语，应该直接说"死亡""去世"等有助于增强丧亲者现实感的词。

（3）对丧亲者实施哀伤心理教育：丧亲者可能会对自己强烈的情绪反应感到耻辱或羞愧，因此干预者应该帮助他们了解什么是"正常"的哀伤行为，使他们认识到目前的各种反应都是可以理解的，而不需要感到羞耻。有一些丧亲者在丧失亲人后表现得特别平静，仿佛什么都没发生过一样，甚至能照常地上班、上学。干预者应特别注意过度使用压抑、隔离、理智化等防御机制的丧亲者，通过教育、解释等方法帮助他们适当地表达情感。

（4）鼓励丧亲者用言语表达内心感受和对死者的回忆：丧亲者在哀伤期通常会有强烈的关于逝去亲人的情感，比如悲伤、内疚、自责、悔恨、羞愧等情绪。对于这些情感的处理，干预者的工作主要是帮助丧亲者用言语表达出这些感受，必要时还可以使用宣泄等技术，深化情感表达。在适合的情况下，还应与他们一起探索和分析这些感受背后的深层含义，促进意识和潜意识的沟通。切忌在情感层面表达之前对丧失者说"节哀顺变""坚强点儿"这样妨碍情感表达的理性话语。在这之后，丧亲者将有可能和干预者一起回忆、分享死者生前的一些相关事件、场景，这些回忆将让丧亲者在内心中留出一个位置给死者，并因此感到安慰。

（5）向死者仪式性的告别：指导丧亲者和死者做仪式性的告别能帮助丧亲者回到现实来，并将注意力投向未来，开始新的生活。具体的技术可以采用空椅子技术、叙事疗法等。空椅子技术就是让丧亲者找来一件可以代表死者的物品，将其放在空椅上，然后让丧亲者对着椅子说出自己心中的话。如采用叙事疗法则可以让丧亲者向故去的亲人写一封告别信。这是语言表达的主要内容，应该是感性的、告别性的、面向未来的。例如一位母亲去世的女儿可以说"亲爱的妈妈，感谢你给了我生命，并抚育我长大、给我无尽的爱。你走了，但你的爱将永远留在我的心中，因为这些爱，我将好好地生活下去，请放心地离去吧！"

最后要提出一点，以上所讨论的是具体危机情境下的一般处理方法，由于每个当事人都有一些自己的特殊情况，干预者应根据实际的需要有针对性地选择相应的方法，以便更好地帮助危机当事者。

（杨凤池　郭　丽）

第九章 异常心理

人的心理现象既包括正常心理，也包括异常心理。研究这些异常心理的科学被称之为变态心理学。变态心理学是研究心理异常的一个分支，按照心理学的原理和方法探索精神疾病异常心理现象的规律及其在实际领域中的应用。心理活动的正常与异常是相对而言的，两者之间没有截然的界限。任何一种异常心理都会造成个体社会功能不同程度的损害，影响个体的心身状态。只有深入地了解异常心理，才能更全面地理解异常心理活动，更好地维护心理活动的正常运行，促进心理健康的维护。

第一节 异常心理概述

一、异常心理的定义

异常心理有许多不同的描述，如变态心理、变态行为、心理障碍和行为障碍等，当前学术界主张使用"心理障碍"这一概念。心理障碍（mental disorder）的概念有广义与狭义之分。广义的概念泛指健康心理的偏离，是对各种心理或行为异常的总称；狭义的概念是指这种异常应达到一定的严重程度，已明显影响了个人的正常生活和职业功能，或自感痛苦，即具有"诊断意义"的异常。也有学者指出，心理障碍是个体与痛苦、功能损伤非典型或非当地文化所预期的行为有关的心理功能失调。总而言之，心理障碍是对多种心理失调和行为异常的统称，是由于心理、社会、生物因素造成的个体心理活动和行为特征偏离常态，并且出现不同程度的社会适应困难，也包括各种心理异常综合征和精神疾病。

变态心理学（abnormal psychology）又称异常心理学，也称为病理心理学（pathological psychology），是一门研究异常心理和行为及其规律的心理学的分支学科。这些异常的心理和行为包括认知、情感、意志和人格等方面的异常表现。变态心理学是从心理学角度出发，研究心理障碍的表现与分类，探讨心理障碍的原因与机制，揭示异常心理现象的发生、发展和转变的规律，并把这些成果应用于异常心理的防治实践。

二、异常心理的实质

心理异常是大脑的结构、功能失调或人对客观现实反映的歪曲和紊乱，既反映了个人心理过程和人格的异常，也反映了人际关系和个人日常生活、行为上的适应障碍。正常心理和异常心理是一种相互交叉、相互移行、相互转化和不断演变的动态过程，人的心理健康状态也只能是不断变化和相对稳定的连续体。如果把这一连续体的一端假设为最佳的心理健康状态，另一端假设为最严重的变态，中间则是一个渐变的序列。正常心理与异常心理是相对的，其间没有截然的界线，而是连续的渐变过程。健康状态、一般心理问题、严重心理问题属于临床心理学的范畴，而神经症、人格障碍、精神病则属于精神病学的范畴。

三、异常心理的判断标准

在异常心理的研究中,异常心理活动和正常心理活动之间的差别很难规定一个明确的分界线,至今尚没有一个简明完整的说法。我国的郭念锋教授提出区分心理正常与异常的三个原则:主观世界与客观世界的统一性原则、心理活动的内在一致性原则和人格的相对稳定性原则。以下讨论常用的异常心理判断标准。

1. 经验标准 一是指患者的主观体验,即患者自己觉得有焦虑、抑郁或没有明显原因的不舒适感,或自己不能适当地控制自己的行为,因而寻求他人支持和帮助。但是,在某些情况下没有这种不舒适感反而可能表示有心理异常。二是研究者根据自己的经验和体验来鉴别常态和变态,或者根据一般人对正常心理与行为的经验作为出发点来判断正常与否。但是,此标准不能排除所有的异常,即没有痛苦体验的人不一定没有异常。自知力是进行临床判断的重要依据。例如,大多数具有反社会型人格障碍和严重分裂症的患者可能自我感觉良好,缺乏对症状的自知力,而实际上他们早已经达到了严重障碍的程度。这种标准因人而异,主观性较大,不同研究者之间的差异也较大。

2. 统计学标准 确定一个人的心理正常或异常,以其心理特征是否偏离平均值为依据。在普通人群中,对人们的心理特征进行测量的结果常常显示常态分布,居中的大多数人属于心理正常,而远离中间的两端被视为异常。偏离平均值的程度越大,则越不正常。这与许多心理测验方法的判定是相同的。统计学标准提供了心理特征的数量资料,比较客观,也便于比较,操作也简便易行,因此,受到很多人欢迎。但这种标准也存在明显的缺陷,有些心理特征和行为也不一定成常态分布,心理测量的内容受社会文化制约,而且这种方法难以把握复杂的心理现象。

3. 医学标准 也称为症状学标准。这种标准是将心理变态当做躯体疾病一样看待,如果一个人身上表现的某种心理现象或行为可以找到病理解剖或病理生理变化的依据,有些心理异常现象或致病因素在正常人身上是绝对没有的,如果出现,就可以判断为心理异常。医学标准使心理障碍纳入了医学范畴,对变态心理学研究做出了重大贡献。这种标准比较客观,但适应范围比较狭窄。

4. 社会适应标准 在正常情况下,人体维持着生理、心理的平衡状态,人能依照社会生活的需要适应环境和改造环境,因此,正常人的行为符合社会的准则,能根据社会要求和道德规范行事,亦即其行为符合社会常模,是适应性行为。如果由于器质的或功能的缺陷或两者兼而有之使得个体能力受损,不能按照社会认可的方式行事,致使其行为后果对本人或社会是不适应的时候,则认为此人有心理异常。当一个人的心理或行为异常尚不足以影响其职业功能和日常生活时,在大多数情况下,我们不认为该现象具有诊断学意义。

通过上述变态心理特征的讨论可以发现,每一种标准对异常心理都有很高的判断价值,但又不能适用于全部情况。没有哪一种标准可以单独作为判断所有异常心理的标准,这说明心理障碍的特点具有多样性和多变性。在判断时,可以综合地运用多种标准。

四、异常心理的分类

(一)异常心理分类的基本原则

对千差万别的异常心理现象给予命名、定义和分类是一项重要工作,是从事教学、研究、交流和临床诊疗的基础与前提。分类是按照既定规则将异常行为纳入类目系统的方法,从而为心理障碍的识别、诊断和防治提供依据。在医学领域,对疾病分类所遵循的规则有多种,异常心理也同样如此,如按病因、年龄、发现者、解剖部位、病变性质、症状特点、病理、病变结局和理论假设等,每一种分类法都有它的长处和缺陷。但对异常心理的基本分类规则主要有以下两种。

1. 病因学分类原则　按病因学原则分类是医学科学发展所追求的理想原则，只有掌握疾病的病因，才能深入探讨发病机制、症状、体征及其相互联系，从而有利于诊断和防治。这种经典的分类方法源于生物医学传统。其基本假设是：要查明心理问题的特殊原因，有必要对特定的心理障碍进行确认和分类，"心理疾病"的每种形式之间都是有界线的，它表现出特殊的症状且遵循独特的可预知的疾病过程。心理障碍也因此被比作躯体疾病，因为它们可以被患得，可以被诊断，而且可以被治疗。应激反应、适应性障碍、心理生理障碍也是按照病因学原则分类的。

2. 症状学分类原则　症状学分类方向的支持者认为，异常心理的病因往往是多因素共同作用的结果，而不能归因于单一因素。大部分的功能性精神障碍至今仍然是病因不明的，只能按照临床表现的主要症状或症状群的不同进行分类，如精神分裂症、躁狂症、抑郁症、恐怖症、儿童多动症等，都是以主要症状或症状群进行命名和分类的。

由于几乎每一种特定的异常行为都不太可能有单一的解释，致使以病因学为主的疾病分类模式发生了困难，促使人们采用非理论性的途径，建立以主要症状命名的诊断分类，即依赖于对障碍表现的准确描述，依据症状表现并结合病程、预后和发病年龄等进行诊断，这成为当前对变态心理进行分类的主流方法。当然，症状学分类的不足也是明显的：它忽视了对主要的、决定性因素的病因学考虑，也忽视了对主要因素与次要因素和促发因素等的区别对待。依据症状诊断只能说明疾病当时所处的状态，症状往往又是多变的，诊断会随着症状的变化而改变。而且，相同诊断不可避免地包括了病因不同而症状相似的各种性质的疾病。

由于对各种异常心理的病因学研究没有取得实质性进展，异常心理尽量避免使用"疾病"概念，而采用"障碍"的概念，并尽可能地采用症状学分类。首先要把种类繁多的心理障碍按各自的定义、临床特征、病程和结局进行划分，然后将每一种诊断类别，根据其从属关系细分为病类、病种和病型。而且，最新版本的分类还制定了心理障碍综合征的诊断标准。

（二）异常心理的症状与诊断

1. 单一症状与诊断　在临床上，异常心理较少使用单一症状进行诊断，因为引起单一症状的病因很多，不可能建立病因学的诊断。如焦虑这一临床症状，可能附加另一个症状或发病条件，是一种"共病"（co-morbidity）。

2. 症状群与诊断　几个临床症状有规律地同时或相继出现，就形成症状群。在症状学分类原则基础上建立疾病诊断，比如以情感高涨、思维奔逸、行为增多的"三高"症状群建立躁狂症的诊断，或心境低落、思维迟缓、行为减少的"三低"症状群建立抑郁症的诊断，在临床上表现为躁狂和抑郁两种截然相反的极端心境。

3. 疾病与诊断　在心理障碍的表现中，一些综合征预示着某种特定的心理病理学现象，类似于特定的躯体疾病单元，即一般所称的精神疾病或心理疾病，如精神分裂症、焦虑症、儿童多动症、抽动-秽语综合征等。精神障碍的分类学记录的病种基本都是此类现象。症状表现只能反映疾病整个发展过程中的一个方面，而病程可以从疾病发展的角度进一步了解疾病的本质，以及不同性质的药物对疗效和预后的影响，建立疾病单元的诊断，从而确诊疾病。

五、心理障碍的主要分类系统

目前国际上有两个权威性的心理障碍分类系统，分别是由世界卫生组织（1990年）制定的"国际疾病分类"第10版（International Classification of Diseases，ICD-10）和由美国精神病学会（American Psychological Association，APA，1994年）制定的"精神障碍诊断与统计手册"第4版（Diagnostic and Statistical Manual of Mental Disorders，DSM-Ⅳ）。中华医学会于2001年制定了我国精神障碍诊断与分类系统，称为"中国精神障碍分类与诊断标准"第3版

（Chinese Classification and Diagnostic Criteria of Mental Disorders，CCMD-3）。

这三种分类系统作为官方的工具，可供精神病学和心理学等相关学科共同使用。三种分类系统的病类不完全相同（表9-1）。

表9-1　CCMD-3、ICD-10与DSM-Ⅳ的比较

CCMD-3	ICD-10	DSM-Ⅳ
0 脑器质性精神障碍	F00 器质性，包括症状性精神障碍	1 通常在儿童和少年期首次诊断的障碍
1 精神活性物质或非成瘾物质所致精神障碍	F10 使用精神活性物质所致的精神和行为障碍	2 谵妄、痴呆、遗忘及其他认知障碍
2 精神分裂症（分裂症）和其他精神病性障碍	F20 精神分裂症、分裂型障碍及妄想性障碍	3 由躯体情况引起，未在他处提及的精神障碍
3 心境障碍（情感性精神障碍）	F30 心境（情感）障碍	4 与物质有关的障碍
4 癔症、应激相关障碍、神经症	F40 神经症性、应激相关及躯体形式障碍	5 精神分裂症及其他精神病性障碍
5 心理因素相关生理障碍	F50 伴有生理功能紊乱及躯体因素的行为综合征	6 心境障碍
6 人格障碍、习惯与冲动控制障碍、与性心理有关障碍	F60 成人的人格与行为障碍	7 焦虑障碍
7 精神发育迟滞与童年和少年期心理发育障碍	F70 精神发育迟滞	8 躯体形式障碍
8 童年和少年期的多动障碍、品行障碍、情绪障碍	F80 心理发育障碍	9 人为障碍
9 其他精神障碍和心理卫生情况	F90 通常发生于童年与少年期的行为与情绪障碍	10 分离障碍 11 性及性身份障碍 12 进食障碍 13 睡眠障碍 14 未在他处分类的冲动控制障碍 15 适应障碍 16 人格障碍 17 可能成为临床注意焦点的其他情况 18 补充编码 19 多轴系统

目前的分类诊断系统也存在不少问题，正视这些问题有利于我们对心理障碍分类正确使用。

（1）现象学的诊断忽视了对疾病的原因及影响因素的探究，淡化了对疾病本质的思考。

（2）诊断暗示了变态行为与正常行为有本质的区别。实际上，几乎所有的心理障碍与正常行为只有程度上的区别。

（3）诊断标签可能有伤害作用。按分类系统作出的标签，如精神分裂症，会给患者带来耻辱感和其他消极的态度，从而中断了对他本人和处境的关注，进而可能影响他的人际关系，甚至被剥夺了公民的权利，还有可能导致病情的恶化。

（4）诊断结论限制了专业人员的思维。诊断强调了个人原因而忽视了家庭和社会因素，有时后两者可能是引起个体异常的真正原因；诊断强调异常而忽视了个人其他广泛的信息，尤

其是好的方面信息，而这却是治疗的决定性因素。

（5）对高发的"共病"没有说明。研究发现，人的一生中某个时刻符合至少一个 DSM 诊断的人中，有 56% 符合两个以上心理障碍的诊断标准（R. Kessler 等，1994 年）。而分类诊断系统都将每一种障碍看成是独立的和截然不同的，对共病现象几乎没有说明。

（6）阈下障碍处理困难。阈下障碍是指那些不能充分满足诊断标准的情况，在变态心理学领域非常多见。目前仍缺乏足够的知识来对这些所谓的阈下障碍进行分类（HA. Pincus 等，1999 年）。

（7）分类系统尚不能包括所有的异常。人的异常心理具有多样性且十分复杂，当前还没有任何一种分类能够解释现实生活中的全部异常心理现象，而且有些内容可能还有错误，这有待于不断研究、总结和完善，因此，专业人员在临床工作中要灵活对待。

（8）命名和分类的变化过于频繁。专业活动和社会生活都要求异常心理的名称、术语、分类和诊断标准相对稳定，近些年来对一些心理障碍的分类甚至命名都在不断地修改，导致教学、科研和临床应用方面的诸多不便。

第二节　心理过程障碍

心理过程障碍是以心理活动和行为异常为主要表现的一大类障碍。按照心理活动的不同和不同心理过程的异常表现，可以将心理过程障碍分为认知过程障碍、情感障碍和意志与行为障碍。

一、认知过程障碍

（一）感觉障碍

感觉是人脑对外界客观事物个别属性的反映，是最初级的心理过程，人们对客观世界的认识首先是从感觉开始的。感觉障碍（disorders of sensation）在临床上并不多见。常见的感觉障碍有：

1. 感觉过敏（hyperesthesia）　对外界一般强度刺激的感受性增高，感觉阈值降低，如感到门铃声就好像射击声那样强烈，对普通的气味感到异常刺鼻。这类症状多见于神经症、更年期综合征、感染后的虚弱状态。

2. 感觉减退（hypoesthesia）　与感觉过敏相反，对外界一般刺激的感受性降低，感觉阈值增高。严重时，对外界刺激不产生任何感觉，出现感觉消失。感觉减退常见于抑郁状态、木僵状态和意识障碍。感觉消失较多见于癔症。

3. 内感性不适（体感异常，senestopathia）　为躯体内部产生的性质不明确、部位不具体的不适感，或难以忍受的异样感，往往难以表达，如感到虫爬、挤压、流动，较多见于精神分裂症、抑郁状态和颅脑损伤所致精神障碍。

4. 感觉倒错（paraesthesia）　对外界刺激产生与正常人相反或不同性质的异常感觉，如对冷的刺激产生热感，多见于癔症。

（二）知觉障碍

知觉障碍（disorders of perception）在精神科临床最为常见，常见的主要有错觉、幻觉和感知综合障碍。

1. 错觉（illusion）　错觉是对客观事物歪曲的知觉，也就是把实际存在的事物歪曲地感知为不相符的事物。临床上以错听和错视最为常见。正常人的错觉经验证后可以纠正和消除，病理性错觉不能被验证，多见于意识障碍。

2. 幻觉（hallucination）　幻觉是一种虚幻的知觉体验，即在没有现实刺激作用于感官时发生的虚幻体验，是临床常见且重要的精神病性症状，如无人时听到责骂声，或看到有人在监视自己。幻觉的种类很多，有不同的分类方法，一般根据其感觉分为幻听、幻视、幻嗅、幻味、幻触和内脏性幻觉等。

（1）幻听（auditory hallucination）：临床上最为常见。幻听内容多种多样，患者听到不同种类和不同性质的声音，如广播声、歌唱声等。最常见的是言语性幻听。言语性幻听分为命令性幻听、评论性幻听、争论性幻听。常见于精神分裂症。

（2）幻视（visual hallucination）：看到客观现实不存在的现象，其内容可以是不成形的，也可以是鲜明生动的，同外界客观事物的形象不一致，如视物显大性幻视、视物显小性幻视。尤其在谵妄状态下，患者可见到一些恐怖的鬼怪、猛兽，有时是旁观者，有时是直接参与者。幻视常与其他感官的幻觉伴随出现，持续时间较短。

（3）幻嗅（olfactory hallucination）：嗅到客观现实不存在的气味。在精神分裂症中，往往与其他幻觉和妄想结合在一起，也见于脑器质性颞叶损害患者。

（4）幻味（gustatory hallucination）：患者尝到食物或水中客观上不存在的味道，因而拒绝进食，常和其他的幻觉和妄想合并出现。

（5）幻触（tactile hallucination）：患者体验到皮肤或黏膜上有客观上不存在的异常感觉，如麻木感、针刺感、通电感，较多见于精神分裂症或器质性精神病。

（6）内脏幻觉（visceral hallucination）：患者躯体内部有性质很明确、部位很具体的异常知觉，客观上并不存在，如感到肠子在扭转，多见于精神分裂症及抑郁症。

（7）运动性幻觉（motor hallucination）：这是关于患者的本体感受器如肌肉、关节等运动和位置的幻觉。如有的患者虽然沉默不语，但感到唇、舌在运动，在讲话。

3．感知综合障碍　感知综合障碍（disturbance of perception）又称非幻觉性知觉障碍，是指患者感知的是客观事物或本身，但对其个别属性的感知产生障碍，多见于精神病或癫痫。常见的感知综合障碍有以下几种类型：

（1）视物变形症：患者感知事物的大小、长短、形状等发生变化，看到自己的手臂变大，像柱子一样粗（视物显大症），或者变小了（视物显小症）。

（2）时间感知障碍：对时间的快慢出现不正确的知觉体验，感到时间在飞逝，转眼又是一度春秋。

（3）空间知觉障碍：感到周围事物的距离发生改变，比如汽车离自己已经很近，但患者仍然觉得很远。患者想把杯子放在桌上，但实际上离桌子很远，因而杯子就掉在地上摔碎了。

（4）非真实感：觉得周围事物和环境发生了变化，变得不真实，像布景、"水中月""镜中花"，感到家中的庭院像画中的一样，变得不真实，好像都是假的。

（三）思维障碍

思维障碍（disorders of thought）的临床表现多种多样，主要包括思维形式障碍和思维内容障碍两大类。

1．思维形式障碍　思维形式障碍（disorders of thinking form）以联想过程障碍为主，包括思维的量和速度的变化、思维联想过程的障碍、思维逻辑障碍。下面介绍几种常见的思维形式障碍：

（1）思维奔逸：是一种兴奋性的思维联想障碍，主要指联想速度加快和量的增加，表现为思维和谈话都非常快，概念大量涌现，常伴有随境转移，或音联意联。此类症状多见于躁狂症。

（2）思维迟缓：是一种抑制性的思维联想障碍，主要特点是思维活动显著缓慢，联想困难，思考问题吃力，反应迟钝，语量少，语速慢，语音低沉，并为此而苦恼，是抑郁症的典型表现之一。

（3）思维贫乏：主要特点是思想内容空虚，概念和词汇贫乏，回答得非常简单，但语速并不减慢。思维贫乏往往与情感淡漠、意志缺乏伴随出现,构成精神分裂症的三项基本症状,也可见于痴呆状态。

(4) 病理性赘述:患者在叙述事物时在个别细节问题上,不厌其烦地做不必要的、详细的、累赘的描述,夹杂很多不必要的细节,但最终能基本讲出谈话的主题,常见于脑器质性损害所致精神障碍。

(5) 思维散漫:联想松弛,内容散漫,不切题,给人感觉为"答非所问",严重时可发展为破裂性思维,常见于精神分裂症早期。

(6) 思维破裂:患者在意识清楚的情况下,思维联想过程破裂,谈话内容缺乏内在意义上的连贯性和应有的逻辑性,使人无法理解,常见于精神分裂症。

(7) 象征性思维:患者以一些很普通的概念、词句或动作来表示某些特殊的,除患者外旁人无法理解的意义,多见于精神分裂症。

(8) 词语新作:患者将不同含义的概念或词语融合、浓缩,做无关的拼凑,或自创文字、图形、符号,并赋予特殊的意义,多见于精神分裂症。

2. 思维内容障碍 思维内容障碍主要表现为妄想、超价观念和强迫观念。

(1) 妄想(delusion):妄想是一种病理性的歪曲信念,是病态的推理和判断,是精神病患者最常见的症状之一。其特征有:①信念的内容与事实不符,没有客观现实的基础,但患者坚信不疑;②妄想内容与切身利益、个人需要和安全密切相关;③妄想具有个人特征,不同于集体所共有的信念;④妄想内容受个人经历和时代背景影响(表9-2)。

表9-2 常见的妄想

名称	特点	常见疾病
被害妄想	无中生有地坚信正在被人监视、跟踪、窃听、诽谤、诬陷、毒害等	精神分裂症、偏执性精神障碍
关系妄想	无中生有地感到周围的一事一物均与自己有关,或具有某种特殊意义,常与被害妄想交织在一起	精神分裂症
物理影响妄想	无中生有地认为自己的思维、情感、意志、行为活动受到外界某种力量的支配、控制和操纵,不能自主	精神分裂症
夸大妄想	无中生有地自以为有非凡的才智、至高无上的权利和地位、大量的财富和发明创造等	躁狂症、精神分裂症、器质性精神病
自罪妄想	无中生有地认为自己犯了严重的错误和罪行,应受惩罚,以至拒食或要求劳动改造或判刑	抑郁症和精神分裂症
疑病妄想	无中生有地坚信自己患了严重的躯体疾病或不治之症,描述的症状离奇,检查和验证都不能纠正其歪曲的信念	精神分裂症、更年期及老年期精神障碍
嫉妒妄想	无中生有地坚信配偶对其不忠,有外遇	精神分裂症和更年期精神障碍
钟情妄想	无中生有地坚信某异性对自己产生了爱情,即使遭到对方严词拒绝,也认为对方是在考验自己	精神分裂症
内心被揭露感	认为其内心的想法或隐私未经语言或文字表达,别人就知道	精神分裂症
变兽妄想	确信自己变为某种动物,并有相应的行为异常,如狗、猪等	精神分裂症

(2) 超价观念(overvalued idea):是在意识中占主导地位的错误观念,其发生一般均有事实的根据,往往具有强烈的情感色彩。患者对某些事实做出超乎寻常的评价,并坚持这种观念,因而影响其行为。此种观念片面而偏激,但逻辑上并不荒谬,接近正常思维。超价观念也

可转化发展为妄想。多见于人格障碍和心因性障碍。

（3）强迫观念（obsessive idea）：即强迫性思维，是指某一概念在患者脑内反复出现，并伴有主观的被迫感觉和痛苦感，想摆脱但摆脱不掉。包括强迫性回忆、计数、强迫性穷思竭虑，还有继发强迫动作，包括强迫性怀疑、强迫性检查等。

（四）注意障碍

在大脑出现器质性损害时，注意障碍最常见。精神分裂症、情感性精神障碍也有明显的注意障碍。临床上注意障碍主要有以下三个方面：①注意程度方面的障碍：注意增强、注意减退；②注意稳定性方面的障碍：注意转移、注意涣散、注意固定；③注意集中性方面的障碍：注意狭窄、注意缓慢。

（1）注意增强：在某些精神病状态下，患者特别易于注意外在的事物或患者自身的某些生理活动。表现为主动注意的过分增强，特别容易为某种事物所吸引或特别注意某些活动，多见于神经症、精神分裂症。

（2）注意减弱：主动注意和被动注意均减弱。外界的刺激不易引起患者的注意，或难以在较长时间内集中于某一事物，多见于脑器质性精神障碍及意识障碍。

（3）注意缓慢：患者注意兴奋性的集中困难和缓慢，但注意的稳定性障碍较小，见于抑郁症。

（4）注意涣散：患者主动注意不易集中，注意稳定性降低，可见于精神分裂症和神经衰弱。

（5）注意转移：患者被动注意明显增强，主动注意不能持久，注意的稳定性降低，易受环境的影响而不断转换注意对象，多见于躁狂症。

（6）注意狭窄：患者的注意范围显著缩小，主动注意减弱，当注意集中于某一事物时，不能再注意与之有关的其他事物，多见于智能障碍和朦胧状态。

（7）注意固定：患者的注意稳定性特别增强，可见于神经症。

（五）记忆障碍

临床上记忆障碍大致分为记忆的质和量方面的障碍。记忆的质方面的障碍，包括错构、虚构、潜隐记忆；记忆的量方面的障碍，包括记忆增强、记忆减退和遗忘。记忆障碍可以在识记、保持、再认或回忆的不同记忆过程发生，但一般都是同时受损，只是严重程度不同。

1．记忆增强　是一种病理性的记忆增强，表现为病前不能够回忆并且不重要的事情都能回忆起来，常见于躁狂症、偏执状态和抑郁症。

2．记忆减退　表现为远记忆力的减退，临床上比较多见。脑器质性损害患者最早出现的是近记忆力的减退，病情严重后远记忆力也减退，多见于脑动脉硬化和其他器质性损害的患者，也可见于正常的老年人。

3．遗忘　是指对局限于某一事件或某一时期内的经历不能回忆，也称为"记忆的空白"，是一种记忆的丧失。主要有以下几种表现：

①顺行性遗忘：即不能回忆疾病发生以后一段时间内所经历的事情。遗忘的时间和疾病同时开始。常见于脑震荡、脑挫伤患者。

②逆行性遗忘：即忘掉受伤前一段时间的事件。多见于脑外伤、脑卒中发作后，并伴有意识障碍时。

③心因性遗忘：由严重的创伤性情感引起，对生活中某一特定阶段的经历完全遗忘，通常与这一阶段发生的不愉快事件有关。遗忘的内容仅限于与某些痛苦体验有关的事情。

4．错构　对过去曾经历过的事情，在发生的时间、地点、情节上出现错误的回忆，并坚信不疑，并有相应的情感反应。常见于器质性痴呆、酒精中毒性精神障碍。

5．虚构　患者在回忆中将过去从未发生的事和体验，说成确有其事，以想象的、未曾亲身经历过的事件来填补记忆缺损。常见于酒精中毒性精神障碍、急性应激障碍。

6. 潜隐记忆 指患者对不同来源的记忆混淆不清,相互颠倒。分为两种:一种是把他人经历的事情回忆成他本人实际发生的事;另一种是本人实际经历的事回忆为听到或看到的事。

(六)自知力障碍

自知力(insight)又称领悟能力或内省力,是指患者对自己精神状态的认识判断能力,即患者是否能发现或认识自己有心理异常。精神障碍患者一般都有不同程度的自知力障碍。自知力丧失在临床上是判断精神障碍的重要指标之一,其完整程度及变化又可作为判断精神障碍发生、发展、好转或痊愈的标准之一。

自知力完整的人,如神经症患者,通常能认识到自己的病症,能主动就医,寻求帮助。精神病患者一般均有不同程度的自知力缺陷。

(七)定向障碍

定向力(orientation)又称定向能力(capacity of orientation),指对时间、地点、人物及自身状态的认识能力,包括两个方面:①对周围环境的定向力。指对时间、地点和人物及与自身关系的认识能力;②自我定向。对自己姓名、年龄、职业等自身状态的认识。定向障碍一般在大脑器质性疾病中最常见,是意识障碍的一个重要标志。另外,注意力障碍和严重记忆障碍可引起定向障碍,理解判断障碍也可影响定向力。常见的定向障碍有:时间定向障碍、地点定向障碍和双重定向。后者表现为患者认为他同时处于两个不同的地方,多见于精神分裂症。

二、情感障碍

情感障碍通常表现为三种形式,即情感程度的改变、情感性质的改变和情感稳定性的改变。常见的情感过程障碍如下:

1. 情感高涨 患者情感活动病理性增强,特别愉快和乐观,讲话时眉飞色舞、喜笑颜开,表情生动丰富,自我感觉良好,伴有明显的夸张和夸大色彩,语音高昂,或傲慢自负、盛气凌人,具有感染力,易激惹,情绪易波动。这一症状是躁狂症的典型表现。

2. 情感低落 这是负性情绪增强的表现。与情感高涨相反,患者情绪异常低落,自我感觉不良,度日如年,生不如死,缺乏活力,不与人交往,自我评价过低,意志减退,反应迟钝,甚至出现自杀观念和自杀行为,为抑郁症的典型表现之一。

3. 焦虑 在缺乏明显客观因素或充分事实根据的情况下,患者对其自身健康或其他问题感到忧虑不安、紧张恐惧,犹如大祸临头,常常伴有憋气、心悸、出汗、手抖、尿频等自主神经功能紊乱症状。常见于焦虑症、恐怖症及更年期综合征。

4. 恐惧 患者对平时无关紧要的物品或活动产生紧张恐怖的心情,甚至感到这种恐怖感是不正常的,但无法摆脱。脱离这种特定的环境或事物时,紧张、恐惧的心情随即消失。常见于恐怖性神经症,也见于精神分裂症早期。

5. 情感脆弱 患者常因一些细小或无关重要的事情产生情感波动,反应也迅速,有时较强烈,常因无关紧要的事情而伤心落泪或兴奋激动,无法克制。常见于癔症。

6. 情感迟钝 对一般能引起鲜明情感反应的事情反应平淡,缺乏相应的情感反应,如对亲人不体贴,对工作不认真,常见于精神分裂症早期,如继续发展,则成为情感淡漠。

7. 情感淡漠 对周围事物缺乏应有的情绪反应,漠不关心,即使一般能引起正常人极大悲伤或高度愉快的事件,如生离死别、久别重逢等也无动于衷,面部表情冷淡呆板,内心体验极为贫乏或缺如,是精神分裂症衰退期经常出现的症状,也可见于脑器质性痴呆患者。

8. 情感倒错 指患者的认识过程和情感反应缺乏协调一致性,患者的情感反应与环境刺激不一致,或面部表情与其内心体验不相符合,如患者面对非常悲伤的事件时却哈哈大笑。常见于精神分裂症。

9. **表情倒错** 情感体验与表情不协调或呈相反的表现。外表上痛哭流涕，内心却无相应的悲伤体验，常见于精神分裂症。

10. **病理性激情** 这是一种突然发作、非常强烈而短暂的情感障碍。常伴有冲动和破坏行为，伴有一定程度的意识障碍，事后不能完全回忆，既不能意识到冲动行为产生的后果，也不能对其发作加以控制。这类症状常见于癫痫、颅脑损伤性精神障碍、中毒性精神障碍，也可见于精神分裂症。

11. **易激惹** 这是一种剧烈但持续时间较短的情感障碍。患者情感极易诱发，轻微刺激即可引起强烈的情感反应，或暴怒发作，常见于躁狂状态。

三、意志与行为障碍

意志障碍的临床表现可以从质和量两方面的变化来区别。量的方面变化的临床症状，比较常见的有意志增强和意志减退；质的方面变化的临床症状有意志缺乏、意向倒错、矛盾意向（表9-3）。

表9-3 常见的意志障碍

	名称	特点	常见疾病
量的方面的变化	意志增强	意志活动增多。在病态情感或妄想的支配下，患者可以持续坚持某些行为	躁狂症、精神分裂症
	意志减退	意志活动减少，意志消沉，不愿参加外界活动，懒于料理工作、学习、个人生活	抑郁症
质的方面的变化	意志缺乏	缺乏主动性和积极性，行为被动，生活极端懒散，个人及居室卫生极差。甚至连自卫、摄食等本能都丧失	精神分裂症单纯型或晚期精神衰退及痴呆
	矛盾意向	对同一事物，同时出现两种完全相反的意向和情感，但患者并不感到不妥	精神分裂症
	意向倒错	患者的意向活动与一般常情相违背，导致患者的行为无法为他人所理解	精神分裂症青春型、偏执型

行为障碍在临床上比较多见，症状表现不一，影响也不相同，对诊断和治疗方面值得重视（表9-4）。

表9-4 常见的行为障碍

	名称	特点	常见疾病
精神运动性兴奋	协调性兴奋	患者的动作、行为的增加与思维、情感活动一致，是有目的的、可以理解的	躁狂症
	不协调性兴奋	指患者的动作、行为的增加与思维、情感不一致，动作单调杂乱、无动机和目的	精神分裂症青春型或紧张型
精神运动性抑制	木僵状态	动作和行为明显减少或抑制，并常常保持一种固定姿势。严重的木僵称为僵住，患者不言、不语、不动、不食，大、小便潴留，对刺激缺乏反应	精神分裂症紧张型
	蜡样屈曲	静卧或呆立不动，身体的各部位听人摆布，即使把他摆成一个很不舒服的位置也可以维持很长时间，像塑料蜡人一样	精神分裂症紧张型

续表

	名称	特点	常见疾病
	缄默症	缄默不语，不回答问题，有时以手示意	精神分裂症紧张型和癔症
	违拗症	患者对于要求他做的动作不但没有反应，反而表现为抗拒	精神分裂症紧张型
其他行为障碍	刻板动作	患者机械刻板地反复重复某一单调的动作，常与刻板言语同时出现	精神分裂症紧张型
	持续动作	患者对一个有目的而且已完成的言语或动作进行无意义的重复	精神分裂症紧张型
	模仿动作	患者对别人的言语和动作进行毫无意义的模仿	精神分裂症紧张型、脑器质性精神障碍
	作态	患者用一种不常用的表情、姿势或动作来表达某一有目的的行为	精神分裂症青春型
	强迫性动作	患者明知不必要，却难于克制而去重复地做某个动作，如果不去重复患者就会产生严重的焦虑不安	强迫症、精神分裂症

四、意识障碍

意识障碍经常可由感染、中毒、癫痫发作等疾患引起，一般多表现为短暂性的意识障碍。在急性发病的疾病中，如癔症，也可伴有意识障碍。意识障碍可分为环境意识障碍和自我意识障碍两种。

（一）环境意识障碍

指意识清晰度下降和意识范围改变。它是由于脑功能的抑制所引起的，不同程度的脑功能抑制造成不同程度的意识障碍。临床上常见的环境意识障碍有意识清晰度的降低、意识内容的改变、意识范围的缩小等。

1. 以意识清晰度降低为主的意识障碍

（1）嗜睡：意识下降，昏昏入睡，呼叫或推醒后能够简单应答，但刺激一消失就又入睡，吞咽反射、瞳孔反射、角膜反射等均存在。

（2）意识混浊：意识清晰度受损，似醒非醒，强烈刺激能引起反应，但迟钝，回答简单，语音低而慢，有定向障碍，吞咽反射、对光反射、角膜反射尚存在，见于脑或躯体器质性疾病。

（3）意识错乱：见于急、慢性脑器质性疾病的意识受损状态，主要表现是定向障碍，精神活动缓慢、情感平淡、注意力不集中，严重时不能保持与环境的接触。

（4）昏迷：意识完全丧失，对外界的刺激没有反应，随意运动消失。吞咽反射、角膜反射、咳嗽反射、括约肌反射、腱反射，甚至对光反射均可消失。常见于严重脑部疾病及躯体性疾病垂危期。

2. 以意识范围改变为主的意识障碍

（1）朦胧状态：临床特点是意识范围缩小或狭窄，伴有意识清晰度水平轻度降低。对一定范围的刺激能够感知和认识，并能做出相应反应，但对其他事物感知困难。常见于癫痫性精神障碍、脑外伤、脑缺氧及癔症。

（2）走动性自动症：是意识蒙眬状态的一种特殊形式，以不具有幻觉妄想为临床特点，在意识障碍时可执行某种无意义的动作。临床上比较常见的类型有梦游症和神游症。

3. 以内容改变为主的意识障碍

（1）谵妄状态：患者的意识水平下降，同时产生大量的幻觉和错觉。意识清晰后，患者对病中经过可有部分回忆，也可以完全遗忘。症状呈昼轻夜重。常见于躯体疾病所致精神障碍及中毒所致精神障碍。

（2）梦样状态：这是伴有意识清晰度降低的一种梦境样的体验。患者如同做梦，沉湎于幻觉、幻想之中，对外界环境毫不在意，但外表好像清醒，过后并不完全遗忘幻觉内容。常见于感染中毒性精神障碍和癫痫性精神障碍。

（二）自我意识障碍

自我意识障碍是在大脑皮质觉醒水平轻度降低的状态下，对自身主观状态不能正确认识的一种症状。自我意识障碍在临床上表现多种多样。

1. 人格解体　人格解体是指对自我与周围现实的一种不真实感，多突然发生，并伴有昏厥感和面临灾难的惶恐紧张感，如感到自身已有特殊的改变，甚至已不存在了；感到世界正在变得不真实，或不复存在，如同放置了玻璃屏幕。常见于疲劳状态、神经症、抑郁症、精神分裂症、颞叶癫痫。

2. 双重人格　患者在同一时间内表现为完全不同的两种人格，体验到两种完全不同的心理活动，有着两种截然不同的精神生活。常见于癔症、精神分裂症。

3. 交替人格　患者在不同时间内表现为两种完全不同的人格特点和内心体验，在不同时间内交替出现。多见于癔症和精神分裂症。

4. 人格转换　患者否认原来的自身，而自称为另一个人或者鬼神，如说"我是狐狸大仙下凡"。常见于癔症。

第三节　人格障碍

人格障碍（personality disorder）又称变态人格，是指18岁以上的成年人在认知内容、情绪反应、冲动行为控制和人际关系等方面的异常。这些异常显著偏离特定的文化背景和一般的认知方式，明显且恒定地影响其社会功能与职业功能，造成对社会环境的适应不良，部分患者为此感到痛苦。患者虽然没有智能障碍，但适应不良的行为模式难以矫正。这种行为通常开始于童年期或青少年期，并长期持续发展至成年或持续终生。ICD-10（1992年）和DSM-Ⅳ（1994年）指出人格障碍具有三个因素：早年开始，从童年或少年期起病；人格的一些方面过于突出或显著增强，导致牢固或持久的适应不良；给本人带来痛苦和贻害周围。

人格障碍并不少见，在发达国家总的患病率为2%～10%。国内调查（黄悦勤）发现人格障碍的患病率为2.5%，接近国外数字。

一、人格障碍的病因

人格障碍的病因研究主要包括神经生物学和心理社会因素两个方面。

（一）神经生物学

神经生物学的研究在20世纪60年代集中于精神病态和犯罪行为。主要包括以下研究：

1. 遗传因素　人格是高度遗传的，部分人格障碍可能存在一定的遗传基础，但没有任何研究可以确定人格障碍的位点。家族史的研究表明，人格障碍明显有遗传基础。围绕寄养儿的反社会人格障碍研究表明，反社会障碍者，其亲生父母的反社会行为也较多。

2. 神经病理学研究　神经影像学的研究多限于分裂型、反社会型和边缘性人格障碍。研究表明，分裂型、反社会型和边缘性人格障碍存在脑影像学的改变或脑功能障碍。

3. 神经递质的影响　人格障碍的神经递质的研究以5-羟色胺（5-HT）最多。研究表明，脑脊液中的5-羟吲哚醋酸与人格障碍患者的终生攻击行为成反比。去甲肾上腺素与攻击行为直接相关。乙酰胆碱可能介入到边缘性人格障碍患者的情感不稳定特质。

4. 电生理　反社会人格障碍和边缘性人格障碍常见脑电图的改变，主要改变为慢波活动。

（二）心理社会因素

儿童时期的不合理教养方式可导致人格的病态发展。精神分析学派认为，儿童早期环境和家庭教育对人格形成极为重要。个体心理学家阿德勒认为人格障碍是对自卑感不恰当的补偿，行为学派则认为病态人格源自社会性学习的失败。

1. 分离　幼年与母亲的分离可导致反社会行为的出现，难以建立亲密的人际关系，形成人格改变。

2. 父母因素　患者反社会人格的形成在一定程度上与父母不和谐的婚姻关系有关，父母长期的争吵、分居、关系紧张，会影响儿童的人格成长。

3. 儿童的社会学习　儿童成长于反社会人格家庭，如家庭缺乏一贯的行为准则，通过反社会行为解决情绪问题，则反社会人格障碍的发生率明显增高。研究表明，儿童期的行为问题与成年后的反社会人格障碍有关。

二、人格障碍的临床特征

（一）反社会型人格障碍

反社会型人格障碍（antisocial personality disorder）又称无情型人格障碍（affectionless personality disorder），是对社会影响最为严重的一种类型。患病率在发达国家为 4.3%～9.4%。

他们自幼存在行为问题，成年后情感肤浅，甚至冷酷无情、脾气暴躁、自我控制不良，与他人格格不入；对人不坦率，缺乏责任感；法纪观念较差，行为缺乏计划性和目的性，受本能欲望、偶然动机和情绪冲动所驱使，具有高度的冲动性和攻击性，缺乏羞惭感，不能从经验中汲取教训，社会适应不良；自私自利，自我评价过高；对挫折的耐受力差，遇有失利则推诿于客观，或者提出一些似是而非的理由为自己开脱，或引起反应状态；缺乏良知，且对自己的人格缺陷缺乏觉知；可有多种形式的犯罪，有伴发药物或酒精滥用趋向。

此类人群一般不愿寻求医生帮助，门诊较少见。

（二）偏执型人格障碍

偏执型人格障碍（paranoid personality disorder）又称狂信型人格、诡辩型人格，多见于男性。主要表现为广泛的猜疑，不信任他人，嫉妒心强，主观偏执。

患者童年可能遭遇过某种挫折，逐渐出现孤僻、敏感、社交焦虑或恐惧。成年早期可出现多疑，常因受点儿小批评即产生别人要害自己或要整自己的感觉；心胸狭隘，言语刻薄，好嫉妒，不信任他人，做事主观；好胜心强，自尊心也强，对别人的成绩易产生嫉妒，对自己的过错很难让其承认，对批评易记仇，看问题主观片面，易产生某些超价观念，容易发生病理性嫉妒。在遇到生活事件后人格障碍会更加严重。常出现于信访部门或司法精神病鉴定场合。

（三）分裂样人格障碍

分裂样人格障碍（schizoid personality disorder）又称关闭型人格（shut-in personality），男性多见，以观念、行为和外貌装饰的奇特、情感冷漠及人际关系明显缺陷为特点。

患者表现为情绪缺乏和冷漠，不能表达对他人的体贴、关怀、温暖及愤慨。他们在儿童、少年时缺少同伴，怕见人，有社交焦虑，有奇特和古怪的想法，常沉湎于幻想。成年后表现为孤独、退缩，与亲人和社会疏远。行为怪僻，独来独往，缺乏性兴趣，婚恋受阻。有些人相信自己有某种灵感，极少数人可有创造发明。当遇到严重生活事件时，他们可出现短时间精神病性障碍，有些人会发展为精神分裂症。有资料认为半数以上分裂症患者的病前人格为分裂样的。

（四）冲动型人格障碍

冲动型人格障碍（impulsive personality disorder）又称暴发型或攻击型人格障碍，以情感暴发伴明显的行为冲动为特点。

行为和情绪具有冲动性和不可预测性是其主要特征。患者对其行为缺乏控制能力，稍不如意就出现冲动行为，情感暴发时不可遏制，易与他人发生冲突和争吵，甚至伤人、毁物，但事后可有后悔、烦恼或迷惑不解，但不能防止再次发生。

（五）表演型人格障碍

表演型人格障碍（histrionic personality disorder）又称癔症型人格障碍（hysterical personality disorder）或寻求注意型人格障碍（attention-seeking personality disorder），以过分情感用事，或以夸张的言行和自我表演来吸引他人的注意以及暗示性增高为特点的人格障碍，女性多见。

患者以人格不成熟和情绪不稳定为特征，以自我为中心，自我放纵，情绪不稳。其自我表演性大大超过了生活的特征，似乎在扮演生活的一部分而不是自己，当不被别人注意时会表现不快甚至抑郁。他们好炫耀自己，不断渴望受人称赞，喜欢追求刺激，有的甚至以卖弄或调情来吸引异性，但性生活被动，常常是性挑逗和性冷淡相伴随。他们对别人不关心，但容易过分轻信，易受别人暗示，依赖性强，富于幻想。在不如意时可出现各种躯体不适。

（六）强迫型人格障碍

强迫型人格障碍（obsessive-compulsive personality disorder）接近易感型人格（sensitive personality），为精神分析学派早期研究的对象。弗洛伊德描述过强迫型人格的孤立和置换防御机制。它是以过分寻求完美。做事循规蹈矩、刻板固执，缺少灵活性、创新性和效率为特征的一种人格障碍。

患者对人、对己都过于严格，做事谨小慎微，要求十全十美，但又优柔寡断，缺乏自信。因过度注意细节或反复核对而忽视全局、延误时间，降低工作效率，影响人际关系，使他们经常处在紧张、焦虑之中。他们的婚恋也由于过分挑剔而延误。有的患者进一步发展成强迫症。

（七）焦虑型人格障碍

焦虑型人格障碍（anxious personality disorder）是以懦弱胆怯、自我评价过低、自卑以及对负性评价过分敏感为特征的人格障碍。患者过于夸大潜在危险，以达到回避某些活动和社交场合的目的。他们缺乏与他人建立关系的勇气，担心自己会被人指责或拒绝。为确保自己的安全，他们通常限制自己参加某些活动，除非在这个活动中自己肯定会受到欢迎。此类患者常合并焦虑症、情感障碍和依赖型人格障碍。

（八）依赖型人格障碍

依赖型人格障碍（dependent personality disorder）指缺乏自信而不能独立活动，感到自己孤独无助和笨拙，情愿把自己置于从属地位，一切悉听他人决定的人格异常。

患者幼年时表现为对父母特别依恋，衣食住行和空闲时间的安排都要由父母做主。由于不能独立生活，因而许可他人对其生活的主要方面承担责任。为了获得别人的帮助，他们随时需要有人在身旁，每当独处时便感到极大的不适。他们对别人给予的爱和帮助有感激，更有索取。如果暂时失去了这种爱、帮助或者身边的亲人，他们就会立刻认为现实生活失去了意义，因此常伴有焦虑和抑郁症状。

三、人格障碍的治疗

由于人格障碍的本质和病因尚不确定，因此对治疗作用估价不一。临床研究表明，人格障碍往往伴有神经生化异常，这为药物治疗提供了依据。同时，人格障碍的药物治疗要根据疾病的类型和临床症状具体对待，常见的药物有锂盐、抗抽搐药、纳曲酮、抗精神病药和抗抑郁药等。

心理治疗对人格障碍是有益的，包括支持性心理治疗、心理分析、认知行为治疗等，另外需要加强教育和训练。

第四节 性心理障碍

性是人的基本生理需要，是种族延续的基础。性行为从正常到异常是一个连续体，两极是正常和异常。中间存在正常的变异形态，在正常人可以见到某种短暂时间的性行为变态表现。

性心理障碍（psychosexual disorder），又称性变态（paraphilia），是指性行为明显偏离正常的一组心理障碍，表现为以异常的性行为作为满足性需要的主要方式，从而不同程度地干扰了正常的性活动。

一、性功能障碍

性功能障碍（sexual dysfunctional disorder）是临床精神科常见的类别，可以是躯体疾病以及药物滥用的伴发症状，也可由心理社会因素导致。本章主要阐述心理社会因素所导致的性心理障碍。性心理障碍患者所存在的内心冲突，往往与其性观念以及与性对象可接受性的态度有一定的关联性。

1. 性欲减退　是临床常见的性功能障碍，指的是成年人以缺乏性兴趣、性活动减少为特点的障碍。

2. 阳痿　指的是成年男性难以产生或维持满意的性交所需要的阴茎勃起为特点。患者有正常的性想象，并可出现手淫行为。

3. 早泄　指的是男性射精过早，致使不能得到满意的性交。

上述三种性心理障碍常与男性患者躯体过度疲劳或处于明显虚弱衰竭状态有关，或者夫妻关系存在问题，致使男性存在恐惧性焦虑的期待、恐惧和过分忧虑性行为的失败。要确定诊断，病程需要持续三个月。

女性性功能障碍，如性欲减退、性高潮障碍，一般与女性的性态度和性认知有关。阴道痉挛或性交疼痛可能是躯体疾病或局部病变的继发性症状，也可能是心理因素所导致。

二、性变态

性变态（sexual deviation）是泛指性爱异常的一大类性心理障碍，主要有性身份障碍（gender identity disorders）、性偏好障碍（disorders of sexual preference）、性指向障碍（sexual orientation disorders）三大类。继发于某些精神疾病和神经系统疾病的变态性行为可统称为继发性性变态（secondary sexual deviation），但不包括在性变态之内。

（一）性变态的病因

关于性变态的原因，有学者注意到颞叶病变可引起恋物癖、异装癖等；酒精中毒、精神分裂症、老年精神病也存在性变态表现。从心理社会因素来看，引发性变态的因素主要有：①正常异性恋遭受挫折或损害；②存在生活事件、工作、事业上的失败、压力体验；③早期不良性刺激、性兴奋体验；④淫秽、色情物品的不良影响。

（二）性变态的临床类型及特征

1. 性偏好障碍

（1）露阴症：露阴症（exhibitionism）是较多见的性心理障碍，一般至少持续半年。其特点是反复在异性面前暴露自身的性器官，以获取性满足，可伴有手淫，但无进一步性活动的要求。此症几乎仅见于男性，通常发生在青春期。露阴的频率因人而异，少的可数月或一年仅数次发生，多则数日或数周一次。

(2) 窥阴症：窥阴症（voyeurism）是反复的、强烈性渴求和性唤起想象，窥视异性下身、裸体和性交行为，以达到性兴奋的强烈欲望，可伴有手淫。他们反复去厕所、浴室和卧室偷看，甚至不顾污臭，携带反光镜钻进粪池。大多数没有异性恋，只有少数是已婚男性，但是夫妻性生活照例是不满意的。窥阴症者多有焦虑和内疚感，有时有抑郁，几乎均为男性。

(3) 异装症：异装症（transvestism，异性装扮症）的特征是正常异性恋者具有反复穿戴异性装饰的强烈欲望并付诸实施，通过穿戴异性装饰引起性兴奋，抑制此种行为可引起明显不安。主要见于男性，多始于童年或青春期，至少持续半年。着异装时往往有手淫活动，但不要求改变自身性别解剖生理特征。

(4) 性摩擦症：性摩擦症（frotteurism）的特征是在拥挤场所或乘对方不备，以生殖器或身体某些部位摩擦异性躯体或触摸异性身体的某一部分，以引起性兴奋。他们多在公共汽车内、地下铁道、车站和影剧院等场所与异性进行躯体接触和摩擦，可有射精行为，但没有与所摩擦对象性交的要求，无暴露自己生殖器的愿望。仅见于男性。病程至少持续半年。

(5) 性施虐症和性受虐症：性施虐症（sexual sadism）的特征是向性爱对象施加虐待以取得性兴奋，性受虐症（sexual masochism）是指接受性爱对象虐待以获得性兴奋。两者可以单独存在，也可并存。他们的性功能一般较弱，可以不通过性交获得性满足。

性施虐症者通过对配偶或其他性对象的鞭打、针刺、绞勒、撕割躯体等，导致性对象明显痛苦，以增加性快感或作为性满足的唯一方式。患者绝大多数为男性。

性受虐症者唯一关心的是作为痛苦结果的唤起，多见于女性异性恋者，也见于男性同性恋者。男性患者通常不能与女性建立异性恋关系，因此主动要求性对象在性活动时对其施加痛苦，受虐的方式通常是针刺、切割乳房、捆绑躯体和勒颈等。

病程也以持续半年为准，两者可单独存在，也可并存。

(6) 恋童症：恋童症（paredophalia）患者以12~13岁青春前期儿童作为性对象。有学者将恋童症分为两个亚型：一是假性神经症型，通常以异性恋者出现，对异性恋对象具有不愉快的相互关系，具有羞耻感和罪恶感；二是稳定的亚型，性施虐行为发于强烈的复仇心态。中年患者多数家庭关系存在矛盾，老年患者多是孤独者，较少见。

(7) 恋物症：恋物症（fetishism）是指反复出现以异性使用过的物品或异性躯体某个部分作为性满足的刺激物，几乎仅见于男性，他们通过吻、尝、抚弄该物品获得性满足，这些物品包括乳罩、内裤、月经带、内衣、头巾、鞋、丝袜、发夹等，异性的头发、足趾和腿等也可成为眷恋物。

患者多数是异性恋，但大多性功能低下，对性生活胆怯，而千方百计寻觅眷恋物，采取偷窃手段十分常见。如伴有强烈性兴奋的偷窃，称为偷窃色情狂（kleptolagnia）。

2. 性身份障碍　易性症（transsexualism）是性身份障碍的主要类型，患者在心理上对自身性别的认定与解剖生理性别特征相反，持续存在改变本身性别的解剖生理特征以达到转换性别的强烈愿望，其性爱倾向为同性恋。绝大多数是男性患者，起始于青年期，儿童期多与女孩为伍，穿着异性衣着，往往具有女性化的言语腔调，厌恶自己的性器官，要求进行阉割手术转换性别。

3. 性指向障碍　同性恋（homosexuality）是性指向障碍。特点是性爱指向对象是同性而非异性，即在正常条件下对同性持续表现性爱倾向，包括思想、情感和性爱行为。1973年，美国精神病学会将"同性恋"从其《精神障碍诊断与统计手册》中删除，同性恋以后逐步为人们所接受。目前认为，同性恋作为性体验与性行为的变种，只有在陷入个人或社会冲突时，才将其作为心理障碍对待。

三、性心理障碍的治疗

心理治疗是目前治疗性心理障碍的主要方法。近几十年来，采用行为疗法（主要是厌恶条件疗法）对多种类型的性变态患者有明显疗效。药物治疗也有必要，使用药物主要是解决与性激素水平有关的问题，或是解决与性心理障碍有关的其他心理障碍，如抑郁、焦虑等。

第五节 神 经 症

神经症（neuroses），旧称神经官能症，是一组主要表现为焦虑、抑郁、恐惧、强迫、疑病和神经衰弱等症状的心理障碍。此类障碍有一定人格基础，起病常受心理社会因素的影响。临床表现与患者的现实处境并不相称，但患者感到痛苦和无能为力，自知力完整或基本完整，病程多迁延，没有可证实的器质性病变作基础。神经症是非常多见的心理障碍。WHO根据各国的调查资料推算，人群中罹患神经症者约为重性精神病的5倍。根据《中国精神障碍分类与诊断标准》第3版（CCMD-3），本节仅介绍恐怖症、焦虑症、强迫症、躯体形式障碍和神经衰弱。

神经症的共同特征包括：

（1）发病常与心理社会因素有关。突发事件、社会隔离等引起的精神紧张可导致神经症的发生。

（2）患者常具有某种特殊个性特征。不同的个性特征决定罹患神经症的难易程度，决定罹患某种特定神经症亚型的倾向。巴甫洛夫认为，神经类型属弱型或强而不平衡的人，易患神经症。

（3）症状没有相应的器质性病变为基础。

（4）社会功能相对完好。

（5）自知力充分。神经症患者的现实检验能力不受损害，有痛苦体验，有改变现状的求治欲望，有极力摆脱症状的强烈要求。

一、恐怖症

恐怖症（phobia），又称为恐怖性神经症，指以过分和不合理地惧怕外界某种客观事物或情境为主要表现的神经症。患者明知客体对自身并无真正威胁，恐惧反应极不合理，但在相同场合下仍反复出现恐惧情绪和回避行为，难以自制，以致影响其正常活动。

（一）临床表现

恐惧症的临床表现通常归纳为三类：

1. 场所恐怖症　为恐怖症中最常见的一种，主要表现为对某些特定环境的恐惧，如商店、广场等。

2. 社交恐怖症　恐惧的对象主要为社交场合和人际接触，怕成为人们耻笑的对象，他们不敢在他人注视下进食、写作，害怕与他人近距离接触。

3. 单一恐怖症　指患者对某一具体的物体、动物有一种不合理的恐惧。单一恐怖症的症状比较恒定，多只限于某一特定对象，如动物、鲜血、尖锐锋利的物体或高空、雷电等。

（二）诊断依据

1. 符合神经症的共同特征。

2. 以恐怖症为主要临床相，符合以下各点：

（1）对某些客体或处境有强烈恐惧，恐惧的程度与实际危险不相称。

（2）发作时有焦虑和自主神经症状。

(3) 有反复或持续的回避行为。
(4) 知道恐惧过分或不必要,但无法控制。
3. 对恐惧情景和事物的回避必须是或曾经是突出的症状。

(三) 治疗

当前,行为疗法是恐怖症治疗的首选。在药物治疗方面,地西泮等抗焦虑药和普萘洛尔为代表的 β 受体阻滞剂对恐怖症的躯体症状效果很好。三环抗抑郁剂如多塞平、阿米替林及选择性 5-HT 再摄取抑制剂对恐惧伴有焦虑的患者常有帮助。

二、焦虑症

焦虑症(anxiety)是一种以焦虑情绪为主的神经症,有慢性焦虑和急性焦虑两种临床相。

慢性焦虑是指以缺乏明确对象和具体内容的提心吊胆和紧张不安为主的焦虑症,并有显著的自主神经症状、肌肉紧张和运动性。

急性焦虑是一种以反复的惊恐发作为主要原发症状的神经症。这种发作并不局限于特定的情境,因此具有不可预测性。其典型表现是发作常突然产生,患者处于一种无原因的极度恐怖状态。一般持续数分钟到数十分钟。

放松疗法、精神分析疗法对焦虑症的治疗是有益的。在药物治疗方面,苯二氮䓬类药物是临床上广泛使用的抗焦虑药物。β-受体阻滞剂如普萘洛尔,不论对慢性焦虑还是惊恐发作都有疗效。

三、强迫症

强迫症是以强迫观念、强迫冲动或强迫行为等症状为主要表现的一种神经症。患者反复而持久地思考某些并无实际意义的问题,既可以是持久的观念、思想和印象,也可以是冲动念头。这些体验虽不是自愿产生,但仍属于患者自己的意识。患者力图摆脱但却摆脱不了,并因此十分紧张苦恼、心烦意乱、焦虑不安,还可出现一些躯体症状。

(一) 临床表现

1. 强迫观念
(1) 强迫怀疑:对完成的事情有不确定感,尽管多次核实,仍心中不安。
(2) 强迫回忆:不由自主地回忆以往经历,挥之不去,无法摆脱。
(3) 强迫性穷思竭虑:对一些毫无意义的问题反复思索,自知毫无意义却欲罢不能。
2. 强迫情绪　患者存在一种不必要的担心,自知荒唐,却担心不已。
3. 强迫意向　患者内心有一种去做某种违背自己心愿的事情的冲动,虽不会真的去做,却欲罢不能。
4. 强迫行为　患者存在强迫检查、强迫洗涤、强迫计数、强迫性意识动作等症状,无法自控,痛苦不堪。

(二) 治疗

行为疗法如系统脱敏疗法适应于各种强迫行为、强迫观念的治疗。在早期曾使用阿托品昏迷疗法治疗强迫症,三环类抗抑郁药物,如氯米帕明、丙咪嗪、多塞平均有一定疗效。近年来,5-HT 再摄取抑制剂可用于强迫症的治疗。

四、躯体形式障碍

躯体形式障碍是一类以持久的担心或相信各种躯体症状的优势观念为特征的神经症。患者因这些症状反复就医,虽然结果正常,但仍然心存疑虑。病程多为慢性波动性。

（一）临床表现

躯体形式障碍包括躯体化障碍、疑病症、躯体形式自主神经紊乱和躯体形式疼痛障碍。

1. **躯体化障碍** 是一种以多种多样、经常变化的躯体症状为主要特征的神经症，起病于成年早期，男性多于女性，病程持续两年以上。

2. **躯体形式自主神经紊乱** 是由自主神经系统支配的器官系统发生的躯体形式障碍所致的神经症样综合征。患者在自主神经兴奋症状的基础上，发生非特异性的、更具有个性特征和主观性的症状，如部位不定的疼痛感。

3. **躯体形式疼痛障碍** 是一种不能用生理过程或躯体障碍予以合理解释的持续的、严重的疼痛。患者声称疼痛剧烈，但缺少器质性疼痛所具有的生理反应，病程迁延，持续6个月以上，并使社会功能受损。

4. **疑病症** 主要临床表现是担心或相信自己患有某种严重的躯体疾病，其关注程度与实际健康状况很不相称的一种神经症。患者担心或相信自己患有一种或多种严重的躯体疾病（如癌症、艾滋病等），经常诉不适并四处求医，但各种客观检查的阴性结果和医师的解释均不能打消患者的疑虑，患者处于一种持续的对该病的恐惧情绪中，伴有神经症的焦虑、恐惧、抑郁和强迫现象。

（二）治疗

可用苯二氮䓬类、三环抗抑郁剂、5-HT再摄取抑制剂解除患者的焦虑和抑郁情绪。心理治疗也是躯体形式障碍的主要治疗方式，目前常用精神分析、行为治疗、认知疗法、森田疗法，让患者了解疾病性质，改变错误观念，正确评估身体与健康状况。

五、神经衰弱

神经衰弱是以脑和躯体功能衰弱为主的神经症。主要表现为三个方面：①脑功能衰弱症状，包括精神容易兴奋、易激惹和精神易疲劳、脑力下降。用脑稍久便感到十分疲惫，记忆力差，注意力不集中，导致学习和工作效率明显下降；②情绪症状：有易激惹、烦恼、情绪紧张和控制力低，可导致人际关系失调，常伴有继发性焦虑；③心理生理症状，表现为睡眠障碍和自主神经功能紊乱。

神经衰弱的治疗有药物治疗和心理治疗。可根据患者的症状，酌情使用抗焦虑剂、抗抑郁剂、镇静剂、止痛剂等，可适当选用中成药。心理治疗方面，认知疗法、森田疗法和放松疗法均具有一定效用。

（高新义　井西学）

第十章 患者心理与心理护理

患者心理是指患者在生病或产生病感后伴随着诊断、治疗和护理过程所发生的一系列心理反应或心理变化。准确把握患者心理并进行有效的心理护理，将有助于深化以患者为中心的理念，优化医患关系，减少医疗纠纷，增加患者满意度，促进患者康复，提高临床服务质量。

第一节 患者与患者角色

一、患者的概念

"患者"是看似简单但却比较复杂的概念。从字面上理解，患者（patient）通常指患有病痛的人，在英语中它由"忍耐"（patience）一词变化而来，也就是说患者是忍受着疾病痛苦的人。然而，对于患有慢性病却坚持工作的人，却很少有人把他们当成患者，但是，来医院体检的健康者虽然没有疾病的痛苦，又常常被称作患者，因为他们在门诊挂号就诊获得医疗服务的同时，在法律意义上已经获得了"患者"的资格。可见，人们对"患者"这一概念，在不同的情境中赋予不同的含义。本书将患者看作社会人群中患有疾病并有就医和治疗行为的社会人群。

二、患者的角色

"角色"（role）是戏剧学上的术语，指演员扮演的剧中人物。如果一个演员担当了某一个角色，导演就要对他提出相关要求，他就具有了认真完成表演工作的责任和义务。"社会角色"（social role）是美国社会学家米德（GH. Mead）从戏剧学引入社会心理学领域的一个术语，是指与个体社会地位、社会身份相一致的权利、义务以及行为模式的总和。一个人在同一发展阶段可以同时具有不同的角色，例如，他可以是医院的医生、妻子的丈夫、孩子的父亲、母亲的儿子。在人生的不同发展时期要自然接受不同角色的转换，即从一个角色转到另一个角色，例如，从儿子到父亲，再成为祖父；有时生活的某种变故可能会使人不得不接受某种角色，例如，父母突然发生车祸使其孩子不得不接受孤儿的角色，突然的患病使当事人不得不接受患者的角色。从某种意义上说，个体发展的过程就是他在一生中所扮演的各种社会角色的总和。当一个人接受了某一社会角色，他人和群体就会依据社会认同的角色标准对他的行为产生期待（角色期待），当个体的行为与角色期待相一致时，我们说他与个人扮演的角色是相称的，否则就会被认为是不合适或不恰当的。

当一个人被社会视为患者而获得了患者身份时，我们说他取得了患者角色（patient role）。患者角色是多数人一生中的某一阶段不可避免的特殊社会角色。它同其他社会角色一样，也存在着角色的转换、角色的期待和角色的适应问题，这些问题处理不当将构成患者的心理问题。

患者角色最初由美国社会学家帕森斯（T. Parsons）于1951年提出。他认为患者角色的概念应该包括以下四个方面：

（1）患者可以从常态的社会角色中解脱出来，免除其原有的社会责任和义务。

(2) 患者对陷入疾病状态是没有责任的。疾病是超出个体自控能力的一种状态，也不符合患者的意愿，患者本身就是疾病的受害者，他无须对此负责。

(3) 患者应该努力使自己痊愈，有接受治疗和努力康复的义务。

(4) 患者应该寻求可靠的治疗技术的帮助，必须与医护人员合作，共同战胜疾病。

帕森斯通过阐述患者享有的权利和义务，较为清晰地揭示了"患者角色"的内涵。在医疗卫生工作中，这一见解对确立以患者为中心的思想，优化医患关系具有积极的作用。但也存在一定的不足，突出表现为：在患者角色的概念中，没有说明一个人获得患者角色的前提。我国学者汪勇对患者角色概念的界定较好地解决了这个问题。他认为，患者角色应该包括以下三点内容：①有生理或心理的异常或出现有医学意义的阳性体征；②应该得到社会的承认，主要是医生以有关医学标准确认其疾病状态；③处于患者角色的个体有其特殊权利、义务和行为模式。

三、患者的权利和义务

当一个人取得了患者角色，相应地便享有特定的权利和必须承担的义务。

（一）患者的权利

1. 受到社会尊重、理解的权利　患者首先是一个社会人，他们和其他社会成员一样具有被他人尊重和理解的权利。患者患病不是自己情愿的，他们由于病痛不得不求助于医护人员，需要得到医护人员的尊重与理解，而决不应该被看成一个"床号"和"病例"。

2. 享受医疗服务的权利　患者到医疗机构看病并交付相应的费用，就取得了接受医疗服务的权利，他们有权利要求医护人员为自己进行诊断、治疗和护理。在诊治过程中，患者有权向医护人员了解自己的病情、治疗方案和预后等情况。对于不尊重患者权利和不负责任的医疗行为，患者有权批评、拒绝甚至向医生的上级领导或有关部门反映。

3. 免除或部分免除健康时的社会责任的权利　为了全身心地配合医生的治疗，患者必须全部或部分免除健康时承担的社会责任。例如患病时，学生可以请假休学，工人可以休班或调换工种，教师可以免去其讲课任务直至住院。

4. 要求保守个人秘密的权利　一个人患病后，为配合医生的诊断和治疗，有时会把自己的隐私告诉医护人员。这时患者有权利要求医护人员给予保密。

（二）患者的义务

1. 及时就医、早日康复的义务　社会由每个社会成员组成，社会成员的健康问题不仅仅是个人问题，它牵涉到整个社会的利益，所以，有病及时就医并努力早日康复是患病个体对他人和社会应尽的责任和义务。尤其是对患有某些种类传染病的患者来说，是否及时就医往往也是对其道德水准的检验。

2. 寻求有效医疗，认真遵循医嘱的义务　患者只有到正规的医疗机构就诊，才有可能得到科学的治疗。为保证有效的治疗，患者必须听从医护人员的指导，遵从医嘱，主动配合医护工作。

3. 遵守医疗机构的规章制度的义务　为了保证正常的医疗秩序，每个医疗机构都有针对患者的规章制度，患者既然要在那里接受诊治，就有义务遵守那里的规章制度，这既是对患者基本的道德要求，也是患者本身同医护人员建立良好的医患关系、获得优质医疗服务的需要。

以上患者的权利和义务是从社会对患者角色的要求方面提出的，这是社会学家勾画的一种理想模式。在实际工作中，患者难以享受应有的权利、不能完成自己应尽义务的现象十分普遍。可见患者权利和义务的实现还受具体的社会条件制约，如社会生产力发展水平、医疗技术发展水平、社会卫生保健制度、公民的道德水准和社会文明的程度等。医学心理学讨论患者权利与义务的目的在于要求医护人员在尊重患者权利的同时，尽一切努力使不能进入患者角色的患者尽快适应患者角色，完成自己应尽的义务，另外，要使康复痊愈的个体尽快脱离患者角色。

四、患者的角色转换

医护人员期望患者在接受诊断、治疗和康复的过程中，其角色能随着治疗康复的进程及时地实现从健康人到患者，再从患者到健康人的转换，也只有这样，才可以使治疗康复的过程事半功倍。这种角色转换过程一旦受阻，就意味着角色适应不良，表现为当事人不能很好地履行与自己角色相应的责任和义务，从而阻碍疾病的康复过程。患者的角色转换问题集中表现为以下六种形式。

1．角色行为缺如　患者没有进入患者角色，主要表现为意识不到自己有病，或否认自己有病（精神病除外）。其原因可能与患者的人格、家庭经济状况或是社会文化有关。人们期望患者能按患者的身份行事，但患者的行为往往与人们的期望相反。例如，不承认自己有病，不顾身体状况而勉强从事自己并不胜任的活动，或对治疗不合作。角色缺如的不良后果可能是拒医，贻误治疗时机，使病情进一步恶化。

2．角色行为冲突　同一个体在同一时段经常会扮演多种社会角色，尤其是人到中年，当因患病而需要当事人从目前的工作生活角色转换为患者角色时，患者一时难以放弃原有的角色，左右为难，陷入角色冲突之中。如工作繁忙而不能安心治疗，或不能放弃家庭责任而影响治疗等。还有因长期担当某种角色而形成了固定的行为习惯，即使是患病后也难以马上放弃原有的行为模式，接受患者的角色。患者角色冲突多见于承担了较多社会和家庭责任，而且责任感强、事业心重的人。

3．角色行为减退　患者已经进入患者角色，但由于其他更加重要的需要，使其不顾病情而从事力所不及的活动，表现出对自己的病情不够重视，从而影响治疗。

4．角色行为强化　患者对患者角色呈现过度的适应，安心于患者角色的现状，依赖性增强，自信心下降，对承担的原有社会角色感到惶恐不安，不愿意从患者角色中走出来。角色强化常出现在病程后期。在长期的治疗过程中，患者已经习惯了患者的行为模式，所以不愿意从患者角色行为中解脱。有些患者角色强化是因为继发性获益机制的作用，如患病后可以从原来的生活、工作的压力中解脱出来，并可以得到各种补贴、赔偿或来自亲友和医护人员的关心和照顾。患者的人格因素往往在角色行为强化过程中起着重要的作用。

5．角色行为异常　患者患病后不能接受患病的现实，夸大疾病的影响和可能的严重后果，对治疗悲观失望，表现为对医护人员有攻击性言行或病态的固执、抑郁、厌世甚至自杀。

6．角色认同的差异　医护人员通常从理性的角度看待患者，强调患者应该履行患者角色赋予的义务，行为要符合患者的身份。而患者则往往较多地强调自己的权利，忽略自己应该承担的义务，因此很容易与医护人员发生冲突。

医护人员应注意患者角色转换问题，一方面要避免自身的言行对角色转换可能产生的消极影响；另一方面要注意努力创造条件促使患者及时地进入患者角色，随着疾病的好转，又要使患者逐渐摆脱这种角色，从而逐步恢复其应该承担的社会责任和义务。

五、患者的就医行为与遵医行为

（一）就医行为

人本主义医患模式强调医护人员与患者之间是一种平等的关系，患者要积极主动地参与到治疗康复过程中来。所以我们更愿意把患者到医院看病，叫做就医行为，而不叫求医行为。就医行为（medical help jerking behavior）是指个体感到不适、发现自己具有疾病症状到医疗机构接受诊治的行为。

1. 就医行为的类型　根据就医行为发生的动因，可以把就医行为分为以下三种类型：

（1）主动就医型：当个体产生不适感时，主动到医疗机构接受诊治。多数患者的就医行为属于此类情况。

（2）被动就医型：由患者的家属或他人做出就医决定而产生就医行为，如婴儿、儿童、昏迷状态的患者、缺乏自知力的精神疾病患者。

（3）强制就医型：某些传染病患者本人不愿意就医，但他们对社会人群健康构成了严重威胁，所以由社会做出决定强制其就医，并给予治疗，如鼠疫、霍乱等。

2. 影响就医行为的因素　个体患病后是否及时就医，往往关系到疗效和预后，但并非每个个体在发现自己患病后都能及时就医。就医行为受着许多因素的影响，现将其归纳为如下几个方面。

（1）对症状的认识程度：当个体根据自己的医学知识储备判定自己所具有的症状是严重疾病的表现时，容易发生就医行为。

（2）经济因素：当医疗费用远远超过自己的支付能力时，难以发生就医行为。

（3）就医条件：医院的医疗水平、服务态度、就诊环境、地理位置、交通的便利程度等都可能对就医行为产生影响。

（4）心理因素：对医院的检查手段以及诊断结论的惧怕、心理否认机制的启动、特殊的个性特点等都可能影响患者的就医行为。

（5）社会文化因素：风俗习惯、文化背景、宗教信仰等也会影响个体的就医行为。

（二）遵医行为

遵医行为（follow the doctor's advice）是指患者遵从医护人员的医嘱进行医学检查、治疗、康复和预防疾病的行为，也称患者的依从性。遵医行为是患者应尽义务中的最基本行为，因为它常常决定着疗效和疾病的预后。国外有关调查表明，所有患者中有20%～82%不按医生的处方服药，其中35%的患者不遵从医嘱而达到损害健康的程度。所以，如何提高患者的依从性是每个医护人员必须认真思考的问题。

1. 影响患者遵医行为的因素

（1）医患关系：患者对医生不信任、没有好感时，可能发生不遵医行为。

（2）认知偏差：医护人员对医嘱解释不清楚，如患者不理解医嘱中的术语，或医嘱过于复杂，患者记不住医嘱，或对疾病的严重后果缺乏客观的认识。这种认知上的偏差可能导致不遵医行为。

（3）疗效不佳：治疗效果不好，患者失去治疗的信心时，可能发生不遵医行为。

（4）以往的治疗经验：患者根据以往的治疗经验，判定医生的医嘱没有效果时，可能发生不遵医行为。

（5）经济原因：患者感到自己的经济条件难以按医嘱治疗时，可能发生不遵医行为。

（6）继发获益：当患者因疾病状态可以得到许多好处时（尤其是得到赔偿），可能发生不遵医行为。

2. 提高遵医率的方法

（1）建立良好的医患关系，取得患者的充分信任，鼓励患者参与到治疗过程中来。

（2）用患者能够听得懂的方式，耐心说明医嘱，讲清楚不及时治疗的后果。

（3）制订治疗方案时要在不违背治疗原则的前提下，考虑患者的经济能力。

（4）必要时同患者订立口头或书面的协议，要求患者家属协助监督医嘱的执行情况。

（5）强化医院管理，加强医德医风教育，改善医疗服务态度，提高患者对医院和医务人员的满意度，建立良好的医疗秩序，营造人性化的就医环境。

第二节 患者心理的一般特点

患者心理的一般特点指的是多数患者具有的共同的心理特征。作为患者，他们拥有共同的心理需要和基本的心理反应，而且其心理反应还呈现出一定的年龄特点。

一、患者的心理需要

患者作为特殊的社会成员，与健康的社会成员相比，其生存需要受到影响、安全需要受到威胁、归属与爱的需要被部分或完全剥夺、尊重的需要可能受到伤害、对自我实现的需要可能感到无望，所以，这些心理需要会变得比平时更加强烈。了解患者的心理需要变化是医护人员提高医疗服务质量的重要前提。患者的心理需要大致包括以下几个方面。

（一）被认识和接纳的需要

患者入院后进入一个陌生的环境，他需要被新的群体接纳，需要与医护人员和病友沟通。医护人员应主动自我介绍，尽可能地多接触新入院的患者，并把他及时介绍给其他病友，努力营造温暖、接纳的氛围。

（二）接受信息刺激的需要

首先，患者需要了解关于自身疾病的信息。例如，自己得的是什么病、疾病会发生什么变化、应该采取什么治疗手段、治疗过程有没有危险、预后如何等等。现实中的情况是，这种需要经常得不到满足。科尔施（Korsch）和宁格瑞特（Negrete）对儿科患者的研究中发现，有20%的母亲未能得到孩子生什么病的信息，有50%的母亲不知道孩子的病程有多长；其次，患者需要了解关于医院的信息。如医院对患者的基本要求、医院的作息制度、医院的查房制度等；再次，患者需要了解关于院外的信息，如家庭情况、单位情况以及社会的变化等，以减少与世隔绝的感觉。

（三）安全与早日康复的需要

因为患者的生命安全受到疾病的威胁，所以原有的安全需要变得更加强烈。他们把自己的生命托付给医护人员，渴望得到救助并期望早日康复，因此，医护人员应用和蔼可亲的态度、体贴细微的服务、耐心细致的解释、准确轻柔的操作，使患者获得治疗的信心，产生安全感。

（四）关心、体贴、尊重的需要

患者作为"弱者"，在与医护人员及他人的交往过程中，处于劣势和被动的地位，由于心理防御机制的作用，尊重的需要会变得更加强烈。他们对别人如何看待自己变得极为敏感，自尊心比平时更易受到伤害。因此，医护人员应当充分地尊重患者，不论他们的社会身份、地位高低如何。这不仅是医学伦理道德对医护人员的要求，也是建立良好的医患关系、使治疗过程顺利进行的需要。

二、不同年龄阶段患者的心理特点

心理的年龄特点是个体心理发展的基本特征，当个体成为患者时，患者心理也会表现出一定的年龄特点。了解这些特点，对有的放矢地开展心理护理工作，提高医疗服务质量具有重要作用。

（一）儿童患者的心理特点

这里说的"儿童"主要指从出生到小学阶段的孩子。发展心理学的研究告诉我们，儿童在2岁前通过以母亲为主的成人的及时照顾，获得对周围环境的基本信任感。儿童在4岁以前十分依恋父母，此时容易产生分离焦虑；从4岁起，儿童的行为的自主性和目的性逐渐加强，游戏成了儿童的主导活动，他们在游戏中扮演各种成人角色，模仿成人活动，通过游戏了解成人世界；进入学龄期，学习成了儿童的主要活动，此阶段，儿童在学习过程中要获得勤奋感克服自卑感，体现能力的实现。当儿童患病住院后，上述正常的心理行为活动模式遭到破坏，与之相应，表现出儿童患者特有的心理特点。

1．分离性焦虑　儿童从6个月起，开始产生对母亲的特别依恋，在这种牢固的母子联结基础上，对周围的环境产生了基本的安全感和信任感。一旦孩子住院离开妈妈，常常表现为恐惧不安、哭闹、拒食、尿床、不配合，当和母亲重新相聚，这些反应迅速消失。

2．恐惧不安　没有住院经历的患儿，对医院环境具有强烈的生疏感，医护人员严肃的面孔、各种复杂的检查仪器、紧张的抢救气氛、同病室患儿接受检查治疗时的哭叫等会使患儿产生紧张。有过痛苦的诊治经历的儿童，对医院可能形成恐惧的条件反射，再一次入院时，也会产生对医院的恐惧不安。

3．反抗　年龄稍大的孩子，对父母强迫自己治疗产生怨恨，入院后可能出现抗拒治疗，甚至有逃跑行为。他们对医护人员不理不睬，对父母的探视表现为抵触和沉默抗拒。

4．抑郁自卑　学龄期的儿童，如果久治不愈，将会耽误上学，影响成绩，同时也失去了与同学交往沟通的机会，可能由此产生自卑情绪。某些疾病的治疗可能会导致患儿容貌毁损，从而加重患儿的抑郁、自卑情绪。

（二）青年患者的心理特点

1．情绪不稳　富于激情、情绪不稳是青年人的基本情绪特征，在他们患病时，这一特征会表现得更加强烈。青年人患病往往比较突然，患病初期恐惧、焦虑情绪十分强烈，尤其意识到疾病诊治将会有一个较长的过程时，可能会表现出暴躁的情绪，但是一旦病情有所好转，又会盲目乐观，不安心住院，不认真执行医嘱。

2．悲观心理　有些青年患者一旦意识到自己患的是慢性终身性疾病，或者认识到外伤可能导致自己终身残疾，爱情、工作、前途将会因此而受到影响，他们会陷入悲观情绪之中，有些患者会拒绝探视、照料、治疗，甚至可能产生轻生行为。

（三）中年患者的心理特点

中年人是社会的中坚，家庭的支柱，上有老、下有小，肩负着赡养老人、抚养儿女的双重责任，承载着巨大的社会和家庭的压力，与此相应，中年患者也会有其特殊的心理表现。

1．忘我心理　由于工作和家庭的巨大压力，很多中年人无暇顾及自己的身体，往往是真的感到难以支撑下去的时候，才想起就医问药，一旦被医生要求必须住院之时，还迫切向医生要求早检查、早治疗、早出院，住院过程中，还念念不忘工作，牵挂家里的老小。

2．忧郁心理　患者一旦意识到自己患的是慢性终身性疾病甚至是绝症的时候，想到自己今后将不得不改变生活方式，不得不放弃很多追求，便陷入深深的抑郁之中，可能表现为失眠、食欲缺乏、不愿意讲话、不愿意见人、情绪低落等。

（四）老年患者的心理特点

人到老年，容易出现多病、短时记忆能力下降等现象，思想相对保守，行为方式刻板，接受新事物的能力降低，经常会想到与死亡相关的问题，总怕成为儿女的负担。与此相应，老年患者也会有一些特殊的心理表现。

1．否认心理　有些老年人总担心自己对家庭没有贡献，成为儿女的负担，所以，即便身体已经不适，但仍然勉强操劳，不愿意就医，以示自己身体无病。住院后，稍有好转，他们便张罗着回家，不安心住院。

2．不安、焦虑、恐惧　老年人在家里生活模式很固定，住进医院后，饮食起居秩序全部打乱，这让他们不胜心烦。当病情加重时，常常意识到死亡的来临，容易出现恐惧、激惹的情绪反应。

3．过强的自尊心理　老年人一般具有较强的自我中心意识，渴望尊重的需要比其他年龄段的人强烈，患病后尊重的需要变得更加强烈。他们喜欢别人恭顺服从，不愿意听从他人安排，尤其不重视年轻医护人员的意见和建议。他们有时会突然拒绝治疗和护理，有时也会争强好胜，坚持独自做一些力不从心的活动，可能因此而造成意外。

4．幼稚心理　有些老人患病后，行为退化犹如孩童，表现天真，常常提出不切实际的要求，情绪不稳，容易和病友及医护人员发生冲突，好哭泣，自控能力差。有的老人则小病大养，对医护人员和医院产生依赖，本应自理的事情也要求他人帮助，原本可以出院，但还是赖在医院不走。

5．自卑、抑郁心理　百病缠身久治不愈、没有质量的生活、长期脱离社会产生的孤独、对儿女拖累产生的内疚、看到病友相继离去而联想到自己的来日不多等会使老年患者陷入自卑、抑郁的情绪之中，甚至可能出现自杀行为。

三、患者的心理行为反应

心理是人脑对客观现实的主观反映，当心理活动赖以产生的客观现实发生变化时，心理活动本身也必然随之发生改变。疾病状态以及由此引发的患者内外环境的改变，作为患者大脑反映的客观现实，必然带来患者心理上的变化，我们称之为患者的心理反应。

（一）患者常见的心理反应

1．行为退化、依赖性增强　有的患者的情感反应和行为表现往往显得幼稚，好似孩童。明明可以忍受病痛，但还是要呻吟、哭泣，以引起周围人的注意，唤起关心和同情。明明可以克服困难照料自己，但还是要依赖他人的帮助，在亲人面前常常表现出孩子般的激动和娇气。

2．情绪不稳、易激惹　有的患者患病后常给人以脾气不好的感觉，变得好挑剔，甚至稍有不如意便大发雷霆，有时将怒火发泄于自身，自罪自责。

3．感觉过敏、异常感觉增多　患病后患者的社会活动大大减少，注意力从外部转向自身，从而使感觉过程增强。大部分患者过于敏感，有疼痛、牵拉、挤压、肿胀等躯体不适感，其感受的程度常与躯体病变的程度不相符合。有的患者过分关注躯体，甚至能感受到心跳、胃肠蠕动等正常的内脏活动；患者对周围环境刺激也有感受性的变化，例如，对正常的声音、光线、温度等刺激过于敏感；有的患者出现时间知觉上的变化，感到度日如年；个别患者甚至还会出现幻觉、错觉，例如，有的患者截肢后出现"幻肢痛"，即感到已经不复存在的肢体有蚁行感、牵拉感、疼痛感等异常感觉。

4．记忆减退　除脑器质性病变所致的记忆力减退以外，许多躯体疾病都可能伴发明显的记忆减退，如慢性进行性肾衰竭、糖尿病、慢性气管炎、恶性肿瘤等。

5．疑心加重　急重病患者以及久治不愈的患者容易盲目猜疑，对他人的表情、行为等特别敏感多疑。别人低声细语，就认为可能是在议论自己的病情；医生查房次数发生变化，就可能认为病情发生了变化；亲人探视不及时或次数减少，可能会认为家人不关心自己、嫌弃自己等。

6．紧张、恐惧　这是患病初期普遍的情绪反应。如害怕做痛苦的检查和治疗，害怕检查出恶性结果，害怕治疗过程中出现意外。患者表现为紧张不安、不思进食、夜不能寐，严重时出现肌肉紧张、血压升高、呼吸急促等情况，从而干扰诊治过程。

7．焦虑　这是患病中后期普遍存在的情绪反应。在焦虑状态下，伴发明显的生理反应，如由于自主神经系统活动增强、肾上腺素分泌增多，引起血压升高、心率加快、呼吸加深加快，出汗，面色苍白，口发干，大、小便频率增加等。如果这种状态持续下去，将会对消化功能和睡眠产生不良影响。焦虑的这些心理生理反应容易和躯体疾病相混淆，在临床工作中应注意鉴别。焦虑伴随的生理反应有相应的焦虑体验，而且会随着焦虑情绪的缓解而消失，但躯体症状一般不具有这种特点。

8. 抑郁　这也是患病中后期普遍的情绪反应，是一组以情绪低落为特征的情绪状态。轻度的抑郁可能表现为心境不好、悲观失望、自信心降低、兴趣减退等；严重的抑郁可能表现为睡眠障碍、无助、冷漠、绝望、回避、食欲和性欲减退、兴趣丧失甚至轻生。抑郁状态使患者活动减少、进食减少，从而阻碍了患者的康复进程。

9. 孤独、寂寞　孤独感也叫社会隔离。患者离开原来熟悉的环境来到陌生的医院，在忍受疾病折磨的同时还要与陌生的医护人员、病友沟通，单调、刻板的住院生活日复一日，特别是对于长期住院的患者来说，常有度日如年的感觉。严重的孤独感会伴有凄凉、被遗弃感，可能使老年患者变得冷漠、退缩。

10. 失助感　当患者感到病势凶猛、治疗效果不好时，可能对疾病完全失去信心，自我价值感丧失，对前途感到绝望，自认为已经无力回天，陷入深深的失助状态之中。这是一种无能为力、无所适从、听之任之、极端消极被动的情绪反应。

11. 愤怒　愤怒是个体在实现目标的道路上一再受挫时产生的情绪反应。疾病作为一种严重阻碍因素会使当事人原有的追求、理想、抱负难以实现，所以，在疾病过程中的某一阶段，愤怒是在患者身上可以看到的十分普遍的情绪反应。严重的愤怒可以导致攻击行为，被攻击的对象可以是家人、医护人员甚至患者自己。遇到这种情况时，医护人员应该冷静对待，避免与患者发生争吵，要通过关心与耐心解释，平息其愤怒的情绪。

12. 自我概念变化与混乱　自我概念是人格的基本构成要素，包括自我认识、自我体验和自我控制。人生的重大变故会导致个体对自己的重新认识和评价，最终使自我概念发生改变。如恶性肿瘤、难以治愈的慢性病等，可能要降低患者原有的学习、工作、生活能力，患者不得不对自我重新评价。所以，在罹患严重疾病或受到重大身体伤害时，自我概念的变化甚至混乱是常见的心理变化。这是个体患病后发生人格改变的重要心理机制。

（二）影响患者心理反应的因素

1. 对疾病的认知评价　患者对疾病的认知评价直接影响其情绪反应的性质和强度。患者根据自己已有的关于疾病的知识和经验，对所患疾病进行认知评价，当被评价为危及生命的重病时，必然唤起其严重的情绪反应；反之，当评价为病情较轻时，则可能引起轻度的情绪反应。

2. 心身障碍　心身障碍是指由心理社会因素导致的躯体疾病或障碍，在躯体症状出现之前，心理问题就已经存在，当躯体症状发展时，心理反应会变得更加严重。

3. 性格特征　不同性格的人对待疾病的态度和出现的心理反应有很大差别。例如，性格开朗、乐观、抱有积极生活态度、意志坚强的人，患病后能正视现实，心理反应较轻，容易从消极的情绪状态中摆脱出来；反之，性格懦弱、意志薄弱、神经质性格的患者，患病后心理反应较重，并且反应持续时间很长。

4. 人际关系　医患关系、病友关系、亲友关系良好时，可能会减轻患者的心理反应；反之，将加重心理反应。

5. 强化因素　患者患病后得到了一系列平时难以得到"好处"，如，充分的休息、配偶的体贴、饮食的改善、经济上的赔偿等，这些强化因素的存在有时会使患者长期陷入患者角色，难以自拔。

第三节　几种特殊状态下患者的心理问题

一、手术患者的心理问题

（一）术前患者的心理特点

手术对患者来说是一种较强的紧张性刺激，这种刺激通过交感神经-肾上腺系统的作用，使患者表现为心率加快、血压升高等。例如，不少患者一听说手术，就立即表现为忧虑恐惧、精神紧张、坐卧不安。他们怕麻醉、怕疼痛、怕毁容、怕残废，更怕死亡。有的患者还担心给家庭造成过重的经济负担，担心自己事业的成败等。接近手术日，有的患者更是食不甘味，夜不能寐。还有的患者由于精神过度紧张，刚进手术室便大汗淋漓、心跳加快、血压下降，而不得不停止手术。有的患者术前就写好了遗嘱，做了后事安排等。术前焦虑是手术患者共同的心理特点。

手术患者产生焦虑和恐惧的主要原因是害怕躯体的创伤与疼痛，也有的患者因为听说过关于手术失败或发生事故的事例，或听说手术医生的技术水平不高，或术中采用的麻醉方法不当等，担心手术发生意外而带来伤残或死亡。这种心理女性重于男性，成人重于儿童，初次住院和初次手术的患者重于住过院或做过手术的患者。

术前焦虑和恐惧心理如果得不到缓解，将会影响手术效果，加重术后情绪障碍，或引起并发症等。因此医护人员应合理、恰当地向患者解释病情。根据患者的文化背景，用适当的语言向患者交代术前应当做的准备、手术过程及护理措施，目的是增强患者的安全感，使患者在精神上有所放松。例如在局部麻醉下进行腹部手术，应告知患者在术中牵拉脏器时，会有不舒适或疼痛感，患者应尽量放松或做几下深呼吸，便可以减轻不适的感觉。对术后需用鼻饲管、引流管、导尿管及需在身上连接仪器者，术前应向患者说明，使患者醒后不至于感到惧怕。如需做气管插管，或术后放置鼻饲管的患者，因为插管后说话不方便，应事先告诉他们到时如何表达自己的需求。对于危险性大、手术复杂、心理负担特重的患者，可以介绍有关专家、教授是怎样反复研究其病情、确定手术方案并突出分析该患者手术的有利条件等，使患者深感医护人员对其病情十分了解，对手术极为负责。另外，做过同类手术患者的信息对术前患者的情绪影响较大，医护人员可有意识地组织交流。在和患者进行的术前谈话中，应当鼓励患者提出问题，了解焦虑的原因，然后有针对性地进行解释和安慰。可以介绍手术医生和护士情况，在患者面前树立手术医生的威信，以增强患者的安全感。还可在术前让患者看一下术后观察室，介绍一下术后护理措施。这些心理上的准备对控制术中出血量和预防术后感染都是有益的，并可使患者正视现实、稳定情绪，顺应医护计划。医护人员在手术前和手术中也应注意自己的言行，避免给患者造成不良暗示。

有研究报道（Janis，1958年），术前焦虑程度与术后恢复具有密切关联。一般来说，轻度焦虑者效果较好；严重焦虑者，预后不佳；而无焦虑者，往往效果更差。这是因为，无焦虑的患者由于对医生或手术过度依赖，过分放心，对生理上带来的不可避免的痛苦缺乏应有的心理准备。但后来的研究报道（LM. Wallace，1986年）认为，术前的恐惧与手术结果各项指标之间呈直线关系。

手术过程中的气氛对患者情绪也会产生影响。巡回护士要注意患者的情绪变化，随时予以安慰；手术器械护士要熟练配合手术，减少患者的痛苦；医护之间要气氛融洽、互相尊重、主动合作。同时还应贯彻保护性医疗制度，不要大声喧哗，也不要窃窃私语，避免一切对患者可能的不良刺激。术中万一发生意外情况，切忌让患者感到医生们的慌乱和紧张。

（二）术后患者的心理特点

1. 渴望确知手术效果　手术患者尤其是动大手术的患者，术前无论怎样给以解释和疏导，其内心总是不踏实。他们一旦从麻醉中醒来，首先想知道的就是自己手术的效果。所以，术后护士不要离开，当患者清醒以后，护士应和蔼可亲，以暖人肺腑的语言，告知患者手术效果良好，并向患者祝贺。这对刚刚醒来的患者是莫大的安慰和鼓励。这时有的患者可能产生新的疑虑，不仅怕疼痛，更怕伤口裂开和发生意外。此时医护人员除了给予必要的活动指导外，应当传达有利的信息，予以鼓励和支持，以免术后患者产生过度痛苦和焦虑。

2. 痛苦烦躁　患者手术之后，大都躯体虚弱、疲惫不堪、情绪烦躁、心境不佳。尤其是术后的疼痛，更使他们感到紧张、惶恐和不安。护士应当理解患者的心情，体察患者的痛苦，尽量想办法帮助患者解除痛苦，并可根据实际需要给予止痛药。

3. 心境不佳，郁郁寡欢　术后患者平静下来之后，大都出现忧郁反应。主要表现是不愿说话、不愿活动、易激惹、食欲不振、睡眠不佳等，患者的这种心理状态如不及时排解，必将影响患者及时下床活动，不能尽早下床活动会影响患者循环、呼吸及消化等功能，容易产生营养不良、静脉血栓或继发感染等，所以要努力帮助患者解决忧郁情绪。要准确地分析患者的性格、气质和心理特点，准确理解他们言语表达的真实含义，主动关心和体贴他们。总之，使他们意识到既然已经顺利度过手术关，就要争取早日康复。

4. 伤感自怜　外科患者手术后大都要经过一段时间的恢复过程。如果术后效果不好或预后不良（如恶性肿瘤已转移），患者仍将在死亡线上挣扎。患者在极度痛苦时，经不起任何外来的精神刺激，所以对预后不良的患者，应慎重护理。有一部分患者术后会出现机体生理功能的破坏（如胃切除）或残缺（如截肢），对可能致残的患者，术前更应做好必要的心理疏导工作。

5. 术后精神疾病复发　过去曾有抑郁症、精神分裂症史的患者，原有精神症状虽然已经缓解，但因承受不住手术打击，可能导致精神疾病复发。

二、传染性疾病患者的心理问题

急性传染性疾病起病急骤、发展迅速、病情凶猛，对他人和社会构成巨大威胁，患者往往未能安排好工作和家庭生活，就被隔离、抢救和治疗，如严重急性呼吸综合征（severe acute respiratory syndrome，SARS）的患者。慢性传染病具有传染性、迁延不愈、可能恶化的特点，如肺结核病、慢性乙型肝炎、艾滋病等。因此，这类患者同其他一般患者相比具有一定特点的心理和行为改变。

1. 恐惧、焦虑　急性传染性疾病传播速度快，病程短，死亡率高，从发病到死亡常常是十几天的时间，而且往往对身边最亲近的人构成巨大威胁，因此，内心产生巨大恐惧感。慢性传染病患者由于疾病长期迁延不愈，对他人的传染性长期存在，患者总是害怕传染他人，尤其是自己的家人、同事，同时也担心疾病恶化，因此可能长期处于慢性的恐惧、焦虑中。像艾滋病这种特殊的传染病，给患者造成的精神压力更大，多数患者被确诊为艾滋病后会出现心理休克，表现为感觉末日将至，茫然不知所措，陷入深深的绝望之中。

2. 自卑　由于传染性疾病具有"传染性"，对他人和社会具有威胁，因此患者的有些活动会受到法律和道德的限制。有时患者也会碰到来自周围人"敬而远之"的"礼遇"，总觉得低人一等，陷入深深的自卑情结之中。如果患者经常处于被歧视的状态，个别患者可能由极度的自卑情结转向对社会的敌视和报复。

3. 孤独　某些急性传染病由于其巨大的传染性，患者不情愿地被隔离于特殊的治疗场所，亲人的探视受到严格限制，医护人员也是在特殊的保护措施下才同患者接触，正常的交往沟通渠道几乎被阻断，使患者感到莫大的孤独。对于慢性传染病患者，由于自卑的心理使其放弃很多社交活动，又由于来自周围人的偏见，使其社交活动的机会大大减少，因此会体会到不同程度的孤独感。如果患者自尊心很强，又很内向，体验到的孤独可能会更多。

三、慢性病患者的心理问题

慢性病指病程长达3个月以上，又无特效治疗的疾病。随着医学科学的发展，许多急危重症患者经过抢救成功而转为慢性状态，此外，人类物质生活水平的提高及医疗保健事业的发展，导致人类的平均寿命延长，从而使慢性病患者人数日趋增高。据WHO调查，各国患慢性疾病的人数在不断增加，一般人群中因患慢性病而造成一定程度的躯体或心理功能缺陷，影响社会适应者约占8%。慢性病已经成为危害人类健康的主要疾病，由此带来一系列慢性病患者的心理问题。

1. 抑郁心境　抑郁心境是指长期愁闷的不良心境。迁延不愈的慢性病使患者的事业、家庭和经济蒙受巨大损失，让患者常常感到自己已经成为家庭的负担甚至累赘，长期的病痛不仅使自己无法全身心地工作，也难以享受生活，长期的治疗甚至使患者丧失治疗的信心和生活热情，表现为郁郁寡欢、忧心忡忡、自责、自卑、孤独、悲观等，有时会产生"生不如死"的轻生念头。

2. 投射　投射是指当自己的欲望和需要不能得到满足时，将挫折的原因归罪于他人以求得心理平衡的防御机制。有些慢性病患者会采取投射的防御机制以减轻自己的心理痛苦，表现为向医护人员及家属提出过高的医护要求，埋怨家人没有照顾好自己，指责医护人员对自己的治疗和护理不当，从而导致人际关系的紧张。

3. 怀疑和不遵医行为　慢性病往往需要长期治疗，并且很难短期见效，常常是对症治疗，难以根治，因此会导致患者怀疑治疗方案的科学性。表现为有的患者要求其他医生会诊，有的擅自到院外治疗，有的抗拒治疗，甚至有的自行更换自认为有效的药物。

4. 患者角色强化　慢性病患者由于漫长的治疗康复过程，使他们逐渐习惯了别人的关心和照顾，"继发性获益"的机制更加强化了患者在心理上对疾病的适应，表现出对疾病角色的过度适应状态。但是，如果患者长期依赖于他人的照顾，心安理得地长期休养下去，将削弱治疗康复的主动性，大大延长治疗康复过程。

四、危重患者的心理问题

危重患者入院后自然要受到特殊的对待，这些特殊的对待对于救治是必要的。但与此同时，也向患者提示了其疾病的严重性，给患者带来沉重的心理压力。国外对重症监护室（intensive care unit，ICU）患者的心理研究表明，在这种病房的患者的心理问题除受疾病本身的影响外，也有环境因素的影响。

重症监护室是一个非常特殊的环境，在这里，各类医务人员紧张而繁忙地工作，没有白天和黑夜之分。患者的身体上插着各种管子，各种复杂的检查监护、治疗仪器摆满其中。医护人员表情严肃、更替频繁，患者亲属只能在规定的时间短暂探视，有时还会看到同病室的病友因抢救无效而死亡。病房内刺激单调，常有类似感觉被剥夺的体验。这种特殊的环境以及疾病本身带来的痛苦，有时可以使患者的意识状态发生改变，引起认知缺陷（如定向障碍、记忆力和判断力受损、注意力减退）和情绪波动（焦虑、恐惧、抑郁），甚至出现幻觉、妄想以及冲动行为，这种现象称为ICU综合征。

为了预防和减轻ICU综合征，在患者进入重症监护室的同时，要向他们提供住此种病室的有关感觉以及治疗、护理程序信息，使他们提前做好心理准备；要注意保护患者的生物钟机制，如在病室内安设钟表和日历，夜间尽可能使灯光暗淡一些，尽可能不用或少用对患者的定向力有影响的药物；医护人员要重视与患者的适时沟通，向患者提供心理上的支持。

某些患者可能对ICU形成依赖，担心离开监护病房后不再能得到精心的治疗，生命安全得不到保障。因此，医护人员应该根据治疗的进程，提前做好心理疏导，以使最后将患者转到普通病房的过程能"水到渠成"。

五、晚期和濒死患者的心理问题

根据临床观察结果，可将多数晚期患者的心理反应分成五个阶段：

1. 否认阶段　当一个人真正意识到病情的严重时，典型的反应是震惊和否认。"不可能""一定是医生搞错了"。否认，或者至少是部分否认，几乎是所有患者认识到自己已经进入疾病晚期时的常见心理反应，这是否认的心理防御机制在起作用。一项对100名癌症患者的调查结果表明，34%的患者不相信自己会得癌症。暂时的否认可以起到一定的缓冲作用，以免当事人过分痛苦。但过度的否认不利于患者积极主动地配合医生的治疗。

2．愤怒期　当患者开始意识到死亡将不可避免地落到自己的头上，自己即将离开人世和所爱的一切的时候，患者常常会感到愤怒。这种愤怒可以表现为对亲人和医护人员以及医院环境的不满和挑剔。这时候患者的家属非常为难，因为他们不知道如何处理患者的这种愤怒。他们不理解患者的这种愤怒，患者也往往不理解自己的心理反应。此时，医护人员应该让患者家属认识到，患者当前的心理反应是晚期患者必然的心理过程，应该给予充分理解；应该允许患者自由地表达自己的情感，不要让他们担心会因此而失去周围人的爱与尊重。

3．讨价还价阶段　处于痛苦中的晚期患者为了减轻疼痛、延长自己的生命，有时会有条件地同意配合治疗或承受任何检查。患者以做一个服从治疗的"好患者"为条件，来换取痛苦的暂时解除。这时患者常常会出现这样的念头："假如能让我多活几年，我将认真地做……""如果能使我少受些折磨，我将……"在这一阶段，患者的情绪一般较为平稳。

4．抑郁阶段　晚期患者的抑郁不同于发生在疾病早期的"反应性抑郁"，有人将这类抑郁称作"准备性抑郁"。这两类抑郁有两个重要的区别：其一，反应性抑郁是对生病期间蒙受损失的情绪反应，是各类患者普遍的反应；而准备性抑郁出现于患者将自己与世界分开的准备过程中，是只见于晚期濒死患者的心理反应。其二，通过有力的心理支持，可以缓解甚至消除反应性抑郁，但却难以影响准备性抑郁患者的悲伤过程。

5．接受阶段　当患者成功地度过前几个阶段后，就为自己的死亡做好了准备，进入濒死过程的最后阶段。此时，患者通常比较平静、安宁，不希望外人来看望，但却非常希望亲人能在身边陪伴自己度过生命的最后时刻。

濒死的患者害怕死亡的痛苦过程，担心自己会孤独地死去，因此，要允许和鼓励患者的亲属与患者在一起。医护人员在与晚期患者交往过程中也要使患者相信，他们将会同患者在一起，并为其提供必要的帮助，直到生命的最后一刻。

六、伤残患者的心理问题

伤残患者是指由于意外事故导致肢体或躯体器官残缺、损伤者，如骨折、截肢、烧伤、致盲、毁容等。由于是突发意外事故导致的伤残，患者毫无心理准备，会出现急性应激性心理障碍的一系列表现，如意识范围狭窄、判断力下降、理智缺乏、紧张焦虑甚至惊恐发作。度过急性期后，患者将陷入深深的抑郁，严重者可能会出现自杀行为。对于伤残患者来说，亲属的全程陪伴、感情上的抚慰、医护人员强有力的心理支持与疏导都是十分重要的。在躯体救助的同时，必须重视心理上的救助。否则，如果患者最终自杀，那么再成功的躯体救助也都会失去存在的社会意义。

七、器官移植患者的心理问题

以肾移植为代表的脏器移植开创了医学发展的新纪元。继肾移植成功后，肝、心脏等脏器的移植也相继获得成功，脏器移植已经不再是极少数大医院的专利。进入21世纪后，越来越多的患者有望通过脏器移植得到救助。

脏器移植作为特殊的治疗手段，会引发特殊的心理反应，以肾移植为例，有人统计了292例肾移植患者，其中94例（32.2%）发生不良心理反应，主要是焦虑和抑郁；有7例曾有自杀行为。对这类心理反应处理不当时，会影响移植本身的效果，因此，许多学者对此进行过研究。脏器移植时的心理反应集中表现在对植入脏器的心理排斥和心理同化上。

研究表明，人不仅对移植的脏器产生生物学的排斥，同时也存在心理排斥现象。有人将这种心理排斥反应分为三个阶段：异体物质期、部分同化期、完全同化期。心理排斥主要体现在术后初期。患者强烈地感觉到有一个原本不属于自己的东西进入了自己的体内，这个脏器和自己整个机体的功能很不协调，感到自己不是一个完整的人，因此，担心自己的生命安全得不到保障，并为自己失去原有的脏器感到失落、悲伤。有时，这种心理排斥的起因源于人际关系的矛盾，即供体和受体之间的矛盾。如果是活着的供体原先与患者有矛盾，患者可能会在心理上厌恶这一脏器。也有人对自己依赖罪犯的脏器苟延残喘而产生罪恶感。临床观察发现，心理排斥与生物学排斥存在一定的联系，但其内在的规律尚待进一步研究。

一般说来，度过了心理排斥期进入心理同化期后，发生心理问题的概率会大大减少。但也有人报道，当患者了解到供体的详细情况后，会对其人格产生这样或那样的影响。如，女性患者移植男性肾后，性格可能会变得男性化；反之，男性患者移植女性肾后，性格可能会变得女性化。有时，患者会出现无意识模仿供体性格特征的倾向。

脏器移植心理问题的研究还刚刚开始，随着脏器移植技术的不断发展和普及，对这一领域的研究也必将不断系统和深入。

第四节　患者的心理护理

患者心理反应和心理问题能否得到妥善处理，将直接影响到治疗康复的效果和临床服务的质量。规范的心理护理是处理和解决这些问题的基本措施与方法。

一、心理护理的概念

随着医学模式由生物医学模式向生物－心理－社会医学模式的转变，护理工作已经从单纯的对患者的生活和疾病的护理，拓展为满足患者生理、心理、社会需求的整体护理，心理护理日益受到整个社会的重视。心理护理（psychological nursing）是以心理学理论为指导，以良好的护患关系为桥梁，运用心理学的技术和方法，通过恰当的人际沟通，影响护理对象（患者及其他需要照顾者）的心态和行为，促进其康复或保持健康的护理过程。心理护理贯穿于整个护理过程之中。

二、心理护理的目标

心理护理目标可以分为阶段性的目标和最终目标。阶段性的目标是护士与患者建立良好的护患关系，与患者实现有效的人际沟通，缓解、消除、纠正影响疾病的心理社会因素，使患者在认知、情感、行为方面逐步发生有益的变化。而心理护理的最终目标是促进患者的人格的完善，包括能够自我悦纳、自尊水平的提高、自信心的增强、人际沟通能力的提升等。具体而言，心理护理应该达到的目标如下：

1．提供良好的心理环境　良好的环境可以在一定程度上改善患者的心境，因此，医护人员努力营造一个有助于患者康复的心理氛围，是做好心理护理的前提。

2．满足患者的合理需要　充分了解和分析患者的不同需要，并对合理需要予以满足，对一时难以满足的需要给予耐心解释，这是心理护理最为基础的工作。

3．缓解或消除不良的情绪反应　及时发现患者的不良情绪，如紧张、焦虑、抑郁、恐惧等，并及时采取有效的措施进行疏导干预，使患者的不良情绪得以平复或消失，这是心理护理能否取得成效的关键，也是心理护理所要达到的阶段性目标。

4. 提高患者的适应能力　通过长期的心理护理过程，充分调动了患者的主观能动性，患者的社会适应能力有了很大提高，自我得到完善，这也是心理护理的最终目标。

三、心理护理的原则

做好心理护理工作需要遵循以下几条原则：

1. 心身相关的原则　医护人员要牢固树立心身相关的理念，认识到患者的身体状况可以影响心理，反过来，其心理状况也会对身体状况产生影响。对患者心理问题给予积极的干预，就是利用心理对生理的积极影响促进身体功能的改善。因此，对患者心理问题的干预绝不是可有可无的工作，它是完整治疗护理流程中的重要组成部分。当前，对综合性医院的医护人员来说，具有这种意识是至关重要的。

2. 仁爱同情的原则　对患者心理问题的有效护理干预需要医护人员做一个"有心"的人，既能及时发现患者的心理问题，还需要他们能设身处地理解患者的心理，更需要他们耐心地承受处理患者心理问题过程中给自己带来的麻烦，这种助人工作的完成，要求医护人员具有强烈的仁爱之心和同情之心。在综合性医院里，对多数患者心理的干预处理并不要求医护人员具有多么高的心理治疗技术，医护人员的仁爱和同情之心往往比心理治疗技术更为重要。

3. 齐抓共管的原则　在患者心理问题的干预上，需要医生和护士相互配合。家庭环境也是影响患者心理的重要因素，也只有医护人员和患者家属都能关注患者的心理问题，注意患者的内心感受，才可能为患者心理问题的解决营造一个良好的氛围，使患者的心理问题在"合力"的作用下，向积极的方向转化，所以，在患者心理问题的护理干预上，要遵循齐抓共管的原则。

4. 沟通交流的原则　心理护理是在护士与患者之间沟通交流过程中完成的，沟通既是手段也是目的，通过与患者沟通，可以交流思想感情、协调关系、满足需要、减少孤寂。沟通有利于医疗护理工作的顺利进行，可以帮助患者保持良好的心理状态。护士应该在护患沟通中起主导作用。

5. 启迪的原则　不失时机地向患者进行健康教育宣讲，是护理工作的一项重要内容。护士给患者的讲解一定要有启发性，能给患者以启迪，从而消除患者对疾病的错误观念和认识，使不良情绪得以缓解和消除。

6. 个性化的原则　每个患者因其人格特点、社会生活背景、年龄、疾病性质、疾病发展阶段的不同，会表现出不同的心理反应。与此相应，心理护理就应该采取个性化的原则，因人而异地采取不同的心理护理措施和方法，也只有这样才能达到预期的心理护理目标。

7. 自我护理的原则　在心理护理中，自我护理是一种为了自己的生存、健康及舒适所进行的自助的实践活动，包括维持健康、自我诊断、自我用药、自我治疗、促进康复和预防疾病。对患者实施护理的目的就是让他有一天能摆脱他人的护理，能够很好地自我护理。良好的自我护理被认为是心理健康的表现。坚持自理和争取自理权的患者康复速度，要比那些由护士代劳的患者快得多。患者在医生、护士的帮助和指导下，以平等的地位参与对自身的医疗活动，有助于患者的自尊、自信心的恢复，为痊愈创造有利的条件。

四、心理护理的程序

系统化整体护理于1994年引进我国，它以整体医学为指导，以患者为中心，以护理程序为框架，将护理临床业务与护理管理的各个环节系统化，突出了护理工作的科学性、系统性和整体性。心理护理正是系统化整体护理中的一个重要组成部分，它兼顾了患者身心的两个方面，遵循心理学中"问题-解决"的过程。心理护理程序是以恢复或增进患者的健康，明确和解决患者心理问题为目标而采取的一系列的有计划的干预行动,其过程可分为如下五个步骤。

1．心理护理评估 心理护理评估是有目的、有计划、全面系统地收集资料,通过分析确定患者现存或潜在的心理健康问题,形成心理护理诊断的过程。资料信息来源于患者、家属、医生、相关辅助检查资料以及护士本人对患者的询问、观察和检查。护士要依据系统全面的信息,从生物、心理、社会多维度全方位地评估患者的心身状况,及时发现可能或潜在的心理问题,并对其严重程度进行评估。

2．心理护理诊断 心理护理诊断是护士通过系统全面的评估,对护理对象心理方面现实存在或潜在的健康问题给予的临床判断。这类健康问题一定要属于心理护理工作的范畴,并且可以用心理护理的技术和方法加以解决。北美护理诊断协会1998年已经确立了148项护理诊断,其中有1/3的护理诊断属于心理社会范畴,护士在工作中要熟悉明确这些诊断的名称和构成标准。

3．心理护理计划 心理护理计划是根据心理护理诊断制订的心理护理干预程序。心理护理计划的制订要遵循可操作、可测量的原则。具体计划包括如下内容:

(1) 护理评价资料:即护理心理诊断(如焦虑障碍)及其主观(如紧张、忧虑、失眠)及客观(出汗、心悸、肌肉紧张)依据。

(2) 确定定期(1或2周)目标及干预手段:如使用松弛技术及其他干预以减轻消除焦虑,记录主、客观情况的变化。

(3) 疗效评估:预定心理护理效果评估的程序和方法。

4．计划的执行 计划的执行就是将心理护理计划付诸行动,解决患者心理问题的过程。在此过程中,护士要根据患者的具体情况,采取相应的心理护理技术方法,努力实现既定的心理护理目标。

5．心理护理评价 心理护理评价是将心理护理计划执行后所得到的患者心理问题改善的情况和预期目标相对照,评价护士执行护理程序的效果、质量,并及时调整、修正护理的程序和措施,以确保心理护理的工作质量。

最后的评价有两种结果:一是患者的心理问题得到解决,心理护理达到预期目标,这样就可以根据患者新的心理需要和问题,制订新的心理护理计划加以实施;二是问题没有得到有效解决,则需要重新调整护理计划,改进护理措施,努力解决问题。

五、心理护理的方法

实施心理护理时既有对所有护理对象都要采用的一般的支持性的心理护理方法,也有因人而异的技术性的心理护理技术。

1．一般的支持性心理护理 一般的支持性心理护理是针对所有护理对象共同的护理方法,旨在营造良好的心理护理氛围,给患者以有效的心理支持。它是所有护理工作者都应该掌握,并要在工作中恰当地运用的方法,具体包括:

(1) 建立良好的护患关系:建立良好的护患关系是做好心理护理工作的前提,贯穿整个护理工作全程,它是有效实施心理干预的纽带和桥梁。护理人员从与患者第一次接触开始,就应该注意良好护患关系的建立。科学严谨的工作作风、和蔼可亲的服务态度、周到细致的关怀体贴等,是建立良好医患关系的有效方法。

(2) 创建良好的医疗护理环境:安静、舒适、优雅的医疗护理环境有利于患者放松心情,为有效的心理护理营造良好的氛围,如做好轻、重、垂危和抢救病员的隔离,以消除紧张与恶性刺激。又如当某患者因病友的鼾声难以睡眠,可将那位病友调出病房(消除刺激)或将该患者调换病房(回避刺激),以防止患者产生心理应激而导致病情突变。

(3) 强化患者的心理支持系统：患病本身对于患者是一个负性生活事件，有效调动患者的社会心理支持系统，是缓解患者紧张情绪和顾虑的基本策略。护士应该通过促进病友之间的良性交往，以及患者与家人、朋友、同事之间的沟通交流，强化患者的心理支持系统。

(4) 提供必要的信息：即便是健康人，信息的缺失也会给个体带来恐慌和不安，因为没有信息，当事人很难正确地调整自己的行为以适应自己所处的环境。处在疾病威胁之中的患者更是如此，当关于自身的医疗信息不足或缺失时，会引起患者的焦虑不安。很多心理问题、医患纠纷都与这种信息的不足和缺失有关。因此，在不同的医疗阶段、医疗过程中，医护人员应该及时向患者提供有关信息，使他们能够有准备、积极主动地配合医护人员的治疗。如在入院时向患者提供医院的规章制度、作息时间、求助方式、科室分布等基本信息；在做各种检查之前、手术前和手术后、化疗前和化疗后，应对检查和治疗的意义、程序、可能出现的问题、注意的事项、应付的方式等进行清晰的说明。

(5) 耐心倾听：护士在时间允许的情况下，要尽可能给患者表达的机会，要耐心倾听他们的陈述，这是与患者建立良好护患关系和了解患者真实感受的重要渠道，也是患者后期能够接受医护人员讲解和说明的重要前提。另外，耐心倾听本身也是鼓励患者宣泄的重要途径，对于缓解其负性情绪具有积极的作用。

(6) 开展心理健康教育，改变不合理的认知：通过医学相关知识的宣教，向患者解释疾病的发展以及常见的心理反应，提高患者对疾病的客观认识，从而有效地减轻患者焦虑情绪和无助感，树立战胜疾病的信心。患有严重疾病的患者对自己患病的事实都有一个难以接受的阶段，认为自己是世上最倒霉的人，陷入消极的情绪状态难以自拔。对于这类患者，灌输积极的死亡观是非常重要的。人固有一死，只是死的形式不同，有人死得早些，有人死得晚些；有的人病死，有的人老死，还有的人意外死亡。许多天灾人祸都是我们每个人不愿意碰到的，但有时是不可避免的，要勇敢地面对，努力接受事实，以积极、乐观、向上、超然的心态同困难作斗争，赢得生命的尊严，提高生命的质量。

2. 技术性的心理护理　针对患者特殊的心理问题，可以与心理医生或精神科医生合作，采用更加专业的心理干预技术，如心理放松技术、生物反馈技术、认知行为疗法、暗示催眠疗法、心理危机干预技术等。

（崔光成）

第十一章 医患关系

医患关系是人际关系在医疗情境中的一种具体表现形式，是医疗卫生领域中最重要、最具特点的人际关系，在医疗过程中占有十分突出的位置。和谐的医患关系是一切医疗活动的基础，掌握和处理好这种关系，是每一个医务人员的首要任务。

第一节 医患关系概述

一、人际关系

（一）人际关系的概念

人际关系（interpersonal relationship）是指在社会交往过程中所形成的、建立在个人情感基础上的人与人之间的关系。它反映了个人或群体在寻求满足社会心理需要、事业需要和生活需要时的心理状态。

（二）影响人际关系的认知偏差

在人际交往中，由于知觉对象的复杂性、知觉者的主观性，以及知觉者加工信息能力的差异性等因素的影响，常会引起一些社会知觉上的偏差，而这些偏差会影响人际交往的质量。人际交往中常见的社会知觉偏差如下：

1. 首因效应 首因效应（primacy effect）是指最初接触到的信息所形成的印象对人们以后的行为活动和评价的影响，又称第一印象效应或优先效应。首因效应的形成导致在总体印象形成上，最初获得的信息比后来获得的信息产生更大的影响，它一旦形成，就对后来获得信息的理解和组织有着强烈的定向作用，在短时间内很难改变。首因效应提醒医务人员应注意给他人良好的第一印象，并要审慎理智地对待对别人，同时，也不能因为第一印象而忽略对患者的全面认识，影响良好医患关系的建立。

2. 近因效应 近因效应（recency effect）是指在总体印象形成上，新近获得的信息比原来获得的信息影响更大的现象。当人们回忆旧信息有困难、对一个人的判断要依赖于目前的情境时，人们就倾向于以新信息为主要依据，从而发生近因效应。我们对他人最近、最新的认识占了主体地位，掩盖了以往形成的对他人的评价。所以在对他人认知时，不能只看一时一事，而要全面、历史地看人才能消除由于近因效应产生的认知偏差。

3. 光环效应 光环效应（halo effect）又称晕轮效应。即个体的某一突出特点就像光环一样，成为被注意的中心，而掩盖了其他特点。晕轮效应是人际交往中个人主观判断的泛化及扩张的结果，会放大个人的优点或缺点，导致社会认知的偏差。因此，在医疗工作中与患者相处时，要尽量避免"一好百好、一坏百坏"的现象出现。

4. 刻板效应 刻板效应（stereotyping effect）又称刻板印象。是指对某人或某一类人产生的一种比较固定的、类化的看法。刻板印象常常是一种偏见，人们不仅对接触过的人会产生刻板印象，还会根据一些不是十分真实的间接资料对未接触过的人产生刻板印象，例如，老年人是保守的，年轻人是爱冲动的；农民是质朴的，商人是精细的，等等。医务人员若受刻板效应影响，就会导致对患者的认知偏差。

刻板印象是对人或团体最初步、最简单的认识。它有利于对某一类人做出概括性的认识，但也容易形成认识上的偏差。因此，对于刻板效应，既应当承认其合理性，又不可忽略其局限性，这样才能正确知人、识事、辨物。

（三）影响人际吸引的因素

在社会交往中，人们不仅相互知觉、相互认识，而且也形成一定的情感联系。这种情感联系集中表现在人际吸引上。所谓人际吸引是指个体与他人之间情感上相互亲密的状态，是人际关系中的一种肯定形式，它是人际交往的前提和基础。

人际吸引的影响因素概括如下：

1. 接近性　空间距离近的人们，见面机会较多，容易熟悉，产生吸引力，彼此的心理空间就容易接近，这就是"远亲不如近邻"。研究表明，在陌生人交往的早期阶段，接近性是增进人际交往的重要因素之一，因此，在医疗工作中，医务人员主动热情地接近患者，了解患者需要，就会拉近彼此的心理距离。

2. 相似性　人们往往喜欢那些和自己相似的人。相似性包括信念、价值观、人格特征、兴趣、爱好、社会背景、地位、年龄、经验的相似。一般说来，在其他信息相对缺乏的情况下，同年龄、同性别的人比较容易吸引，如老年人喜欢和老年人在一起，青年人喜欢和青年人在一起。在教育水平、经济收入、籍贯、职业、社会地位、社会价值、资历等方面相似的人们容易相互吸引。

实际的相似性很重要，但更重要的是双方知觉到的相似性，如"同病相怜""惺惺相惜""老乡见老乡，两眼泪汪汪"。临床实践中，医务人员了解患者背景，分析医患的相似处，能产生相似吸引，从而建立良好的医患关系。

3. 互补性　当双方在某些方面看起来互补时，彼此的喜欢也会增加。互补可视为相似性的特殊形式。以下三种互补关系会增加吸引和喜欢：需要的互补；社会角色的互补；人格某些特征的互补等。日常生活中常有急性子的人和慢性子的人合作得很好，爱听的和爱说的成为朋友，正说明了这种相辅相成的关系特点。

医务人员提供医疗帮助和患者需要照顾就属于一种互补。当一位生命垂危的患者，经医务人员全力抢救，使其转危为安时，患者得到健康需求的满足，而医务人员也从患者的康复中体会到自己事业的成就感，医患双方共同获得的满足和欣慰容易产生较强的互补性吸引效应，从而使医患关系更加密切。

4. 仪表吸引　个人的容貌、体态、服饰、举止、风度、行为等仪表因素在决定他人的情感上起很大作用。尤其在第一次见面时，由于第一印象的作用，仪表因素有重要影响。但是，人际交往的时间越长，仪表因素的作用越小，吸引力的来源将会从外在的仪表转至人们内在的性格与道德品质。

医务人员的仪表除了应遵守一般的着装规则外，还要体现出医务人员职业特有的要求。仪表的整齐洁净、简约端庄会在无形中给患者安全、可以信赖的感觉。

5. 能力与特长　就能力而言，一般情况下，人们喜欢有能力、有才干或有专长的人，而讨厌愚蠢无知的人，这是因为人有一种寻求补偿、追求自我完善的欲望。如果一个人在能力与特长方面比较突出，其本身就有一种吸引力。医患关系建立在医疗基础上，因此，具备很强专业技能的医生很容易吸引患者，获得信任并建立良好的医患关系。

6. 其他因素　品德高尚、待人真诚、热情会使人产生钦佩感、敬重感和亲切感，增加人际吸引力。

二、医患关系

医患关系是医疗实践活动中最基本的人际关系，这一关系的协调与否直接影响着整个医疗卫生领域实践活动的开展与良性运转。

(一)医患关系的概念

医患关系(doctor-patient relationship)是医疗活动中的一种特殊的人际关系。著名医史学家西格里斯(HE. Sigerist)曾经说过:"每一个医学行动始终涉及两类当事人:医师和病员。或者更广泛地说,医学团体的社会,医学无非是这两群人之间多方面的关系。"由此看来,医患关系可以有狭义和广义之分。

一般认为,狭义的医患关系特指医生与患者之间的相互关系。广义的医患关系是指以医生为主的群体(医疗者一方)与以患者为中心的群体(就医者一方)在医疗过程中所建立的相互关系。在此,"医"包括医生、护理、医技人员、管理和后勤人员等医疗群体;"患"包括患者、患者亲属、监护人、单位组织等群体。更广泛地说,医患关系中的"医"应包括一切与医疗活动有关的人员及组织,如卫生行政部门及医疗卫生政策的制定者、临床科研工作者等。医患关系中的"患"应包括一切有求医行为的人,或者说到医院的求医者未必就是身患疾病者,如参加正常体检者、进行产前诊断的孕妇、接受预防疫苗接种的儿童、婚前检查者等,都不是真正的患者,但相对于医务人员方而言,他们可统称为患者。因此,"医"与"患"是相对而言的,我们可以把以医生为主体的与从事医疗实践活动有关的一方称为"医方",把以"患者"为中心的与求医行为有关的一方称为"患方"。这样,广义的医患关系就应指在医学实践活动中,医方与患方所发生的人际关系。

(二)医患关系特征

医患关系是人们在医疗活动中发展起来的,它既具有一般性人际关系的特点,同时又因为是一种专业性人际关系而有其自身的特点。只有了解了医患关系的特殊性,才能更深入地理解医患关系。

1. 明确的目的性 以治疗疾病、维护健康为目的的医疗活动是医患关系的主要特征。医生在医患交往中为患者提供特定的医疗服务,医生和患者所有的交往活动都以患者的疾病治疗、健康维护为目的,以满足患者的生理和心理需要为中心,因此医患关系有明确的目的性。

2. 地位的平等性 医生作为一种社会职业,从个体的生存和发展的角度考虑,在给患者提供医疗服务的过程中,医生既可以满足生存需要,也会在职业活动中获得成就感和价值感,从而满足了尊重与自我实现的需要。患者作为社会的特定角色,也是有人权、有价值、有情感、有独立人格的人,应得到尊重、理解和接纳。医生要满足患者相应的医疗需求,患者在接受医疗服务过程中,需要承担相应的医疗成本,医患双方在医疗活动中的地位是平等的。

3. 医生的主导性 在医疗服务过程中,虽然医患双方的地位是平等的,但是医生掌握着专门的医学知识和医疗技能,特别是在医学科技迅猛发展、高度分化与高度综合的今天,任何人都不可能精通各方面的医学知识,所以医生相对于患者而言处于主导地位。从这个角度来看,医患关系的和谐与否就取决于医生一方。医生在与患者接触中,能够理解患者的感受,尊重并关心患者的体验,满足患者的心理需要,双方就会建立起良好的人际关系。相反,如果医生对患者表现不友好、不真诚,不尊重、不考虑患者的心理需求,就会引起患者的不安或反感,双方的关系就会受到影响。

4. 关系的时限性 与其他类型的人际关系比较,医患关系有一个明确特点就是时限性。从患者求医到疾病治疗结束,医患关系经历了建立、发展、工作及结束的不同时期。当患者的疾病治疗工作结束后,医患关系也就结束了。鉴于诊疗关系的特点,医生应该遵守特定的职业规范,在给患者提供医疗服务过程中,不要与患者建立超出医患关系范围以外的人际关系。

医患关系贯穿医疗活动的整个过程,除了以上特征外,医患关系还具有鲜明的社会特点,反映一个时代人文、社会关系总的特征。随着社会经济文化的发展,法律的进一步完善,人们对健康新概念的理解,医患关系还会出现新的特征。总而言之,应该提倡医患之间建立盟友般的伙伴关系,二者处于平等、互敬的地位,兼顾双方合法的权利义务,相互理解,相互信任,共同维护健康。

(三)医患关系的重要性

医患关系带来的问题并不比医疗技术本身引起的问题少。良好的医患关系将会提高诊疗质量,促进患者康复。医患关系的重要性主要体现在以下几个方面:

1. **良好的医患关系是医疗活动顺利开展的基础** 医疗过程中,良好的医患关系可以促进患者对医生的信任,提高自觉接受和参与治疗的主动性,医务人员就会从患者处了解到更多的对诊断疾病有意义、有价值的相关信息,为进一步的检查及最终明确诊断打下良好的基础。如果医患关系紧张,沟通效果不好,医生诊断时可能就要过多地依赖辅助检查的结果,一方面加重了患者的经济负担,另一方面也可能会发生误诊和漏诊情况,为医患纠纷埋下隐患。

医学发展史证明,只有充分尊重和保障患者的各种权益,建立良好的医患关系,才能使患者积极支持、配合诊疗工作,才能推动医学事业的发展。

2. **良好的医患关系会提高患者的遵医行为** 医患关系的好坏直接影响患者的遵医行为。如果患者与医生之间具有良好的关系,沟通效果好,患者从医务人员那里了解自己的病情,对治疗计划与执行方案感到满意,患者就会接受和采纳医护者的建议,会按医生的要求去做,从而大大提高遵医行为。反之,则遵医行为较差。在临床实践中,不乏这样的例子,由于医患关系没有处理好,或者是紧张,患者对医生心存戒备,碰到医生就要处处设防,对医师的治疗计划持怀疑态度,或者是不接受、不配合,致使医务人员无法实施相应的治疗计划,从而影响了医疗质量。

3. **良好的医患关系有利于医患双方心身健康** 良好的医患关系将发挥和协调医患双方的力量组合,在诊疗全程中尽可能消除影响身心康复的因素,树立患者康复的信心,促进身体康复。对患者而言,不仅可以消除疾病所造成的心理应激,而且可以从良好的情绪反应所致的躯体效应中获益。有些重病症的折磨也会使患者变得情绪急躁,容易产生焦虑、怀疑、抑郁、恐惧、愤怒等负性情绪,融洽的医患关系会造就良好的心理气氛和情绪反应。对于医务人员而言,可以从这种充满信任的医疗活动中得到更多的心理上的满足,从而促进医患关系健康地发展。所以,良好的医患关系本身就是有力的治疗手段,它可以促进患者的身心康复。而且,对医务人员的心身健康也有积极的促进作用。

4. **良好的医患关系有利于患者获得医学知识,增强自我保健** 患者相对于医务人员来讲,缺少医学知识,一般是在医务人员的安排下接受治疗,解除自身的病痛。通常患者和家属普遍希望从医务人员那里得到有用的医学知识和保健常识。良好的医患关系会增进沟通效果,当医护人员将疾病的病因、诊断、治疗以及相关的健康维护知识向患者及其家属做出清楚、通俗易懂的解释时,患者及其家属也能更好地理解并获取相应的知识,进而转变为维护健康的行为。

5. **良好的医患关系有利于解决医患纠纷** 尽管医患双方都想努力消除医患纠纷,但是由于医疗过程中的风险和种种不确定因素的存在,以及医患双方在问题理解上不可避免的个体差异,医患纠纷的问题是无法避免的,问题在于发生纠纷之后采取何种方式来化解。如存在医患关系的紧张,患者对医生存有戒备心理,碰到医生就要处处设防,看了医院的缴费单,首先想到的是医生从中拿了多少回扣;做手术之前考虑如果不给医生送红包会不会得不到很好的治疗;更有甚者,出现了对医方与其谈话和诊疗措施进行录音或记录的怪现象,一旦诊治中发生什么"意外",患者手中也就有了一些"证据",可以用来"告"医生。冷漠、对立、冲突、妥协都不是解决纠纷的好办法。近年来,国内外医疗机构从处理大量医患纠纷的实践中得出一条基本经验是:强化医患关系,通过医患沟通的途径妥善解决纠纷,避免矛盾激化。可见良好的医患关系是有利于解决医患纠纷的。

（四）医患关系的发展趋势

随着医学科学技术的突飞猛进与经济生活的日益市场化，医患关系也在发生着一些实质性的变化。从目前的情况看，医患关系的发展呈现出如下趋势：

1. 医患关系技术化趋势　医学高技术应用于临床诊疗，大大提高了医学对疾病的诊治能力。医生通过机器、仪器、设备等高技术服务设施获得患者的生理指标、生化指标等数据，并且具有敏感度高、精确、迅速等特点，为诊治提供了重要依据。人们在享受医疗进步带来的好处时，也走向对医疗技术运用的另一个极端。一些医疗工作者对先进技术严重依赖，以机代人，淡化了医患之间的思想交流，忽视了社会、心理因素对疾病的影响，甚至使医患关系演化成了医生－机器－患者的关系。

2. 医患关系市场化趋势　尽管从世界范围来看，无论是发达国家还是发展中国家都否认医疗服务是商品，但是市场对医疗领域的渗透却是日渐增强。市场为医学发展带来了巨大的推动力，特别在医药科技研发方面表现最明显，但是市场干预医疗活动也带来了非常大的负面影响。特别是在我国目前医疗卫生体制处于改革和不完善的情况下，少数医院管理、医务人员把市场经济的"等价交换"原则移植到医患关系中来，使本来纯洁的救死扶伤神圣职责成了与患者交换的筹码。当然，这一现象的产生决非医务人员单方面的原因，是由作为医疗主体的医方、作为医疗客体的患方及宏观社会因素相互作用的结果。

3. 医患关系多元化趋势　传统的医患关系是医生凭借着对医疗技术的掌握而具有权威性，而患者对其只能绝对服从。但是随着医学的发展和社会生活领域的诸多变迁，人们价值观的多元化倾向也反映在医患关系上。医生要求患者主动配合诊治，医患关系应该是"指导－合作型"或"共同参与型"，尽量避免不合作型或冲突型；患者对医疗卫生保健的要求在层次上、档次上也有差别，呈现出多元化趋向。有的患者追求优质服务，要求高档病房；有的患者仅要求基本的医疗保健。

4. 医患关系法制化趋势　传统的医患关系中，医患双方的权利义务是约定俗成的，在很大程度上完全依赖于医患双方的道德自律。然而当医患关系的道德规范上升到法制化时，医疗秩序就更为完善了。当今，医患双方的自主、参与意识的增强，对保护各自权益和自觉履行各自职责的观念日益强烈，为卫生立法提供了思想基础。另外，高技术的临床应用带来了一系列社会伦理问题，也迫切需要卫生立法解决，如利用高技术进行性别鉴定，人工授精、体外受精带来的家庭道德、社会问题，器官移植中供体来源和卫生资源分配中的公正问题等，都直接涉及医患关系，再期待仅仅通过道德自律来实现医患双方的权利和义务的可能性已经非常小。所以，当今医患双方的权利和义务更多地是以法律规定的形式出现，医患关系依然是道德关系，但是可能随着时间的流逝，医患关系的法律化同样是医患关系演化的必然趋势。

三、医患关系的模式

医患关系模式是医学模式在人际关系中的具体体现。医患双方在交往过程中的地位、所发挥的作用受不同历史发展阶段的影响，并且随着患者、医生的医疗观念和自身修养等方面的变化而变化。

目前，医学心理学中大多采用萨斯（T. Sxas）和霍华德（M. Hohade）划分的医患关系模式。萨斯和霍华德认为，一般临床上常见的医患关系有三类模式，即主动－被动型、指导－合作型和共同参与型。

（一）主动－被动型（active-passive mode）

这是一种受传统生物医学模式影响而建立的医患关系，特征是"医生为患者做什么"，模式的原型是"父母－婴儿"。医生在医患关系中占主导地位，医生作为专家的权威性不会被患者怀疑，患者及家属对诊疗方案一般不会提出异议，处于被动的、接受医疗的从属地位。

此模式过分强调医生的权威性，忽视了患者的主观能动性。因此，主要适用于急性传染病、昏迷、休克、手术或精神分裂症的患者。对于一般患者而言，由于这种模式是单向作用的模式而不是相互作用的模式，虽然医生也确实在为患者尽力，但患者是完全消极被动的，在诊疗中不利于发挥患者的主观能动作用，患者仅仅是医务人员活动的接受者，因此，医患之间没有真正的相互作用。

（二）指导-合作型（guidance-cooperation mode）

这是一种以生物-心理-社会医学模式及疾病治疗为指导思想而建立的医患关系。其特征是"医生告诉患者做什么和怎样做"，模式的原型是"父母-儿童"。医患双方都是主动的，但医生仍然起主导作用，最终的决定权仍然是医生。患者可以向医生提供有关自己疾病的信息及治疗感受等，接受医生的指导，按照医生的决定行事，密切配合。

这种模式允许患者参与到自己疾病的治疗过程中，尊重了患者的主观能动性，主要见于意识清楚、能配合的患者，此类患者对疾病的治疗、康复知识了解甚少，需要依靠医生的指导教育才能更好地配合治疗。这种模式需要医生有良好的职业道德、高度的工作责任心及良好的医患沟通能力，使患者能够在医生的指导下早日康复。这是目前临床工作中最常见的医患关系模式。

（三）共同参与型（mutual participation mode）

这是一种以生物-心理-社会医学模式及健康为中心的、以平等关系为基础的医患关系模式。特征为"医生帮助患者自我恢复"，模式的原型是"成人-成人"。在医疗活动中，医生充分尊重患者的知情同意权、选择权，医患双方的关系建立在地位平等、互相尊重、互相协商的基础上。

这种模式主要见于在对一些慢性病的诊疗过程中，患者对疾病的治疗、预防知识比较了解，并且主动要求参与个体化、人性化治疗方案的制订，医患双方彼此信任，患者对医疗服务较为满意。

这种模式由于出自双方共同的愿望，互相配合，不仅强调了医生的积极作用，而且充分发挥了患者的主观能动性，对于提高治疗效果是非常有利的。一般情况下，这种模式对于医生和患者在智力、知识经验、教育程度等方面越接近，则越适合；相反，它不适用于儿童、智力落后、教育程度很差的人。临床心理治疗就是采用这种共同参与型医患关系模式。

需要指出的是，这三种医患关系在它们特定的范围内都是适合、有效的。在实际的医疗活动中，医务人员同患者间所形成的医患关系模式并不是固定不变的，它往往是随患者病情的变化而发生转化。例如，对一个因遭遇车祸昏迷而入院治疗的患者，首先采用主动-被动模式来治疗，随着病情的好转和意识的恢复，可逐渐转化为指导-合作模式，最后，患者进入康复期，医患模式又转化为共同参与了。

第二节　影响医患关系的因素

医患关系的影响因素众多复杂，有的来源于社会，也有的来源于个人；有道德、法律的原因，也有文化、心理的因素。

一、社会因素

（一）社会经济

医疗卫生体制改革后，医院如不追求一定的经济利益，仅靠国家的补偿必然会受到经济运转窘迫的困扰。经济利益的要求迫使医院乃至医务人员不得不在解救患者疾苦的同时去追求医疗服务价格，这势必导致患者负担加重，由此不可避免地引发医患冲突。

患者也受到了市场经济的影响，把看病当做消费，认为自己花了钱就要治好病。这就造成了医疗机构公益性淡化和医患双方在经济利益上的对立，也成为影响医患关系的根本问题。"看病贵"已经成为越来越多患者担心的问题，巨大的医疗费用已经超出了普通民众的心理和财力承受范围。普通患者不会认真分析其原因，而是将矛头指向了医院和工作一线的医务人员，为医患关系埋下了不稳定因素。

（二）社会文化

社会文化中，一直强调医务人员无私奉献精神，把医务人员比作"白衣天使"，要视患者为亲人，不为名利行医，不畏艰险救治，诊治无差错，要注意言行等。而在众多的责任和风险下，医务人员的报酬和付出往往是不相符的。发生了医疗纠纷之后没有相应的法律来保障医生的权利，患者在医患关系中通常被视为弱势的一方。医疗纠纷甚至医闹现象不断增多，使医务人员的合法权益一而再地受到侵害，医务人员应当具有的社会地位与现有的社会地位之间存在巨大差距。

（三）媒体因素

大众媒体、网络因为受众多，往往具有极大的能量和舆论导向作用，对医疗事业的健康发展、患者权益的维护都是重要的推动力。报道若有偏颇，也会变成炒作和误导。好事不出门，坏事传千里。一万件医患和谐的事儿，因为并不反常而没有关注价值，媒体往往不会报道；一件不良的医疗行为，因其违反常规，极具社会关注度，媒体会争相报道甚至大规模跟进，并且在报道角度上往往有凸现极端、异常的倾向。在处理医患纠纷及医疗事故时，个别舆论媒体大肆渲染，追求轰动效应，对医务人员一味指责、全盘否定，医务人员由"白衣天使"变成"白衣魔鬼"。对医务人员妖魔化的宣传结果加剧了医患关系紧张。媒体现实和社会现实的这种报道差距对于医患关系的恶化起到了推波助澜的作用，值得深刻反思。

二、心理因素

（一）心理应激

在医疗活动中，医患双方都会经常处于心理应激状态。对于医生而言，不仅需要对患者做出正确的诊断与治疗，而且要帮助患者解决某些心理、社会问题。当医生认为自己能力不足时，就会对患者的处境感到忧虑，或担心自己不受患者欢迎，从而造成心理应激和危及医患关系的心理反应。心理应激的过程又会干扰医生的业务能力，使他更不能满足需要，加重医患关系的紧张。对于护士来说，长期的值夜班、体力上的过分消耗、责任的重大以及同患者、患者家属和医生的关系都可能造成心理应激，干扰同患者的交往。

从患者方面看，生病本身就可以引起心理应激，特别是患急性病时。此外，患者对向陌生的医务人员求助，对那些不得不做的检查和治疗，以及对生疏的环境与规章制度等，都可能产生强烈的情绪反应。处于强烈心理应激状态下的患者可能做出充满情绪化的反应，从而直接造成医患关系的紧张局面。

（二）动机冲突

医患双方的共同目标是战胜疾病，按理说，不应当有冲突，但实际上，医患间的冲突是十分常见的。

医患间冲突的原因有两个。一是医患双方在医疗情境中地位不相当。医务人员由于其医学专长，加之患者对他们的依赖，因此处于支配地位，拥有更多的权力。在这种情况下，当患者不接受支配时，就会造成医患间的冲突。二是医患双方对对方的期望不能作出适当的反应。医务人员希望患者不折不扣地履行医嘱，而患者不仅期望医务人员有高超的医疗技术，而且也期望医务人员能真诚地关心他们。如果医务人员不能适当地满足患者的需要，或者患者不能按照

第十一章　医患关系

医务人员的要求去做，均会损害医患关系，而医患关系的损害反过来又会加剧医患间的冲突。

三、患方因素

（一）医疗期望水平

现代医学不断发展进步，不少医学难题迎刃而解。但医疗领域充满着很多不确定的因素，加之新的疾病不断出现，病种增多，即便医学再发达，医生再努力，一些"抢救无效"的不幸事例还是不可避免地发生，这不仅是自然规律，也是促进医院和医生不断探索医学科学的动力。另外，由于个体差异大，即使一些常见病、多发病也可能变得复杂，任何医院和医生都不可能包治百病，疾病的治疗过程和结果始终存在着成功与失败两种可能。很多患者及家属不理解，对医疗期望值过高，有时甚至是不切实际的空想，认为医院不能治不好病，更不能让患者死亡，否则医院就有责任。因此当心中不满意或在亲属死亡时行为冲动，辱骂或侵犯医务人员，这是不理性的极端看法，更是对医务人员的不尊重，因此，患者对医疗效果要有客观的认识，保持适度的期望水平，如果对医疗效果期望过高或不切实际，一旦结果与预期不符合，就会发生医患纠纷。

（二）对医生的信任度

患者患病后会有焦虑、恐惧等情绪，需要权威性的意见，总担心年轻的医务人员因经验不足而影响疾病诊治，对医生的举止也非常敏感，因此会产生不信任。另外，受外界信息、文化和观念的影响，部分患者因心理防御过度而对医务人员产生防范心理，不如实向医务人员陈述病情或有意隐瞒，容易造成误诊、漏诊，加深了患者对医生的不信任。

也有极少数患者缺乏社会公德，不尊重医生，不遵守医院的规章制度，提出一些过分的要求，不达到目的就纠缠不清，以各种理由或借口向医院施压，要挟医务人员，破坏医院的公共设施等。

（三）少部分人心理扭曲

医患矛盾激化离不开社会大气候。近几年来，少部分人的心理发生严重扭曲，就诊总想不花钱或是少花钱看好病，会出现患者欠费、逃费情况，甚至出现患者一旦病情加重或死亡，有些家属为逃避交费或索取赔偿有意到医院无理取闹。由于目前处理医疗纠纷时，法律要求举证倒置，有的医院顾及声誉不愿上法庭，更多地使用庭外"私了"的方式解决，一些患者借机恶意要挟钱物。

四、医方因素

（一）道德因素

随着市场经济的发展，道德滑坡一直是人们议论的一个话题，体现在医疗服务中，也会对医患关系造成影响。长期以来，医生这个职业投入大、责任大、风险高、收入低，以前医生们都无怨无悔地日夜守护着人民群众的生命健康。在市场经济条件下，人们普遍有金钱第一的观念，不可避免地影响到医务人员的价值取向，心理产生不平衡。少数医生过分看重自身利益，缺乏全心全意为人民服务的精神，如对患者不够关心，态度冷漠；对工作不认真，上班得过且过；抛开了医生"救死扶伤"的天职；个别医生甚至收受"红包""回扣"，治小病开大处方等，这些都对医患关系造成不良影响。

在诊治过程中，有的医生对患者的病痛缺乏同情心和责任感，对患者态度冷淡、漠不关心、厌烦甚至鄙视患者，以权威、救世主自居；有的人则以错误的价值观对待临床工作，以是否有治疗价值或科研价值为标准对待患者，只重视提高技术而不关心患者的疾苦，这些势必会影响医生的威信，给医患间的交往造成阻碍。

（二）业务水平

医患关系建立在医疗基础上，因此，具备很强专业技能的医生很容易获得患者的信任并建立良好的医患关系，而良好的医患关系会让医生更好地发挥专业能力。但在医疗实践中有的医务人员业务知识水平却不高。由于医学业务知识和经验的限制，沟通中难以全面详尽地介绍诊疗情况、告知患病风险和预后，难以说清要说明的问题，也不能较好地解答患方提出的疑问。这样医方就难以取得患方的信任，导致医患沟通不良，进而影响医患关系，医疗过程中一旦出现不满意后果，极易引发医疗纠纷。

（三）职业压力

医务人员作为一种特殊的助人行业，其医疗工作本身就是一种压力情境。随着医患间比例的失调，医务人员的负担也常常过重。医务人员要面对的是个体差异越来越大的患者、复杂程度越来越高的疾病、患者的过度要求以及社会的过高期望、医疗风险的存在等，一旦这些压力得不到有效缓解，医务人员将很容易出现职业倦怠，表现为退缩行为、工作不投入、失去信心、情感淡漠等，这些都将影响到医患关系。

第三节　和谐医患关系的建立

影响医患关系的原因比较复杂，既有体制、机制上的问题，也有思想观念转变方面的问题，还有监管等原因。要解决好这些问题，和谐的医患关系需要各方面的共同参与和努力。在构建和谐的医患关系中，医疗机构和医务人员是主导方面，医务人员要以患者为中心，不断深化改革，转变服务理念，提高医疗质量，这样，才有利于和谐的医患关系的建立。

一、政策和制度建设

（一）借鉴外国先进的管理经验

医疗卫生是民生之本，医疗卫生行业的特点决定了它在构建和谐社会中负有重要的职责。我国医疗卫生制度的确立要站在世界的前沿，就要有先进的制度做保障，广泛借鉴其他国家的成功做法，积极探索适合我国国情的医疗改革模式，这样，先进性才有了实在的载体和依托。在这方面，发达国家起步比较早，积累了一定的经验。我国医疗卫生体制的构建既要借鉴发达国家的经验，又要结合我国国情，走出一条相对低投入、高产出、兼顾公平与效益的新路来。

（二）全面强制实施医疗责任保险制度

面对高风险的医疗工作，国家应制订相关强制性医疗责任保险制度，规定医院和医生必须投保医疗责任险，保险公司必须以较优惠的费用来大力拓展此项业务。

医疗责任保险对于分散医院或医生的赔偿风险、预防和减少医疗纠纷、维护患者利益等都具有重要的作用。但该险种自2000年全面推出以来并没有受到医院的青睐，究其原因，医疗责任保险所存在的自身不足是制约其发展的重要因素。

（三）加快医院体制和管理机制改革

我国的医院建设和发展必须与社会主义市场经济体制相适应，必须以满足广大人民群众不断增长的医疗健康需求为目标，而目前存在着公立医疗机构和公共卫生机构都已经成为实行独立经济核算、具有独立经营意识的利益主体。

医院应牢牢坚持以人为本的办院宗旨，从实际出发，深化体制、产权、分配、人事、管理等方面的改革，进行全方位的改革和探索，为真正实现现代医学模式的转变，为新型医患关系创造更好的大环境。

对医疗机械、卫生产品和药品生产要加大监管力度。严格准入制和全程监管制，将医药费降下来，对损害人民群众利益的不法行为严肃惩戒，提高违规违纪的成本。

二、法律法规建设

"健全的法律是现代文明的基石",医疗卫生事业的协调发展需要法律做保障。目前在医疗卫生法制方面存在的主要问题有:一是法制建设滞后于医疗实践。二是医疗问题纷繁复杂,而现有的关于医疗问题的法律法规比较宏观,不便于操作和执行。法律法规的细化有利于提高医疗服务质量,维护和保障患者权益。三是有些法律法规之间存在着不一致的方面,使得医疗事故赔偿处理的依据出现了二元标准。目前需要为医疗行为提供一系列全面、具体、明确而合理的标准和尺度。

三、加强医德修养

自古以来,在医生的头上总有一个神圣的光环。这个光环被赋予"济世活人""治病救人""救死扶伤""人道主义"等。这些闪光的词句曾经激励着一代又一代的医务工作者忘我地工作。因为,在医疗问题上,患者虽然有可能在一定范围内选择医院,寻找自己信任的医生,同意或拒绝接受某种治疗等。但是,由于他们自己的医学知识不多,对某些药物的疗效和不良反应作用不了解,对一些手术的必要性和危险性不了解,对自身的病变情况以及它的后果不很了解,都可能导致患者及其家属很难做出正确的选择和决策,甚至丧失了判断的能力。

医疗工作的特殊性决定了医务人员必须时刻自觉地以高尚的医德标准来严格要求自己。如果医师和患者之间只剩下一个赤裸的金钱和生命的交易,那将是对医学的背叛和对医师这个神圣职务的亵渎。

四、提高专业知识与技能

医疗技术人员必须掌握自己的专业基础知识,了解与之相关的最新发展动态,站在医学科技的最前沿,不断更新知识调整知识结构,以提高业务水平。只有这样,医务人员才能自信,才能给患者以安全感和信任感。同时通过学习业务知识,整体地提高医务人员素质,让患者放心,让家属满意。患者及其家属非常重视和关心为他们诊疗的医务人员是否"有水平""有本事"。医务人员的"看家本领"过硬,患者及其家属就会认为他们是可以放心依靠的人,是可以将生命依托的人,他们自然会乐于接受沟通,依从性好,甚至"言听计从"。另外,医生不是全科的,对于超出自己研究领域的、不熟悉的病情,需要及时转诊给其他医学专家,或请专家会诊。

五、加强医患沟通

在改善医患关系中,加强双方的交流和沟通显得尤为重要。良好的医患沟通是提高服务质量的需要,也是融洽医患关系、减少医患纠纷的需要。一般来说,在医患关系中医方是较主动的一方,医患沟通是以医者为主导开展的沟通。医患沟通可分为两种形式:言语沟通和非言语沟通。

(一)言语沟通

言语沟通即用语言来传递信息。医务人员与患者接触的过程中,了解患者的有关信息、收集资料、实施医疗活动等,都必须借助言语沟通才能达到目的。掌握言语沟通的技巧,对更好地开展医疗护理工作具有重要意义。

1. 引导患者谈话的技巧　就医患沟通而言,医患双方交谈的顺利与否主要取决于医务人员的主动引导。医务人员是否能站在患者的角度同情和理解患者是有效沟通的关键。对于患者来说,往往认为自己的病痛很突出;而对医务人员来说,患者的病痛是很正常的事。如果医务人员的情感没有"投入"患者，不去换位思考，就很难理解患者的情绪和苦衷。如果患者不能从医务人员那里得到同情和理解，他就很难主动提供自己对病情的理解、担心和自我心理状态的描述等。这样不但使医务人员失去了宝贵的临床资料，也使一部分患者失去了感情宣泄的机会。所以医务人员要善于表达自己对患者的关心与理解，取得患者的信任感，才能引导患者谈话，取得有效信息，便于疾病的诊治。

交流时医务人员可根据患者的身份、年龄、职业及文化层次的不同，选择他们喜欢听的名称称呼他们。新入院患者对环境会感觉陌生，医务人员应主动地向患者介绍，让患者感到亲切、融洽。与患者交谈时，应掌握好开场白，理清思路。首先问候患者，从饮食、睡眠等日常生活中谈起，以创造温馨和谐的气氛。然后针对要了解的问题进行直接或间接提问。对性格开朗的患者，可给他们多一点儿的讲话机会，让其说出自己的意见、观点和感觉，以得到更完整、全面的资料；对沉默寡言与不愿谈及疾病和有关真实情况的患者，医务人员应用引导的方法，主动讲解有关疾病的知识，用讨论的方式进行引导或重点询问。常可采取下列方式：①问候式，如："您今天感觉怎样？"②关心式，如："这两天来冷空气了，添点儿衣服，别着凉了。"③夸赞式，如："你今天气色真不错。"这些开场白的技巧既可以使患者感受到医护人员的关心和爱护，又可使患者自然放松，消除紧张戒备的心理，以便能自然地转入主题。

2．开放式谈话技巧　医务人员应该尽量避免封闭式的交谈，最好采用开放式的谈话方式。

所谓封闭式谈话是指将对方的应答限制在特定的范围内、回答问题的选择性较少的一种谈话方式，甚至有时只回答"是"或"不是"、"有"或"没有"，例如："您家里有得高血压的人吗？""您觉得哪个地方疼得最厉害？"

封闭式提问通常使用的疑问词有"是不是""对不对""要不要""有没有"等词，患者用"是"或"否"作答。封闭式提问常用来收集资料并条理化，澄清事实，获取重点，缩小讨论范围，但话题容易局限，医务人员难以得到提问范围以外的其他信息。过多使用封闭式提问会使患者陷入被动回答中，其自我表达的愿望和积极性就会受到压制。

开放式谈话就是患者不能用"是"或"否"的答案来结束问题。如患者说："医生，我没胃口。"医生说："哦，您今天吃饭不多，有什么原因吗？请您告诉我。"医生可从患者的回答中继续发现线索。封闭式谈话使被问者得不到充分解释自己想法和情感的机会，往往使医患间的沟通受到阻碍，如一位第二天就要做手术的患者告诉护士："护士，我害怕"。护士说："别害怕，没什么大不了的。"谈话就这样终止了。其实护士也想安慰患者，减轻患者的焦虑，但由于缺乏言语沟通技巧，采取了封闭式交谈的方式，使患者的心理状态未进一步暴露，心理问题并未得到解决，从而影响了医患沟通。

开放式提问通常使用的疑问词有"什么""如何""为什么""能不能""愿不愿意"等。用"什么"提问，可使医务人员获得一般的事实、资料；用"如何"提问，可以牵涉到某一件事的过程、次序；用"为什么"提问，能引出对原因的探讨；用"能不能""愿不愿意"提问，能促进患者自我剖析。开放式提问可使医务人员获得有关患者的较多信息，但需要较长的交谈时间。

3．恰当应答的技巧　在会谈过程中，听者可根据谈话的内容和情境采用点头、微笑、沉默、重复患者的话或者使用"哦""好""是啊"等过渡性语言来应答患者的谈话。患者就会感觉到医生正在认真倾听而且赞成他所讲的内容。而且，医生在与患者谈话时，还可采用目光接触、简单发问等方式观察对方是否在听，以决定是否谈以及如何谈下去。交谈中医生及时和恰当的反应可以起到鼓励患者交谈的作用，使医患双方关系更加融洽，从而保证医患沟通的顺利进行。

4．处理沉默的技巧　医患双方在交谈中，有时会出现停止谈话、保持沉默、交谈暂时中断现象的发生。患者在谈话过程中出现沉默一般有以下几种情况：

第一，有意沉默。患者在阐述自己病情过程中，常常有意中断交谈而出现沉默，其目的就是等待医生对其表达信息的反馈。此时，医生应采用恰当的应答技巧，来鼓励患者更清晰地表达自己的病情。

第二，难言之隐。有的患者由于病因或患病部位特殊，或主诉的性质和内容让患者感到羞愧、尴尬，因而不愿意轻易对医生道出病情，这对治疗明显是不利的。此时，为了对患者负责，医务人员应积极采取各种有效方式解除患者的顾虑，鼓励患者道出隐情，同时还要注意周围环境因素的影响，以保护患者的隐私及合理的权益。

第三，思维中断。在谈话时，患者受到谈话中某些语词或内容的刺激，心情容易激动，或突然从谈话中想到了另外一些事，而导致谈话中断。此时，医务人员可以重复患者刚刚提到的内容，及时引导患者按照原来的思路说下去，但注意不要依据自己的猜测替患者说下去，这样会妨碍或打断患者谈话的思路。

在交谈的过程中，沉默本身也是一种信息交流，即所谓"此时无声胜有声"。在医患沟通中，恰到好处地运用沉默，可以给患者时间考虑他的想法和回顾他所需要的信息或资料，使患者感到你是在真正用心地听他讲述，感到你能理解他的情感，他的愿望得到了尊重，也给医务人员一定的时间去组织进一步的提问及记录资料。医生要做的就是克制提出新问题的欲望，以免打破沉默，要让沉默保持一段时间，关心和注视患者，等待患者继续讨论话题。

在言语沟通中，除了以上技巧的使用外，在交谈中还应注意以下问题：

（1）避免使用伤害性语言：伤害性语言对患者来说属于强烈的负性刺激，如果这种刺激强度过大或持续时间过长，则会导致病情加重。伤害性语言在临床上主要有下列几种：

①直接伤害性语言：是指对患者的无端指责、威胁、讥讽等患者最害怕听到的语言。例如，一位老年患者在CT检查过程中因动作迟缓，遭到护士的数落，患者心存不满，拒绝接受检查和治疗，导致患者家属与医护人员发生冲突；一位年轻女孩未婚先孕，本来心理上压力就较大，做流产手术时，医生和护士的嘲笑和讥讽被她听到后，心理上会受到强烈刺激。

②消极暗示性语言：患者大多缺乏医学知识，即使了解一些医疗常识，也是知其然而不知其所以然。医护人员的消极暗示性语言往往会加重患者原有的焦虑、恐惧心理，造成严重的消极情绪和心理障碍，如一位患者因脑肿瘤需要手术切除，术前患者顾虑重重，多次询问护士会不会有危险，护士回答说："那谁知道呢，反正有下不来台的。"结果这个患者坚决拒绝手术，而延误了疾病的治疗。

③窃窃私语：在临床诊疗过程中，患者大多渴望及时了解自己的病情，他们往往特别留意医务人员的言谈举止，喜欢察言观色，并容易同自己的病情"对号入座"，因此，当医护人员之间窃窃私语时，往往使患者凭听到的只言片语而胡乱猜测，或者根本没有听清楚而造成错觉，这些都将给患者带来痛苦和造成严重后果。例如一位女性患者从医生办公室门前走过时，正好听到她的主治医师与别的医生说："你们知不知道，13床那个女的刚刚离了婚，因为她不能生育……"患者感到隐私权受到了侵犯，伤害了自己的感情，可能因此她不再信任医生。

（2）善于使用正性语言："良言一句三冬暖"，美好的语言不仅使人听了心情愉快，感到亲切温暖，而且对患者来说，还有治疗疾病的作用。所以，医务人员要注意语言修养，讲究语言艺术，重视语言在治疗过程中的意义。在临床沟通中，要善于使用正性语言。

①安慰性语言：在临床诊疗过程中，医务人员对患者，尤其是对焦虑不安或者刚入院患者的安慰，其效果是十分显著的，例如"您多心了，您的病情并不像你想象得那么严重"这样的话可使患者感到放心。可见，根据不同的患者与病情，使用有针对性的安慰性语言，患者会倍感亲切。

②鼓励性语言：医务人员给予患者鼓励，实际上是对患者的心理支持，它对调动患者的

积极性、激发其战胜疾病的信心是非常重要的。尤其是对儿童患者、慢性病患者和长期卧床不起、信心不足的患者，要多采用恰如其分的鼓励，如"小朋友，勇敢一点"，"好样的，你配合得很好"。

③劝说解释性语言：在临床诊治过程中，医生要尽可能满足患者获得相关信息的心理需求，而且对患者提出的有关问题和所采取的治疗手段更要及时给予恰如其分的解释。同时，对患者应该做而一时不愿做的事，要经过耐心地解释和劝说打消其顾虑，从而使其配合诊断和治疗。

（二）非言语沟通

言语沟通虽然比较易于清楚地表达、传递信息，但有时不能或不便由言语来表达的信息往往需要非言语交往来传递。

非言语沟通又称体态语言沟通，即用身体的形态来表达需要传递的信息，是日常生活中传递信息的常用手段，也是医患交流的重要方式。正是由于人的情绪、情感等内心活动可通过面部表情、眼神、声调、动作、姿势等表现出来，才使"察言观色"成为人们获得信息的重要途径。

1. 面部表情的使用　面部表情的变化是医生观察患者、了解患者心理变化的一个重要信息来源，同时也是患者了解医生心理品质的窗口。医务人员亲切自然的表情会给患者留下良好印象，并使患者对医务人员的医疗活动产生信心。相反，医务人员表情冷漠会加大医患间的情感距离，并对医务人员工作的正确性和责任感产生怀疑。医务人员应该意识到自己面部表情的重要性，并且尽可能去控制那些容易引起误解或影响医患关系的表情，如不喜欢、厌恶、敌意等，因患者时常会仔细观察医务人员的面部表情，并且将它与自己的需要或焦虑相联系。当然医务人员也必须掌握从患者的面部表情了解到患者的状况，如患者担忧时可能会出现皱眉，恐惧时脸上可能会显得很恐慌，疑问时可能出现怀疑、焦虑，疼痛时会出现非常痛苦的面部表情等。医务人员掌握了这些知识，有利于把握患者的心理和病情变化，有利于医患沟通。

在医患沟通中，最常用、最有效的表情是微笑。医务人员的微笑能消除患者的陌生感，缩短医患间的心理距离。患者焦虑时，医务人员的微笑就是"安慰剂"；患者恐惧时，医务人员的微笑就是"镇静剂"。

2. 利用目光接触　目光接触是非言语沟通的主要信息通道。眼睛是心灵的窗户，它既可以表达和传递情感，也可以从目光中显示个性的某些特征，并影响他人的行为。人们对于自己喜欢的人，更多地用目光接触；而对自己不喜欢的人，则目光接触的时间很少。

医生与患者的目光接触可以产生许多积极的效应，如医生镇定的目光，可以使恐慌的患者有安全感；医生热情的目光，可以使孤独的患者得到温暖；医生鼓励的目光，可以增强沮丧患者的自信；医生专注的目光，可以给自卑的患者带去尊重。医生要从短促的目光接触中判断患者的心理状态与需求。

另外，在交谈过程中听话的一方目光飘忽不定，表明他心不在焉，对谈话内容不感兴趣；对说话者注视则是对所谈论的话题感兴趣、说话人有吸引力的表示。所以，医务人员在与患者进行交谈时，要用短促的目光接触检验信息是否被患者所接受，从对方的回避视线、瞬间的目光接触等来判断对方的心理状态。

3. 通过身体接触沟通　触摸在人类的成长及相互关系的发展及疾病治疗中起到特别重要的作用。触摸可以产生关怀、同情、安慰、鼓励和支持的作用。在患者经受痛苦折磨时，医生轻轻抚摸他的手或拍拍他的肩部，既可表现出职业的关注，又可稳定患者的情绪，消除恐惧。如当患者痛苦呻吟时，医务人员主动靠近患者站立，且微微欠身与其对话，适当抚摸其躯体或为其擦去泪水，会给患者以体恤、安慰的感觉。医务人员紧握重症或垂危者的手，或搀扶行动不便的患者，用手轻触高热患者的额头等都会使患者感到安全、愉快、舒适；当患者感到焦虑、害怕时（如手术台上）医务人员握握患者的手，表达"我在你身边，我在帮助你"，可使患者减少恐惧，情绪稳定；做完身体检查后医务人员为患者整理一下衣服表示对患者的关心；医务人员双手紧握出院患者的手以对其表示祝贺等。这些有益的身体接触都会使患者感到医生的善意和关怀，从而增强战胜疾病的信心和勇气。

需要注意的是，触摸受性别、社会文化、触摸形式及双方关系等因素的影响，若使用不当，反而会引起不良结果。

4．注意人际距离　两人交往的距离取决于彼此会见的亲密程度，它在交往接触开始时就起着重要作用。有人将人际距离分为四种：亲密距离，约0.5米以内，一般为亲人、夫妻间的距离，可感受到对方的气味、呼吸甚至体温；朋友距离，也称个人距离，为0.5～1.2米，是朋友之间聚会、对话的距离；社交距离，为1.2～3.5米，是一般认识人之间交往的距离；公众距离，为3.5～7米，是陌生人、上下级之间的距离。

医患交流、收集资料、采集病史或向患者解释某项操作时，应采用个人距离方式，以表示医务人员对患者的关切、爱护，也便于患者听清楚医务人员的嘱咐，同时也使医患双方都感到自然舒适。在查房中站着与患者对话，可采用朋友的距离或社交距离。对老年患者和儿童，沟通距离可近些，以示尊敬或亲密。与年轻异性患者的沟通距离不宜太近，以免产生误会等。

5．副言语的应用　副言语就是我们说话时所用的语调、所强调的词、语音的高低轻重、语速的快慢以及抑扬顿挫等。副言语为言语交往过程赋予生动而又深刻的含义。同一句话加上不同的副言语，就可能有不同的含义。如中文"你真行"，语调平缓一些，可表示赞许、佩服；若加重语气，则可能表达挖苦、不满的含义。临床上，不同的情绪会伴随着语音、语速的变化，如悲哀时，语调低沉、言语缓慢，语句间断且语音高低差别小；愤怒时，声音高尖且颤抖。副语言的应用起到了帮助表达语意的效果，加强了医患交往中的信息沟通。

（三）沟通中存在的问题

沟通的目的是要增加相互了解，但由于信息传递与理解上的差异，使医患沟通常不尽如人意，从而影响良好医患关系的建立。医患沟通中存在的问题有：

1．信息缺乏或不足　由于医学知识特殊的专业性，使医患双方存在着医疗信息分布和掌握的不对称，信息不对称直接影响医患之间沟通的效果。患者就医，希望了解自己患了什么病、严重程度如何、怎样开展治疗、效果及预后怎样。少数医务人员仍然习惯于在信息不对称的方式下开展医疗服务工作，觉得患者是来"求"医的，缺乏主动交流信息的意识。

另外，医学有许多未知的领域需要通过临床实践不断探索、总结。医务人员很难全面认识每个患者与疾病相关的所有信息，也不可能预知患者可能会出现的还未被认识的病症，这些不确定的信息是不可能全面告知患方的。一旦出现意外情况，患者其家属难以理解，就可能导致医患关系恶化，引发医疗纠纷。

2．沟通障碍　语言是医患双方沟通和交流的信息载体，也是医疗服务最直接的工具或手段。但是在临床诊疗过程中，医患之间虽有一定的信息往来，但是未被对方所理解或产生误解的现象也时有发生，如"传单"（传染性单核细胞增多症）、"腔梗"（腔隙性脑梗死）等缩略语属于医务人员的"行话"，常令患者不知所云。类似的还有"禁忌证""探查""失禁""发绀"等专业性较强的医学术语，患者对此更是无所适从。同时，患者若以"土话""方言"来描述病情也常使医生难以领悟，以至于无法在病史中用规范的文字记录，如"疙瘩"（北方话，意为"肿块"）等。还有一种情况就是医患双方对同一医学名词也有不同的理解，也会造成认识上的分歧。

因此，医务人员在解释病情时，要考虑到患者的接受程度，语言必须兼顾科学性和通俗性，既符合医学科学，又能让患者听懂。

3．同情心不够　沟通过程中，医生热情、诚恳、负责、平等的态度可以得到患者的好感与信任，有利于建立良好和谐的医患关系。反之，医生态度冷淡、语言生硬、缺乏同情心和对患者应有的尊重，就会使医患关系紧张，矛盾不断升级，以至于出现医患纠纷。研究表明，富有同情心是患者对医生的角色期待内容之一，是患者评价医生服务态度的一条重要标准。

如果一个医生没有同情心，那么他的诊疗行为就会受到极大影响。资料显示，在技术权威与富有同情心的医生之间，多数患者宁愿选择后者。医生服务态度欠佳一直是引起患者不满和医疗纠纷的主要原因。

4. 主动性未能充分发挥　在诊疗过程中，患者时常会对医生察言观色，并将其与自己的需要和焦虑相联系。患者能够接纳医生，并主动向医生诉说病情是发挥主动性的表现。而在传统的医患关系中，医生往往忽视患者的作用。有学者对医疗交往的录音带进行分析后发现，尽管医生感到他们自己对待患者的方式是平等的、民主的，但由于他们过于左右交流的进程与内容，使患者实际上仍然处于被动的地位，因此，古老的医训告诫医生说："倾听患者的诉说吧！他将告诉你问题所在。"

六、减缓医疗纠纷

人们对医疗卫生保健的要求日益提高，但是由于医疗过程中的风险和种种不确定因素的存在，古今中外医疗纠纷的问题始终存在，这是一个不可避免的问题，只能做到减少和缓解。

医疗纠纷通常有广义和狭义两种理解。狭义的医疗纠纷主要是指因医疗事故或失当行为引发的涉及民事责任和民事赔偿的纠纷。从纠纷解决的角度而言，医疗纠纷的概念一般采用广义的定义，即指在疾病诊疗过程中，医患双方对医疗行为是否导致了不良后果、不良后果产生的原因、责任及后果的承担等事项上不能形成一致认识而引起的有关责任认定和民事赔偿方面的争议。

（一）医疗纠纷的成因

医疗纠纷的成因复杂，本章所述影响医患关系的各种因素中有许多就是引起医疗纠纷的原因。分析近几年来的医疗纠纷案例不难发现，最根本的原因就是医患双方信任的缺失。医患双方应当是站在同一条战线上的合作关系，他们共同的敌人就是病魔。实际上却不然，由于信任缺失，医患双方彼此保持一定程度的相互警惕的心理，从而有可能导致治疗结果的不理想，万一出现这样的结果，医疗纠纷就很有可能应运而生了。

1. 医方因素　医方因素在医疗纠纷产生的过程中表现为医护人员业务不熟练、医患沟通欠缺、对危重患者和疑难患者预估不足、医疗文书不规范、一些医务人员服务态度不好以及服务意识淡薄等。在患者对诊疗效果不满意时，这些因素可能导致医疗纠纷的发生。

但是目前来说，患方因素在医疗纠纷产生的过程中影响逐渐加大。

2. 患方因素　医疗纠纷产生的患方因素大体可以分为三大方面：

（1）维权意识的增强：随着人们法律观念、法律意识的逐渐增强，患者在就医的过程中维权意识也在不断地提升，患者时刻警惕医护人员对自己的诊疗和护理。基于这个不信任的状态，如果出现看似并不满意的结果，患者就会怀疑是不是医院的过错导致的，于是维护自己所谓的"合法权益"的意识开始滋生，医疗纠纷也就随之而来了。

（2）对医学未知性的不理解：因受科学发展的限制，医学还有相当多的未知领域，还有许多无法解释的医学难题，同时，医学上的"双重性"是伴随着每一项医疗行为而存在。从许多临床实例来看，医师的初衷是好的，但有的结果却是无法预料。然而，患者及其亲属对此不理解、不配合，自认为是医疗差错或事故，无理取闹，纠缠不休。

（3）逃避医疗费用或索取赔偿而无理取闹：社会上有些不正之风也是导致医疗纠纷产生的原因之一。对于某些患者来说，他们认为一闹就有钱，小闹得小钱，大闹得大钱。对有些患者认为是事故而鉴定机构不承认是事故的"事故"，他们仍会采取"闹"的形式。所以不管是事故还是"事故"，一旦发生，患方全然不顾医院的解释，完全拒绝法律程序，企图通过影响医院的正常秩序而达到逃避医疗费用或索取赔偿的目的。由于目前解决医疗纠纷的法制不完善，行政、司法解决途径耗时又较长，某些医院为了医院名誉或者为了不影响医院的正常医疗秩序，有时给患方一部分的"赔偿"草草了事，这无疑滋长了这种不正之风。

（二）医疗纠纷的防范

为了做到减少和缓解医疗纠纷，医务人员可以尝试以下做法：

1. 加强医患沟通　很多医疗纠纷是由于医患之间没有很好的沟通造成的，医务人员要提高服务意识，融洽医患关系，树立"以患者为中心"的服务理念。同时加强健康教育和医学宣传，加强与患者及家属的沟通，以朋友和亲人的身份出现在医疗过程中，增强患者对医务人员的信任感和依赖感，从而优化医患关系，化解医疗纠纷。

2. 加强医学宣传，争取患者理解　患者自门诊至入院及整个治疗过程中，医务人员要通过良好的沟通，了解患者对疾病治疗结果的期望值，如果患者期望值过高，要给予说服、解释，让患者了解医学本身具有风险性、不可预料性，同时对所患疾病的治疗也应有正确的认识，将过高的期望值降低，使之可以主动接受一些并发症、合并症的发生，对治疗结果有明确的认识，以起到减少医疗纠纷的效果。

3. 尊重患者权利，消除纠纷隐患　在医疗工作中，有效地维护患者的合法权利，并在医疗过程中充分地尊重患者，同时告之相应配合治疗的义务。例如，患者对病情具有知情权，医生就应该把疾病的现状、需要接受的检查和所需的医疗费用、可供选择的医疗方案、自觉接受承担医疗所产生的后果等内容明确地告知患者。此外，医生还要尊重患者的隐私权，在语言上要严格谨慎、坦诚亲切，让患者感到踏实。在整个诊疗过程中做到既保护患者的利益，又保障正常的医疗工作。

4. 加强法律知识学习　医务人员要加强对法律法规的学习，如学习《医疗事故处理条例》《执业医师法》《病历书写规范》《侵权责任法》及医学问题用民事法规来处理的相关法律知识，不断增强侵权损害赔偿意识，增强自我保护意识，从而提高预防差错、事故的警觉性和责任感。

5. 加强病历质量管理　《医疗事故处理条例》第九条明确指出：严禁涂改、伪造、隐匿、销毁或者抢夺病历资料。患方可以复印或复制病历。病历虽由医院保管，实质上医院只拥有病历有形载体的所有权，一旦发生医疗纠纷，患者随时可以要求复印，这就要求医护人员要认真、及时、准确、科学、真实地完成所有病历记录（包括各种必要的协议签字），完成各种必要的检查。病历书写不仅是医务人员的工作和职责，而且更重要的是，病历是医务人员在发生医疗纠纷时用来保护自己的重要依据。

6. 严格执行核心制度　医疗核心制度是多年的经验和教训换来的，医疗护理操作常规和医院的各项工作制度是在总结以往医学科学和技术成果的基础上形成的理论和方法，是医疗过程的定义和所应用技术的规范和指南，在医疗活动中，医务人员必须认真执行。要开展多种形式的教育和学习，熟练掌握其中的内容和要求，达到规范自己的医疗行为，减少医疗纠纷的发生。

七、正确的舆论引导

对于和谐的医患关系，新闻媒体既有较好的宣传作用，也起着有力的监督作用。新闻媒体应成为社会和谐的稳压器，成为沟通医患双方的桥梁。呼吁全社会要正视医疗行为的风险性，增加对医务人员的理解、尊重，理性地对待医疗风险，强化人们通过法制化和规范化的途径解决医疗事故的观点。

　　作为有社会责任的媒体，应该准确、全面、客观地报道事实，尤其是在对待类似医患关系等敏感话题时，更应该以事实本身作为报道取向的依据，不能人为地偏向于任何利益相关方。应引导全社会合理看待诊疗过程中的一些问题，倡导和谐的人文精神，多传递温暖和希望，少传递冷漠和绝望。因为，夸大问题的严重性对求真也是一种背离，从效果上看，也会让公众产生认识偏差，甚至会激化医患之间的对立情绪，应引导全社会合理看待诊疗过程中的一些问题，倡导和谐的人文精神。

（曲海英）

第十二章 康复心理学

社会的进步和发展为康复心理学创造了发展的条件，康复心理学是几乎与康复医学同时出现的一门医学心理学的分支学科。根据生物－心理－社会医学模式，医学的服务对象不再仅仅是患者，还应包括健康人和长久以来被遗忘、被忽视了的残疾人。康复医学在医学领域内应运而生，同时作为康复医学的一个重要组成部分，康复心理学随之出现，它也可看成是康复医学的分支。疾病和残疾影响当事人生活的各个方面，导致心理困扰和心理障碍。康复医学的主要治疗手段是训练，患者和残疾人必须主动参与其中。如果患者和残疾人不能及时、正确地面对生病和残疾的现实，真正痛下决心努力克服病残，那么他们就无法主动参与并坚持康复训练。康复心理学与康复医学的出现为患者和伤残患者提供了治疗所必需的方法和手段，使他们有机会恢复到最佳的功能状态。

第一节 康复心理学概述

康复心理学是一门研究康复领域中相关心理问题的学科。它是心理学与康复医学的交叉学科，它把心理学的系统知识应用于康复医学的各个方面，主要研究伤、病、残者的心理现象。心理康复对于帮助残疾人恢复身体功能、克服障碍，以健康的心理状态充分平等地参与社会生活具有十分重要的意义，因此，康复心理学是康复医学工作者的必修课。

康复心理学几乎是与康复医学同时出现的。康复心理学起源于美国，第一次世界大战后，美国、加拿大和西欧一些国家相继出现了主要采用作业疗法治疗伤病者的康复机构。第二次世界大战后，经过美国鲁斯克（HA. Rusk）和英国古特曼（L. Guttmann）等学者的积极实践与倡导，康复医学成为一门独立的学科。与此同时，由于战争引起的情感创伤需要心理学家医治，继而出现了康复心理学的工作机构和组织。1949年美国心理学会成立了一个"失能的心理因素全国理事会"以讨论这一类特殊问题。1956年美国心理学会成立了第22分会——康复心理分会，其目的是宣传与残疾和康复有关的心理学知识，培养高素质的研究与临床工作者，以及提供临床服务、研究、教学和管理等。随着社会的发展，心理康复服务逐步从机构走向社区和家庭。心理康复工作者在工作中主要研究残疾人及其家属的行为、经历、态度，评定康复治疗的有效性，评估残疾人及其所处的环境，设计和实施康复方案，并控制整个实施过程。在临床康复心理实践中主要处理各种社会、心理和实际问题，诸如社会活动状态、情绪好坏、家庭关系、日常生活、就业和独立生活等。后来，这个专业小组发展成为美国心理学会的康复心理部。康复的目标也由只重视器官、肢体等生物功能方面向完整的人（心身并重）的整体功能的康复转变，并提出了由医学康复、教育康复、职业康复、社会康复等构成的全方位的康复体系。经过五十多年的发展，随着康复医学从一门跨学科性的学科变为一个学科群，康复心理学就成为康复医学学科群中的一门相关学科。

一、康复心理学的概念

康复一词，源于拉丁语"rehabilitatio"，意思是恢复到原来正常或良好状态。1898年美国克利夫兰市成立了克利夫兰康复中心，是康复心理作为一项专门的研究课题和工作任务的标志。第一次世界大战结束后,美国专门为残疾者草拟了"国家职业康复计划"。1920年,美国国会曾为残废军人制定了一项特别的职业康复法案,1954年美国又对此法案进行了修订,把职业康复、社会康复、心理康复以及教育康复融为一体,进行全面考察和统筹安排,实行综合管理,丰富了康复工作的内容和服务范围,提高了康复工作的效应。由于心理学家、社会学家及教育学家相继加入康复医疗工作,有力地推动了康复心理学的发展。各种形式的机构,如社区康复中心、康复医院、职业训练中心、监护工厂等,均采用了多种心理治疗技术及咨询方式,及时改善或解决患者、残疾者或老年人产生的心理问题。中国传统医学理论对于康复过程中的综合治疗和康复心理工作十分重视,其中有不少朴素珍贵的理论观点和独特的医案记载。例如,《素问·异法方宜论》中提出,"故圣人杂合而治,各得其所宜",强调不同的病情应采用不同的综合治疗手段;《名医类案》中提出的理喻和解释的理论,在精神疾病治疗中,结合静坐沉思可获得较好疗效。一些有悠久历史和独具特色的传统治疗方法,如气功、导引、太极拳、八段锦等,对于身心康复有着明显的效果。

康复医疗是医疗服务的重要组成部分,是应用医学方法为康复服务的专业性学科,属于医学的应用学科范畴,以疾病、损伤导致的躯体功能与结构障碍、个体活动以及参与能力受限的患者为服务对象,以提高伤、病、残人士的生存质量和重返社会为专业特征,研究有关功能障碍的预防、诊断、评定、治疗和训练等问题的综合性学科。所谓康复的概念是综合协调地应用各种措施,以减少病、伤、残者身体、心理和社会的功能障碍,使其重返社会,提高生活质量。研究表明心理学因素在疾病和伤残的治疗中起着重要作用,所以康复的概念包含心理康复,康复心理学是康复医学与心理学相结合形成的一门科学。

康复心理学是运用心理学理论和技术研究康复中的心理活动及其规律的学科。它的目的是解决康复对象的一系列心理障碍,帮助他们接受伤残现实并逐渐适应,挖掘他们的潜能,帮助病残者重新恢复心理与环境协调统一,使他们重新回归社会。其内涵主要在于研究疾病康复者心理变化的规律性,心理因素在疾病的发生、发展、变化中的作用,同时,康复心理学还探索残疾人与社会的相互影响、心理与躯体在残疾时的相互影响等实际问题,以及如何使患者重新保持其心理与环境、社会之间的平衡等内容。

二、康复心理学形成的条件

康复心理学的诞生有着丰富的历史背景,其发生和发展主要来源于以下三个方面:

(一)医学模式的转变

随着现代医学模式的出现,医学服务的目的也不仅仅是治愈伤痛,而还应保证人类的健康与幸福,以提高人类的生存质量。服务的方式,是要对人全面负责。医学模式的转变也为康复心理学的建立提出了要求。健康时要防病,生病后要治病,对疾病后遗的残疾和不幸要给以康复处理。医学模式转变的结果,使人们对健康的理解转向追求生物、心理、社会三者之间的和谐结合与发展。在康复过程中,随着生理功能的逐渐康复,心理功能的再适应与调控就显得更加重要。

(二)社会的进步和发展

社会的快速发展与进步使人们的思想观念发生了巨大变化,人类更加重视人的价值,强调人道主义和提高人的生存质量。科学的发展为康复心理学的建立提供了必要的条件。在发达国家,卫生保健事业已走向与社会福利事业相结合的道路。这就提示人们应当去关怀那些不幸的残疾人和病后伤残者的艰难处境,尽力改变他们的不幸现状,从而促进了康复心理学的产生和发展。

(三)科学的发展

康复心理学的诞生与许多新兴学科、边缘学科,例如康复医学、医学心理学、社会医学、行为医学等的发展密不可分，它们不仅为康复心理学的研究提供了理论基础和实践指导，也大大丰富了康复心理学的内容，适应了社会的需求。

三、康复心理学的作用和任务

"康复"一词意为躯体功能的恢复。WHO对康复所下的定义是：康复是指综合、协调地应用医学、社会学、教育、职业和其他的措施，对残疾者进行训练或再训练，以达到减轻致残因素造成的后果，尽量改善其功能，使其重新参加社会活动的一种过程。

康复心理学不是孤立地诞生的，它是在心理学、行为科学、社会学、管理学以及现代医学发展中诞生的。这些学科的发展大大丰富了康复心理学的内容，并指导康复实践和提供康复技术。目前，康复医学的内涵已有了相当大的扩展，就其目的来看，康复医学要解决患者躯体功能、心理功能、社会功能的恢复和适应；就采用的手段来看，应包括手术、理疗、体育、环境、心理行为的各种技术的应用；就工作对象来看，除因病、因伤而导致躯体和心理功能障碍的残疾人外，还应包括老年病患者，由于各种功能障碍以致影响正常生活、学习、工作的慢性病患者以及急性期与恢复早期的患者等。与此同时，康复心理学的研究对象十分广泛，包括身体残疾和精神障碍者、慢性病患者、老年人等。

（一）康复心理学的课题和主要内容

康复心理学探讨的课题和工作的主要内容有：①制订医疗康复计划，对丧失能力的康复对象，除采用物理治疗、工娱治疗和体育疗法等使其尽量恢复功能外，同时给予心理治疗和心理护理，加速康复进程，使其心理的适应功能得到恢复，达到康复所需要的最佳心理状态；②进行职业康复训练，对有潜在能力的残疾者给予适当的职业训练，直接改善身心功能，帮助他们获得一定的独立生活能力；③开办监护性工厂，使康复对象在特殊照顾的环境中从事集体生产劳动，增加与社会的接触，提高社会适应的能力；④安排各种形式的特殊教育措施，以减轻康复对象的痛苦和困难；⑤把开展心理咨询看做是康复心理的关键环节；⑥通过各种心理测验和鉴定，为康复对象提供相应的措施和指导。

（二）功能康复的五个层次

卓大宏（1996年）根据功能康复的不同要求将其分为五个层次，良好的生活质量和社会生活能力是最高层次，这五个层次分别为：

①良好的生活质量；

②社会生活能力（心理、社会适应能力）；

③家庭生活能力（心理适应、调节功能）；

④学习劳动能力（认知、作业、职业技能）；

⑤日常生活能力（生活自理、走动、言语沟通）；

其中，最低层次为日常生活能力。

康复心理学主要的作用和任务是促进残疾人和患者适应工作、生活和社会，从而最大限度地恢复和提高患者的社会生存能力，可见康复心理学在高层次的功能康复中有着重要的作用和影响。

（三）康复心理学具体的研究内容

1. 研究行为和伤残的关系　康复心理学研究行为因素对伤残产生的影响及其适应过程。行为因素包括个体行为和社会行为两个方面。例如研究造成伤残的心理、社会、环境及行为因素；研究如何改造环境、改变行为模式以减少残疾的发生；研究残疾人与患者的心理行为及其适应过程，从而为他们提供正确的心理指导。

2. 研究康复对象的心理　掌握康复对象在康复过程中的心理规律，为心理康复提供科学依据，充分调动患者的主观能动性，促进其身心功能的康复。

3．研究心理治疗技术在康复过程中的应用　目前各种心理治疗技术在康复心理学中得到了普遍应用，其中行为技术的应用最为常见。值得一提的是，集体心理治疗在康复医学中有着特殊的意义。许多残疾人有类似的问题，心理医生可以进行集体的或定期集中的心理治疗，患者之间互相交流治疗经验和心得，能够收到良好效果。目前常用的心理治疗方法还有认知疗法、人本主义疗法等。

4．为康复对象及家属等提供综合性的社会服务　这项内容一方面是给康复对象及一些家属提供心理咨询服务，进行心理上的疏导与支持，特别是帮助他们克服悲观、焦虑、抑郁的消极心理，正确地面对问题，消除不良情绪，还要帮助他们进行认识重建，提高自身心理调控能力，增强自立自强意识，形成良好的行为习惯等。另一方面是消除社会对残疾人的偏见，消除影响他们日常生活、工作的物理障碍，以提高其社会适应能力。对某些急性致残者，应当进行危机干预，帮助患者克服短期内出现的情绪危机。

5．康复的心理评定工作　它通过使用各种心理测量手段对康复过程及康复后的心理行为进行各种测评，及时把握心理状态，为心理康复计划提供依据，对效果做出客观的描述和评价，从而更好地提高康复效果。

6．研究康复治疗方法对心理活动的影响　研究运动疗法、作业疗法等对康复对象心理的影响，尽量避免负面效果，充分发挥它们的积极作用。

四、康复心理学的地位

在现代医学模式的框架下，由于康复心理学涉及康复的各个方面，所以它在康复中占有越来越重要的位置。随着人们对健康要求的提高，以及康复医疗机构设置和服务内容由横向性向纵向性的扩展和转变，康复心理学将在不同层次的机构中服务，并逐渐向基层普及。

全面康复和重返社会是康复心理学的最终目标，康复心理学与医学康复、教育康复、社会康复、职业康复息息相关。医学康复对象中的残疾者、老年病患者和慢性病患者均在不同程度上存在各种心理障碍，同时，心理障碍和生物功能障碍相互影响、相互制约。让康复对象作为一个完整的"人"重新进入正常的社会活动，实现康复对象应有的社会地位和真正意义上的平等，要求我们不能只考虑和注重任何一个单独方面的康复而忽略另一面，而是要使患者进行全面康复。要使康复对象能够重返社会并实现自强、自立，与他人一样进行正常的工作和生活，那么就必须接受教育，教育康复的内容和方法也要尽可能符合康复对象的心理特点。除了需要克服躯体障碍外，更重要的是要克服心理上的障碍，重拾信心，战胜自我，所以心理康复在教育康复中的作用也日益受到关注。心理功能的训练也是康复全过程的重要内容之一，心理康复的效果直接影响到社会康复的过程，同时心理康复在职业康复的过程中有着重要的基础作用，使职业康复得以顺利有效地实现。职业康复就是要帮助康复对象全面康复、重返社会，克服自身障碍，和健全人一样平等地参加社会劳动，实现自身价值，能够承担社会的责任和义务，能以平等的权利和机会重返社会，独立自主地参与社会，特别是在升学、就业、住房、医疗、福利、政治、经济、文化生活等方面，他们应受到同等的待遇，不受歧视。在进行职业康复前了解其职业兴趣、能力适应性、个性心理特征等心理方面的特征就显得尤为重要，使职业咨询和康复更有针对性和有效性。康复心理学与康复的其他方面均有着密不可分的联系，在康复的全过程中占据着重要的位置，是不可或缺的一部分。

康复心理学采用心理和行为科学的临床、咨询、组织方法，它和职业心理学、工业心理学、临床心理学、咨询心理学和社会心理学有很多相同的地方。实际上，当今人群的心理问题中，有许多是属于康复医学和康复心理学的临床问题。这就要求在康复过程中努力挖掘康复对象的潜能，积极调动其主观能动性，与其他方面协同合作、共同发展，进而最终实现全面康复。

第二节　康复过程中的心理学问题

一、心理特点与表现

（一）残疾人的心理问题

病损造成残疾，在遭受残疾的全过程中，残疾人如何理解残疾、对待残疾，在心理上积极地克服残疾，是康复过程中的一个关键问题。同时残疾人需要面对周围人们对他们态度的改变，其结果必然会引发一系列心理行为问题。认识这种规律，对于帮助患者顺利度过康复期有积极的指导意义。

1. 否认　先天性的残疾人（包括幼年致残的人），一开始其心理特征处于一个自然发展的、平静的内心世界中。当幼年致残者自懂事之日起，其平静的内心世界很快就会消失，他们不愿意承认自己与别人的不同；而后天致残者，病残的突然发生使他们措手不及，立刻陷入不良刺激，在意识里拒绝接受现实，不相信自己从此残疾，特别是对于未婚或未就业的青年，其对现实的否认心理更加强烈。他们对受伤致残的现实无法接受，他们先是予以否认，而后多方求治，力图摆脱残疾的结果。

2. 焦虑　病残突然发生后，每个人都存在焦虑，这种反应状态可以影响康复。除出现自主神经症状外，还伴有烦躁、恐慌、不知所措、恐惧等不良情绪反应。

3. 抑郁　有一些残疾人在经过多种治疗后，仍然看不到治愈的希望，他们往往抱有悲观厌世、自暴自弃的态度，可能会出现绝望的念头，甚至可能产生严重后果，例如少数人出现自杀动机。抑郁在大多数伤残患者中都存在，主要表现为情绪低落，自信心丧失，此时，残疾人的心理障碍比较严重，容易发生种种问题，应该特别引起注意。

4. 愤怒　当患者意识到伤残不可避免，愿望和现实之间的巨大反差造成了严重的心理冲突，表现为焦躁、困惑、不安甚至产生自我厌恶感，对他人、对生活开始出现怨恨态度，不讲道理、不愿与医生合作等情况时有发生，严重者不可自制，可发生自伤、伤人、毁物行为。

5. 依赖　病残的发生使患者变得十分依赖别人，他们缺乏自立、自强、自尊，无限制地向他人提出各种需求和帮助，甚至自己原本成熟的许多技能也因此而荒废。这种依赖通常表现为躯体性依赖、情绪性依赖和社会性依赖。过分依赖导致康复过程缓慢，康复进展受阻。

患者在病残发生后，一般说来，心理活动经历五个时期：休克期、否定期、混乱期、努力期和承受期。在认识自我现实的过程中，无论是先天致残还是半途致残的残疾人，都程度不同地要经过一段内心十分痛苦的时期，在这个过程中他们的心理上会出现自信与自卑、希望与绝望、奋斗与消沉等左右摇摆的矛盾心理。这些矛盾心理的发展最终会出现两种结果：一是向好的方向发展，变得乐观、有朝气、有顽强精神；二是向坏的方向发展，变得粗野、蛮横、冷酷、消沉、悲观、厌世，甚至将内心的不满和痛苦的情绪向周围世界发泄。但是大多数残疾人在经过教育或外界的影响后，会重新评估自己，发现自己的内心世界仍然有一种力量，可以去战胜由于生理上的缺陷所带来的一切困难。于是，他们的内心深处会重新呈现出丰富的生活内容和美妙的充满魅力的世界，会在心底重新燃起生活的勇气和战胜困难的决心与毅力，努力去面对现实生活中困难的挑战。这种内心世界暴发出来的决心、意志和毅力正是一般普通人所缺少的。

当残疾人经过努力期的实践以后，心理上就可能产生自己与正常人一样有价值的观念。残疾人观念上的转变使他们产生了真实的自然体验，进而对自己残疾的事实承受下来。他们中的大多数人能够在找到自己相应的社会位置的基础上，建立起新的自我，促使自己的情感向着积极的方向转化，寻找自己新的价值。但是应该注意的是，残疾人的心理从混乱期到承受期的转变是一个十分艰苦甚至十分痛苦的过程，有时还需要经过多次的心理冲突和思想反复才能够使良好的心态稳定下来。

值得注意的是，并非每一个残疾人都有积极的承受期。有的人在致残以后，经过前几个心理发展时期和受外部环境的影响，只增强了生存下来的信心，但缺乏积极的进取态度。对于这类残疾人来说，在心理否定期之后，会出现持续时间更长的混乱期。

（二）慢性病患者的康复心理问题

当代医学尚无法治愈一些慢性疾病，例如高血压病、冠心病、糖尿病等，因此不少患者要终身进行治疗。这些慢性疾病会不同程度地影响到患者的心理反应。例如，有的患者对医生的治疗意见持消极态度，不肯配合治疗；有的患者长期患病，注意力和兴趣等变得狭窄，对自身身体健康状况的感知常比健康人敏感；有的患者在长期治疗过程中，容易产生焦虑、抑郁等负性情绪，加重了原有疾病的程度。此外，由于疾病的影响和心理反应，慢性疾病患者与家庭成员的相处及交往关系随之也发生变化。慢性疾病患者容易出现的心理反应主要有：

1. 外向投射　外向投射是指患者在面对自己不能接受的意念、欲望、现实或遭受精神挫折时，表现为将原因归结为客观情况或者推诿给他人，有的慢性疾病患者将患病的原因，或因长期治疗的需要，完全推诿于客观情况，经常怨天尤人。他们对躯体方面的微小变化颇为敏感，常提出过高的治疗和护理要求。有时患者会责怪医生没有精心治疗；责怪家人没有尽心照料，从而怨天尤人、敏感、多疑、好挑剔、任性、容易冲动，因此造成家庭关系紧张。

2. 内向投射　这类患者倾向于自我压抑，有不能接受的意念、感情和冲动。他们感到由于自己患了慢性病，给家庭和他人带来负担，从而失去了生活信念，容易产生抑郁、自责自卑、退缩等不良情绪，甚至有自杀行为。

3. "患者角色"习惯化　慢性病患者一旦进入患者角色，逐渐觉察到这是一个长期的过程，需要不断的休养、服药、打针和照顾，因此便习惯于依赖他人的关心和照顾，在心理上产生了对疾病的习惯化，这很不利于患者的康复，甚至会妨碍疾病的好转。

（三）成瘾行为的心理康复

成瘾行为是一种额外的超乎寻常的嗜好及习惯，个体不可遏制地反复渴求从事某种活动或滥用某种药品，虽然这样做会给自己或已经给自己带来各种不良后果，但仍无法控制。成瘾行为可分为行为成瘾和物质成瘾。越来越多成瘾行为的出现，给个人、家庭和社会造成危害，对这类人群心理康复的研究日渐受到重视。

1. 戒毒　研究表明，吸毒和某些精神症状在很多病例中是并存的，其中最常见的是重症抑郁、抑郁性神经症和焦虑症。对吸毒者的心理康复治疗主要有认知行为治疗、个别心理治疗、集体心理治疗、家庭治疗等。海洛因厌恶治疗、社会关怀疗法、支持疗法、环境疗法、军营疗法、音乐治疗是常用的几种心理康复治疗手段。采用心理治疗方法治疗吸毒者，是因为心理因素与吸毒有着密切的关系。各种方法因时、因地、因人等不同，具体的治疗也不同，但是其根本目的只有一个，就是采用心理干预的方法，使吸毒者脱离毒品。

2. 戒酒　近几年来，过度饮酒给某些嗜酒者造成了严重的身体和精神损害，在身体方面引起肝硬化、脑萎缩、痴呆及酒精中毒性精神病等。在社会上又使离婚、违法犯罪及交通肇事发生率明显提高，带来了严重的社会不良后果，所以嗜酒者一旦因嗜酒影响身体健康应尽快戒酒。研究表明，酒精依赖者大多会伴有焦虑症、失眠症等某些精神类症状，家庭、婚姻、事业等诸多问题不如意，所以，利用心理干预手段进行心理康复治疗是非常必要的。

其他如网络成瘾行为等都会导致明显的社会、心理功能损害的现象。成瘾治疗属于系统工程，需要多学科方法的综合治疗。在康复阶段，矫正个体的依赖，帮助其重新回到社会是工作的重点。

二、心理康复与医学康复

在康复心理的研究领域中，心理康复和医学康复一样，具有同等重要的位置。在心理康复的范畴内，重点解决的是康复过程中的心理行为问题；而在医学康复的范畴内，重点解决的是运用医学手段，在患者产生良好的心理效应的基础上，促进躯体功能的康复。心理康复所依据的是康复心理学。随着社会的发展，心理康复服务逐步从专业康复机构走向社区和家庭。心理康复工作者在工作中主要研究残疾人及其家属的行为、经历、态度，评定康复治疗的有效性，评估残疾人及其所处的环境，设计和实施康复方案，并控制整个实施过程。在临床康复心理实践中主要处理各种社会、心理和实际问题，诸如社会活动状态、情绪好坏、家庭关系、日常生活、就业和独立生活等。

（一）康复过程中常见心理行为问题的处理

伤残的发生有多种原因，但在某些伤残的发生中，心理行为因素起着直接的作用。对大多数患者来说，引起的心理行为问题有一定的规律。例如，许多人的残疾是自伤、自杀造成的，而直接原因往往是生活挫折、抑郁等心理方面的问题。值得注意的是，某些心理行为问题在伤残出现后继续存在，从而进一步影响康复过程。无论是残疾人或是慢性病患者，自身的缺陷对个体心理的影响显而易见。在少数突然致残的患者中，这种影响甚至可以是致命的。在心理康复过程中，要充分认识到心理行为因素在残疾的发生、发展中分别起着不同的作用。

对残疾人和患者心理康复中的心理行为问题，设计和采用综合的心理行为措施，给予患者支持和启迪，是最基本的处理方案。在心理康复的临床实践中，处理伤残者的主要心理行为问题的对策有：

1. 抑郁和自杀倾向　轻度的焦虑和抑郁是伤残患者在一定时期内出现的一般性行为反应。但如果经常出现抑郁情绪或抑郁程度严重而不能克服，则容易产生自杀意念。具有自杀倾向的患者往往语调悲哀、表现孤独，对未来没有信心等，应引起医生的注意。康复心理学家首先要辨别自杀倾向，设法通过支持疗法使其重建生活动机，对在伤残条件下也能创造美好生活的前景抱有信心。如让同一类的伤残患者住在一起，形成病房小组，通过互相沟通和积极的相互影响，提高患者的康复动机和自信心。

医护人员要注意避免经常在患者面前提起或暗示有关自杀的问题。此外，创造良好的环境也有助于消除患者的抑郁心境，如舒适的环境、明亮的光线、美好的图片等有利于减轻孤独感。

2. 依赖性　伤残早期出现的依赖现象，一般当病情趋于稳定后会自行消失。但是也有一部分残疾人或慢性病患者由于不断受到亲人的关怀与照顾，变得被动、依赖性增强，在病情好转后反而更趋明显，这种依赖性会严重影响康复目标的实现。依赖性实际上是一种习得性行为反应模式，康复工作者一旦发现患者有此迹象或已经开始出现依赖性，就要马上将其列为心理康复中主要解决的心理行为问题。医护人员应帮助患者及早制订渐进性康复训练计划，根据病情及时督促和鼓励患者进行行为训练。通过缓慢有序的行为强化过程，能够有效地防止和克服依赖性的形成。

（二）运动锻炼与心理康复

运动锻炼（exercise training）是最常用的一种积极康复手段，运动有助于增强残疾人的自信心，培养残疾人的进取精神，有助于防止或降低残疾人的精神抑郁，同时也可以作为一种兴趣爱好丰富残疾人的生活。

近些年的研究证明，不论正常人还是患者，参加运动锻炼能减轻紧张和焦虑情绪，合理地使用运动锻炼程序能调节心理状态，培养积极的情绪，促进机体抗病能力和发挥器官、肢体的代偿功能，对残疾人和患者有良好的心身康复作用。即使是内脏疾病如高血压、冠心病、糖尿病、慢性肾疾病等康复期患者，运动锻炼也有一定的改善脏器功能和调节心理行为障碍的作用（M. McMahon，1985年）。

运动抗焦虑的机制尚不很清楚。目前普遍认为，运动锻炼抗焦虑的原因可能与以下几个方面因素有关：①运动锻炼过程能分散个体对焦虑原因的注意；②运动能对抗焦虑症状的知觉过程；③促进当事人对引起焦虑症状的原因进行再评价（R. Walsh，1980年）。这表明运动锻炼抗焦虑的机制主要是通过心理和行为因素起作用的。

根据研究，中等强度的长期运动锻炼能减轻非精神疾病患者的抑郁症状，提高患者对自己身体的信心，克服久病造成的依赖性，是一种安全的对付抑郁的康复手段。运动锻炼抗抑郁的原因可能与以下几个方面因素有关：①患者对良好结果的期望也可能与运动锻炼的抗抑郁作用有关；②经常参加运动锻炼还可使残疾人与患者产生欣快的自我体验，导致一种积极的心境，对康复很有利；③经常参加运动锻炼的人的反应时与反应速度比同等条件的静居者快得多，其职业操作能力也有明显改善。此外，患者在运动锻炼期间与社会广泛接触，有利于发挥社会强化作用。

康复运动锻炼对心身的积极作用是肯定的，它作为疗养康复计划的一部分，特别适用于那些与心理行为有联系的临床症状的纠正。当然，在进行运动锻炼时也要考虑适应证和运动量，做到因人、因病情而异。

（三）医学康复

精神障碍、视觉障碍、听觉障碍以及其他类型的残疾或功能障碍虽分别属于精神医学、眼科学和耳科学等各个专科范围，但其康复一般可以隶属于医学康复的范围。需要进行医学康复的对象没有明确的限定，凡是需要进行康复治疗的患者都是医学康复的对象。

医学康复是康复综合事业在医学领域中的一个方面。康复医学采用横向比较等方法，研究伤病所致的多种器官、系统的功能障碍的本质和区别，寻求治疗和补救的方法。康复医学已经形成了一整套专门技术，它具有特定的学科内涵，与医学康复的范畴不尽一致。但是从总体来看，医学各个专科几乎都有慢性病、老年病所致的功能障碍及残疾。康复医学的诊疗有可能随着其发展而不断扩展范围，从而找到对医学各科功能障碍的专门解决办法。

三、影响疾病康复的心理社会因素

康复心理工作者在帮助残疾人员进行康复的过程中，必须要注意影响其康复的心理社会等方面的因素，必须克服不利于康复的心理障碍，排除一些消极因素的干扰，才能落实康复计划，发挥康复医疗技术的作用。

（一）影响疾病康复的心理因素

1. 认知活动对疾病康复的影响　病残作为应激源常常引起患者的消极认知评价，阻碍了患者主观能动性的发挥，甚至导致康复过程中的心理障碍。这些消极认知评价一般表现为否认、偏见、宿命等，有时也有自卑、固执和自责。

（1）否认：指对已经发生而又不能接受的事实予以否定，是患者常见的一种心理反应。例如，有些癌症或白血病患者往往抱有侥幸心理，怀疑自己的检查、透视、化验报告结果是否由于医务人员不小心与其他有此病患者的报告调换了，导致不及时就医，失掉了可能康复的机会。伤残者对疾病的否认可以看做是一种防御手段，是为了避免心理上的痛苦。一般说来，否认对疾病的康复不利，如过度的否认导致患者不能准确了解和接受现实，在此期间虽然可以进行康复训练，但往往没有效果。

（2）偏见：一般存在于文化水平较低、缺乏卫生知识的人群当中。他们对卫生、保健和康复的理解和态度受到某些传统观念和错误理论的影响，会做出很多愚昧、不利于健康的行为。例如：拒绝手术，认为手术会有疼痛、失血、麻醉后醒不过来、死人、后遗症等。有的截瘫患者出现小便潴留，应做膀胱造瘘，但由于患者拒绝手术，最后死于尿毒症。也有的患者不愿下床活动和锻炼，由于长期卧床，引起肢体的肌肉萎缩及各种心理和生理功能退化。

（3）偏信：一些患者对医生的科学指导不相信，反而对江湖医生或骗子的灵丹妙药、祖传秘方及非医务人员的不科学建议坚信不疑，也有人虽不全信，但抱着"病急乱投医、死马当活马医"的心理，结果上当受骗，延误治疗和康复。有偏见就容易偏信。

（4）固执：可能是受偏见的影响，也可能是人格特征的反映，少数患者受其特殊地位的影响。他们坚持己见、自以为是，对医生、护士和家属百般挑剔，干预诊断、治疗和康复方案，扰乱康复计划。这些人常有敏感、多疑的特点，一旦违反其意愿就发脾气，采取不合作的态度。

（5）宿命观：还有一些病残患者在不幸面前往往有自怜、自责和罪孽感，错误地认为自己生病是命中注定，理当受罪；有的甚至有自卑、自责，视自己为无用之人，甚至没有求治要求和康复的信心。

2．情绪对疾病康复的影响　情绪障碍是病残者最明显的心理症状。由于残疾的现实情况，患者大多伴有自我形象的破坏。患者的具体表现可能是自卑、羞愧、孤独，对自我形象不满。他们不愿参加社交活动，往往自我封闭，并由此引起空虚、孤独、焦虑、抑郁、悲观、绝望等各种不良情绪。有的人甚至自暴自弃，失去康复信心，出现各种躯体不适感和疼痛。少数人处于严重抑郁时，会产生厌世和轻生的行为。

此外，行为强化因素对残疾程度的影响以及疾病康复的影响也不可忽视。例如，患者由于躯体受损造成一系列疾病行为反应，包括活动减少、呻吟、抑郁、沉默等。这类行为反应如果在康复过程受到不适当的强化，结果就可能使这类依赖行为固定下来，这类现象常见于慢性病患者。许多人甚至在原发病变部位已不再能找到任何病变客观证据的情况下，仍继续存在疼痛行为，从而使残疾程度加重。

3．人格对疾病康复的影响　对挫折、疾病和痛苦的反映程度、对不幸遭遇的态度，以及自我评价的高低都与人格特点有一定的关系。这种个性的差异对患者的康复有着重要的影响。各种不同的不健全人格对康复产生不同的影响。

（1）偏执型人格：由于该类人敏感、多疑、自傲、固执、心胸狭窄，容易责怪别人，在康复过程中常将别人的好意视为动机不良，甚至怀疑医生的治疗，严重阻碍了康复的进程。

（2）疑病型人格：这类人敏感、多疑，对躯体的不适和疼痛的耐受性低下，往往夸大疾病伤残的严重程度，对治疗、康复缺乏信心，导致康复过程的延缓。

（3）癔症型病态人格：这类人情感不稳，行为过分夸张，常以自我为中心，富于幻想，并具有高度暗示性。此类患者在挫折和不幸面前情绪极不稳定，对不适感则过于敏感，从而会影响疾病的康复。

（4）强迫型人格：这类人性格刻板，对人对己要求过分严格，力求完美，表现为过分小心谨慎，拘泥于治疗程序和治疗常规，容易固执偏见、焦虑、紧张，治疗程序略有变动就对康复产生怀疑，动摇信心。

（5）冲动型人格：该类人的行为和情绪具有明显的冲动性。在情绪激动时不能控制自己的情绪，当然患者并不总是这样，在间歇期其是正常的。对此类患者应尽量减少对他们的刺激，避免情绪大的波动，以利于康复。

（二）社会因素对疾病康复的影响

残疾人或患者在其康复的过程中，除了受到自身存在的主观心理因素影响外，在很大程度上还受社会环境因素的影响，人们对残疾人和患有严重疾病的患者的态度，直接关系到患者的心身健康和康复的顺利与否。社会因素对疾病康复的影响主要表现在以下几个方面：

1. 社会对残疾人的态度　人们对残疾人不同的态度会对他们产生不同的影响：同情与爱护会给他们温暖和康复的信心；怜悯虽不是恶意的，但经常会伤害残疾人和患者的自尊心；嘲弄、侮辱则会使残疾人和患者产生屈辱感、愤懑或自怜，易致产生消极情绪，阻碍康复的实现。至于虐待、遗弃残疾儿童或慢性病老人则完全剥夺了他们康复的机会，属于一种犯罪行为。

2. 家庭的态度　家属对病残患者不同阶段有不同的态度，这些不同的态度会对康复有不同的影响。这是一个演变过程，如一个家庭中有残疾人或有了存在后遗症的患者，最初全家都会感到不幸，常伴有一种内疚感。家属会认为家庭成员的不幸、残疾或有后遗症是因为家人对其关心不够、求治不及时、护理不周到以及坐失良机等所造成的。于是为了减轻良心的谴责，一般开始时对病残患者都是百般照顾、四处求医，此时易养成残疾人和患者的依赖思想。一旦医治无效，有的家人开始绝望，甚至出现无可奈何的沮丧感，对康复失去信心，不再积极寻求康复之道，严重时放弃治疗。更有甚者，有的家属把家庭的一切不幸和苦恼都怪罪于病残患者，出现抱怨、虐待甚至遗弃他们。

3. 患病后获得的个人利益　一些病残患者为了长期享受优抚、劳保、残疾补助金等，虽然治愈后可以出院，但他们仍然夸大不适感，制造新症状（即不愿放弃症状），出现固守患者角色。有人甚至抵制康复，长期住院，以争取保持自身已获得的利益。

4. 社会性干扰　有些应该出院的患者，如能及时回归社会则有利于他们适应环境，获得康复，但其所属单位或家属出于某种动机，怕增加负担而不愿意接患者出院，常常阻止治疗和康复措施。有些应该出院而不能出院的残疾人或患者，由于长期住院导致社会性剥夺而出现心理退化现象。而对那些希望出院的残疾人来说，长期禁锢于医院中，会使他们出现苦恼、痛苦、病情恶化，这无异于被判处长期徒刑，以至个别患者因绝望而自杀。

5. 社会支持系统和社会保障系统　残疾人在求学、就业、婚姻、家庭生活和经济等方面面临重重困难和障碍，在社会生活中他们经常丧失权利和地位。社会为病残患者提供支持和帮助的水平、社会保险、福利和康复医疗机构的条件，有无足够的训练有素的康复医学家、康复心理学家、社会工作者以及为残疾人和患者服务的志愿人员，将会影响康复者的保障感和安全感。

6. 医源性因素对疾病康复的影响　医源性因素对患者康复有强烈的心理影响，个别医务人员在临床康复诊疗过程中，对残疾人或患者表现出简单生硬的态度。他们在治疗操作中，动作粗暴、草率或不熟练，增加了本来可以避免的痛苦，使患者出现焦虑、悲观，滋生疑病心理，成为康复医疗中的心理阻力。另外，康复过程中药物治疗的程序复杂，时间过长，康复工具设计笨重，使用不舒服，都会使患者放弃或中断治疗。还有的药物副作用较大，用药前又未向患者说明，当出现副作用时，患者由于不能耐受而不能坚持治疗，以至于达不到康复的结果。

第三节　残疾的心理康复与社会支持

残疾人面临严峻的生存现实，必然会引发一系列心理行为问题。对此，康复心理学认为上述病损、残疾和行为问题之间并不是简单的直接因果关系，而是相互联系、相互影响的交叉因果关系。例如，病损造成了残疾，残疾导致行为问题。但是实践也证明，许多行为因素也可以对机体病损和残疾程度产生影响。同时，病损造成的残疾使其行动不便，而长期缺乏活动又会导致肌肉失用性萎缩，加重关节病变或病损的发展，因此，在残疾人的心理康复过程中要注意这种交互影响的关系，从不同方面做好康复工作。

一、心理测评

(一)康复心理测评简述

康复心理学的工作范围还包括康复的心理评定。对残疾人的心理测评是指由受过专门训练的、具有一定心理学基础知识的康复心理学工作者,应用各种心理测量手段,测验和评定残疾者的心理特征和心理行为变化情况,目的在于了解残疾者心理障碍的性质及程度,掌握康复过程中的心理行为变化情况,研究残疾者心理变化的规律等。伤残患者或多或少地存在一些心理问题,制约了他们回归社会,因此,在患者康复的整个过程中,心理测评是不可缺少的手段。专业人员可以采用各种心理测验的方法检查患者的康复状况,做出心理鉴定、评价和诊断。它不仅能对临床诊断、治疗和康复技能训练提供准确、科学的依据,还可对康复的效果给以客观的评估。

在患者康复后,心理学家根据心理评估的结果,从心理学的角度对其职业选择提出恰当的建议,因此,康复心理测评可提供给康复心理学专业人员一个参考系统,以便估计达到最高程度康复的心理趋势。

(二)康复心理测评的应用

在康复过程中对残疾者进行心理测评时,要注意结合实际情况,灵活选择测评方法。康复心理测验种类多种多样,常用的有智力测验、个别能力测验及情绪评定等。智力测验用于评估康复前后智力水平,尤其是检查与康复训练有关的智力,如学习能力、语言表达能力、感知运动能力等适应社会环境的能力。智能测验检查的范围包括注意力、记忆力、思维能力等项目的测验。个性测验用于了解受试者的需要、动机、兴趣、爱好、性格、情绪、气质、价值观念、人际关系等与社会行为有关的各种个人特征。情绪的评定用于观察焦虑和抑郁状态。

每个测验用于不同的目的,测试和评分方法比较复杂,而且标准要求严谨,所以在实施测验时一定要按照每个测验的指导手册进行,否则结果就难以准确。这样不仅失去了测验的意义,还容易造成混乱和不良后果。

智力测验是在康复心理学的临床诊断和科学研究工作中最常用的测验手段之一,我们以此为例,对心理测评问题进行说明,概括其应用范围为以下几点:

1. **临床诊断和研究** 各种原因造成的脑损伤都会不同程度地影响智力。脑损伤越重,智力水平下降就越明显,因此,在康复医疗事业中,对窒息缺氧造成的脑损伤、脑性瘫痪、偏瘫、老年痴呆、颅脑损伤、一氧化碳中毒等疾病的诊断和研究,都需要智力检查的帮助。

2. **大范围和局部地区的残疾人调查** 智力测验可以用于确定一个较大地区或局部地区的残疾人智力状况,确定智力残疾的发生率。采用标准化的简式智力测验便于开展普查,提高智力普查的效率。

3. **康复的评定和追踪** 智力测验是鉴别脑损伤程度的一个客观指标,其在制订伤残患者康复计划前、康复过程中以及长期随访、追踪过程中都起着非常重要的作用。

4. **康复中的职业指导** 伤残患者康复的目标是要回归社会,从事适合他们身体情况的工作。如果智力测验显示患者智力正常但肢体伤残,他们可以从事一些脑力劳动;而另一些人肢体健康,但大脑受损伤,智力较低,则可以从事一些力所能及的体力劳动。

5. **对学习能力低下儿童的研究** 一些儿童学习成绩不好,在学业方面存在各种困难,对这些儿童要全面分析,是由于智力低下引起的,还是由于语言障碍起的,或者是由于注意障碍引起的。智力测验和各项分测验的研究分析能提供有意义的线索,帮助我们做出客观的诊断。

二、心理康复的实施

心理康复需要系统的理论与方法,实施心理康复主要有以下几个方面:

(一)建立心理康复系统

1. **建立个体心理调节机制** 心理康复的过程是让残疾者建立个体心理调节机制的过程,让残疾人通过接受系统的心理干预,逐渐适应生活、学习、家庭或工作等方面发生的变化,主要面对出现的各种困难,并在此基础上形成一种积极的心理调节机制,以应付可能出现的各种心理问题,保持心理的健康。

2. **建立有关人员(同事或家属等)协助支持系统** 残疾人生活在一定的群体之中,相关人员的态度对于其心理状态有着重要的影响,特别是家属、同事、病友等这样一些联系比较密切的人员的态度对于其心理状态的调节是十分重要的,因此,心理康复不仅要重视患者本身的心理及其变化,也要注意这些人员的心理辅导工作,让他们理解残疾造成的心理问题,并且要解除由于家庭与小团体中出现残疾患者而造成的心理压力,从而为残疾人的心理康复创造一种良好的心理氛围。

3. **建立专家协助支持机制** 心理康复是一个长期的调节过程,残疾人在这个过程中要接受专家的指导与帮助,逐渐摆脱消极心理的影响,建立起积极的人生目标。心理医生是接受专门训练的人员,他们必须掌握心理咨询与治疗的理论与方法,拥有从事心理治疗的技能与临床经验,并且要有极为敏感的观察力与分析问题与解决问题的能力。心理治疗不同于其他临床医疗,有其特殊性的一面,只有经过专门训练的人员才能从事此项工作。

4. **建立社区辅助支持系统** 残疾的康复过程常常是伴随残疾人一生的过程,当残疾人回到家庭与社会后,社区辅助系统的支持就显得非常重要了,要发挥社区中有关专家与相关人员的作用,在残疾人出现心理问题的时候,随时给予必要的支持与帮助,从而能够更好地为残疾者的心理康复提供保障。

(二)运用心理干预方法

为了促进残疾患者的心理康复,心理学家和康复工作者还要根据心理学相关的理论和技术,采取心理干预(psychological intervention)的有效措施,及时解决在残疾心理康复中出现的问题,并为患者提供更多的帮助。

1. **心理咨询** 康复心理咨询工作的要点是迅速地给患者以心理支持,帮助他们克服紧张、焦虑、抑郁等常见的心理问题。不仅如此,心理咨询师还要帮助患者进行认识的重建,协调患者与他人和社会的关系,从而使他们能在新的现实生存条件下适应工作、生活和社会环境。心理咨询还可以在情绪疏导方面做工作,减少因疾病和伤残造成的痛苦和不安。心理咨询师应该在病残发生的早期介入,帮助某些患者度过短期内出现的情绪危机。

在残疾患者的心理康复中,心理咨询师应当在以下四个方面帮助病残者,使他们在有利的客观因素的作用下,努力积极地改善自己的心态。

(1) 培养积极的情绪状态:通过心理和社会的支持以及一定的指导措施,使患者培养起乐观、自信、顽强、自尊的心理状态,以促进机体的抗病能力和发挥器官肢体的代偿功能。

(2) 动员心理的代偿功能:人类的心理活动功能有很大的潜力,当人们不幸丧失了某种心理功能时,其他心理功能则会给予代偿。例如,盲人充分发展了听觉和触觉的心理功能,使其维持了与环境的适应,并能和其他人交往。

(3) 正确运用心理防御机制:成熟的心理防御机制可以帮助人们树立勇气去适应困难和寻求新的出路,应付人生的不幸遭遇。善于运用成熟的心理防御机制的残疾人能较好地康复,他们能在不幸面前不屈服、不低头,最终自学成才或成为学有专长的人。

(4) 纠正错误认知活动,建立正确的求医行为:错误的认知活动会歪曲客观事实,偏见和偏信会干扰、阻碍康复过程的进行,因此残疾患者必须要建立起正确的求医行为,自觉地与愚昧作斗争。

2. **心理危机干预** 突然致残往往会使个体陷入严重焦虑、恐惧状态,失去了心理平衡,处于精神崩溃的边缘，造成严重的心理危机。患者表现出恐慌和不知所措、生活态度消极、不思饮食、睡眠障碍，甚至处于意识蒙眬状态。对此，首先应分散患者的注意力，争取时间等待其积极心境的出现。此时，可鼓励患者进行一些简单的操作训练，并告之这种训练将为整个康复计划做准备。其次，将患者注意力吸引到那些经过努力较容易达到的目标上。一旦成功，患者易产生成功感，获得心理上的自我肯定，缓解消极的情绪状态。最后，心理危机患者容易受别人暗示的影响，倾向于效仿周围人的行为，因此医生应在患者面前表现出自然、镇静和有信心。对那些不能控制自己情感的亲友，暂时不应让其探视。

3. 心理治疗　人在残疾后，出现烦躁、悲观甚至绝望，都可以看成是正常现象，寻求心理帮助是积极的行为。不仅如此，就残疾患者的康复过程而言，患者病残后的行为涉及深层心理，针对性的心理治疗也是必不可少的。大量资料表明，不论是躯体残疾还是精神残疾，采用不同方式的心理治疗都会促进患者的康复进程。患者的躯体康复与心理康复密不可分，就某种意义而言，患者的心理康复对其躯体的康复起着重要的作用，甚至应该先于躯体的康复。在康复机构中涉及种种心理治疗的问题，包括了人类行为的整个范畴。

以往认为在康复工作中，心理学家的主要工作是协助患者处理残疾，但是近来的研究表明，大量患者在残疾前就已经有了心理问题，因此残疾患者需要的心理治疗实际上可分为两类，即需要解决的是残疾前的问题和残疾后的问题。康复心理学中的心理治疗主要解决因残疾而发生的问题和因生活方式而造成残疾改变的问题。多采用认知疗法、行为疗法、心灵重塑疗法、家庭治疗等方法进行干预性治疗，以解决患者所面对的心理障碍，减少焦虑、抑郁、恐慌等精神症状，改善患者的非适应社会的行为，建立良好的人际关系，促进人格的正常成长，较好地面对人生、面对生活，以及更好地适应社会。

虽然所有的心理治疗都有共同点，即感情发泄、解释、教育和再学习，但可区分为几个不同的种类：以领悟为主的治疗，目标是协助当事人了解情感和行为的原因；短期危机解决的目标是又快又好地解决特殊情况下的特殊问题；支持治疗是在困难时刻所给予患者心理上的支持；认识重建则是设法改变或改良当事人的想法和行为，另外还有自我调整疗法、松弛疗法、生物反馈技术、运动疗法、气功疗法等，其中行为治疗技术应用最为广泛，例如，生物反馈训练可以使患者得到不同程度的康复。

从心理治疗的形式看，分为集体治疗和个别治疗，其中集体或定期集中接受心理治疗效果更好，特别是在康复工作中具有特殊的意义，也是康复医学中常用的心理治疗方法。许多具有类似问题的伤残者或慢性病患者，定期集中进行心理治疗，患者在治疗过程中互相交流治疗经验和心得，不仅会获得好的疗效而且经济，重要的是每一个成员都有机会得到其他成员心理上的支持和鼓励，有利于患者在整个治疗过程中保持情绪的稳定以及自我了解和维持自尊，将有利于提高疗效。此外，对于慢性病患者和老年人的康复问题，集体治疗也具有同样的积极意义。

（三）社会支持

1. 避免医源性影响　在康复治疗过程中，医源性因素有着强烈的心理影响。医务人员的态度、医德、心理素质和业务水平往往会强化患者的症状，增加残疾人的痛苦和不幸，形成康复中的心理阻力。医务人员必须做到真正按心理学规律办事，为康复创造良好的条件，避免上述问题。

2. 提供康复信息　残疾人由于行动不便，活动范围受限，造成信息获取不便。康复工作者及社会福利事业的相关部门应及时把有关康复的信息提供给他们，帮助患者针对自己的实际情况选择康复措施，制订康复计划，不放弃和中断治疗，进一步建立和巩固康复的信心。

3. 发展教育康复　由于伤残患者失去了受教育的机会或难以继续接受原有的教育，尤其对青少年，其影响更为严重。从长远的发展来看，各部门要不断加强和提高特殊教育水平，提高残疾人的文化知识和素质，为更好地进行职业康复打下坚实的基础。同时，可开展丰富多彩的适于残疾人参与的文娱、体育和健身等活动。

4. **实施职业康复** 为残疾人及慢性病患者提供适合其特点和需要的职业技能训练，使他们回归社会生活，是心理康复与医学康复全过程的最终目标。而帮助他们培养自立自强意识，形成良好的道德素质和行为习惯，提高其社会适应能力是首要任务。一般来说职业康复经历四个阶段：

（1）职业评价：通过检查和测验，了解和掌握残疾人的职业能力和特点、心理适应情况，明确职业要求等，为制订职业康复计划做准备。

（2）职业指导：为残疾人提供职业选择、职业适应、职业安置与训练方面的心理咨询和指导，启发他们对待工作的积极态度，提高自我价值感和自信心。

（3）职业训练：政府各部门应对康复组织积极支持，创新服务手段，拓展服务内容，结合残疾人的家庭和学校的教育情况、残疾人的社会活动能力、生活自理能力以及社会需要等实际情况来进行职业训练，为残疾人施展才能、创业兴业创造条件。

（4）就业：残疾人的就业问题一直是一个严峻的社会问题，医务人员应调动积极的心理因素以促进残疾人与患者的康复。根据职业训练结果，各地残联应适当安排力所能及的工作，广开门路，进一步落实国家优惠政策，切实做好残疾人的就业残疾人的工作，从而改善其生活状况，提高其社会地位，实现其人生价值。

伤残患者的心理康复不仅仅是康复工作者的一项重要任务，更需要全社会广泛宣传人道主义，消除歧视，共同努力，都来关心、帮助、尊重和理解这一特殊群体，大力发展福利事业，为他们的生活提供更多的便利，提高他们的社会生存能力，改善他们的人际关系，使他们适应工作和生活，实现自己的人生价值。

（张　媛　王炳元　张曼华　杨凤池）

主要参考文献

1. 陈力．医学心理学．2版．北京，北京大学医学出版社，2009．
2. 陈燕．医学心理学．北京：人民军医出版社，2013：191-202．
3. 戴海琦．心理测量学．北京：高等教育出版社，2010：2-8．
4. 戴晓阳．常用心理评估量表手册．人民军医出版社，2010：10-14，70-90．
5. 杜文东，吴爱勤．医学心理学．南京：江苏人民出版社，2004：94-117．
6. 郭本禹．当代心理学的新进展．山东：山东教育出版社，2003．
7. 胡佩诚．心理治疗．北京：人民卫生出版社，2007．
8. 姜乾金．医学心理学：理论、方法与临床．北京：人民卫生出版社，2012．
9. 姜乾金．医学心理学．2版．北京，人民卫生出版社，2010．
10. 李功迎．医患行为与医患沟通技巧．北京：人民卫生出版社，2012．
11. 连榕．认知心理学．北京：高等教育出版社，2010．
12. 南登崑．康复医学．4版．北京：人民卫生出版社，2008：17．
13. 彭聃龄．普通心理学（修订版）．北京：北京师范大学出版社，2004．
14. 邱鸿钟．医学心理学．上海，中国中医药出版社，2010．
15. 沈渔邨．精神病学．5版．北京：人民卫生出版社，2012：592-619．
16. 孙宏伟，苑杰．医学心理学．北京：人民军医出版社，2013．
17. 王凤荣．护理心理学．1版．北京，北京大学医学出版社，2013．
18. 韦波．行为医学．2版．北京：人民卫生出版社，2013．
19. 吴均林．心理健康教育学．北京：人民卫生出版社．2007：7-13．
20. 姚树桥，杨彦春．医学心理学．6版．北京：人民卫生出版社，2013．
21. 叶浩生．心理学史．2版．北京：高等教育出版社，2011．
22. 张伯源．医学心理学．北京：北京大学出版社，2010．
23. 张瑞岭．心身疾病的临床心理康复．郑州：郑州大学出版社，2010：20-40．
24. 郑日昌．心理测量与测验．北京：中国人民大学出版社，2008：45-63．
25. 朱红华，付晓东．康复心理学．上海：复旦大学出版社，2009：93．
26. Cabaniss DL．心理动力学疗法．徐玥，译．北京：中国轻工业出版社，2012．
27. David HB，Durand VM 著．异常心理学．4版．杨霞等译．北京：中国轻工业出版社，2006：375-424．
28. Dennis C，J Mitterer JO 著．心理学导论——思想与行为的认识之路．北京：中国轻工业出版社，2008．
29. Corey G 著．心理咨询与治疗理论及实践．谭晨译．北京：中国轻工业出版社，2010．
30. Mayou R，Kirmayer LJ，Simon G，et al. Somatoform disorders：time for a new approach in DSM-V．Am J Psychiatry，2005，162（5）：847-855．
31. Carlson NR 著．生理心理学．六版．苏彦捷等译．北京：中国轻工业出版社，2007．

中英文专业词汇对照索引

SCL-90症状自评量表 symptom checklist 90，SCL-90 149
Zung抑郁自评量表 Zung self-rating depression scale，SDS 149

A

艾森克人格问卷 Eysenck personality questionnaire，EPQ 146
安全的需要 safety need 38
暗适应 dark adaptation 18

B

保持 retention 23
保持过程 retention processes 62
本我 id 49
边缘意识 marginal consciousness 14
变态心理学 abnormal psychology 9, 182
标记奖励法 token economy method 161
表达性治疗 expressive therapy 160
表演型人格障碍 histrionic personality disorder 195
不随意想象 involuntary imagination 26

C

参与 engagement 160
操作记忆 operant memory 22
操作能力 operation ability 41
操作性条件反射 operant conditioning 60
操作性行为 operant behavior 59
差别感受性 difference sensitivity 17
差别阈限 differential threshold 17
长程心理治疗 long-term psychotherapy 154
长时记忆 long-term memory 22
尝试错误学习 trial and error learning 59
常模 norm 140
超价观念 overvalued idea 188
超我 superego 50
惩罚 punishment 61
冲动型人格障碍 impulsive personality disorder 194
创造想象 creative imagination 26
催眠疗法 hypnotherapy 162

错觉 illusion 21, 186

D

道德感 moral feeling 30
调查法 survey method 11
定向力 orientation 190
定向能力 capacity of orientation 190
动机 motive 38
动机过程 motivational processes 62
短程心理治疗 short-term psychotherapy 154
短时记忆 short-term memory 22

F

反社会型人格障碍 antisocial personality disorder 194
反向形成 reaction formation 52
反移情 counter transference 159
放松疗法 relaxation therapy 162
非条件反射 unconditioned reflex 57
分半信度 split-half reliability 141
分化过程 discrimination 57
分裂样人格障碍 schizoid personality disorder 194
否定与分离期 denial and isolation phase 180
负后像 negative after-image 18
负移情 negative transference 159

G

概念 concept 24
感觉 sensation 16
感觉倒错 paraesthesia 186
感觉过敏 hyperesthesia 186
感觉记忆 sensory memory 22
感觉减退 hypoesthesia 186
感觉阈限 sensory threshold 17
感觉障碍 disorders of sensation 186
感受期 feeling phase 177
感受性 sensitivity 17
感知综合障碍 disturbance of perception 187
肛门期 anal stage 53
个性 personality 13
共情 empathy 65, 164

共同参与型　mutual participation mode　222
构想效度　construct validity　141
关闭型人格　shut-in personality　194
观察法　observational method　10
观察学习　observational learning　61
归属和爱的需要　belongingness and love need　38

H

合理化　rationalization　52
合理情绪疗法　rational-emotion therapy，RET　165
横竖错觉　horizontal-vertical illusion　21
后像　after-image　18
护理心理学　nursing psychology　9
幻嗅　olfactory hallucination　187
患者角色　patient role　201
恢复期　re-entry phase　178

J

积极关注　positive regard　37
激情　intense emotion　29
即时化　immediacy　158
继发性性变态　secondary sexual deviation　196
家庭治疗　family therapy　166
监视苦恼或焦虑水平　monitor distress or anxiety level　165
健康心理学　health psychology　9
渐进性放松训练　progressive relaxation　162
焦点意识　focal consciousness　14
焦虑型人格障碍　anxious personality disorder　195
焦虑症　anxiety　199
角色扮演　role play　162
接受期　acceptance phase　181
介绍期　introductory phase　177
紧急事件应激报告　critical incident stress debriefing，CISD　177
近因效应　recency effect　217
经典性条件反射理论　classical conditioning theory　56
精神分析　psychoanalysis　48
就医行为　medical help jerking behavior　203
绝对感觉阈限　absolute threshold　17
绝对感受性　absolute sensitivity　17

K

卡特尔16种人格因素调查表　sixteen personality factor questionair，16PF　36
康复心理学　rehabilitation psychology　9
刻板效应　stereotyping effect　217
客体关系心理治疗　object-relations psychotherapy　160
恐怖症　phobia　198

口唇期　oral stage　53
窥阴症　voyeurism　197

L

理智感　rational feeling　30
力比多　libido　49
恋父情结　Electra complex　53
恋母情结　Oedipus complex　53
恋童症　paredophalia　197
恋物症　fetishism　197
两性期　genital stage　53
临床心理学　clinical psychology　9
露阴症　exhibitionism　196
逻辑记忆　logic memory　21

M

满灌疗法　flooding therapy　161
美感　aesthetic feeling　30
蒙特利尔脑成像应激任务　Montreal imaging stress test，MIST　78
梦的工作　dream work　159
米勒-莱尔错觉　Müller-Lyer illusion　21
面质　confrontation　158
明尼苏达多相人格调查表　Minnesota multiphasic personality inventory，MMPI　145
模仿法　demonstration psychotherapy　161
模仿能力　imitative ability　40

N

内容效度　content validity　141
内射　introjection　51
内省法　introspective method　10

P

偏执型人格障碍　paranoid personality disorder　194
平衡模式　equilibrium model　176
评分者信度　scorer reliability　141

Q

气质　temperament　43
前意识　preconsciousness　49
潜伏期　latent stage　53
潜意识　unconsciousness　49
强迫观念　obsessive idea　189
强迫型人格障碍　obsessive-compulsive personality disorder　195
情感　affection　27
情绪　emotion　27
情绪的社会性参照作用　social reference of emotion　29

情绪记忆 emotional memory 22
情绪商数 emotional quotient, EQ 33
情绪智力 emotional intelligence, EI 33
缺陷心理学 defect psychology 9

R

人本主义心理治疗 humanistic psychotherapy 163
人格类型 personality type 36
人格特质理论 theory of personality trait 36
人格障碍 personality disorder 193
人工神经网络模型 artificial neural networks, ANN 70
人际沟通 interpersonal communication 29
人际关系 interpersonal relationship 217
认知错误 cognitive errors 165
认知疗法 cognitive psychotherapy 164
认知模式 cognitive model 176
认知能力 cognitive ability 41
认知心理学 cognitive psychology 66
认知转变疗法 cognitive conversion psychotherapy 164
认知自控法 self-control of cognition 165

S

社会心理学 social psychology 8
社会再适应评定量表 social readjustment rating scale, SRRS 101
社会支持 social support 106
社交能力 sociability 41
社区心理健康 mental health of community 94
身段表情 body expression 31
神经心理学 neuropsychology 9
神经症 neuroses 198
生本能 life instinct 49
生活事件 life events 99
生活事件量表 life event scale, LES 151
生理心理学 physiological psychology 8, 74
生物反馈疗法 biofeedback therapy 162
生物-心理-社会医学模式 bio-psycho-social medical model 5
实验法 experimental method 11
实验室实验 laboratory experiment 11
事件相关电位 sevent-related potentials, ERP 73
适应 adaptation 18
手势 gesture 31
首因效应 primacy effect 217
瞬时记忆 immediate memory 22
思维形式障碍 disorders of thinking form 187
思维障碍 disorders of thought 187

T

特里尔社会应激测试 Tricr Social Stress Test, TSST 78
提供信息 informing 158
提问 question 157
体感异常 senestopathia 186
条件刺激 conditioned stimulus 57
条件反射 conditioned reflex 57
同性恋 homosexuality 197
偷窃色情狂 kleptolagnia 197
投射 projection 51
投射测验 projective test 148
投射性认同 projection identity 160

W

完成自杀 completed suicide 178
妄想 delusion 188
无情型人格障碍 affectionless personality disorder 194
无条件刺激 unconditioned stimulus 57
无意识 unconsciousness 14
无意识记 unintentional memorization 22

X

习得性无助 learned helplessness 121
系统脱敏法 systematic desensitization 161
下意识 subconsciousness 14
现场实验 field experiment 11
现实原则 principle of reality 50
限期心理治疗 term-limited psychotherapy 154
想象 imagination 26
消退 extinction 57
效标效度 criterion validity 141
效度 validity 141
效果律 law of efficiency 59
心境 mood 29
心理定势 mental set 25
心理动力学治疗 psychodynamic therapy 160
心理干预 psychological intervention 152, 245
心理过程 mental process 13
心理护理 psychological nursing 213
心理健康 mental health 81
心理评估 psychological assessment 136
心理社会转变模式 psychosocial transition model 176
心理生理疾病 psychophysiological diseases 117
心理生理学 psychophysiology 74
心理生理医学 psychophysiological medicine 9
心理生物学 psychobiology 74
心理危机 mental crisis 174

心理卫生　mental hygiene　82
心理应激测试术　mental stress test，MST　78
心理障碍　mental disorder　182
心理治疗　psychotherapy　152
心理咨询　psychological counseling　168
心身疾病　psychosomatic diseases　117
心身医学　psychosomatic medicine　9，118
心身障碍　psychosomatic disorders　117
行为技能训练　behavior skills training procedures，BST　163
行为医学　behavioral medicine　9
行为再造过程　reproduction processes　62
行为治疗　behavior therapy　160
形象记忆　imaginal memory　21
性格　character　45
性功能障碍　sexual dysfunctional disorder　196
性摩擦症　frotteurism　197
性偏好障碍　disorders of sexual preference　196
性身份障碍　gender identity disorders　196
性施虐症　sexual sadism　197
性受虐症　sexual masochism　197
性心理障碍　psychosexual disorder　196
需要　need　38
需要层次理论　hierarchical theory of need　38
选择性缄默症　selective mutism，SM　86

Y

言语　speech　27
言语表情　language expression　31
厌恶疗法　aversion therapy　161
药物心理学　pharmacopsychology　9
耶克斯-多德森定律　Yerkes-Dodson law　29
医患关系　doctor-patient relationship　219
医学模式　medical model　4
医学心理学　medical psychology　1
医学应对问卷　medical coping modes questionnaire，MCMQ　150
依赖型人格障碍　dependent personality disorder　195
移情　transference　159
以人为中心疗法　person centered theory　163
异装症　transvestism　197
抑郁期　depression phase　181
易性症　transsexualism　197
意识　consciousness　14，48
意识过程　conscious process　14
意志　will　34
癔症型人格障碍　hysterical personality disorder　195
应对　coping　105

应激　stress　30，97
应激反应　stress reaction　108
应激源　stressors　99
有意识记　intentional memorization　22
运动记忆　motor memory　22
运动性幻觉　motor hallucination　187

Z

再认　recognition　23
再造想象　reproductive imagination　26
真诚或一致性　genuine　164
真实性检验　reality testing　165
正后像　positive after-image　18
正移情　positive transference　159
症状期　symptom phase　178
支持性治疗　supportive therapy　160
知觉定势　perceptual set　19
知觉障碍　disorders of perception　186
指导-合作型　guidance-cooperation mode　222
至善原则　principle of ideal　50
智力商数　intelligence quotient　41
重测信度　test-retest reliability　141
主动-被动型　active-passive mode　221
主题统觉测验　thematic apperception test，TAT　148
注意过程　attention processes　62
注意缺陷多动障碍　attention-deficit hyperactivity disorder，ADHD　85
转变内化作用　transmuting internalization　55
准备律　law of readiness　60
咨询心理学　counseling psychology　9，169
自动性思维　automatic thinking　165
自恋　narcissism　55
自杀未遂　attempted suicide　178
自杀意念　suicidal ideation　178
自身训练　autogenic training　162
自体客体　self object　55
自我暴露　self- disclosure　158
自我概念　self-concept　14
自我管理　self management　163
自我和谐　self congruence　37
自我觉察　self-awareness　164
自我实现　self-actualization　63
自我实现的需要　self-actualization need　38
自由联想　free association　159
自知力　insight　14
最小可觉差　just noticeable difference，JND　17
尊重的需要　esteem need　38
遵医行为　follow the doctor's advice　204